国家卫生健康委员会"十四五"规划教材

全国高等学校教材

供本科护理学类专业用

老年护理学

第 5 版

主 编 胡秀英 肖惠敏

副主编 郭 娜 张 静 刘 宇

编 者（以姓氏笔画为序）

丁 梅（赣南医学院护理学院）　　　　陈 茜（四川大学华西护理学院 / 华西医院）

万巧琴（北京大学护理学院）　　　　金锦珍（延边大学护理学院）

刘 宇（中国医科大学护理学院）　　　周玲君（海军军医大学护理系）

刘昭君（哈尔滨医科大学附属第二医院）　胡秀英（四川大学华西护理学院 / 华西医院）

孙 超（北京医院）　　　　　　　　贾立红（大连医科大学附属第一医院）

杨晔琴（温州医科大学护理学院）　　　郭 红（北京中医药大学护理学院）

杨燕妮（陆军军医大学护理系）　　　　郭 娜（北京协和医院）

肖树芹（首都医科大学护理学院）　　　曾 慧（中南大学湘雅护理学院）

肖惠敏（福建医科大学护理学院）　　　熊莉娟（华中科技大学同济医学院附属协和医院）

邹继华（丽水学院医学院）　　　　　颜 君（中山大学护理学院）

张 静（蚌埠医学院精神卫生学院）

秘 书 刘 丽（四川大学华西护理学院 / 华西医院）

人民卫生出版社

·北 京·

图书在版编目（CIP）数据

老年护理学 / 胡秀英，肖惠敏主编 . —5 版 . —北
京：人民卫生出版社，2022.6（2025.1重印）
ISBN 978-7-117-32738-1

Ⅰ.①老… Ⅱ.①胡… ②肖… Ⅲ.①老年医学 – 护
理学 – 医学院校 – 教材 Ⅳ.①R473

中国版本图书馆 CIP 数据核字（2021）第 281220 号

人卫智网	www.ipmph.com	医学教育、学术、考试、健康，购书智慧智能综合服务平台
人卫官网	www.pmph.com	人卫官方资讯发布平台

老年护理学
Laonian Hulixue
第 5 版

主　　编：胡秀英　肖惠敏
出版发行：人民卫生出版社（中继线 010-59780011）
地　　址：北京市朝阳区潘家园南里 19 号
邮　　编：100021
E - mail：pmph @ pmph.com
购书热线：010-59787592　010-59787584　010-65264830
印　　刷：河北新华第一印刷有限责任公司
经　　销：新华书店
开　　本：850×1168　1/16　印张：22
字　　数：651 千字
版　　次：2000 年 12 月第 1 版　　2022 年 6 月第 5 版
印　　次：2025 年 1 月第 6 次印刷
标准书号：ISBN 978-7-117-32738-1
定　　价：59.00 元

打击盗版举报电话：010-59787491　E-mail：WQ @ pmph.com
质量问题联系电话：010-59787234　E-mail：zhiliang @ pmph.com

第七轮修订说明

2020年9月国务院办公厅印发《关于加快医学教育创新发展的指导意见》(国办发〔2020〕34号),提出以新理念谋划医学发展、以新定位推进医学教育发展、以新内涵强化医学生培养、以新医科统领医学教育创新,并明确提出"加强护理专业人才培养,构建理论、实践教学与临床护理实际有效衔接的课程体系,加快建设高水平'双师型'护理教师队伍,提升学生的评判性思维和临床实践能力。"为更好地适应新时期医学教育改革发展要求,培养能够满足人民健康需求的高素质护理人才,在"十四五"期间做好护理学类专业教材的顶层设计和规划出版工作,人民卫生出版社成立了第五届全国高等学校护理学类专业教材评审委员会。人民卫生出版社在国家卫生健康委员会、教育部等的领导下,在教育部高等学校护理学类专业教学指导委员会的指导和参与下,在第六轮规划教材建设的基础上,经过深入调研和充分论证,全面启动第七轮规划教材的修订工作,并明确了在对原有教材品种优化的基础上,新增《护理临床综合思维训练》《护理信息学》《护理学专业创新创业与就业指导》等教材,在新医科背景下,更好地服务于护理教育事业和护理专业人才培养。

根据教育部《关于加快建设高水平本科教育 全面提高人才培养能力的意见》等文件要求以及人民卫生出版社对本轮教材的规划,第五届全国高等学校护理学类专业教材评审委员会确定本轮教材修订的指导思想为:立足立德树人,渗透课程思政理念;紧扣培养目标,建设护理"干细胞"教材;突出新时代护理教育理念,服务护理人才培养;深化融合理念,打造新时代融合教材。

本轮教材的编写原则如下:

1. 坚持"三基五性"　教材编写坚持"三基五性"的原则。"三基":基本知识、基本理论、基本技能;"五性":思想性、科学性、先进性、启发性、适用性。

2. 体现专业特色　护理学类专业特色体现在专业思想、专业知识、专业工作方法和技能上。教材编写体现对"人"的整体护理观,体现"以病人为中心"的优质护理指导思想,并在教材中加强对学生人文素质的培养,引领学生将预防疾病、解除病痛和维护群众健康作为自己的职业责任。

3. 把握传承与创新　修订教材在对原有教材的体系、编写体裁及优点进行继承的同时,结合上一轮教材调研的反馈意见,进一步修订和完善,并紧随学科发展,及时更新已有定论的新知识及实践发展成果,使教材更加贴近实际教学需求。同时,对于新增教材,能体现教育教学改革的先进理念,满足新时代护理人才培养在知识结构更新和综合能力提升等方面的需求。

4. 强调整体优化　教材的编写在保证单本教材的系统和全面的同时,更强调全套教材的体系性和整体性。各教材之间有序衔接、有机联系,注重多学科内容的融合,避免遗漏和不必要的重复。

5. 结合理论与实践 针对护理学科实践性强的特点,教材在强调理论知识的同时注重对实践应用的思考,通过引入案例与问题的编写形式,强化理论知识与护理实践的联系,利于培养学生应用知识、分析问题、解决问题的综合能力。

6. 推进融合创新 全套教材均为融合教材,通过扫描二维码形式,获取丰富的数字内容,增强教材的纸数融合性,增强线上与线下学习的联动性,增强教材育人育才的效果,打造具有新时代特色的本科护理学类专业融合教材。

全套教材共 59 种,均为国家卫生健康委员会"十四五"规划教材。

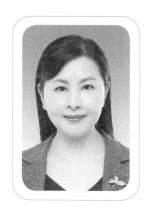

胡秀英,博士,教授,博士生导师,四川大学华西医院护理创新研究中心主任、护理学四川省重点实验室主任。美国护理科学院院士;国务院学位委员会学科评议组成员,全国医学专业学位研究生教育指导委员会委员;《中华现代护理杂志》副总主编,《中华护理杂志》编委;中华护理学会老年专委会副主委,四川省护理学会老年专委会主委,成都护理学会理事长;"四川省学术和技术带头人""四川省卫生计生领军人才"等。有30余年临床、教学、科研、管理经验,长期致力于老年护理、灾害护理、护理管理等领域研究,负责课题20余项,发表论文200余篇,著书20余种,获科技奖6项,获专利7项,获"第六届全国优秀科技工作者""全国优秀护理部主任"等称号。

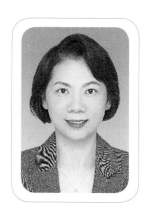

肖惠敏,博士,教授,博士生导师,福建医科大学护理学院院长、福建省人文护理研究中心负责人,兼任中华护理学会护理教育专业委员会委员、科研工作委员会委员,福建省护理学会副秘书长、教育专业委员会副主任委员,福建省女科技工作者协会理事。长期从事老年护理、安宁疗护与护理教育的教学与研究。主持包括国家自然科学基金等各级科研项目15项;获得国家级计算机软件著作权7项,国家级教学成果二等奖2项(分别第四、五完成人)、福建医学科技奖二等奖(第一完成人)等教学与科研成果奖16项;发表学术论文80余篇,其中SCI源论文20篇;主编、副主编全国规划教材5种、参编7种;独立翻译专著1种。

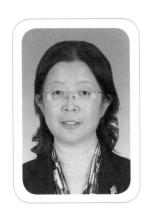

郭娜, 主任护师,硕士生导师,北京协和医院护理部主任、护理委员会副主任委员。多年从事临床护理、护理教学和护理管理工作,研究方向为老年护理、护理人力资源管理、护理质量管理等。发表核心期刊和 SCI 文章 20 余篇,主编及参编专业书籍 10 余种。兼任中华护理学会国际交流工作委员会副主任委员、中国医院协会护理专业委员会副主任委员及秘书长等职。

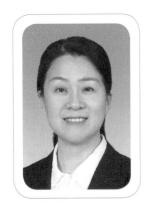

张静, 教授,硕士生导师,蚌埠医学院精神卫生学院院长;安徽省护理教育专委会常务委员。研究方向为老年慢性病管理、精神卫生健康与促进。近 5 年来主持和完成安徽省教育厅自然科学和人文社科重点及重大项目 3 项;主持省级护理专业高水平教学团队、护理实践重大教学改革、精品课程建设、一流本科专业建设等 5 项。主编和副主编国家级规划教材及工具用书 7 种;发明实用新型专利 2 项;曾获安徽省教学成果奖、安徽省教育年度人物称号,参编的《内科护理学》(第 6版)荣获首届全国教材建设奖"全国优秀教材(高等教育类)二等奖"。

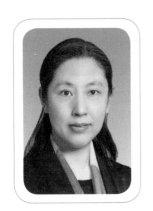

刘宇, 博士,教授,中国医科大学护理学院党总支副书记。主要研究方向为老年人的综合健康评估与社区居家照护、认知功能障碍老人的护理与照顾者支持。曾主持教育部、中华医学基金会、辽宁省自然科学基金等国内外多项研究课题。现为美国老年学学会会员;中国老年保健协会长期照护评估与管理专业委员会副主任委员;辽宁省护理学会护理教育专业委员会主任委员,为《中国护理管理》《中国全科医学》《跨文化护理杂志》(Journal of Transcultural Nursing)《护理研究》(Nursing Research)等多本杂志的编委和审稿专家。

随着社会经济发展和人类文明进步,人口老龄化成为 21 世纪全球重大社会趋势。我国老年人口增速和规模均居全球首位,第七次全国人口普查数据显示,2020 年 60 岁及以上人口已达 2.64 亿人,"十四五"时期我国 60 岁及以上人口占总人口比例将超过 20%,人口老龄化将成为今后较长一段时期我国重要国情,健康老龄化和积极老龄化已成为国家战略需求,而老年健康护理专业人才及其培养尚不能满足人口老龄化和护理专业发展需求,《老年护理学》教材进一步修订与完善不可或缺。党和国家高度重视健康老龄化及其人才培养,国务院印发了《国家积极应对人口老龄化中长期规划》《关于加快医学教育创新发展的指导意见》等,为修订《老年护理学》教材提供了新理念与指导思想,希望通过老年护理学教材建设,为提高老年护理教育水平、培养积极应对人口老龄化的"双能型 / 双师型"人才与教师队伍贡献力量。

《老年护理学》第 5 版遵循全国高等学校护理学类专业"十四五"规划教材编写指导思想和编写原则,结合第 4 版教材使用中的反馈、建议和老龄化进程带来的新问题、新思考等进行修订与完善。全书紧扣本科护理教育培养要求与目标,立足"尚德精术"课程思政,突出新时代教育理念,结合老年护理学领域实践、教育、科研及学科发展情况,"以整体护理观为指导,以老年人为中心,以老年人健康演变进程为框架,以最佳证据为原则,以护理程序为主线,以满足老年人健康需求为重点"锤炼编写内容,使教材具有思想性、科学性、先进性、适用性和启发性。全书共有十二章,内容包括老龄化与老年护理学概论、老化改变与老年护理相关理论、老年综合评估、老年人的日常生活护理、老年综合征与护理、老年人常见疾病与护理、老年人的心理卫生与精神护理、老年人安全与环境护理、老年人健康保健与健康养老、老年人安宁疗护、老年人社会经济问题及其权益保障、老年人照顾者支持。本教材的特点体现在:①凸显老年护理专业特色,老年人常呈现出多病共存,体能、智能、感官和运动功能衰退,需要专人照护等综合状态,多种疾病或不同原因造成同一种健康问题,需要多维度综合评估、多学科综合干预等诊疗照护模式。因此,本教材既体现老年健康的整体护理观,又重视与各相关专业课程内容的衔接与交叉,并避免与其他相关教材重复。②调整教材逻辑框架,在延续前一版教材内容科学性与实用性基础上,根据老年人健康演变进程,从健康—衰弱—疾病—临终、从急性期 / 亚急性期照护到中 / 长期照护、从基础到专科等逻辑,对教材进行调整、补充与更新,以引导学生理清学习思维、精准把握老年护理学特点,利于学生理解、记忆与灵活应用。③反映循证思想,本教材编写内容要求收集老年护理领域客观、科学的研究证据,通过严格的质量评价进行遴选、整合,提炼可满足病人需求的当前最佳证据,以期能为老年护理最佳实践提供参考。④丰富教材内容与形式,参考国内外老年护理学领域新知识、新技术与新进展,补充、更新与拓展各章节内容,帮助学生获取学科新信息和发展动态。如借鉴国内外研发的老年护理核心能力和课程指南、通过模拟体验等活动启发学生理解老年人需求、培养学生的人文品质,本版还新增健康养老、丧亲家属哀伤护理、老年人照顾者支持等;教材形式多元化,每章内容设有学习目标、情景导入、文中知识链接、课后思考题,同时,在每章题目下有数字内容二维码,数字内容包括教学课件PPT、代表性案例、教学视频/动画、目标测试等多媒体资源,具有趣味性、可读性、延伸性和启发性,有助于满足学生学习与发展需求。

本教材主要供护理本科生使用,也可作为护理研究生、临床护理人员继续教育、老年护理专业岗位培训及老年护理相关机构工作人员的参考书。

本教材编写过程中,各位编者及所在单位给予了大力支持,在此表示诚挚的感谢!由于编者知识水平与能力有限,疏漏错误之处,敬请广大师生和各位读者批评指正。

"莫道桑榆晚,为霞尚满天。"全社会共同行动起来,创造一个老年友好型社会,推进积极健康老龄化,让老年人有健康幸福的晚年,让后来人有可期的未来。

胡秀英　肖惠敏

2022 年 3 月

目 录

NURSING

第一章　老龄化与老年护理学概论 ……………………………………………… 1
　第一节　老年人与健康老龄化 ………………………………………………… 2
　　一、人的寿命和老年人的年龄划分 …………………………………………… 2
　　二、人口老龄化 ………………………………………………………………… 3
　　三、人口老龄化对策 …………………………………………………………… 5
　第二节　老年护理学概述 ……………………………………………………… 7
　　一、老年护理学及其相关概念 ………………………………………………… 7
　　二、老年护理学的范畴和特点 ………………………………………………… 8
　　三、老年护理的目标与原则 …………………………………………………… 8
　　四、老年护理的专业定位和职业价值 ………………………………………… 9
　　五、老年护理的道德准则和执业标准 ………………………………………… 10
　第三节　老年护理学的发展 …………………………………………………… 10
　　一、我国老年护理学的发展 …………………………………………………… 11
　　二、国外老年护理学的发展 …………………………………………………… 12

第二章　老化改变与老年护理相关理论 ………………………………………… 17
　第一节　老化改变 ……………………………………………………………… 18
　　一、生理老化改变与护理 ……………………………………………………… 18
　　二、心理老化改变与护理 ……………………………………………………… 27
　　三、社会功能老化改变与护理 ………………………………………………… 29
　第二节　老化相关理论 ………………………………………………………… 31
　　一、老化的生物学理论 ………………………………………………………… 31
　　二、老化的心理学理论 ………………………………………………………… 33
　　三、老化的社会学理论 ………………………………………………………… 36
　第三节　相关护理理论与模式 ………………………………………………… 38
　　一、疾病不确定性理论 ………………………………………………………… 39
　　二、慢性病轨迹模式 …………………………………………………………… 40
　　三、需求驱动的痴呆相关行为模式 …………………………………………… 41
　　四、家庭照护动力学模式 ……………………………………………………… 42

第三章　老年综合评估 ··· 45
　第一节　概述 ··· 46
　　一、老年综合评估概念及意义 ··· 46
　　二、老年综合评估内容 ··· 46
　　三、老年综合评估原则 ··· 47
　　四、老年综合评估方法 ··· 47
　　五、老年综合评估注意事项 ··· 48
　第二节　老年综合评估的发展与实施 ··· 49
　　一、老年综合评估的起源 ··· 49
　　二、国内外老年综合评估工具的发展和应用 ····································· 49
　　三、常用老年综合评估工具介绍 ··· 50
　　四、老年综合评估步骤与流程 ··· 51
　第三节　老年人躯体健康评估 ··· 52
　　一、一般情况的评估 ··· 52
　　二、体格检查 ··· 53
　　三、功能状态的评估 ··· 55
　　四、营养状态的评估 ··· 58
　　五、感知觉的评估 ··· 59
　　六、辅助检查 ··· 59
　第四节　老年人精神与心理健康评估 ··· 61
　　一、认知功能的评估 ··· 61
　　二、情绪与情感的评估 ··· 62
　第五节　常见老年综合征评估 ··· 65
　　一、跌倒的评估 ··· 65
　　二、压力性损伤的评估 ··· 66
　　三、谵妄的评估 ··· 66
　　四、衰弱的评估 ··· 67
　　五、肌少症的评估 ··· 67
　　六、老年共病的评估 ··· 68
　　七、多重用药的评估 ··· 69
　　八、睡眠障碍的评估 ··· 69
　第六节　老年人社会健康状况评估 ··· 70
　　一、角色与家庭功能评估 ··· 70
　　二、环境评估 ··· 71
　　三、经济状况评估 ··· 72
　　四、文化与社会功能评估 ··· 72

第四章　老年人的日常生活护理 ··· 74
　第一节　概述 ··· 75
　　一、老年人日常生活护理的重要性 ··· 75
　　二、鼓励老年人充分发挥自理能力 ··· 75
　　三、注意保护老年人的安全 ··· 76
　　四、尊重老年人的个性和隐私 ··· 76

第二节　老年护理中的沟通 …………………………………………………………77
　　一、非语言沟通 ……………………………………………………………………77
　　二、语言沟通 ………………………………………………………………………78
第三节　皮肤清洁与衣着卫生 ………………………………………………………78
　　一、皮肤清洁 ………………………………………………………………………78
　　二、衣着卫生 ………………………………………………………………………79
第四节　饮食与排泄 …………………………………………………………………80
　　一、饮食与营养 ……………………………………………………………………80
　　二、排泄 ……………………………………………………………………………82
第五节　休息与活动 …………………………………………………………………82
　　一、休息与睡眠 ……………………………………………………………………82
　　二、体能活动 ………………………………………………………………………83
第六节　性需求和性生活卫生 ………………………………………………………86
　　一、性生活需求及其影响因素 ……………………………………………………86
　　二、性生活的护理与卫生指导 ……………………………………………………87
第七节　老年康复辅助器具在日常生活中的应用 …………………………………89
　　一、老年康复辅助器具的概念 ……………………………………………………89
　　二、老年康复辅助器具的发展 ……………………………………………………89
　　三、老年康复辅助器具的分类 ……………………………………………………90
　　四、不同类型老年康复辅助器具的特点及应用 …………………………………90
　　五、老年康复辅助器具的选择 ……………………………………………………99

第五章　老年综合征与护理 ……………………………………………………………101
第一节　概述 …………………………………………………………………………102
　　一、老年综合征的概念及特点 ……………………………………………………102
　　二、老年综合征的护理评估 ………………………………………………………103
　　三、老年综合征的管理及预后 ……………………………………………………103
第二节　跌倒及其护理 ………………………………………………………………104
第三节　衰弱及其护理 ………………………………………………………………109
第四节　吞咽障碍及其护理 …………………………………………………………112
第五节　口腔干燥及其护理 …………………………………………………………118
第六节　营养不良及其护理 …………………………………………………………121
第七节　尿失禁及其护理 ……………………………………………………………125
第八节　便秘及其护理 ………………………………………………………………129
第九节　疼痛及其护理 ………………………………………………………………133
第十节　视觉障碍及其护理 …………………………………………………………138
第十一节　听觉障碍及其护理 ………………………………………………………141
第十二节　谵妄及其护理 ……………………………………………………………145

第六章　老年人常见疾病与护理 ………………………………………………………151
第一节　概述 …………………………………………………………………………152
第二节　老年慢性阻塞性肺疾病及其护理 …………………………………………153
第三节　老年肺炎及其护理 …………………………………………………………157

第四节　老年高血压及其护理 161
第五节　老年冠状动脉粥样硬化性心脏病及其护理 164
　一、老年心绞痛 165
　二、老年急性心肌梗死 167
第六节　老年脑卒中及其护理 170
　一、老年脑梗死 170
　二、老年脑出血 174
第七节　老年糖尿病及其护理 177
第八节　老年骨质疏松症及其护理 181
第九节　老年退行性骨关节病及其护理 185
第十节　老年胃食管反流病及其护理 188
第十一节　老年良性前列腺增生及其护理 192
第十二节　老年性阴道炎及其护理 195
第十三节　老年肾衰竭及其护理 197
　一、老年急性肾损伤 197
　二、老年慢性肾衰竭 199

第七章　老年人的心理卫生与精神护理 203
第一节　老年人的心理卫生 204
　一、老年人的心理特点及影响因素 204
　二、老年人常见的心理问题与护理 206
　三、老年人心理健康的维护与促进 210
第二节　老年期常见精神障碍与护理 213
　一、老年期抑郁症及其护理 213
　二、老年认知症及其护理 216
　三、老年谵妄及其护理 221

第八章　老年人安全与环境护理 223
第一节　适老化环境 224
　一、适老化环境的评估 224
　二、适老化环境的创设原则 225
　三、适老化环境的创设要点 226
　四、居室环境的调整与安排 227
　五、社区文化环境建设 227
第二节　老年人常见意外事件与预防 228
　一、跌倒 228
　二、误吸 231
　三、烫伤 232
　四、走失 233
　五、自杀 233
第三节　老年人安全用药 233
　一、老年人常见药物不良反应 233
　二、老年人发生药物不良反应的原因 234

三、老年人用药原则⋯⋯⋯⋯⋯⋯⋯⋯⋯⋯⋯⋯⋯⋯⋯⋯⋯⋯⋯⋯⋯⋯⋯234
四、老年人安全用药护理⋯⋯⋯⋯⋯⋯⋯⋯⋯⋯⋯⋯⋯⋯⋯⋯⋯⋯⋯⋯235

第九章　老年人健康保健与健康养老⋯⋯⋯⋯⋯⋯⋯⋯⋯⋯⋯⋯⋯⋯⋯⋯⋯238
第一节　老年人健康保健与健康促进⋯⋯⋯⋯⋯⋯⋯⋯⋯⋯⋯⋯⋯⋯⋯⋯239
一、老年健康保健与健康促进的概念⋯⋯⋯⋯⋯⋯⋯⋯⋯⋯⋯⋯⋯⋯⋯239
二、老年健康保健与健康促进的重点人群⋯⋯⋯⋯⋯⋯⋯⋯⋯⋯⋯⋯239
三、老年人对医疗保健与健康促进的需求⋯⋯⋯⋯⋯⋯⋯⋯⋯⋯⋯⋯240
四、老年健康保健的基本原则⋯⋯⋯⋯⋯⋯⋯⋯⋯⋯⋯⋯⋯⋯⋯⋯⋯242
五、老年健康保健的任务、策略和措施⋯⋯⋯⋯⋯⋯⋯⋯⋯⋯⋯⋯⋯243
六、老年健康保健与健康促进现状与发展⋯⋯⋯⋯⋯⋯⋯⋯⋯⋯⋯⋯245
第二节　健康养老⋯⋯⋯⋯⋯⋯⋯⋯⋯⋯⋯⋯⋯⋯⋯⋯⋯⋯⋯⋯⋯⋯⋯248
一、概述⋯⋯⋯⋯⋯⋯⋯⋯⋯⋯⋯⋯⋯⋯⋯⋯⋯⋯⋯⋯⋯⋯⋯⋯⋯248
二、社区居家养老模式⋯⋯⋯⋯⋯⋯⋯⋯⋯⋯⋯⋯⋯⋯⋯⋯⋯⋯⋯⋯249
三、医养结合模式⋯⋯⋯⋯⋯⋯⋯⋯⋯⋯⋯⋯⋯⋯⋯⋯⋯⋯⋯⋯⋯251
四、智慧养老模式⋯⋯⋯⋯⋯⋯⋯⋯⋯⋯⋯⋯⋯⋯⋯⋯⋯⋯⋯⋯⋯254
五、其他健康养老模式⋯⋯⋯⋯⋯⋯⋯⋯⋯⋯⋯⋯⋯⋯⋯⋯⋯⋯⋯⋯259

第十章　老年人安宁疗护⋯⋯⋯⋯⋯⋯⋯⋯⋯⋯⋯⋯⋯⋯⋯⋯⋯⋯⋯⋯⋯261
第一节　老年人安宁疗护⋯⋯⋯⋯⋯⋯⋯⋯⋯⋯⋯⋯⋯⋯⋯⋯⋯⋯⋯⋯262
一、概述⋯⋯⋯⋯⋯⋯⋯⋯⋯⋯⋯⋯⋯⋯⋯⋯⋯⋯⋯⋯⋯⋯⋯⋯⋯262
二、老年人安宁疗护技术⋯⋯⋯⋯⋯⋯⋯⋯⋯⋯⋯⋯⋯⋯⋯⋯⋯⋯⋯265
三、老年人死亡教育⋯⋯⋯⋯⋯⋯⋯⋯⋯⋯⋯⋯⋯⋯⋯⋯⋯⋯⋯⋯⋯270
第二节　老年丧亲家属的哀伤辅导⋯⋯⋯⋯⋯⋯⋯⋯⋯⋯⋯⋯⋯⋯⋯⋯273
一、哀伤辅导概述⋯⋯⋯⋯⋯⋯⋯⋯⋯⋯⋯⋯⋯⋯⋯⋯⋯⋯⋯⋯⋯273
二、哀伤反应与过程⋯⋯⋯⋯⋯⋯⋯⋯⋯⋯⋯⋯⋯⋯⋯⋯⋯⋯⋯⋯⋯274
三、哀伤辅导过程与技术⋯⋯⋯⋯⋯⋯⋯⋯⋯⋯⋯⋯⋯⋯⋯⋯⋯⋯⋯275

第十一章　老年人社会经济问题及其权益保障⋯⋯⋯⋯⋯⋯⋯⋯⋯⋯⋯⋯279
第一节　老年人经济和法律问题⋯⋯⋯⋯⋯⋯⋯⋯⋯⋯⋯⋯⋯⋯⋯⋯⋯280
一、老年人的经济生活与社会保障⋯⋯⋯⋯⋯⋯⋯⋯⋯⋯⋯⋯⋯⋯⋯280
二、老年人常见法律问题和法律保障⋯⋯⋯⋯⋯⋯⋯⋯⋯⋯⋯⋯⋯⋯282
第二节　老年人被虐待问题⋯⋯⋯⋯⋯⋯⋯⋯⋯⋯⋯⋯⋯⋯⋯⋯⋯⋯⋯283
一、虐待老年人的概念及形式⋯⋯⋯⋯⋯⋯⋯⋯⋯⋯⋯⋯⋯⋯⋯⋯⋯283
二、虐待老年人的原因、影响与理论研究⋯⋯⋯⋯⋯⋯⋯⋯⋯⋯⋯⋯285
三、对老年人被虐待问题的预防及干预⋯⋯⋯⋯⋯⋯⋯⋯⋯⋯⋯⋯⋯287
第三节　老年人的权益保障⋯⋯⋯⋯⋯⋯⋯⋯⋯⋯⋯⋯⋯⋯⋯⋯⋯⋯⋯289
一、我国老年人权益保障法⋯⋯⋯⋯⋯⋯⋯⋯⋯⋯⋯⋯⋯⋯⋯⋯⋯⋯290
二、世界其他国家老年人权益保障的状况及对策⋯⋯⋯⋯⋯⋯⋯⋯⋯292

第十二章　老年人照顾者支持⋯⋯⋯⋯⋯⋯⋯⋯⋯⋯⋯⋯⋯⋯⋯⋯⋯⋯⋯295
第一节　老年人照顾者的负担⋯⋯⋯⋯⋯⋯⋯⋯⋯⋯⋯⋯⋯⋯⋯⋯⋯⋯296
一、照顾者负担的概述⋯⋯⋯⋯⋯⋯⋯⋯⋯⋯⋯⋯⋯⋯⋯⋯⋯⋯⋯⋯296

二、照顾者负担的分类···297

三、照顾者负担的评估···298

四、照顾者负担的影响因素···300

第二节 老年人照顾者的积极感受···301

一、照顾者积极感受的概述···301

二、照顾者积极感受的评估···301

三、照顾者积极感受的影响因素···303

第三节 老年人照顾者的支持服务···304

一、老年人照顾者需求的分类···304

二、老年人照顾者需求的评估···304

三、老年人照顾者支持的内容···307

四、老年人照顾者支持的形式···310

附录一 美国的老年护理执业标准···311

附录二 老年护理学相关量表···312

参考文献···331

中英文名词对照索引···334

URSING

第一章

老龄化与老年护理学概论

01章 数字内容

———— 学习目标 ————

- 认知目标：
  1. 概述老年人年龄划分、老龄化社会标准、老龄化特点及老龄化所带来的影响。
  2. 阐明老年护理学定义、老年护理的目标与原则及各国老年护理发展特点。
  3. 总结老年护理专业化发展状况与趋势。
- 情感目标：
  1. 养成为老服务意识、树立知老敬老专业情怀。
  2. 领悟全生命周期最后阶段的价值与意义。
- 技能目标：
  1. 模拟老年人的日常生活状态，体验老年人的健康需求。
  2. 运用平均预期寿命、健康预期寿命、人口老龄化、健康老龄化的概念，并针对人口老龄化发展趋势与我国国情，提出推进我国老年护理事业发展的建议。

我国自 1999 年进入老龄化社会,老年人口规模日益庞大、老龄化程度日益加深。根据第七次全国人口普查结果显示,我国 60 周岁及以上人口 26 402 万人,占总人口的 18.7%,65 周岁及以上人口 19 064 万人,占总人口的 13.5%。"十四五"时期,我国 60 周岁及以上人口占总人口比例将超过 20%,我国将进入中度老龄化社会。

请思考:

1. 人口老龄化的主要原因有哪些?

2. 庞大的老年人群给社会带来哪些挑战?

3. 护理如何助力健康老龄化?

第一节　老年人与健康老龄化

每个人都会经历童年、青年、中年和老年,在不同的年龄阶段,人体会发生一系列的生理和心理改变。老年期象征一种成就,是人生中能"洞察世事,醒悟生命"的最高境界,同时也遵循着组织器官走向老化和生理功能走向衰退的自然规律,是需要全社会呵护的人生阶段。

一、人的寿命和老年人的年龄划分

(一) 人的寿命

人类的寿命以日历年龄表示,衡量人类寿命主要有 3 种指标,即最高寿命、平均预期寿命和健康预期寿命。

1. **最高寿命**(maximum life-span of human)　是指在没有外因干扰的条件下,从遗传学角度而言人类可能生存的最高年龄。科学家们用各种方法来推测人的最高寿命,例如按性成熟期(14~15 岁)的 8~10 倍、生长期(20~25 岁)的 5~7 倍、细胞分裂次数(40~60 次)的 2.4 倍等方法推算,人的最高寿命可达 110~175 岁。

虽然人的正常寿命可以超过百岁,但也并非可以无限延长。由于受到疾病和生存环境等影响,目前人类寿命与最高寿命的差距仍然较大,随着科学的发展,人类的平均寿命或将逐渐接近最高寿命。

2. **平均预期寿命**(average life expectancy)　是指通过回顾性死因统计和其他统计学方法,计算出特定人群能生存的平均年数,简称平均寿命或预期寿命。它代表一个国家或地区人口的平均存活年龄,可以概括地反映该国家或地区人群寿命的长短。一般常用出生时的平均预期寿命,作为衡量人口老化程度的重要指标。平均预期寿命表示生命的长度,是以死亡作为终点。

据 *World Bank Group* 2020 年报道,2019 年世界人口平均预期寿命 72.7 岁;我国居民平均预期寿命 76.9 岁,比世界平均水平约高 4.2 岁,并首次超过美国(76.8 岁)。这不仅反映了我国社会经济的发展,也反映了我国疾病预防、控制、治疗水平的提高。

3. **健康预期寿命**(active life expectancy)　是指去除残疾和残障后所得到的人类生存曲线,即个人在良好状态下的平均生存年数,也就是老年人能够维持良好的日常生活活动功能的年限。健康预期寿命是卫生领域评价居民健康状况的指标之一,主要体现生命的质量。健康预期寿命的终点是日常生活活动能力(activity of daily living, ADL)的丧失,即进入寿终前的依赖期。因此,平均预期寿命是健康预期寿命和寿终前依赖期的总和,健康预期寿命占平均预期寿命的 80%~90%。健康预期寿命是人口健康状况的一个综合指标,是可持续发展的目标之一。测定健康预期寿命的主要指标是日常生活活动能力(ADL)。

据《2020世界卫生统计报告》显示,2000—2016年全球平均预期寿命和健康预期寿命都增长了8%以上。截至2016年,全球人口健康预期寿命为63.12岁,日本以73.16岁居首位,中国为67.85岁,首次超过美国(67.69岁)。我国居民健康预期寿命稳健提升,反映了我国积极应对人口老龄化策略正在发挥作用。

(二) 老年人的年龄划分

人体衰老是一个渐进的过程。影响衰老的因素很多,人体各器官衰老的进度不一,个体差异较大。为科学研究和医疗护理等工作方便,常以大多数人的变化时期即日历年龄为年龄划分标准。

世界卫生组织(WHO)对老年人年龄的划分有两个标准:在发达国家将65岁及以上的人群定义为老年人,而在发展中国家则将60岁及以上人群称为老年人。

老年期是生命周期中的最后一个阶段,事实上对老年期还可以再划分为不同阶段。WHO根据现代人生理心理结构上的变化,将人的年龄界限做了新的划分:44岁以下为青年人,45~59岁为中年人,60~74岁为年轻老人(the young old),75~89岁为老老年人(the old old),90岁以上为非常老的老年人(the very old)或长寿老年人(the longevous)。

中华医学会老年医学学会于1982年做出了以下建议:我国以60岁及以上为老年人;老年分期按45~59岁为老年前期(中老年人),60~89岁老年期(老年人),90岁以上为长寿期(长寿老人),沿用至今。另外,民间传统以"年过半百"示意进入老年,并习惯以六十花甲、七十古稀、八十为耄、九十为耋代表老年不同的时期。

二、人口老龄化

(一) 人口老龄化

人口老龄化(aging of population)简称人口老化,是指老年人口占总人口的比例不断上升的一种动态过程。老年人口在总人口中所占的百分比,称为老年人口系数(old population coefficient),是评价人口老龄化程度的重要指标。

人口老龄化是一种社会现象,是指人类群体的老化,即老年人口数量在社会总人口中达到一定比例,并持续增长的过程。出生率和死亡率的下降、平均预期寿命的延长是世界人口趋向老龄化的直接原因。

(二) 老龄化社会

人口老龄化,是过去和当前人口出生、死亡、迁移变动对人口发展的综合作用,也是经济增长和社会发展的结果。随着老年人口总数的增加,在社会中老年人口总数比例不断上升,从而形成了"老年型国家"或"老龄化社会"。WHO对老龄化社会的划分有两个标准(表1-1)。

表1-1 老龄化社会的划分标准

类型	发达国家	发展中国家
老年人年龄界限	65岁及以上	60岁及以上
青年型(老年人口系数)	<4%	<8%
成年型(老年人口系数)	4%~7%	8%~10%
老年型(老年人口系数)	>7%	>10%

1. 发达国家的标准 65岁以上人口占总人口比例的7%以上,定义为老龄化社会(老龄化国家或地区)。

2. 发展中国家的标准 60岁以上人口占总人口的10%以上,定义为老龄化社会(老龄化国家或地区)。

(三) 人口老龄化的现状与趋势

人口老龄化是世界人口发展的普遍趋势,体现了生命科学与社会经济的不断进步和发展。人口

Note:

老龄化在全世界呈不可逆的趋势,联合国有关老龄化议题的报告中指出,人口老龄化现象是前所未有的,今后50年处于发展阶段的国家人口将迅速老龄化。

1. 世界人口老龄化趋势与特点

(1)人口老龄化的速度加快:世界总人口以每年1.09%的速度增长,老年人口增长率在2010—2017年增至3%。据最新公布的联合国人口预测修订版显示,预计到2050年全球老年人口数量将上升至21亿,较2017年增加2倍左右,人口老龄化率从2017年的13%上升到25%。

(2)发展中国家老年人口增长快:从20世纪60年代开始持续到现在,发展中国家老年人口的增长率已是发达国家的2倍。目前65岁老年人口数量每月以80万的速度增长,预计到2050年,发达国家老年人口将从2.62亿增至4.06亿,而发展中国家将从4.81亿增至16亿,全球80%的老年人将生活在发展中国家。

(3)人口平均寿命不断延长:19世纪许多国家的平均寿命只有40岁左右,20世纪末则达到60~70岁。WHO在2020年发布的报告显示,全球人口平均寿命在2000年至2016年间增加了5.5岁,达到72.7岁。日本女性平均寿命为87.1岁,瑞士男性为81.2岁,其中,寿命的最大增幅出现在非洲,当地人均寿命提高9.4岁,达到60岁。

(4)高龄老年人增长速度最快:1950—2050年,80岁以上高龄老人平均每年以3.8%的速度增长。2020年全球80岁以上老年人口超过1.46亿,预计2050年将达3.8亿,在世界总人口中的占比将升至4.3%。

(5)女性占老年人口中的多数:《2020世界卫生统计报告》显示,全球人口平均寿命,女性74.2岁、男性69.8岁;日本居于首位女性87.1岁、男性为81.1岁;美国,女性81.0岁、男性为76.0岁;中国,女性77.9岁、男性75.0岁。这种性别差异致使多数国家老年人口中女性超过男性。

2. 中国人口老龄化趋势及特点 《中国人口老龄化发展趋势预测研究报告》提出21世纪中国的人口老龄化可以划为三个阶段,从2001年到2020年是快速老龄化阶段,老年人口已达到2.64亿;从2021年到2050年是加速老龄化阶段,老年人口最终将超过4亿;从2051年到2100年是稳定的重度老龄化阶段,老年人口规模将稳定在3亿~4亿。中国将面临人口老龄化和人口总量过多的双重压力。与其他国家相比,我国的人口老龄化社会进程有以下特点:

(1)老年人口规模宏大:第七次人口普查数据显示,我国60岁及以上人口为2.64亿,占总人口的18.70%,其中65岁及以上人口为1.91亿,占总人口13.50%。除西藏自治区外,其他30个省份65岁及以上老年人口比重均超过7%,其中,12个地区65岁及以上老年人口比重超过14%,老年人口规模呈现增量提速的发展态势。

(2)老龄化速度极快:65岁以上老年人占总人口的比例从7%提升到14%,发达国家用了27年(日本)~115年(法国)的时间。《中国发展报告2020:中国人口老龄化的发展趋势和政策》指出,中国将用约23年(1999—2022年)完成这个历程,以全球最快的速度实现从老龄化社会向老龄社会的转变。

(3)高龄化、空巢化、少子化等问题并发:高龄老年人(80岁及以上老年人)正以2倍于老年人口的速度增加,年均增长100万人的态势。民政部数据显示,目前中国城乡空巢家庭达50%~70%,空巢老人数量超过1.2亿人。

(4)老龄化地区发展不平衡:表现为"农村比城市先老""东部比西部先老""老龄化进程出现阶段性不均衡"等问题。国家应对人口老龄化战略研究表明,我国农村人口老龄化程度已经达到15.40%,比全国13.26%的平均水平高出2.14个百分点,高于城市老龄化程度。从地区分布来看,东部和中部地区的人口老龄化形势相对严峻;从时间走势来看,东部地区人口老龄化正逐渐向中部和西部地区转移。

(5)人口老龄化超前于现代化:我国人口老龄化与社会经济发展水平不相适应。发达国家在进入老龄化社会时,人均国内生产总值(gross domestic product,GDP)一般在5 000~10 000美元;我国2000年刚进入老龄化社会时,人均国内生产总值仅为1 041美元,呈现出"未富先老"和"未备先老"的状态,老年人面临诸多问题和困难。这20年来,我国积极、科学、有效地应对人口老龄化有了长足的进步,2020年我国人均GDP大幅增长至10 484美元,但经济发展压力依然存在。

（四）人口老龄化的主要影响

社会人口老龄化所带来的问题，不仅是老年人自身的问题，它牵涉到政治、经济、文化和社会发展诸多方面。人口老龄化对经济运行全领域、社会建设各环节、社会文化多方面乃至国家综合实力和国际竞争力都具有深远影响。

1. 社会负担加重 社会负担系数，即抚养比/抚养系数（bring up coefficient），是指非劳动力人口数与劳动力人口数之间的比率，总抚养系数等于老年人抚养系数与少儿抚养系数相加。随着老龄化加速，使劳动年龄人口的比重下降，老年抚养系数不断上扬，加重了劳动人口的经济负担。《2020年度国家老龄事业发展公报》显示，全国（未统计港澳台）老年人口抚养比为19.70%，比2010年提高7.80个百分点。

2. 社会保障费用增高 人口老龄化使国家用于老年社会保障的费用大量增加，医疗费用和养老金是社会对老年人主要的支出项目，加上各种涉老救助和福利，庞大的财政开支给各国政府带来沉重的负担。如我国的《财政蓝皮书：中国财政政策报告（2021）》显示，2020年中央财政支出基本养老金7 885.06亿元、城乡居民医保补助资金3 467.58亿元、基本公共卫生服务补助资金603.3亿元。

3. 老年人对医疗保健的需求加剧 随着老年人口增加和寿命延长，因疾病、伤残、衰老而失去活动能力的老年人显著增加。据第四次中国城乡老年人生活状况抽样调查结果显示，我国65岁及以上失能老年人将由2020年的1 867万人升至2050年的5 205万人左右；慢性病老年人、空巢老年人口分别都已超过1亿人口。衰老与老年慢性病消耗卫生资源多，不仅使家庭和社会的负担加重，同时也对医疗资源提出挑战，对医疗设施、医护人员、医疗保健和卫生资源的需求急剧增大。

4. 社会养老服务供需矛盾突出 随着人口老龄化、高龄化、空巢化、家庭少子化，传统的家庭养老功能日趋减弱，养老负担越来越多地依赖社会。我国的养老服务资源不足，供需矛盾尤为突出。根据民政部不完全统计，截至2019年底，全国共有各类养老机构和设施20.4万个，养老床位合计775.0万张，每千名老年人拥有养老床位30.5张；养老护理员的数量不足60万人，按照国际上失能老人与护理员3∶1的配置标准推算，我国老年护理员缺口在1 000万人以上，可见养老服务的发展任重道远。值得期待的是，2019年民政部印发《关于进一步扩大养老服务供给促进养老服务消费的实施意见》，提出"2022年底前，培养培训1万名养老院院长、200万名养老护理员、10万名专兼职老年社会工作者"。希望各界共同努力逐步解决养老难题。

三、人口老龄化对策

全球面对日益增大的老龄化压力，各国政府根据其国情构建多支柱的养老保障体系。我国拥有14多亿人口，老龄化进程加快，劳动年龄人口减少，中国人口红利正在逐渐全面消退，面临比其他国家更大的压力，我国的应对策略必须具有战略性和前瞻性，因此，下面主要以我国为例介绍人口老龄化对策。

知 识 链 接

人 口 红 利

人口红利（demographic window）由美国经济学家安德鲁·梅森1997年首先提出。它是指一国人口生育率的迅速下降在造成人口老龄化加速的同时，少儿抚养比例迅速下降，劳动年龄人口比例上升，在老年人口比例达到较高水平之前，将形成一个劳动力资源相对丰富、抚养负担轻、对经济发展十分有利的"黄金时期"，人口经济学家称之为"人口机会窗口"或"人口红利"。

第七次全国人口普查数据显示，2020年我国人口抚养比为45.9%，与2010年相比，增长了11.7个百分点，这表明随着我国人口老龄化进程的推进，人口抚养比的下降趋势在过去十年发生了逆转。当前我国仍然处于人口抚养比低于50%的人口红利期，但由低人口抚养比带来的人口红利逐步减少。

Note:

我国针对新时代人口老龄化的新形势新特点,党中央、国务院立足中华民族伟大复兴战略全局,坚持以人民为中心,为全面贯彻落实积极应对人口老龄化国家战略,让老年人共享改革发展成果、安享幸福晚年,于2021年11月印发了《关于加强新时代老龄工作的意见》。这个文件堪称应对人口老龄化的范例,简要介绍如下。

(一)指导思想和指导原则

以习近平新时代中国特色社会主义思想为指导,实施积极应对人口老龄化国家战略,把积极老龄观、健康老龄化理念融入经济社会发展全过程,促进老年人养老服务、健康服务、社会保障、社会参与、权益保障等统筹发展,推动老龄事业高质量发展,走出一条中国特色积极应对人口老龄化道路。同时遵循以下原则:全程加强党的领导,为做好老龄工作提供坚强的政治保证和组织保证;充分发挥政府主导作用;充分发挥市场机制作用,提供多元化产品和服务;建立基本养老服务清单制度;强化地方和部门在老龄工作中的职责,压实责任,推动落实。

(二)健全养老服务体系

1. 创新居家社区养老服务模式　以居家养老为基础,通过新建、改造、租赁等方式,提升社区养老服务能力,着力发展街道(乡镇)、城乡社区两级养老服务网络,依托社区发展以居家为基础的多样化养老服务。

2. 建立基本养老服务清单制度　各地要根据财政承受能力,制定基本养老服务清单,对健康、失能、经济困难等不同老年人群体,分类提供养老保障、生活照料、康复照护、社会救助等适宜服务。

3. 完善多层次养老保障体系　扩大养老保险覆盖面,逐步实现基本养老保险法定人员全覆盖。

(三)完善老年人健康支撑体系

1. 提高老年人健康服务和管理水平　在城乡社区加强老年健康知识宣传和教育,提升老年人健康素养;积极发挥基层医疗卫生机构为老年人提供优质服务的作用;加强国家老年医学中心建设;加强老年医院、康复医院、护理院(中心、站)以及优抚医院建设,建立医疗、康复、护理双向转诊机制;加快建设老年友善医疗机构,方便老年人看病就医等。

2. 加强失能老年人长期照护服务和保障　完善从专业机构到社区、家庭的长期照护服务模式。依托护理院(中心、站)、社区卫生服务中心、乡镇卫生院等医疗卫生机构以及具备服务能力的养老服务机构,为失能老年人提供长期照护服务。稳妥推进长期护理保险制度试点,积极探索建立适合我国国情的长期护理保险制度。

3. 深入推进医养结合　卫生健康部门与民政部门要建立医养结合工作沟通协调机制。进一步整合优化基层医疗卫生和养老资源,为有需求的老年人提供医疗救治、康复护理、生活照料等服务。

(四)构建老年友好型社会

1. 加强老年人权益保障　加强老年人权益保障普法宣传;完善老年人监护制度;建立适老型诉讼服务机制,为老年人便利参与诉讼活动提供保障。

2. 打造老年宜居环境　落实无障碍环境建设法规、标准和规范,让老年人参与社会活动更加安全方便;各地结合实际出台家庭适老化改造标准,鼓励更多家庭开展适老化改造。

3. 强化社会敬老　实施中华孝亲敬老文化传承和创新工程。持续推进"敬老月"系列活动和"敬老文明号"创建活动;加强老年优待工作,并加强宣传引导,营造良好敬老社会氛围。

(五)促进老年人社会参与

1. 扩大老年教育资源供给　将老年教育纳入终身教育体系,采取促进有条件的学校开展老年教育、支持社会力量举办老年大学(学校)等办法,推动扩大老年教育资源供给。

2. 提升老年文化体育服务质量　各地要通过盘活空置房、公园、商场等资源,支持街道社区积极为老年人提供文化体育活动场所,组织开展文化体育活动,实现老年人娱乐、健身、文化、学习、消费、交流等方面的结合。

3. 鼓励老年人继续发挥作用　把老有所为同老有所养结合起来,完善就业、志愿服务、社区治理等政策措施,充分发挥低龄老年人作用。深入开展"银龄行动",引导老年人践行积极老龄观,推进健康老龄化和积极老龄化。

老年人不只是被关怀照顾的对象,也是社会发展的参与者和创造者;健康老龄化也不只是我们的终极目标,让老龄人群持续迸发出积极的政治、经济和文化的影响力,进一步增强社会可持续发展的能力,使老年人成为社会发展的建设性力量,也是解决老龄化问题的重要途径。

知 识 链 接

积极老龄化

积极老龄化于 2002 年的马德里国际老龄大会上提出,是应对人口老龄化的新思维。它是健康老龄化在理论上的完善和必要条件。它把健康、保障和参与看成三位一体,强调老年人社会参与的必要性、重要性。"积极老龄化"理论强调个体应不断参与社会、经济、文化、精神和公民事务,强调尽可能地保持老年人个体的自主性和独立性,强调从生命全程的角度关注个体的健康状况,使个体进入老年期后还能尽量长时间地保持健康和生活自理。

我国学者认为:积极老龄化能充实老年人"六个老有"和强化我国老年人最缺的"归属感",提高他们的生活质量,发挥其潜能,增加社会人力资本,为社会造就一批为老服务的志愿者队伍,是应对老龄化所不可或缺的。

第二节　老年护理学概述

老年护理学源于护理学和老年学,是一门跨学科、多领域并具有其独特性的综合性学科,与老年学、老年医学关系密切。

一、老年护理学及其相关概念

(一) 老年学

老年学(gerontology)是研究人类老化及其所引起一系列经济和社会等与老年有关问题的综合性学科。它是一门多学科的交叉学科,涉及内容广泛,主要包括老年生物学、老年医学、老年社会学、老年心理学、老年护理学等。

(二) 老年医学

老年医学(geriatrics)是研究人类衰老的机制、人体老年性变化规律、老年人卫生保健和老年疾病防治特点的科学,是医学中的一个分支,也是老年学的主要组成部分。它包括老年基础医学、老年临床医学、老年康复医学、老年流行病学、老年预防保健医学、老年社会医学等内容。

(三) 老年护理学

老年护理学(gerontological nursing)是以老年人为研究对象,研究衰老过程老年人身心健康和疾病护理特点与预防保健的学科,也是研究、诊断和处理老年人对自身现存和潜在健康问题的反应的科学。它是护理学的一个重要分支,与社会科学、自然科学相互渗透。

老年人在生理、心理、社会适应能力各方面不同于其他年龄组的人群,同时老年疾病也有其特殊性,决定了老年护理学有自身的特殊规律。老年护理学的重点是从老年人生理、心理、社会、文化以及发展的角度出发,研究自然、社会、文化、教育、生理、心理等因素对老年人健康的影响,探求用整合护理手段或措施解决老年人现存和潜在的健康问题,同时,发挥老年人主动健康能动性,使老年人获得或保持最佳身-心-社会功能和健康状态,保持尊严和舒适生活直至安宁地离开人世。

二、老年护理学的范畴和特点

老年护理学起源于现有的护理理论和社会学、生物学、心理学、健康政策等学科理论。美国护士协会(American Nurses Association, ANA)于1987年提出用"老年护理学(gerontological nursing)"代替"老年病护理(geriatric nursing)"的概念,老年护理学涉及的护理范畴更广泛,包括评估老年人的健康和功能状态,制订护理计划,提供有效护理和其他卫生保健服务,并评价效果;强调维持和促进健康,治疗和康复,预防和控制由急、慢性疾病引起的残疾,协助自理和慢性病管理、为衰弱和自理能力缺失的老人提供医疗护理服务、姑息治疗和临终关怀等连续护理服务。

老年护理学具有较强的理论性、实践性和多学科性。老年人的个体和群体特点决定了老年护理学的特点。随着年龄的增长,老年人积累了大量的生活经验,同时也暴露于各种环境危险之下,带病生存是老年人群中的一个普遍现象,在高龄老年人中尤为常见,多种慢性病共存而导致了患病临床症状不典型、诊疗困难、多重用药、并发症多且严重等,这都提示了老年护理的复杂性。在老年护理学的理论构建与能力培养中需要考虑老年护理实践的特点。主张、主导多学科合作,在多种场所服务,强调团队合作关系,需要社会家庭的共同努力。

多学科合作是老年护理学的一个重要特点。因为老年护理涉及面广,包括疾病、功能状态、精神健康、社会经济体制、医疗体制、养老政策和法规、社会文化、伦理道德等,因而决定了老年护理必须与多学科进行合作,建立老年护理专业综合的教育系统,才能满足老年人多方面需求。在预防疾病、治疗护理、社会福利方面,与医学、护理学、社会学、心理学、经济学、宗教和伦理学等专家共同探讨问题的解决途径是至关重要的。

三、老年护理的目标与原则

每个人进入老年期都象征着一种成就,但随着年龄的增加,他们的心身功能会逐渐走向衰亡。尽管老年人面临多种老年期变化和慢性疾病的折磨,但老年护理的最终目标是提高其生活质量、保持最佳功能和舒适生活直至安宁离世。

(一)老年护理的目标

1. 增强自我照顾能力　面对老年人的虚弱和需求,医护人员常常寻求其他资源协助,很少考虑到老年人自身的资源。老年人在许多时候都以被动的形式生活在依赖、无价值、丧失权利的感受中,自我照顾意识淡化,久而久之将会丧失生活自理能力。因此,要善于运用老年人自身资源,以健康教育为干预手段,采取不同的措施,尽量维持老年人的自我护理能力,维持和促进老年人功能健康。

2. 延缓衰退及恶化　通过三级预防策略,对老年人进行健康教育和健康管理,改变不良的生活方式和行为,避免和减少健康危险因素的危害,做到早发现、早诊断、早治疗、积极康复,对疾病进行干预,防止病情恶化,预防并发症的发生,防止伤残。

3. 提高生活质量　护理的目标不仅仅是疾病的转归和寿命的延长,更需促进老年人在生理、心理和社会适应方面的完美状态,提高生活质量,体现生命意义和价值。避免老年人抱病余生,老年人要在健康基础上长寿,做到年高不老、寿高不衰,提高健康预期寿命,更好地为社会服务。

4. 安享生命晚年　对待临终老人,护理工作者应从生理、心理和社会全方位为他们服务。对其进行综合评估分析、识别、预测并满足其需求,在其生命终末阶段有陪伴照料,以确保老人能够无痛、舒适地度过生命的最后时光,让老人走得平静,给家属以安慰,使他们感受到医护人员对老人及其亲属的关爱和帮助。

(二)老年护理的原则

老年护理有着特定含义,是指为老年人提供医疗护理、预防保健、精神慰藉、康复娱乐等一系列服务,以促使其达到最佳身体、心理、社会功能状态。因此,老年护理工作有其特殊的规律和专业的要求,为了实现护理目标,在护理实践中还应遵循以下护理原则:

1. 满足需求 人的需要满足程度与健康成正比。因此，首先应以满足老年人的多种需求为基础。护理人员应当增强对老化过程的认识，将正常及病态老化过程及老年人独特的心理社会特性与一般的护理知识相结合，及时发现老年人现存的和潜在的健康问题和各种需求，使护理活动能提供满足老年人的各种需求和照顾的内容，真正有助于其健康发展。

2. 早期防护 衰老起于何时，尚无定论。又由于一些老年病发病演变时间长，如高脂血症、动脉粥样硬化、高血压、糖尿病、骨质疏松症等一般均起病于中青年时期，因此，一级预防应该及早进行，老年护理的实施应从中青年时期开始入手，进入老年期更加关注。要了解老年人常见病的病因、危险因素和保护因素，采取有效的预防措施，延缓老年疾病的发生和发展。对于有慢性病、残疾的老人，根据情况实施康复医疗和护理的开始时间也越早越好。

3. 关注整体 由于老年人在生理、心理、社会适应能力各方面与其他人群有不同之处，尤其是多病共存，疾病之间彼此交错和影响。因此，护理人员必须树立整体护理的理念，研究老年人健康的影响因素，提供多层次、全方位的护理。一方面要求护理人员对病人全面负责，在工作中注重病人身心健康的统一，解决病人的整体健康问题；另一方面要求护理业务、护理管理、护理制度、护理科研和护理教育各个环节的整体配合，共同保证护理水平的整体提高。

4. 因人施护 衰老是全身性的、多方面的、复杂的退化过程，老化程度因人而异；影响衰老和健康的因素也错综复杂，特别是出现病理性改变后，老年个体的状况差别很大，加上病人性别、病情、家庭、经济等各方面情况不同，因此，既要遵循一般性护理原则，又要注意因人施护，执行个体化护理的原则，做到针对性和实效性护理。

5. 面向社会 老年护理的对象不仅是老年病人，还应包括健康的老人及其家庭成员。因此老年护理必须兼顾医院、社区、家庭和人群，护理工作场所不仅仅是病房，而且也应包括社区和全社会，从某种意义上讲，家庭和社区护理更加重要，因为不但本人受益，还可大大减轻家庭和社会的负担。

6. 连续照护 随着衰老，加上老年疾病病程长，合并症、并发症多，后遗症多，多数老年病人的生活自理能力下降，有的甚至出现严重的生理功能障碍，对护理工作有较大的依赖性，老年人需要连续性照顾，如医院外的预防性照顾、精神护理、家庭护理等，因此，需要长期照护(long term care, LTC)。对各年龄段健康老人、患病老人均应做好细致、耐心、持之以恒的护理，减轻老年人因疾病和残疾所遭受的痛苦，缩短临终依赖期，对生命的最后阶段提供系统的护理和社会支持。

四、老年护理的专业定位和职业价值

(一) 老年护理的专业定位

随着人口的老龄化与养老产业的发展，需要大批的老年护理专业护士和老年专科护士。通过10余年的探索，我国培养了一大批老年护理专业护士和老年专科护士，老年护理的专业定位可以面向各种形式的医院老年科、养老机构、社区养老护理岗位，培养具有护理学基本理论和专业知识，掌握老年人的身体、心理特点，具有规范熟练的基础护理和老年专科护理基本操作技能与良好的服务态度，并能顺利通过国家护士执业资格考试和老年护理专业培训的应用型护理人才。

(二) 老年护理的职业价值

随着老龄化形势的加剧，各国不断出台加强老年护理事业发展的相关政策。如我国，《全国护理事业发展规划(2016—2020年)》中将逐步健全老年护理服务体系作为发展目标之一，要求大力推进老年护理，加强老年护理服务队伍建设；国家卫生健康委员会医政医管局2019年发布了《关于加强老年护理服务工作的通知》，2021年发布了《国家卫生健康委办公厅关于开展老年医疗护理服务试点工作的通知》等。由此可见，老年护理的职业价值得到政府和人民的高度重视，老年护理从业人员在积极应对人口老龄化中发挥着非常重要的作用，是老年人群健康服务的主力军。不同层次的老年护理人员在各自的岗位上为具有不同健康服务需求的老年人提供服务，体现自身的职业价值。如养老机构中的护理人员职业价值可体现在当老年人失去自理能力后依然能老有所养、老有所依；提高老年人的生活质量,维护老年人的尊严,缓解家庭养老的压力和困难,是国家开展社会化养老服务体系的最有力的支撑和保障。老年护理专业护士和老年专科护士的职业价值可体现在为老年病人解决一般临床护士难以解决的老年期所有的临床问题,提供更科学精准的老年人护理服务,满足老年人复杂的健康需求。

五、老年护理的道德准则和执业标准

护理从本质上说就是尊重人的生命,尊重人的尊严和权利。因此,护理是极其神圣、道德水准要求较高的职业。护理人员必须严格履行职业道德准则和执业标准。

(一) 老年护理道德准则

老年人是一个庞大的弱势群体,由于他们生理、心理、社会的特殊性,使他们处于可能发生不良后果的较大危险之中,因而老年护理是一种更具社会意义和人道主义精神的工作,对护理人员的道德修养提出了更严格的要求。

1. 尊老爱老,扶病解困 中华民族历来奉行尊老、养老的美德,这种优良传统成为我国文化传统的主要内容之一,传承至今。1982 年联合国大会批准《维也纳老龄问题国际行动计划》时,秘书长瓦尔德海姆就提出以中国为代表的亚洲方式,是全世界解决老年问题的榜样。老年人尤其是高龄老人有着特殊的需求,特别是对于日常生活照料、精神安慰和医疗保健三个基本方面的服务需求尤为迫切。广大护理工作者应倾心于此、尽力于此,无论是在医院还是在社区家庭,都应将尊老、敬老、助老的工作落到实处。为老年人分忧解难,扶病解困。老年人一生操劳,对社会做出了很大贡献,理应受到社会的尊重和敬爱,医护人员也必须为他们争取各种伦理和法律权利。

2. 热忱服务,一视同仁 热忱服务是护理人员满足病人需要的具体体现。在护理工作中要注意老年人病情和心理的变化,始终贯彻诚心、爱心、细心、耐心的原则,尽量满足其要求,保证他们的安全和舒适;对病人应一视同仁,无论职位高低、病情轻重、贫富如何、远近亲疏、自我护理能力强弱,都要以诚相待,尊重人格,体现公平、公正的原则,并能提供个性化护理。

3. 高度负责,技术求精 老年人对疾病的反应不敏感,容易掩盖很多疾病的体征,加之老年人病情发展迅速,不善于表达自己的感受,很容易延误病情。这不仅要求护理人员要具有娴熟的专科护理知识与技能,更重要的是强烈的责任心,在工作中做到仔细、审慎、周密,千方百计地减轻和避免后遗症、并发症,绝不能因为工作中的疏忽而贻误了病人的治疗。尤其是对待感觉迟钝、反应不灵敏和昏迷的老年病人,在独自进行护理时,要认真恪守"慎独精神",在任何情况下都应忠实于病人的健康利益,不做有损于病人健康的事。精湛的护理技术是护理效果的重要保证。只有刻苦钻研护理业务,不断扩展和完善知识结构,熟练掌握各项护理技术操作,才能及时准确地发现和判断病情变化,恰当处理各项复杂的问题,也才能在操作中做到快捷、高效,最大限度地减轻病人的痛苦。

(二) 老年护理执业标准

护理人员必须通过学校教育、在职教育、继续教育和岗前培训等方式增加老年护理的知识和技能。我国的老年护理执业标准正在研制中,目前主要参照美国的老年护理执业标准,该标准是 1967 年由美国护理协会提出,1987 年修改而成。它是根据护理程序制定的,强调增加老人的独立性及维持其最高程度的健康状态(书末附录一)。

第三节 老年护理学的发展

老年护理学的发展起步较晚,它伴随着老年医学而发展,是相对年轻的学科。其发展大致经历了四个阶段。理论前期(1900—1955 年):此期几乎没有任何理论作为执行护理实践活动的基础;理论初期(1955—1965 年):随着护理学专业理论和科学研究的发展,老年护理的理论也开始研究、建立、发展,第一本老年护理教材问世;推行老人医疗保险福利制度后期(1965—1981 年):此期老年护理的专

业活动与社会活动相结合；全面完善和发展的时期（1985年至今）：形成了较完善的老年护理学理论并指导护理实践。

一、我国老年护理学的发展

（一）发展历程

我国老年护理学的萌芽、诞生与发展经历了一个漫长的过程。

长期以来，老年护理是以医院护理占主导地位，如综合医院成立老年病科，开设老年门诊与病房，按专科收治和管理病人；大多数三级与二级医院相继建立了老年病科或老年病专科医院，按病情不同阶段，提供不同的医疗护理、生活护理、心理护理和临终关怀。医院老年护理对适应老年人的医疗需求发挥了重要的作用。但若患病老人长期住院，必然导致医疗照护成本不断攀升，加重政府和社会的负担。大多数老人由于经济收入有限，选择居家养老，由家属或保姆照顾，然而由于他/她专业知识不足和缺乏相应指导，老年人的健康需求难以满足，照护质量得不到应有保障。

1988年我国第一所老年护理院在上海成立后，老年人专业护理机构逐步发展，各地相继成立了多种性质和形式的老年人长期护理机构，如老年护理院、老年服务中心、老年公寓、托老所等，为社区内的高龄病残、独居老人提供上门医疗服务和生活照顾；对重病老人建立档案，定期巡回医疗咨询，老年人可优先受到入院治疗、护理服务和临终关怀服务等。服务对象、内容和层次都有快速的拓展，逐渐在一定程度上适应人口老龄化的需要。

近年来，随着社区卫生服务的发展，"社区居家养老"成为我国政府引导的、服务范围广泛的养老护理的主体方向，社区护理已将老年护理服务融入居家环境中，建立以居家为基础、社区为依托、机构为支撑的养老服务体系，为广大老年群体提供专业化的健康与生活服务。

我国的老年学、老年医学和老年护理学等均起步较晚。20世纪80年代，随着中华医学会老年医学学会的成立和老年医学的发展，尤其是90年代以来，老龄化带来的一系列问题引起了我国政府对老龄事业的高度关注。在加强领导、政策指引、机构发展、国内外交流、人才培养和科研等方面，从国务院到国家卫生健康委员会、民政部、财政部、人力资源和社会保障部等各级政府部门都给予了关心和支持。先后发布了《中共中央国务院关于加强老龄工作的决定》《国家积极应对人口老龄化中长期规划》《"十三五"国家老龄事业发展和养老体系建设规划》《关于促进护理服务业改革与发展的指导意见》《关于加强老年护理服务工作的通知》《关于加强老年人居家医疗服务工作的通知》《国家卫生健康委办公厅关于开展老年医疗护理服务试点工作的通知》等一系列相关政策文件，有力地推动老龄事业的发展。

我国先后建立了老年学、老年医学及其研究机构，与之相适应的老年护理也受到重视并快速发展。1996年中华护理学会提出要发展和完善我国社区的老年护理，学会于1999年增设老年（病）护理专业委员会，全国各省市自治区相继在护理学会成立老年护理专委会；2006年中国老年学和老年医学会成立老年护理分会；2016年中国老年医学会成立老年医疗照护分会。这些学会的职能主要是在国家卫生健康委员会的指导下，坚持以人民健康为中心，积极应对人口老龄化和实施健康中国战略，凝聚中国老年护理领域的核心力量，协助政府部门加快推动老年护理服务业发展，提高老年护理服务能力，精准对接老年病人多样化、多层次的健康需求。

我国老年护理学作为一门新兴学科，是在20世纪90年代后期正式发展起来的。1998年高等护理院校陆续增设老年护理学课程，平均30学时左右，由于学时所限，学生只能简要地了解老年护理的基础知识，缺乏有针对性的老年护理实践技能训练。面向21世纪课程的《老年护理学》作为第一部本科教材于2000年12月正式出版，此后，各类老年护理的教材、双语教材、专著、科普读物相继出版，随着二维码技术的应用，出版了数字教材等。全国各地老年护理教育培训逐年增多，湖南、浙江、四川、山东等省一些职业技术院校开设了老年护理专业，培养老年护理人才；广东省率先于2005年采取委托培训的方法与香港特别行政区合作培养老年专科护士，直到2012年各省护理学会或卫生计生委等都相继开展老年专科护士培训项目,中华护理学会于 2017 年正式开始老年专科护士培训工作;此外,为指导各地开展老年护理专业护士培训工作,规范提供老年护理服务,切实提高老年护理服务能力和水平,2019 年国家卫生健康委员会和国家中医药管理局组织制定了《老年护理专业护士培训大纲(试行)》《老年护理实践指南(试行)》。

随着老龄健康问题的多样化与复杂化,有关老年护理的研究如雨后春笋。特别是护理研究生教育中设立了老年护理研究方向,部分高校开展了老年护理方向硕士、博士培养。老年护理学的国内外学术交流也随即展开,有的院校或地区已与国外护理同行建立了老年护理相关教学、科研、护理服务等合作关系,先后开展了中日合作、中欧合作、中英合作、中美合作等老年健康护理相关国际合作研究项目,促进了我国老年护理研究与国际交流的发展。

(二)面临的问题和对策

人口老龄化带来最大的难题是日益增多的老年人口抚养和照护问题,特别是迅速增长的"空巢"、高龄和多病共存老人的照护服务需求、寿命延长与"寿而不康"造成多样且复杂的问题,给医疗卫生和护理体系带来巨大挑战。与发达国家相比,目前我国老年医学教育、老年护理教育滞后,既缺乏具有老年健康专业背景的老年医护工作者,更缺乏高层次的老年护理教学师资人才;老年护理专业人才的教育培养体系还有待完善;养老照护体系尚不健全;老年健康保障服务能力与老年人群需求不相适应;老年群体卫生服务资源远远不足。

积极应对人口老龄化已成为国家战略需求,以习近平同志为核心的党中央、国务院高度重视老龄工作,精心谋划、统筹推进老龄事业发展,国家出台了一系列指导性文件,强调把积极老龄观、健康老龄化理念融入经济社会发展全过程,加快健全社会保障体系、养老服务体系、健康支撑体系;着力解决老年人在养老、健康、精神文化生活、社会参与等方面的现实需求问题,深入挖掘老龄社会潜能,激发老龄社会活力,切实增强广大老年人的获得感、幸福感和安全感。在积极应对人口老龄化战略中,老年护理面临重任在肩巨大挑战的同时大有作为,广大从事老年健康服务的医护人员,需要携手努力探索与研究,健全我国老年护理的理论和技术,构建有中国特色的老年护理理论和实践体系,不断推进我国老年护理事业的发展,助力健康老龄化和健康中国的实现。

二、国外老年护理学的发展

因世界各国人口老龄化进程与程度、国家经济水平、社会制度、护理教育发展等不同,各国老年护理发展状况各有特点。

(一)老年护理专业化的发展

国外的老年护理已经历了几十年的发展,在老年护理实践、老年护理教育及老年护理学研究等方面都取得了良好的成效。

1. 老年护理实践的发展　老年护理学作为一门学科最早出现于美国,美国老年护理的发展对世界各国老年护理的发展起到了积极的推动作用。1900 年老年护理作为一个独立的专业需要被确定下来。至 20 世纪 60 年代,美国护士协会就提出发展老年护理专科护士,先后成立老年护理专科小组和老年护理专业委员会,这标志着老年护理真正成为护理学中的一个独立分支。

(1)老年护理实践的专科化:迄今为止,很多国家已成立了老年护理专业组织,提倡专业化的老年护理实践。这些组织制定了各国老年护理人员的能力与标准,保证老年护理实践的专业化、标准化和优质化,以提升老年人的照护质量。目前,多个老年护理专业组织已编写或修订老年专科技能、标准或指南,如美国护士协会和加拿大老年护理协会分别编写了《老年护理学实践范围与标准》、美国哈特福德老年护理基金会(Hartford Institute for Geriatric Nursing,HIGN)联合美国护理科学院协会出版了《老年专科护士核心能力标准》、加拿大老年护理协会编写了《老年护理能力与实践标准》等。

国外老年护理人员的相关能力与标准主要分为基础和高级两个水平。针对基础性的老年护理实践标准,除了将老年护理技能纳入注册护士的培养课程外,医疗机构将其列入在职护士的继续教育中;高级老年护理能力与标准是基础性老年护理能力的延伸,护士必须在专科临床实践和不同照护模式的选择、管理、领导能力等方面具备丰富的老年护理知识和高级老年护理技巧,以应对老年人多变与复杂的照护需求。在许多国家已经有老年护理领域的高级实践护士、开业护士和临床护理专家,高级老年护理知识和技能是他们必备的条件。高级实践类护士要求具备硕士及以上学历,并须经过专业考试,以取得该专业方向的专业执照。目前,很多国家正在大力培养老年护理高级实践护士,有明确的注册流程和未来专业发展定位,吸引着更多的高级实践护士选择老年护理专科。

(2) 老年护理实践中大力开展循证护理:老年循证护理的开展使得老年护理学发展成为一门以研究为基础的专科。美国哈特福德老年护理基金会管理的网站是一个大规模的老年循证护理数据库,提供老年护理实践中常见问题的循证护理知识、评估工具和实践指南等,被世界范围内的老年护理人员所获取并在实践中应用。针对如何把循证应用在老年护理实践中曾成为老年护理实践的热点之一。2001 年苏格兰进行了一个为期 6 年的老年循证护理推广项目,通过发展沟通机制、研究知识转化过程和提供实践学习途径、支持老年专科病房、日间医院、养老院等推行老年循证护理,证明老年护理实践中循证护理应用的可行性和所带来的益处,如可以提高对老年人的照护质量,增强老年护理实践护士的专业能力和水平,减少护士的流失,提升护理服务资源的利用率,促进老年护理服务的标准化和经济化等。2017 年 WHO 发布了老年综合护理循证指南,该指南的发表为老年护理从业人员提供了基于最佳证据的实践指导,有助于提高老年人的生活质量。

(3) 老年护理实践中专科护士角色的多样化:国外老年护理专科护士的工作角色多样且范围广。老年人除了身心功能逐渐衰退外,大多与慢性病终身共存,因此需要连续性照护,老年专科护士的工作场所,除了传统的医院外,还扩展到养老机构、社区、居家等涉及老年人照护的地方。除了一般的护理工作范畴外,老年专科护士还需要在老年人照护中承担独特的责任和功能角色:如在老年人初级卫生保健工作中,协助老年人改善并保持良好的生活方式,减低行为风险及老年病的患病率和残障率;承担相关的风险评估工作,利用系统的评估工具,及早辨识患有老年综合征和长期慢性疾病的高危老年人,并给予适当的预防护理以减少相关并发症发生;为非正式照顾者如家庭照顾者和护工等提供教育培训和咨询,帮助其掌握相关护理技巧,了解他们的需要和减轻其照顾负担;承担跨专业协作任务,与不同专业团队成员讨论老年人的多方面需要并合作制订综合性的照护计划;评估老年人的护理服务需要,管理老年人由医院到家庭或护理院的护理安排和转介,追踪护理进展并了解转介成效,确保老年人得到妥善的服务和持续的护理;在临终关怀期,协助老年人及其家人面对临终阶段,让老年人能舒适、安静和有尊严地面对死亡;另外,老年专科护士已经开始积极参与社会性活动,向社会人群宣传健康老龄化、积极老龄化的理念,提倡尊重老年人和保护老年人应有的权利。

2. 老年护理教育的发展　随着老年人口与日俱增和医疗需求的日益凸显,各国更加重视老年医学和护理教育的发展。国外大部分国家已将老年护理课程作为护士注册前的必修科目并包括老年护理理论和临床实践两部分,促进了老年护理教育进一步发展。美国护理院校联合会制定了《本科生老年护理能力及课程设置指南》,以规范老年护理的相关知识和技能在注册护士课程中的比例。WHO在欧洲地区也发表了护士注册后接受继续教育的《老年护理专科课程指南》,阐述了老年护理专科课程的主要核心内容,如老年护理学理论及概念,老年人的生理、心理、社会及精神健康的护理,决策技能,领导力及资源管理等,使专科护士能扎实掌握老年护理的专业技能。各大护理院校已在研究生院开设老年护理学方向的硕士和博士课程,培养老年护理领域的临床专家和学术专家。从老年护理学的教育发展趋势上看,除了继续整合护士注册前课程,突出老年护理学的专业特色外,国外护理教育者还在不断创新老年护理课程的教学模式,探讨如何有效激发护理学生的兴趣,培养他们对老年护理持有正面的责任感和积极的态度,在毕业前做好心理和知识上的准备,也是老年护理教育进程中的一大热点议题。

Note:

为解决老年护理高级专业人才严重不足的问题,美国护理教育机构和相关护理组织开始实施一系列的行动策略。如将成人高级实践护士和老年高级实践护士的专业资格认证合并成单一的高级护理专业认证,命名为"成人-老年高级护理实践护士"以整合人才资源;增设老年护理领导力的课程建设,课程内容重点可根据老年科护士的不同工作范围和职责进行调整,临床老年科护士的培训需要侧重如何推广和提供高质量的老年护理服务,应对难以处理的老年个案等管理技巧;管理层的老年护理专科护士则着重于组织和管理的领导技巧培训,以及老年护理的成本效益和复杂的医疗保险补偿机制等的深入探讨。

3. 老年护理研究的发展 国际上已经有多种以老年护理为专题的同行评审国际期刊发行,肯定了老年护理学的国际学术地位和研究实力。国际上,老年护理学领域的研究范畴主要涉及以下几个方面:①老年护理实践直接相关护理研究主题,如探讨预防或管理老年综合征和老年常见疾病的临床护理措施,改善初级卫生保健措施以减少养老院老年人使用急诊医疗服务资源等;②针对老年护理领域热点问题进行跨专业的合作研究,如老年护理研究人员与临床医学、社会学、心理学、政治学等专业人士进行合作研究临终关怀、老年护理伦理、健康老龄化(healthy aging)、原居安老(aging in place)和生活质量等课题;③围绕老年人及其照顾者开展相关研究,如老年人的患病体验,老年人及家人对生前预嘱的看法等;④多元文化与老年护理的关系研究,如不同种族老年群体的衰老经验和态度、不同老年群体对护理治疗方法的效果比较等;⑤老年护理人力资源相关研究,如注册护士在养老院的工作成效、老年护理开业护士的临床实践特点等;⑥老年护理教育研究,如探讨如何提升学生的老年护理相关知识和相关护理态度,比较不同理论和临床教学方法的成效等,进行老年护理课程改革,有效培养老年护理专业人才;⑦循证依据转化相关研究,如加拿大的国家老年照护创新中心将研究成果转化为一系列如文字工具和电子锦囊等用于社区老年人的照护,并评价其效果,从而产生护理新知识和工具,提升老年护理水平。

(二) 不同国家的老年护理特色

目前世界多数国家都已进入老龄化社会,虽然国情不同,但应对人口老龄化的基本护理模式相似,即急性期照护、长期照护及临终关怀/安宁疗护等分级照护模式,其中,以社区居家照护为主、机构护理为辅的长期护理是最具特色的老年人照护模式,国际上通称为"long term care"。各国根据国情建立了较完善的老年护理体系,并形成了各自的特色护理模式。

1. 日本的连续性老年护理服务 日本是老龄化最严重的国家,老年护理发展迅速,通过对老龄化问题的探索,建立了集疾病护理、预防保健和生活照料为一体的照护系统,提供"医院-护理机构-社区家庭"的连续性老年护理服务(由专业的团队提供生活照护、护理和医疗服务)。家庭护理制度日趋完善,对家庭护理的对象、内容、流程、方式、从业人员要求以及收费(护理保险)等都有明确具体的规定。护士根据主治医师的治疗保健方案,定期上门服务,为需要服务的老人提供各种相应的基础护理、康复指导、临终关怀及腹膜透析等专科护理服务。

日本老年护理的迅速发展得益于较完善的各种政策制度的支持,尤其是 2000 年实施的《护理保险法》。该法律明确规定,对"处于需要照护状态"的老人,在他们需要时,"有必要为其提供享受保健医疗服务和福利服务时的费用"。保险的形式为强制性保险,具体内容包括访问护理、日间照护服务、短期入住疗养设施(如养老院等养老设施)、医疗护理、居家生活照料服务等。此外,日本老年护理服务理念鲜明,即以支持老年人自立为基本理念,将康复和自理训练融入一切活动中。服务机构内所有设施均以鼓励老年人进行力所能及的自理生活,进行残存功能的保持训练为设计理念,按照护理保险认定的护理等级提供不同程度的协助或特别设施。

2. 美国的多元化护理服务 美国的老年护理保险实施的是商业保险,通常老年人根据自己的身体状态和经济条件选择不同级别的养老机构进行老年护理,从而促进了美国老年护理服务的多元化。除了医院的老年护理之外,还有以下几种护理模式:①家庭健康护理——这是最基本的老年护理形式,通常由专业机构提供服务,也可从注册的私人开业者处获得;②机构性专业护理——是由政府出资兴办的护理之家、康复中心、医护型老年公寓,主要对医院外需要连续性照顾的老年人提供服务,居住者多为患有慢性病的老人、出院需康复护理的老年病人;③依托社区的居家护理——老年人可以选择在社区中心还是在自己家中接受统一安排的护理服务,社区服务中心有许多义务健康教育者,为老年人提供健康保健及生活服务;④依托于各种慈善机构的老人院、日间照护中心、起居协助中心等,代替子女照顾需要护理的老人。

3. 瑞典的网络化服务管理　瑞典的老年护理服务由政府管理和公共财政支出,建立了完善的老年护理服务网络和机构。20 世纪 90 年代初期就建立了国家、地区各级健康护理管理委员会,主要负责家庭护理、护理院及其他老年护理机构的事务。老年人只要自己提出申请得到核实批准,就有护理人员到家中提供医疗护理、生活护理等服务,并免费享受。对有需要的老人配有专门的警报器,监护部门可以全天候监测警报和呼叫;对需要住院治疗的老年人有明文规定,如在上一级医院就诊后需要住院的,原居住地的医疗保健服务点或医疗保健中心必须在 4 天内为老人安排到位,否则将调走该位老人住院所需的医疗保险金。

4. 挪威的安全快捷护理服务　挪威对老年人照顾和护理主要通过居家养老、老年中心、老人护理院和老年疾病医院 4 种形式进行。居家养老即家庭病床,每位老人均有固定的社区医生、社区护士为老人提供 24 小时的服务,政府为每一位 75 岁以上居家养老的老年人免费配备一个随身携带的安全报警器,如突发特殊情况时,老人可启动警报器,专业人员通过网络定位快速赶到现场施救;10% 左右的挪威老年人住在老年护理院,由多学科医护人员提供全面的服务;老年疾病医院设有独立的老年失智症、老年脑卒中、老年康复等病房。此外,还有志愿者直接进入老年机构或家庭,开展面对面助老活动,如读报、料理家务等。

以上经济发达国家的老年护理服务发展迅速,护理理念和实践水平居于世界先进行列,特别是他们应对人口老龄化的策略值得我们学习和借鉴。如制定相应的法律法规和保险制度以规范老年护理服务;长期护理服务内容全面,形式多样;服务对象评估、分级制度各具特色;从业人员有完备的资格准入制度,多学科合作的职业团队提供专业服务;各种辅助人员和志愿者组织作为老年护理的强大支持力量;健全的服务监督、网络管理制度以及有效的财政支持等。

从国内外老年护理发展的历程来看,创建老年人"急性期 - 中长期 - 终末期"的分级连续护理模式是老年护理发展的主要趋势。特别是以居家照护为核心的长期护理模式,不仅符合老年人的身心健康需求,也有利于卫生资源的有效分配。如何培养老年人分级照护的专业人才,是《老年护理学》教育的主要任务。让我们共同努力,为促进老年护理学科的进步和老年护理事业的发展贡献智慧和力量。

(胡秀英)

───────────　思　考　题　───────────

1. 随着社会的进步与经济的发展,人口老龄化席卷全球,这是社会发展的必然结果,也是当今世界人们普遍关心的重要公共卫生问题和重大社会问题。
　(1) 何谓人口老龄化?
　(2) WHO 对老龄化社会的划分标准是什么?
　(3) 中国人口老龄化的发展趋势有哪些特点?
2. 老年护理学是以老年人为研究对象,研究老年期的身心健康和疾病护理特点与预防保健的学科,也是研究、诊断和处理老年人对自身现存和潜在健康问题的反应的学科。它是护理学的一个重要分支,与社会科学、自然科学相互渗透。
　(1) 老年护理学的重点是什么?
　(2) 老年护理有哪些特点?

（3）老年护理为什么要强调多学科合作？

3. 老年人因为生理、心理、社会的特殊性，处于可能发生不良后果的较大危险之中，面临多种老年期变化和慢性疾病的折磨，带病生存甚至卧床不起，他们迫切渴望老有所医，希望得到保健护理、生活照料、精神呵护。因而老年护理是一种更具社会意义和人道主义精神的工作。

（1）你认为老年护理的目标是什么？

（2）在老年护理实践中应遵循哪些护理原则？

（3）对老年人护理应履行哪些护理道德准则？

URSING

第二章

老化改变与老年护理相关理论

02章　数字内容

学 习 目 标

认知目标：

1. 阐明老化的一般规律和常见表现。

2. 复述疾病不确定性理论、慢性病轨迹模式、需求驱动的痴呆相关行为模式和家庭照护动力学模式的主要观念。

3. 简要概括老化相关心理学和社会学代表理论及其主要观点。

4. 理解老化的常用生物学代表理论及其主要观点。

情感目标：

1. 认识老化是自然规律，形成积极的生命观。

2. 认识护理专业在老化过程中的重要作用，树立职业自豪感。

3. 在理论的学习和实践中具有求真务实和质疑传统的批判精神。

4. 养成不畏困难地探索和发展老年护理理论的创新精神。

技能目标：

1. 正确评估老年人老化情况，并给予老年人个性化护理。

2. 运用老化相关知识指导护理实践。

3. 运用老年护理相关理论对具体个案进行分析。

第一节　老化改变

　　王某,女性,60岁,中学教师,即将退休。在其退休仪式上,单位里播放了王女士入职后每一年的照片,从年轻青涩的美少女教师,到课堂上激情四溢的成熟骨干教师,再到慈眉善目的退休教师。所有教师唏嘘不已,感叹岁月不饶人:王老师这一辈子为了教学工作,白了头发,花了眼睛,皱了额头,弯了腰! 王老师此时则感慨:"头发白、眼睛花、长皱纹、弯腰驼背是每个人都会有的,但是我在教学中收获的豁达和终身的成长却不是每个人都能拥有的! 教学让我感到幸福! "

　　请思考:

　　1. 生理的老化有哪些改变?

　　2. 老化是否意味着衰弱?

　　3. 如何指导老年人积极应对老化的改变?

　　随着年龄的增长,老年人身体、心理和社会等不同维度都会发生一些变化,了解这些变化,能更好地理解老年人容易发生的健康问题以及如何实施针对性的护理,从而有效维护和促进老年人的健康。

一、生理老化改变与护理

【呼吸系统】

(一) 呼吸系统老化改变

　　1. **鼻、咽、喉**　老年人鼻黏膜变薄,嗅觉功能减退;腺体萎缩,分泌功能减退;鼻道变宽,鼻黏膜的加温、加湿和防御功能下降。因此,老年人容易患鼻窦炎及呼吸道感染;加上血管脆性增加,容易导致血管破裂而发生鼻出血。老年人鼻尖下垂,鼻前孔开口方向由向前水平开口改为向前下方开口,经鼻气流阻力增大,致使部分老年人用口呼吸。

　　老年人由于咽黏膜和淋巴组织萎缩,特别是腭扁桃体明显萎缩,易患呼吸道感染。由于咽喉黏膜、肌肉发生退行性改变或神经通路障碍,防御反射变得迟钝,因而出现吞咽功能障碍,易发生呛咳、误吸甚至窒息。由于喉部肌肉和弹性组织萎缩,声带弹性下降,故老年人发音的洪亮度减弱。

　　2. **气管和支气管**　老年人气管软骨钙化,弹性降低。气管和支气管黏膜上皮萎缩、鳞状上皮化生、部分纤毛倒伏和功能减退。小气道杯状细胞数量增多,分泌亢进,黏液纤毛转运功能减退。老年人有效咳嗽反射功能减退,容易导致黏液潴留,小气道管腔变窄,气流阻力增加,容易发生呼吸道感染及呼气性呼吸困难。

　　3. **肺**　老年人肺泡萎缩、弹性回缩能力下降,容易导致肺不能有效扩张,肺通气不足;肺动脉壁随年龄增加出现肥厚、纤维化等,使肺动脉压力增高;肺毛细血管表面积减少,肺灌注流量减少,因而,老年人肺活量逐渐降低,残气量上升,肺泡与血液的气体交换能力减弱,换气效率明显降低。

　　4. **胸廓及呼吸肌**　老年人普遍发生骨质疏松,易造成脊柱后凸、胸骨前突,引起胸腔前后径增大,易出现桶状胸。肋软骨钙化使胸廓顺应性变小,从而导致呼吸费力。肋间肌和膈肌弹性降低,进一步影响胸廓运动,从而使肺通气和肺容积下降。所以,老年人易胸闷、气短、咳嗽、排痰动作减弱,致使痰液不易咳出,造成呼吸道阻塞。同时,呼吸道黏膜分泌性免疫球蛋白 A(SIgA)、非特异性核蛋白合成分泌减少,纤毛受损,故老年人容易发生肺部感染,一些有肺部基础疾病的老年人肺功能会进一步受损,严重时甚至引起呼吸衰竭。

　　5. **呼吸功能**　由于老年人呼吸系统组织学以及解剖学的改变,常常导致老年人呼吸功能的改变。

(1) 肺通气功能:①肺容量,一般潮气量不随年龄的增长而改变,但是由于呼吸肌肌力变弱、胸廓和肺的顺应性显著降低,老年人的补吸气量、补呼气量降低,肺活量减少,20~30岁的年轻人肺活量比70~76岁的老年人肺活量高出30%左右,残气量增加;②肺通气量,最大通气量显著降低,另外,由于老年人呼吸道黏膜萎缩、肺毛细血管数量减少、肺泡壁变薄,使得肺泡通气量减小;③呼吸动力学,用力呼气量在青壮年时期约为3.7L,60岁后约为2.3L;气道阻力显著增加;闭合气量较年轻人增加。

(2) 肺换气功能:老年人肺泡气氧分压和血氧分压的差值随着年龄的增长而增大,二氧化碳因为扩散较快,所以受年龄影响不显著。老年人呼吸膜有效面积较年轻时减小。肺通气血流比例失调且血流在肺部分布不均匀扩大,这也是老年人肺内氧气弥散功能减弱的主要原因。

(二) 呼吸系统老化的护理

1. 提供清洁舒适的环境　保持居住环境空气新鲜,避免老年人着凉。维持合适的室温和相对湿度,老年人房间温度冬季一般维持18~24℃,夏季24~26℃,相对湿度维持在50%~70%,以充分发挥呼吸道的自然防御功能。教育老年人戒烟、避免烟雾等有害气体的理化因素刺激。

2. 适度运动,注意防寒保暖　老年人平时应适当活动以增强自身抗病能力,注意做好保暖工作,以防止感冒。

3. 保证足量的水分供给　无心、肾疾病的老年人每日饮水1 500mL以上,每日液体入量保持在2 500~3 000mL,足够的水分可以保证呼吸道黏膜的湿润和病变黏膜的修复,利于痰液稀释和排出。

4. 加强营养　多食新鲜蔬菜、水果、瘦肉、鱼肉等,尽量避免摄入油腻、辛辣等刺激性食物。

5. 用药护理　指导老年人正确服用祛痰、镇咳等药物的方法,如服用血管紧张素转换酶抑制剂引起咳嗽的病人,应立即停药并及时观察药物作用及不良反应。

6. 心理护理　倾听老年人诉说,鼓励其树立战胜疾病的信心。

7. 健康教育　教育老年人咳嗽时轻捂嘴,将痰咳在专用的纸上,避免病菌传播,并观察痰液的颜色、性质和量。帮助痰多而咳痰不畅的老年人排痰,鼓励老年人咳嗽,必要时使用叩击及雾化吸入。

【循环系统】

(一) 循环系统老化改变

1. 心脏

(1) 心腔:老年人心脏从心底到心尖长度变短、主动脉根部右移并扩张,左心房增大。心脏一般随着年龄的增长而逐渐增大,很多老年人心脏萎缩并非正常老化的结果,多由于慢性消耗性疾病所致。

(2) 心脏瓣膜:随年龄增长,心脏瓣膜逐渐增厚,二尖瓣、主动脉瓣内膜变化往往重于三尖瓣和肺动脉瓣,这与心腔内血流对各个瓣膜造成的压力不同有关。心外膜与心肌间间质纤维、结缔组织增多,束缚心脏的收缩与舒张;心脏瓣膜由于纤维化而增厚,易产生狭窄及关闭不全,影响血流动力学变化,导致心功能不全。约有20%的老年人主动脉瓣存在肉眼可见的钙化,钙化发生率男性高于女性。主动脉瓣钙化是75岁以上老年人主动脉狭窄的主要原因。与主动脉瓣相反,二尖瓣很少发生原发性退行性钙化,而老年人二尖瓣环钙化是常见现象。

(3) 心肌细胞与心肌纤维:与正常心肌细胞比较,细胞老化的典型表现是脂褐素沉积,一般从45岁开始逐年增多。同时衰老导致心肌细胞肥大、数量减少、细胞外基质增多。增龄相关的成纤维细胞增殖和胶原蛋白的沉积累及窦房结、房室结、希氏束和左束支,可诱发心房颤动;而左室心肌细胞纤维化导致心脏舒张功能减退引发心力衰竭。

(4) 心脏传导系统:心脏传导系统发生退行性变,起搏细胞的数量在60岁之后减少较为显著,到75岁时约为年轻成年人的10%,同时传导速度和电位的幅度也下降,老年人休息时心率减慢,80岁时的平均心率可减至60次/min以下。

2. 心功能　老年人心肌收缩力减弱,心脏泵血功能降低。老年人心肌收缩和舒张效力降低,心肌等长收缩和舒张期延长;因静脉壁弹性纤维和平滑肌成分改变,静脉腔变大,血流缓慢,使静脉回心血量减少;心室壁顺应性下降,心室舒张终末期压力增高,引起心排血量减少。

老年人心脏的神经调节能力进行性下降,心脏节律细胞数目减少,特别是窦房结、房室结、希氏束及左右希氏束传导细胞数目的减少,增加了心肌的不稳定性,也降低了对交感神经冲动的反应力,容易出现心律失常。

3. 血管 血管老化是指随年龄增长,动脉管壁出现形态和功能的改变。老年人血管因弹性蛋白减少、胶原蛋白增加而失去原有的弹性,加上钙沉积于血管内膜导致管腔狭窄,造成收缩压增加(正常老化一般不影响舒张压)。冠状动脉血管以及脑血管的老化使冠心病、脑血管意外等疾病发生率增高。末梢血管阻力增加,易导致组织灌流量减少;静脉血管床扩大,血液淤积,活动减少或长期卧床者易发生深静脉血栓,同时静脉回流不佳使静脉曲张发生的概率增加。

(二) 循环系统老化的护理

1. 创造安静舒适的休养环境 不适的环境容易加重头晕、头痛的发生。冬季需保暖,避免寒冷的刺激影响血压。

2. 平衡膳食 鼓励老年人每日摄入多种新鲜蔬菜、水果、粗粮、豆类及制品、鱼类、脱脂奶及其他富含不饱和脂肪酸的食物。若为高血压病人应限制食盐摄入,每日摄盐量应 <6g。同时应警惕过度限盐导致病人发生低钠血症。

3. 戒烟、限制饮酒 烟草可增加心脑血管事件发生率和病死率,应戒烟以及避免吸入二手烟。同样老年人应限制饮酒,还应注意酒精对药物疗效的影响。

4. 坚持锻炼 可根据个人运动偏好和身体可承受状况选择容易坚持的运动方式,每次运动以不感到心悸和劳累为宜。建议老年人将体重指数(BMI)控制在 $25kg/m^2$ 以下。

5. 保证良好的睡眠 保证良好的睡眠至关重要,睡眠状况与高血压的发病有着密切的联系,睡眠节律可显著影响血压的节律性。

6. 用药护理 密切观察药物的效果及不良反应,钙通道阻滞药类的药物主要不良反应包括水肿、面色潮红、头痛、便秘等。利尿药需监测肾功能及电解质,避免发生高尿酸血症和低钾血症。血管紧张素转换酶抑制剂类的药物主要不良反应包括咳嗽、皮疹等。首次使用硝酸甘油时宜平卧,并密切观察有无头痛、心率反射性加快、面色潮红等不良反应的发生。

7. 保持心理健康 老年人在日常生活中应避免情绪波动和应激,保持心理平衡、精神愉快和生活规律,及时治疗焦虑、抑郁等精神疾病。

8. 健康宣教 教会老年人熟练掌握血压测量方法以进行血压的自我监测,并告知老年人应该达到的目标血压水平,若有突发感到任何不适须及时就医。

【 消化系统 】

(一) 消化系统老化改变

1. 唾液腺 老年人唾液腺分泌减少,口腔黏膜萎缩,影响口腔的自净和保护功能,易发生感染与损伤,常导致口干、说话不畅及吞咽困难等。另外,唾液中的淀粉酶减少,也直接影响对淀粉食物的消化。

2. 牙齿 老年人牙齿咬合面的釉质和牙本质逐渐磨损,牙龈萎缩,使牙根暴露、牙本质神经末梢外露,对冷、热、酸、甜、咸、苦、辣等刺激敏感而产生疼痛,并易发生感染。牙槽骨萎缩,一方面牙列变松,食物残渣易残留,使龋齿、牙龈炎的发病率上升;另一方面牙齿松动、脱落,咀嚼能力下降,影响营养物质的消化与吸收而发生营养不良。同时,味觉功能减退,食欲下降,进一步影响人体对营养素的摄取。

3. 食管 老年人食管黏膜逐渐萎缩而易发生不同程度的吞咽功能低下。食管扩张,蠕动减少,致食管排空延迟;食管下段括约肌收缩力下降,易致胃反流,使老年人反流性食管炎、食管癌的发病率增高,误吸的危险性也增加。由于食管平滑肌的萎缩,食管裂孔增宽,易导致食管裂孔疝的发生。

4. **胃**　老年人胃黏膜变薄,平滑肌萎缩,胃腔扩大,易出现胃下垂。胃壁细胞数目减少,胃酸分泌减少,60 岁下降至正常水平的 40%~50%,对细菌杀灭作用减弱;胃蛋白酶、脂肪酶及盐酸等分泌减少,影响蛋白质、维生素、铁、钙等营养物质的吸收,可导致老年人出现营养不良、缺铁性贫血等。胃蠕动减慢,胃排空时间延长,代谢产物、毒素不能及时排出,容易发生消化不良、便秘、慢性胃炎、胃溃疡、胃癌等。

5. **肝、胆**　肝脏实质细胞减少而使其储存与合成蛋白质的能力降低,可出现白蛋白降低、球蛋白增高等;肝内结缔组织增生,容易造成肝纤维化。由于肝功能减退,肝脏对药物的代谢能力与速度下降,易引起药物性不良反应的发生。胆囊不易排空,胆汁成分改变,使胆固醇增高,发生胆结石的可能性增加。

6. **胰腺**　正常成人胰腺重量 60~100g,50 岁后逐渐减轻,80 岁时减至 40g。胰腺分泌消化酶减少,影响脂肪的吸收,易发生脂肪性腹泻。胰腺分泌胰岛素的生物活性下降,导致葡萄糖耐量降低,使老年人容易发生老年性糖尿病。

7. **肠**　随着年龄增加,小肠黏膜和肌层萎缩、肠上皮细胞数目减少,小肠吸收功能减退,易造成老年人营养吸收不良。老年人常发生动脉硬化、栓塞、低血压等使血液灌注减少而致胃肠道缺血。因小肠缺乏侧支循环,易出现小肠缺血。随年龄的增长,小肠腺逐渐萎缩、小肠液分泌减少、消化酶分泌和调节功能下降,导致小肠消化功能减退。老年人易出现吸收不良综合征,表现为 B 族维生素、胡萝卜素、木糖、半乳糖、叶酸和脂肪等吸收减少。结肠黏膜萎缩,结肠壁的肌肉或结缔组织变薄而易形成结肠憩室;加之老年人活动减少,使肠内容物通过时间延长,水分重吸收增加,易发生或加重便秘。骨盆底部肌肉萎缩、肛提肌肌力降低,易发生直肠脱垂。

（二）消化系统老化的护理

1. **饮食护理**　均衡饮食,戒烟戒酒,补充富含多种蛋白质、维生素及钙和磷的营养食物。患胃食管反流病的老年人应进食易消化的食物,避免进食咖啡、巧克力等诱发反流的食物;忌食过热、过冷、辛辣刺激性食物;白天进食后应慢走或端坐 30min;夜晚睡前不进食,抬高床头 15°~20°,以减少夜间胃液反流。消化性溃疡病人应选择易于消化且营养丰富的食物,溃疡活动期可以面食为主食,适量摄入碱性食物如脱脂牛奶,以中和胃酸。避免食用对胃黏膜有刺激的生、冷、酸、辣、硬的食物以及粗纤维蔬菜如韭菜、芹菜等。

2. **用药护理**　告知老年人药物的作用、服用方法及注意事项以及毒副作用。促进胃肠动力的药物宜在饭前 15~30min 服用,胃黏膜保护剂应在饭前 1h 或睡前服用,抑制胃酸分泌的药物须餐后 30min 至 2h 服用。

3. **疼痛护理**　观察老年人腹部疼痛的部位、性质、持续时间、程度、与饮食的关系、有无季节性和规律性等。帮助老年人认识和去除病因。服用非甾体抗炎药者,若病情允许应立即停药;对嗜烟酒者,制订合理的戒烟酒计划;指导老年人缓解疼痛的方法,如采用局部热敷或针灸等方法。

4. **心理护理**　向老年人介绍疾病发生的原因、预防、治疗及预后,消除其焦虑情绪,引导配合治疗与护理。胃食管反流病常有反酸、呃逆或伴反食,易产生紧张、恐惧等不良心理问题;紧张、焦虑可增加胃酸分泌,是诱发和加重消化性溃疡的重要因素,医护人员应指导和帮助老年人调整自身情绪,积极应对各种不适。

5. **健康教育**　①提高老年人自我口腔保健能力和意识,指导老年人正确刷牙、正规剔牙、定期洁牙。对有义齿的老年人,保护桥基牙免受不良因素的刺激。定期口腔健康咨询和检查,老年人应 3~6 个月检查 1 次。②指导老年人生活应有规律,劳逸结合,选择合适的锻炼方式以提高机体抵抗力。养成良好的饮食与卫生习惯。③告知老年人出现呕血、黑便等症状,上腹疼痛节律发生变化或加剧应立即就诊。

【泌尿系统】

（一）泌尿系统老化改变

1. **肾脏**　成年人的肾脏重量为 250~270g,80 岁时减至 180~200g。老年人肾脏重量减轻,主要是因为肾皮质减少,肾小球数量不断减少,到 70~90 岁时只有原来的 1/3~1/2,而且肾小球硬化的比率增高,故肾脏功能在老年期迅速下降,如肾小球滤过率、内生肌酐和尿酸的清除率、肾脏的浓缩与稀释功能均下降,容易导致水钠潴留、代谢产物蓄积、药物蓄积中毒,甚至急性肾衰竭。

2. **输尿管**　老年人输尿管平滑肌层变薄,支配肌肉活动的神经细胞减少,输尿管收缩力降低,将尿送入膀胱的速度减慢,而且容易反流,使肾盂肾炎的发生率增高。

3. **膀胱**　膀胱肌肉萎缩、肌层变薄、纤维组织增生,使膀胱括约肌收缩无力,膀胱缩小,容量减少至成人的一半左右;由于肌肉收缩无力,使膀胱既不能充满,也不能排空,故老年人容易出现尿外溢、残余尿增多、尿频、夜尿增多等。女性膀胱下垂、男性前列腺肥大、水分摄入不足、尿液酸性降低等,易造成尿道感染、结石,甚至诱发膀胱癌等。老年女性因盆底肌肉松弛,易引起压力性尿失禁,造成生活的不便与困窘。

4. **尿道**　老化使尿道肌肉萎缩、纤维化变硬、括约肌松弛、尿道黏膜出现皱褶或致尿道狭窄等,易发生排尿无力或排尿困难。老年女性因尿道腺体分泌黏液减少,抗菌能力减弱,使泌尿系统感染的发生率增大;老年男性因前列腺增生,容易发生排尿不畅,甚至排尿困难。

5. **前列腺**　前列腺于 40~60 岁期间开始出现退行性变化,主要在腺外区,表现为结缔组织增生,平滑肌萎缩,腺泡内的上皮组织逐渐消失。60 岁后这种变化将累及整个前列腺,腺体腔内可出现逐年增多的前列腺结石,这些变化与睾丸萎缩、性激素分泌紊乱有关。同时有 35% 以上的男性出现前列腺良性增生,表现为平滑肌增生、间质纤维组织增多、腺体增大。前列腺的黏膜腺和黏膜下腺因结节状增生压迫尿道,排尿时逼尿肌压力增加,致使膀胱壁代偿性肥大,进而使膀胱壁产生许多小房,最终发展为憩室,使膀胱括约肌敏感性降低而致尿潴留。

(二) 泌尿系统老化的护理

1. **饮食护理**　老年人需多食易消化、含粗纤维的食物,以防便秘引起腹压增高并导致前列腺出血。嘱咐老年人多饮水,勤排尿,并忌饮酒及食辛辣、刺激性食物。指导老年人勤排尿、不憋尿,避免尿路感染。

2. **坚持锻炼**　指导老年人每日适当锻炼,增强体质,以及避免久坐。

3. **安全护理**　夜尿次数较多的老年人,应嘱其睡前少饮水,白天多饮水。夜间如需如厕,应注意安全以防跌倒。

4. **用药护理**　α 受体拮抗药有头晕、直立性低血压的副作用,所以应睡前服用。用药后至少卧床休息 30min,改变体位时动作慢,预防跌倒。5α- 还原酶抑制药起效缓慢,停药后易复发,因此需要教育服药老年人不可随意停药,注意药物副作用包括性欲低下、勃起功能障碍、男性乳房女性化等。

5. **心理护理**　对于患前列腺增生的老年人,护士应理解其因尿频、排尿困难所引起的身心痛苦,鼓励其树立治疗疾病的信心。对于患前列腺癌的老年人,护士应做有针对性的心理疏导,以消除其恐惧、焦虑、绝望的心理。部分老年人无法接受睾丸切除术,需讲明睾丸切除术的必要性,术后病灶可缩小甚至消失。告诉老年人患早期前列腺癌可长期生存,中晚期前列腺癌通过治疗和放疗有望生存 5 年以上。

6. **健康宣教**　嘱咐老年人多饮水,勤排尿,禁止高脂肪饮食,特别是动物脂肪,红色肉类是前列腺癌危险因素。进易消化、含纤维多的食物,保持排便通畅。指导老年人应坚持按医嘱服药,切勿随意停药或增、减药量。患前列腺癌老年人应定期复查。

【**内分泌系统**】

(一) 内分泌系统老化改变

1. **下丘脑**　老化使下丘脑的重量减轻、血液供给减少、细胞形态发生改变,生理学方面表现为单胺类神经递质含量减少和代谢的紊乱,引起中枢调控失常,容易导致老年人各方面功能的衰退,故下丘脑又称"老化钟"。

Note:

2. 垂体　50 岁以后垂体体积逐渐缩小,重量减轻,有些高龄老年人可减轻 20%。垂体功能改变对老年人的代谢、应激和衰老等影响重大。垂体分泌的生长激素减少,易发生肌肉萎缩、脂肪增多、蛋白质合成减少和骨质疏松等;垂体分泌的抗利尿激素减少,易导致肾小管的重吸收减少和细胞内外水分的重新分配,继而出现多尿,特别是夜间尿量增多等现象。此外老年人垂体腺瘤的发生率较高。

3. 性腺　男性从 50~59 岁开始出现血清总睾酮和游离睾酮水平下降,到 85 岁时比成年人下降约 35%,容易出现性功能减退;游离睾酮等雄激素的缺乏,对老年男性的骨密度、肌肉组织、造血功能等也造成不利影响。老年女性卵巢发生纤维化,雌激素和孕激素分泌减少,易出现性功能和生殖功能减退、更年期综合征、骨质疏松等;子宫和阴道萎缩、分泌减少、乳酸菌减少等易导致老年性阴道炎等疾病的发生。

4. 甲状腺与甲状旁腺　老年人甲状腺的重量可减轻 40%~60%,滤泡减少、滤泡间纤维增生,伴有炎症细胞浸润和结节形成。在功能上,甲状腺素(T_4)的分泌无明显变化,但三碘甲状腺原氨酸(T_3)随年龄增高而降低,导致老年人基础代谢率下降,耗氧量降低,营养吸收和代谢障碍等。因此,老年人容易出现整体性迟缓、怕冷、毛发脱落、思维反应慢、抑郁等现象。此外肾脏对甲状旁腺素敏感性降低,使 1,25- 二羟维生素 D_3 [1,25-$(OH)_2D_3$]生成减少,是老年骨质疏松症的主要原因之一。

5. 肾上腺　老年人肾上腺皮质的退行性改变主要为纤维化,皮质与髓质细胞数目减少,皮质细胞内脂褐质沉积,肾上腺皮质储备功能减退。皮质束状带对促肾上腺皮质激素(ACTH)的反应下降引起机体应激不良,为老年危重症发展与转归区别于年轻人的重要因素;皮质球状带萎缩、肾素活性降低、血管紧张素Ⅱ生成减少,导致老年人醛固酮随增龄而降低,因此老年人对水和电解质平衡的调节能力减弱。肾上腺素分泌的减少,加上老年人下丘脑 - 垂体 - 肾上腺系统功能减退而激素的清除能力明显下降,导致老年人对外界环境的适应能力和对应激的反应能力均明显下降。

6. 胰岛　老年人胰岛萎缩,B 细胞减少,释放胰岛素延迟,糖代谢能力降低;而细胞膜上胰岛素受体减少,使机体对胰岛素的敏感性下降,导致老年人葡萄糖耐量降低,这是老年人糖尿病发病率增高的原因之一。另外,胰高血糖素分泌异常增加,使老年人 2 型糖尿病的发病率增高。由于胰岛素敏感性下降及 B 细胞储备能力降低,危重病症或应激状态下,老年人更易发生应激性血糖升高、糖尿病或糖尿病的急性并发症。

（二）内分泌系统老化的护理

1. 环境　室内和周围环境应保持干净、整洁、安静、安全。

2. 饮食　若为糖尿病老年人应合理控制总热量,定时定量进餐,戒烟限酒。若为甲状腺功能亢进症(甲亢)老年人,鼓励病人少量多餐,以高热量、高蛋白、高维生素、易消化的饮食为原则,并向老年人解释摄取多种营养素的重要性,避免摄入过甜、过咸、过辣等刺激性食物。

3. 运动锻炼　糖尿病老年人应选择合适的有氧运动,如散步、打太极拳、慢跑等,每周不少于 3 次,每次保持运动 30~60min。提倡餐后 1h 开始运动,运动要循序渐进,随身携带糖尿病病人身份识别卡,还需随身携带含糖饮料以预防低血糖。甲亢病人根据日常生活习惯及所能接受的活动量,与病人及家属共同制订个体化运动计划。活动应以不感疲劳为度,可适当增加休息时间。保证充足睡眠,若病情重、有心力衰竭者应严格卧床休息。

4. 用药指导　指导老年人正确使用降糖药物,告知胰岛素的种类、注射部位、注射方法、作用时间以及保存携带方法,同时告知胰岛素治疗的不良反应如低血糖、水肿、视物模糊、体重增加等处理方法。甲亢病人应坚持遵医嘱按剂量、按疗程用药,不可随意增、减量或停药,同时密切观察药物的不良反应并及时处理。服用抗甲状腺药物的开始 3 个月,每周查血常规 1 次,每 1~2 个月做甲状腺功能测定。

5. 病情监测　指导老年人正确监测血糖,与其一起制订血糖控制目标和血糖监测计划。定期检测甲状腺相关激素水平的动态变化。

6. 心理护理　鼓励老年人保持身心愉快,避免精神刺激或过度劳累,建立和谐的人际关系和良

Note:

好的社会支持系统。

7. 健康宣教 告知老年人糖尿病的危害、治疗措施和控制目标,帮助其树立战胜疾病的信心。指导有关甲亢的知识,教会病人自我护理。病人如有甲状腺肿大的症状,应指导其注意上衣领宜宽松,避免压迫甲状腺。严禁用手挤压甲状腺以免甲状腺激素分泌过多导致病情加重。对老年人进行相关疾病并发症教育,指导其遵医嘱用药,定期复诊。

【运动系统】

(一) 运动系统老化改变

1. 骨骼 老年人骨骼中的有机物质,如骨胶原、骨黏蛋白含量减少,使骨质萎缩、骨量减少,容易导致骨质疏松,骨骼发生变形,如脊柱弯曲、变短,身高降低,甚至骨折等。又因骨细胞与其他组织细胞的老化,骨的修复与再生能力减退,容易导致骨折后愈合时间延长或不愈合的比例增加。

2. 关节 ①关节:老年人的关节软骨、关节囊、椎间盘及韧带等会因老化而发生退行性变,使关节活动范围缩小,尤其是肩关节的后伸、外旋,肘关节的伸展,前臂的后旋,髋关节的旋转,膝关节伸展及脊柱的整体运动等功能明显受限。②滑膜:退化的滑膜萎缩变薄,表面的皱褶和绒毛增多,滑膜细胞的细胞质减少,纤维增多,基质减少,代谢功能减弱。滑膜下层的胶原纤维和弹力纤维随退变而增多,因此毛细血管和滑膜表面的距离扩大,而引起循环障碍,最终可导致软骨损害。③滑液:滑液由滑膜细胞(为多 B 细胞)所分泌的透明质酸和滑膜下毛细血管内的血浆滤过物体进入关节腔共同构成。退变时滑液减少,变黏稠,悬浮有较多的软骨碎片及断裂绒毛,滑液中透明质酸减少,但细胞数增多。④椎间盘:脱水、软骨纤维化和黏多糖的改变,使椎间隙变窄,椎间盘变扁平,脊柱的高度变短;形成骨赘且粗钝的椎间盘的边沿,将椎间盘的韧带和附着在椎体上的骨膜推开。

3. 肌肉 老年人的肌纤维萎缩、弹性下降,肌肉总量减少,肌肉力量减弱,容易患上肌肉减少症(肌少症),同时出现疲劳、腰酸腿痛等症状。并且由于肌肉力量、敏捷度下降,加上老年人脑功能的衰退,活动更加减少,最终导致老年人动作迟缓、笨拙、步态不稳等。

(二) 运动系统老化的护理

1. 休息与活动 根据老年人的身体状况,制订个体化的活动计划。因疼痛而活动受限的老年人,每日可进行适量的关节活动训练,并维持关节的功能位。为保持肌张力,可进行肌肉的等长等张收缩训练。

2. 营养与饮食 骨质疏松的老年人每天钙的摄入量应为 800~1 200mg,维生素 D 的需求量每天为 600~800U。鼓励老年人多摄入富含钙和维生素 D 的食物。除此之外,还应鼓励老年人摄入含镁、钾高的食物,多摄入蔬菜和水果。

3. 疼痛护理 通过卧床休息(卧于加薄垫的木板或棕垫床上)可使腰部软组织和脊柱肌群得到松弛而显著减轻疼痛。也可通过洗热水浴、擦背、按摩促进肌肉放松,减缓疼痛。疼痛严重者应遵医嘱使用镇痛药、肌肉松弛剂等药物。

4. 预防并发症 为防止跌倒和损伤,尽量避免弯腰、负重等行为,同时提供安全的生活环境或装束。对骨折的老年人,保护受压部位,定时翻身,做主动和被动的关节活动,预防并发症的发生。

5. 用药护理 ①钙剂:如碳酸钙等注意不可与绿叶蔬菜一起服用,防止降低钙的吸收,并在使用过程中增加饮水量。②钙调节药:服用维生素 D 过程中,需监测血清肌酐和钙的变化。降钙素使用过程中要监测面部潮红、恶心和腹泻等不良反应,若出现不适应停用。对老年女性使用雌激素时,需了解家族史中有关肿瘤和心血管方面的病史,监测子宫内膜的变化和阴道出血情况,并定期做乳房检查。③使用双膦酸盐类药物:如依替膦酸二钠、帕米膦酸钠等,要晨起空腹服用,同时饮清水200~300mL,并且半小时内不能进食、不能平卧,以减轻对食管的刺激。

6. 心理护理 护理人员应鼓励老年人表达内心感受,与其倾心交谈,明确其忧虑根源。

7. 健康教育 提供有关的书籍、影像资料,讲解相关疾病发生的原因、表现及治疗方法。并对骨质疏松症好发部位与易骨折部位的相关肌群进行运动训练。同时可配合翻身、起坐、单腿跪位等有氧运动增强体质,维持老年人的功能水平。

【神经系统】

(一)神经系统老化改变

1. 脑与神经元 老年人脑的体积逐渐缩小,重量逐渐减轻。50岁以后,脑细胞每年约减少1%,脑部某些功能降低,如体温调节能力下降。神经元变性或减少,使运动和感觉神经纤维传导速度减慢,老年人容易出现步态不稳或"拖足"现象;同时手的摆动幅度也减小,转身时不稳,容易跌倒。脑动脉粥样硬化和血脑屏障退化,易导致脑血管破裂、脑梗死、神经系统感染性疾病等。老年人脑内的蛋白质、核酸、脂类物质、神经递质等逐渐减少;脑内可见神经纤维缠结、类淀粉物沉积、马氏小体、脂褐质沉积等改变,这些是脑老化的重要标志,容易导致脑萎缩、认知功能障碍、帕金森病等老年性疾病。

2. 脊髓 至70岁时脊髓的大部分神经细胞出现退行性变性,导致深反射减弱或消失,还可引起病理反射的出现,如踝反射、膝反射、肱二头肌反射减弱或消失。

3. 周围神经系统 神经内膜增生、变性,神经束内结缔组织增生,可致神经传导速度减慢,感觉迟钝,信息处理功能和记忆功能减退,出现注意力不集中、性格改变、应激能力下降和运动障碍。

4. 脑血管 随着年龄增长,脑血管发生动脉粥样硬化,导致脑血液循环阻力增大,血流量减少,脑供血不足,进而影响脑代谢,老年人常出现记忆力减退、思维判断能力降低、反应迟钝等。此外血脑屏障功能减弱,易导致神经系统感染性疾病发生。

(二)神经系统老化的护理

1. 一般护理 做好老年人清洁卫生的护理。对长期卧床等活动受限的老年人,注意压力性损伤的预防;对有记忆障碍的老年人,应多与其交流且耐心倾听和解释,可借助卡片、图片等工具训练老年人记忆;对神经系统退化影响到日常生活能力的老年人,注意尽量按老年人过去的习惯安排生活,尽可能多做如自行穿衣、洗漱、如厕等日常生活自理能力的训练,并注意保护老年人安全。

2. 饮食护理 给予易消化、营养丰富的食品。进食时尽量保持环境安静,以免病人分心造成呛咳、窒息。不能自行进食的老年人,喂饭速度不宜过快,给予病人足够的时间咀嚼。对于帕金森病病人予以高热量、高维生素、高纤维素、低盐、低脂、适量优质蛋白的易消化饮食。进食或饮水时,保持坐位或半坐位。若老年人咀嚼和吞咽功能障碍,应选用稀粥、蒸蛋等不易反流的食物;流涎过多的病人可使用吸管吸食流质;脑梗死的病人饮食以软食为主,忌坚硬、油炸类食物。

3. 预防跌倒 对于下肢行动不便、起坐困难者,应配备高位坐厕、床铺护栏、走道扶手等必要的辅助设施。传呼器置于床边,提供无鞋带的鞋子,生活日用品放在老年人伸手可及处,以方便使用。

4. 用药护理 告知老年人及家属药物作用、用法与不良反应。如有焦虑、激越、失眠症状时,服用短效苯二氮䓬类药阿普唑仑、劳拉西泮等,注意遵医嘱小剂量用药,避免长期服用。抗胆碱药物和改善多巴胺递质功能的药物一般只能改善症状,多需终身服药。

5. 心理护理 关心爱护老年人,指导家属用合适的方法与老年人沟通,使老年人摆脱焦虑、抑郁、绝望等不良心理,并能树立信心,积极配合治疗。

6. 康复护理 老年痴呆病人可采用线下认知训练配合线上康复平台,加入脑电、电(磁)刺激等技术设备,根据神经心理评估报告制订个性化的认知康复训练。帕金森病老年人应坚持适当运动锻炼,如养花、散步、打太极拳等,注意保持身体和各关节的活动强度与最大活动范围。应向脑梗死病人家属讲解功能锻炼与疾病恢复的关系,安置舒适的体位,患肢保持功能位。

【感觉器官】

(一)感觉器官老化改变

1. 皮肤 皮肤的老化是最早且最容易观察到的征象。皮肤脂肪减少,弹力纤维变性,使皮肤松弛、弹性差而出现皱纹。皮脂腺萎缩,皮脂分泌减少或成分改变,使皮肤表面干燥、粗糙、无光泽并伴有糠秕状脱屑,皮肤的排泄功能和体温调节功能也降低。皮肤变薄,抵抗力下降,易受机械、物理、化学等刺激而损伤,长期卧床的老年人易出现压疮等。皮肤色素沉着出现色素斑片,即老年性色素斑,80 岁的老年人约 70% 有老年斑。皮肤中感受外界环境的细胞数减少,对冷、热、痛、触觉等反应迟钝。皮肤的毛细血管较稀疏,面部皮肤变得苍白;血管脆性增加,容易发生出血,如老年性紫癜。

2. 眼和视觉 眼周形态改变,老年人由于眼部肌肉弹性减弱,眼眶周围脂肪减少,可出现眼睑皮肤松弛,上眼睑下垂;下眼睑可发生松弛、脂肪袋状膨出,即眼袋。眼和视觉改变主要包括:①结膜。老年人血管硬化,变脆,且容易发生结膜出血,即白眼球上大片红色出血。②角膜。60 岁以后会在角膜边缘基质层因脂质沉积而形成一圈灰白色环,称为"老年环"。③虹膜。虹膜弹性减退、变硬,导致瞳孔变小、对光反应欠灵敏。④晶状体。晶状体调节功能和聚焦功能在 40 岁以后开始逐渐减退,视近物能力下降,出现老视;晶状体中非水溶性蛋白逐渐增多而出现晶状体混浊,透光度减弱,致使老年性白内障的发病率增加;晶状体悬韧带张力降低,使晶状体前移,有可能使前房角关闭,影响房水回流,导致眼压升高,容易诱发青光眼。⑤玻璃体。玻璃体液化和后脱离可引起视网膜脱离,同时易失水、色泽改变、包涵体增多,可引起飞蚊症。⑥视网膜。周边带变薄,出现老年性黄斑变性。由于瞳孔括约肌的张力增强、睫状肌硬化,视野明显缩小。色素上皮层细胞及其细胞内的黑色素减少,脂褐质增多,使视力显著下降,对低色调颜色难以辨认、对光的反应和调适能力降低。⑦泪器。老年人的泪腺萎缩,使眼泪减少,眼发干。另外因为老年人泪管周围的肌肉、皮肤弹性减弱,收缩力差,不能将泪液很好地收入泪管,所以不少老年人常有流泪现象。

3. 耳及听觉 超过 50 岁,人的听力开始下降,50~59 岁被视为中国人听力老化的转折期,表现为高频听力下降、言语识别率降低、脑干诱发电位的潜伏期延长等特点。老化对内耳与耳蜗功能的影响较为严重。皮肤弹性变差和软骨生长会使耳蜗变大;第Ⅷ对脑神经细胞数减少,声音信号从内耳传至脑部的功能发生退化,最先失去对高频率声音的辨认,随着听力敏感度的普遍下降而发生沟通困难,出现老年性聋。听觉高级中枢对声音信号的分析减慢,反应迟钝,定位功能减退,造成在噪声环境中听力障碍明显。此外,耳郭表皮皱襞松弛、凹窝变浅,收集声波和辨别声音方向的能力降低。老年人耳垢干硬,堆积阻塞易形成中耳耳垢嵌塞,造成传导性听力障碍。

4. 味觉 50 岁以后,舌表面变得光滑,味蕾数目明显减少。随着年龄的增加,其数量可比成人阶段减少 2/3,味觉刺激阈值增大,味觉功能减退。加之口腔黏膜细胞和唾液腺发生萎缩,唾液分泌减少,口腔干燥,会造成老年人食欲缺乏,从而影响机体对营养物质的摄取,还可增加老年性便秘发生的可能性,形成不良循环。

5. 嗅觉 50 岁以后,嗅觉开始变得迟钝,对气味的分辨力下降,尤以男性减退明显。60 岁以后,嗅觉细胞更新变慢,70 岁时嗅觉开始急剧衰退。老年人嗅神经数量减少、萎缩、变性,鼻腔内感受气味的接收器——嗅球萎缩,嗅觉敏感性降低,食欲减退,影响机体对营养物质的摄取。此外,嗅觉丧失会对一些危险环境,如有毒气体、烟味等的分辨能力下降,继而威胁老年人的安全。

6. 触觉 40 岁以后触觉小体数量逐渐减少,60 岁以后触觉小体和表皮连接发生松懈,使触觉敏感性降低,阈值升高。由于神经细胞缺失,神经传导速度减慢,老年人对温度、压力、疼痛等的感受减弱,加上对需要手眼协调的精细动作不能很好地执行,这使得一些日常生活活动,如系鞋带、剪指甲、拨电话号码等出现障碍;对一些危险环境如过热的水、电热器具的感知度降低,出现安全隐患。

(二) 感觉器官老化的护理

1. 环境 保持环境安静、清洁、舒适,做好地面防滑、合理使用床栏,以防止跌倒 / 坠床,加强安全护理。

2. 休息与活动 日常生活避免剧烈运动,避免过度劳累。坚持锻炼身体,保持充足的睡眠。

3. 饮食护理 提供清淡易消化、丰富维生素、蛋白质的饮食,避免辛辣、刺激性食物。戒烟、酒。

4. 用药护理 遵医嘱应用抗生素、激素或抗组胺等药物,观察疗效与用药后反应。应避免使用如链霉素、庆大霉素等可引起听力障碍的药物。滴眼药水时老年人应保持平卧,以防药物交叉流入对侧眼,还需注意勿压迫眼球。

5. 心理护理 鼓励家属给予老年人更多的关心、帮助与陪伴。多与老年人沟通交流,使其认识到衰老是正常生理现象,帮助其解除心理障碍。

6. 健康教育 ①对于白内障病人应注意用眼卫生,避免过长时间用眼看书、看手机等,避免阳光下用眼。如有远视、近视或散光等异常现象,应及时佩戴眼镜。有青光眼家族史及危险因素者,必须定期复查,至少每半年 1 次。一旦有发病征象者应积极配合治疗,防止视觉功能突然丧失。②对于老年性聋病人应教会老年人按摩耳朵以增加耳膜活动,促进局部血液循环,防止听力下降。具体方法用手掌按压耳朵和用手指按压、环揉耳屏,每日 3~4 次,如需要配戴助听器,应指导老年人及其家属正确使用助听器的方法。

二、心理老化改变与护理

大量研究表明,老年期的心理伴随生理功能的减退而出现老化,使某些心理功能或心理功能的某些方面出现下降、衰退,而另一些心理功能或心理功能的某些方面仍趋于稳定,甚至产生新的适应代偿功能,从而使老年人从整体上能适应良好。然而,有很多因素可能影响老年人的心理,致使部分老年人出现一些心理问题。针对老年人常见的心理问题,需采取有的放矢的措施以维护和促进老年人的心理健康。

(一) 老年人的心理特点

老年人的心理变化是指心理能力和心理特征的改变,包括感知觉、智力和人格特征等。老年人的心理变化特点主要表现在以下几个方面。

1. 感知觉的变化 老年人的感觉器官逐渐衰退,会导致视空间能力减退,视、听、嗅觉能力下降,这些都会给老年人的生活和社交活动带来诸多不便。例如,由于听力下降,容易误听、误解他人的意思,出现敏感、猜疑,甚至有心因性偏执观念。老年人知觉一般尚能保持,只是易发生定向力障碍,影响其对时间、地点、人物的辨别。

2. 记忆力的变化 大部分记忆如工作记忆、短期记忆、情境记忆、长期记忆等都从 25 岁左右开始出现连续而有规律的衰退,其中情境记忆对老化最敏感。神经递质乙酰胆碱影响着人的学习记忆,老年人可能是由于中枢胆碱能递质系统的功能减退,导致记忆能力减退。老年人记忆变化特点:有意记忆为主,无意记忆为辅;近事容易遗忘,而远事记忆尚好;再认能力可,回忆能力相对较差,有命名性遗忘;机械记忆不如年轻人,在规定时间内速度记忆衰退,但理解性记忆、逻辑性记忆常不逊色。记忆与人的生理因素、健康精神状况、记忆的训练、社会环境等相关。

3. 智力的变化 智力分为流体智力和晶体智力两大类。流体智力是指获得新观念、洞察复杂关系的能力,如知觉速度、机械记忆、识别图形关系等,主要与人的神经系统的生理结构和功能有关。晶体智力指对词汇、常识等的理解能力,与后天的知识、文化和经验的积累有关。随着年龄增长,老年人的流体智力呈逐渐下降的趋势,高龄后下降明显;而晶体智力则保持相对稳定,随着后天的学习和经验积累,有的甚至还有所提高,到高龄后才缓慢下降。大量研究证实,智力与年龄、受教育程度、自理能力等有密切关系。

4. 思维的变化 思维是人类认知过程的最高形式,是更为复杂的心理过程,但由于老年人记忆力的减退、视力和听力的减退、疲劳及认知过程的延缓,无论在概念形成、解决问题的思维过程,还是创造性思维和逻辑推理方面都受到影响,而且个体差异较大。尤其是思维的敏捷性、流畅性、灵活性、创造性方面比中年时期差,表现为说话不利落、话到嘴边说不出、翻来覆去讲同样的话。

5. 人格的变化 尽管大量研究显示人格从成年期开始相对比较稳定,但人到了老年期,人格(即人的特性或个性,包括性格、兴趣、爱好、倾向性、价值观、才能和特长等)也会逐渐发生相应改变,如由于记忆减退,说话重复唠叨,再三叮嘱,总怕别人和自己一样忘事;学习新事物的能力降低、机会减少,故多根据老经验办事,保守、固执、刻板,因把握不住现状而易产生怀旧和发牢骚等;对健康和经济的过分关注与担心易产生不安与焦虑。

6. 情感与意志的变化　老年人的情感和意志因社会地位、生活环境、文化素质的不同而存在较大差异。老化过程中情感活动是相对稳定的,即使有变化也是生活条件、社会地位变化所造成的,并非年龄本身所决定。

（二）老年人心理老化改变的护理

1. 日常生活护理

（1）提供舒适安全的环境,采用合适的色彩以及适宜的温湿度有利于维持和促进老年人心理健康维持。

（2）休息与活动:协助老年人建立规律的生活作息,鼓励老年人在白天进行娱乐活动与适当的体育锻炼,尽量减少白天睡眠时间,夜晚入睡前可喝热饮、热水泡脚或洗热水澡,睡前避免兴奋激动。

（3）饮食护理:根据老年人的情况进行针对性的饮食护理。对于服用抗精神药物产生锥体外系不良反应的老年人,应密切观察,防止噎食的发生。对于食欲减退或者年老体弱者,应给予高蛋白、富含维生素、柔软、易消化的饮食,既要保证营养成分的供给又要注意食物的色香味以促食欲。对于暴饮暴食的老年人则要限制其进食量。

2. 心理护理

（1）建立良好的护患关系:护士应尊重爱护老年人,态度和蔼,言语亲切,根据不同的老年人提供不同的心理护理措施。如对待抑郁老年人,应做好心理疏导,鼓励病人抒发自己的想法,帮助其学习新的应对技巧;对于躁动老年人,应充满爱心、耐心,尽量避免刺激病人。对于痴呆老年人,则应以多陪伴、多关心、多开导为原则,尽量维持老年人的自尊。

（2）回忆治疗及支持小组:通过引导老年人回顾以往的生活,重新体验过去的生活片段,并给予全新的解释,从而协助老年人获得更强的心理一致感以及情感力量。鼓励老年人及其照顾者参加一些支持小组,通过与处境相似的人交流互动以解决问题。

（3）照顾者的心理护理:照顾者在照顾老年人过程中因沉重的照顾负担,容易变得抑郁、焦虑,甚至产生疾病,护士需帮助照顾者减轻其压力。告诉照顾者不用独自承担所有照顾责任,可让其他人一起参与和帮助。帮助照顾者通过冥想、听音乐、散步等方式放松。指导照顾者根据事情的重要性建立优先顺序,一次只解决一个问题。指导照顾者从家人、朋友处寻求爱和支持,必要时可向医护人员或专业人士寻求帮助。协助照顾者参与当地的相关支持团体。

3. 对症护理

（1）病情观察:密切观察老年人心理、行为和行动的变化,观察其意识、生命体征、各种异常的症状及言行表现,及时发现心理精神疾病的相关症状,并反馈给医生。

（2）确保感觉输入:缺乏感知觉的输入可能会导致老年病人发生谵妄。一方面要避免感觉剥夺,包括给老年人佩戴度数合适的眼镜、用放大镜,看适宜的电视节目,戴助听器,听喜欢的音乐或广播、新闻节目等;另一方面要避免感觉超负荷,如将房间内的光线控制到柔和状态,减少周围的噪声等。

（3）记忆训练:帮助老年人学会制作清单,将需要完成的事情列成一张清单,或在日历上对重要的事情进行标记,必要时,可以给自己写一些便签以自我提醒。帮助老年人训练记忆增强技术,如第一次遇到一个新朋友时,尝试将他的名字与一个常见事物或容易记住的事情相联系,以减缓认知减退的速度。帮助老年人学会借助一些辅助用具加强记忆,如借助智能药盒以正确服用药物。指导老年人依靠自己的习惯帮助记忆,如预存重要的电话号码,或将车子停在同一位置等以避免遗忘一些重要信息。指导老年人需适时寻求他人的支持和帮助。

4. 安全护理

（1）要在日常护理过程中及时识别自杀倾向,对于有抑郁或自杀观念的老年病人,实行 24h 监护,严格交接班,并给予心理上的支持,必要时经解释后予以约束,避免意外的发生。

(2) 对于自知力、定向力不完善的老年病人,应提供较为固定的生活环境,外出时佩戴写有联系人姓名和联系方式的标志。做好病人的日常生活护理,将有毒、有害物品等放在隐蔽处,防止跌倒、烫伤、自伤或伤害他人的意外发生。

(3) 对于情绪激越的老年病人,要保持镇定,尝试转移老年人的注意力。必要时予以约束或报告医生给予药物控制。

(4) 对于居家照护的老年人,起居室门口应足够宽,方便轮椅通过,避免设置门槛。室内地板选用防滑材料,去除松散地毯,地板上不能有电线经过。楼梯需装设扶手,避免堆放杂物,阶梯边缘有醒目标志,阶梯边缘最好加上防滑贴条,避免跌倒。移动家具的位置,便于老年人在室内行走时扶握,家具牢固固定,避免杂乱摆放。家具的转角应尽量用弧形,以免碰伤老年人。

5. 健康指导

(1) 加强对老年人健康的维护,积极预防并及时治疗疾病:鼓励老年人积极锻炼身体,培养晚年兴趣爱好,为自己创造新的社会角色和互动,积极乐观地对待生活中发生的各种事件。

(2) 帮助老年人与家人、朋友保持良性互动:鼓励家庭成员注重与老年人的交流,尽量在精神层面满足老年人的心理需求,增强其心理满足感。

(3) 营造尊老、爱老的融洽环境:鼓励社区积极开展适合于老年人的社区活动和老年志愿服务活动,强化老年人的归属感、社会融入感,充分发挥老年人的潜能。

(4) 积极开展老年人心理健康服务:帮助老年人正确认知老化、衰老、死亡等人生自然规律,消除其恐惧感和无助感。

三、社会功能老化改变与护理

(一) 社会功能老化改变

随着年龄的增长,老年人社会健康状况以及社会功能会发生老化改变,具体包括角色功能、生活环境、家庭以及文化这4个方面。

1. 角色功能　社会角色是指个人在整个社会系统中所形成的与其社会位置相关联且符合社会要求的一套个人行为模式。老年人的社会角色随着其年龄的不断增长以及社会地位的不断变化也同样发生改变,主要体现在以下两方面。

(1) 个人层面:随着年龄的增长,老年人进入退休阶段或者由于体力减退逐渐停止劳作,从忙碌的工作角色进入闲暇的退休角色,老年人可能因为无法适应目前的空闲生活而产生精神空虚感,甚至出现感到时间异常缓慢的现象。另一方面,越来越多的老年人选择机构养老方式,从个人角色转变为养老机构中与其他老年人一起生活的集体角色,性格内向的老年人难以主动与他人进行交往沟通,可能会出现自我封闭状态,形成抑郁心理;性格外向的老年人在集体生活中容易与他人产生冲突,同样可能出现消极的心理状态。

(2) 家庭层面:老年人离开工作岗位后,家庭成了主要的生活场所,并且大部分家庭有了第三代,老年人由父母的地位上升到祖父母的位置,在我国老年人常常需要担当起照料孙辈的任务,其家庭角色增加。同时,由于老年人年纪渐长,从过去整个家庭的主导角色转变为依靠子女的次要角色,他们的权威感和满足感也随之削弱,老年人可能会感到沮丧和失落,对未来的生活失去信心和感到迷茫。另一方面,老年期作为丧偶的主要阶段,若老伴去世,老年人则要由配偶角色转变为单身角色,这一角色的转变,可能会使其陷入难以走出的悲伤心境,甚至出现轻生的消极想法。

2. 生活环境　老年人的健康与其生存的环境存在联系,如果环境因素的变化超过了老年人的调节范围和适应能力,就会引起疾病。老年人的生活环境分为物理环境和社会环境。

(1) 物理环境:是指一切存在于机体外环境的物理因素的总和,包括个人居家环境和社区周边环境。人口老龄化的出现、社会经济的发展、居住条件的改善以及居住观念的改变,"空巢老年人"日益增多,由家庭群居转变为独居生活成为老年人居住环境中的最大变化。另一方面,随着养老机构的发展和机构居住条件的不断改善以及人们养老观念的改变,许多老年人离开自己的家庭进入养老机构生活,这同样带来了居住环境的变化。

(2) 社会环境:包括经济、文化、教育、法律、制度、生活方式、社会关系、社会支持等诸多方面,这些因素与人的健康也有着密切的联系。在这些因素之中,老年人的经济状况、社会关系和社会支持容易发生改变。其中,给老年人的健康造成影响最大的是经济状况的改变,老年人会因退休、固定收入减少、给予经济支持的配偶去世而导致经济状况变差,可导致其失去家庭、社会地位或者生活的独立性。其次,退休、居住环境改变等因素对老年人固定的人际关系网络产生影响,离开熟悉的人际关系网络会给老年人带来拓展新人际关系的需求,这使其社会关系型态及社会支持状况同样发生变化。

3. 家庭　家庭环境以及家庭成员对老年人的身心健康以及生活质量形成直接影响。当家庭结构完整、家庭成员关系和睦时,老年人的身心健康水平得以促进和维持。反之,则会给老年人带来精神压力,不利于其自身的健康。稳定的家庭环境依靠家庭成员共同维系,家庭成员关系不和谐、家庭结构发生变化以及家庭成员出现患病或者死亡等事件均会导致家庭环境的失衡,从而给老年人及其家人的家庭生活带来巨大的改变。

4. 文化　文化这一因素从价值观、信念、宗教信仰以及风俗习惯等方面决定着老年人对于生老病死的看法,对其健康观念、就医与接受用药治疗的态度等方面形成影响。值得注意的是,相较于年轻人,老年人更需要家人的陪伴和与他人的交流。因此,当身处陌生的环境如医院时,老年人会更容易感知分离焦虑以及产生孤独感。同时,老年人固定生活流程会被打破从而产生的不适感以及因疾病而产生的恐惧感会因为离开自己熟悉的环境而变得更深。因此,在老年人身上更容易出现文化休克这一现象。

(二) 社会老化改变的护理

1. 帮助老年人适应角色的变化　首先,护理人员可以提供个体辅导以及小组交流途径,帮助老年人正视自身价值并形成正确的认知,使其意识到“老有所为”并不是一个无法企及的高度,小到进行自我照顾、大到以己之长服务大众皆是“老有所为”,让老年人意识到他们可以从不同的层面为家庭和社会做出贡献;其次,为老年人提供参与社会活动的平台,如社区组织老年人参与文体活动、进入老年大学学习等,帮助老年人培养新的兴趣爱好和组建新的人际网络,开启老年生活的新阶段;再次,还可以提供参与志愿服务和义工活动的机会,让老年人继续发挥余热服务社会,帮助老年人实现自我价值,充实日常生活。

2. 提供舒适的生活环境　针对老年人的居家安全环境因素进行评估,根据评估结果发现存在的不安全因素并进行改进,防止跌倒、摔伤等意外的发生,提高居家环境的安全系数;改善社区周边环境建设,提供良好的室外活动场所以及娱乐设施,完善社区基层医疗服务,提高社区环境的宜居指数;促进养老政策体系的完善与健全,解决养老问题,实现“老有所依”和“老无所忧”,形成晚年舒适生活的坚实基础。

3. 维护健康的人际关系　鼓励家庭成员与老年人之间多沟通交流,进行适宜的情感表达与显露,形成家人之间相互帮助的支持系统,营造和谐亲密的家庭氛围,从而提升老年人的幸福感;提供咨询交流的平台与途径,倾听并帮助老年人解决人际交往中的问题,构建良好的社会关系型态,完善老年人的社会支持系统,从而提高老年人的生活质量。

4. 注重文化信念的影响　提供健康知识宣教,帮助老年人树立正确的价值观以及健康信念,摒弃不正确、不科学的观念,促进健康行为的形成以及维持;尊重个人遵循的风俗习惯以及宗教信仰,不加以评判也不加以干涉,在为老年人制订护理措施以及健康计划时还需要充分考虑风俗习惯以及宗教信仰对其信念以及行为所产生的影响,在个体所拥有的习惯与信仰并没有给个体健康带来不良影响的前提下尽量满足老年人的文化尊崇需求。

(杨晔琴)

第二节 老化相关理论

 ———————————— 导入情境与思考 ————————————

陈某,男,74岁,脑梗死后左侧肢体偏瘫,经住院治疗后可以在协助下行走,返回家中继续康复治疗。近日,社区护士上门指导时,发现陈某情绪低落,充满失望感,觉得自己是家人负担,未来没有什么可期待的。护士通过和家人沟通,鼓励陈某和家人分享、重温过去的一些事件带给他们的喜怒哀乐。一段时间后,护士发现陈某仍然情绪低落,于是调整了干预方法,着重通过帮助病人回忆过去的人生困难或挫折,协助病人接纳自己的过去,确认自己一生的价值。

请思考:

1. 护士可应用什么理论解释陈爷爷的这种情绪状况?

2. 护士在处理陈爷爷的情绪问题时采用了什么方法?

在老年护理实践中,一方面,理论可以帮助科学地解释护理实践中的现象、事实和关系,以及提供护理干预的框架和预测护理活动的结果;另一方面,通过在实践中开展护理研究,又可对理论的科学性进行验证,进一步完善和发展理论。这种理论指导实践与实践验证理论的不断探究过程,有助于为病人提供更好的护理。本节所介绍的老化相关的生物学、心理学和社会学理论,不仅有助于护士从不同层面深入、全面理解老年人的生理、心理以及社会学特征,也为护理学者发展老年护理相关理论提供了丰富的知识源泉。

一、老化的生物学理论

从生物学角度来看,老化(aging)或衰老是指生物体生长发育到成熟期以后,随着年龄的增长,在形态结构和生理功能方面出现的一系列退行性变化及机体功能的逐渐丧失。老化的生物学理论又称为生物老化理论(biological aging theories)。其重点探究老化过程中生物体的生理改变的特性和原因。迄今,科学家根据各自的研究结果,提出了种种关于老化的学说或理论,但没有一种学说可以全面阐述人体老化的机制。现有的生物老化理论可分为随机老化理论(stochastic theories of aging)与非随机老化理论(non-stochastic theories of aging)两类。

(一)随机老化理论

随机老化理论认为老化的发生是随机损伤积累的过程。随机老化理论的代表主要有体细胞突变理论(the somatic mutation theory)、分子交联理论(the cross-link theory)和自由基理论(the free radical theory)等。

1. 体细胞突变理论 Failla 和 Sziland 最早提出体细胞突变理论。该理论认为人体衰老的重要原因在于体细胞会发生自发性突变,随后突变细胞继续分裂,直至器官功能失调甚至完全丧失。但这一理论尚未得到有效证据支持。

2. 分子交联理论 该理论认为,随时间推移及年龄增长,由于机体长期暴露于含有化学物质和放射性物质的环境之中,生物体内的脂肪、蛋白质、碳水化合物以及核酸会形成交联。而这些交联形成最终会导致组织的弹性下降,僵硬度增加(如血管硬化)。此理论可用于解释老年人为什么会发生皮肤松弛和动脉粥样硬化。

3. 自由基理论 1956 年 Harman 正式向科学界提出了自由基理论,从分子水平揭开了随机老化理念的序幕。该理论认为衰老是由于自由基损伤机体所致。生物代谢过程中,细胞就会产生自由基,它是机体代谢的正常中间产物。同时,机体内存在相应的抗氧化防御系统以保证清除过多的自由基。正常情况下机体内自由基的产生和清除处在一种动态平衡状态。随着年龄的增长,机体内抗氧化防御系统功能减退,造成自由基堆积而产生氧化应激损伤,引起体内各种生理功能障碍,最终加速了机体的老化与死亡。自由基理论已成为最受关注的老化理论之一。

（二）非随机老化理论

非随机老化理论认为与年龄相关的分子和细胞水平的变化都是固有的或预设的,是受程序控制的,即老化是程序控制的过程。非随机老化理论的代表主要有神经内分泌理论（neuroendocrine theory）、免疫理论（immunological theory）、基因程控理论（theory of programmed cell death）以及端粒-端粒酶假说（telomere-telomerase hypothesis）等。

1. 神经内分泌理论　该理论认为,在中枢神经系统的控制下,通过神经内分泌系统的调节,机体完成其生长、发育、成熟、衰老乃至死亡的一系列过程。下丘脑是调节全身自主神经功能的中枢,起着重要的神经内分泌换能器作用。随着年龄的增长,下丘脑发生明显的老化改变,细胞受体的数量减少,反应减退,与神经内分泌调控有关的酶合成功能减退,神经递质含量及代谢改变等,这些改变影响了其他内分泌腺的功能及多种代谢,使机体的新陈代谢减慢及生理功能减退,从而引起衰老和死亡。

2. 免疫理论　Walford 于 1962 年提出了免疫理论。该理论认为,发生老化的基础是免疫系统功能的逐渐下降,老化不是被动耗竭而是由免疫系统介导的主动的自我破坏。主要依据:①老化过程中免疫功能逐渐降低。如胸腺随年龄增长而逐渐萎缩,使 T 细胞数目减少且功能下降,对微生物、病原体等感染的抵抗力降低,机体容易患病等。②自身免疫在导致老化过程中起着重要作用。老化过程中,T 细胞功能低下,不能有效抑制 B 细胞,导致自身抗体产生过多,使机体自我识别功能障碍,从而诱发一些严重疾病,加剧组织的老化。如老年人常见的风湿性关节炎被认为是免疫系统自身攻击的结果。但是,免疫功能降低是否为老化的原发因素有待进一步探讨。

3. 基因程控理论　在诸多老化的生物学学说中,基因程控理论受到了广泛的关注,研究得也比较充分。基因程控理论于 20 世纪 60 年代由 Hayflick 提出。该理论认为,生物体的老化恰如计算机编码的程序控制,是在基因控制下,按照预定的程序进行的。生物的最高寿命呈现种属特异性,表明存在影响基础衰老速率和长寿的种属特异性基因。该理论常用来解释不同种类的生物有不同的寿命。尽管高等动物的衰老与各种病理情况的逐渐积累有关,但是它们至少部分受到遗传的控制,例如家族性高胆固醇血症。

4. 端粒-端粒酶假说　1973 年苏联科学家提出了老化的端粒-端粒酶假说。端粒是真核生物染色体末端由许多简单重复序列和相关蛋白组成的复合结构,具有维持染色体结构完整性和解决其末端复制难题的作用。端粒酶是一种逆转录酶,由 RNA 和蛋白质组成,以自身 RNA 为模板,合成端粒重复序列,加到新合成 DNA 链末端。该假说认为,细胞在每次分裂过程中都会由于 DNA 聚合酶功能障碍而不能完全复制它们的染色体,最后复制的 DNA 序列可能会丢失。因此,细胞有丝分裂一次,就有一段端粒序列丢失,当端粒缩短至一定的长度时,便不能再维持染色体的稳定,细胞就开始衰老甚至死亡。研究表明,老年人的端粒与青年人的端粒相比明显缩短,可见端粒长度与细胞寿命存在着一定的相关性。尽管大量实验说明端粒、端粒酶活性与细胞衰老及永生有着一定的联系,但是许多问题用该假说还不能解释。

（三）老化的生物学理论与护理

老化的生物学理论主要研究和解释老化过程中生物体的生理改变的特性和原因,尽管目前仍没有一种理论可以全面阐述人体老化的机制,但以下观念已形成共识:①生物老化影响所有有生命的生物体;②生物老化是随着年龄的增长而发生的自然的、不可避免的、不可逆的以及渐进的变化;③机体内不同器官和组织的老化速度各不相同;④生物老化受非生物因素的影响;⑤生物老化过程不同于病理过程;⑥生物老化可增加个体对疾病的易感性。老化的生物学理论可帮助护士正确认识人类的老化机制,在护理实践活动中更好地服务于老年人。如在对老年人进行健康评估时,正确判断体格检查和实验室检查结果,既要考虑到疾病引发的改变,也要想到生理老化所致的改变。如正常老年人可出现碱性磷酸酶轻度升高,但中度升高则应考虑为病理状态。

护士可借助各种生物老化理论,结合不同个体的生理心理表现、生活经历及文化程度,指导老年人正确面对老化甚至死亡,让老年人了解到老化与死亡是不可避免的,人不可能"长生不老"或者"返老还童"。同时,在疾病护理及健康宣教的过程中,护士也可以借助这些理论,解释老年人一些生理改变及疾病发生的原因,如应用分子交联理论解释动脉粥样硬化的原因,以及应用免疫理论解释老年人对某些疾病易感性的改变。

二、老化的心理学理论

老化的心理学理论重点研究和解释老化过程对老年人的认知思考、心智行为与学习动机的影响。目前没有一种心理学理论专门研究和解释老年期的特有现象,较多应用于老年护理研究与实践的心理学理论主要有人格发展理论和自我效能理论。这些理论可以帮助护士理解老年人的心理特点及其对健康的影响,制订出更为合理的"以人为中心"而非"以疾病为中心"的护理计划。

(一)人格发展理论

人格是指人与人之间在心理与行为上的差异。弗洛伊德于19世纪末20世纪初创立了科学心理学史上的第一个人格心理学体系,即精神分析,又称发展理论。弗洛伊德认为,婴幼儿期是人格发展的最重要阶段,一个人出生之后长到6岁时,其人格的基本模式就大致形成了。他强调婴幼儿期的生活经验对人格发展的重要意义,认为一个成人的人格适应问题,追根溯源常可以从其童年生活中找到原因,主张人格发展经历5个阶段,即口唇期、肛门期、性蕾期、潜伏期和生殖期。这一理论至今在老年护理实践中仍有应用,如用回归口唇期来解释老年痴呆病人的"异食癖"行为问题。

不过,弗洛伊德的理论忽略了人格发展的终身性。20世纪30年代,出现了以霍妮(Karen Horney)、弗洛姆(Eric Fromm)和艾里克森(E.H.Erikson)等为代表的美国新精神分析,他们的理论虽侧重点不同,但有一个基本共同点,即重视自我在人格结构中的作用,强调社会文化因素对人格形成发展的作用。其中艾里克森提出的以自我为核心的人格发展的心理社会理论(psychosocial theory)在老化的研究和实践中应用最为普遍。

艾里克森认为人格是终身发展的,人格的发展必须包括机体成熟、自我成长和社会关系三个不可分割的过程。每一过程必须以其他两个过程为前提,在不断交互作用中向前发展。因此,根据这三个过程的演化,他将人格发展从出生到死亡分为8个主要的阶段:婴儿期、幼儿期、学龄前期、学龄期、少年期、青年期、成年期和晚年期,表明一个完整的过程。艾里克森创造性地提出了人格发展的后三个阶段,描述了人格的终身发展过程。他认为,老年期的任务是发展自我整合,否则会出现绝望。他认为老年人在此期会回顾自己过去的经历,寻找生命的价值,以便接受渐进死亡的事实。老年人会努力获取一种整合感,一种生命的凝聚及完整感。若未达成此目标任务,则感到彻底的绝望。自我整合也是接纳生命的意思,这是前7个阶段的成熟期,包含完整的意思,表示能以成熟的心灵和威严,不畏惧死亡的心态来接纳自己,作自我肯定,也意味着对过去所发生的事件,不心存懊悔,且对未来生活充满乐观和进取的心态,学会面对死亡。绝望是接纳生命的反面,是指个体在老年时期觉得其一生不如意,但时间又太匆促,没有机会重新选择可以接受的生活,以后也不会有什么值得追求的,而充满失望和无力感。艾里克森认为绝望之所以发生,是由于心智不够成熟,而成熟的心智是建立在生命的各个发展阶段心理危机任务的完成。因此,老年人能否成功整合和其人生早期发展任务的成功与否有关。老年人的发展危机,常常也是其个人所经历的许多心理社会危机的顶峰。

1963年Butler根据艾里克森的心理社会发展理论提出了怀旧治疗的设想。怀旧治疗又称回忆疗法(reminiscence therapy),现已作为一种有效的护理干预措施被美国护理措施分类系统(nursing intervention classification,NIC)收录,成为老年护理专科领域的核心措施之一,其被定义为:运用对过去事件、感受和想法的回忆,以促进人们改善情绪、提高生活质量或适应目前环境。怀旧治疗可分为基本层次和深入层次的怀旧治疗。前者主要着重于鼓励老年人重温过去的事件和经验,重新感受该事件带给他们的喜怒哀乐;以及鼓励老年人与他人分享这些经验,以增进彼此了解,强化相互关系。

深入层次的怀旧即"人生回顾"(life review),主要通过帮助老年人回忆过去的人生困难或挫折,协助他们接纳自己的过去,确认自己一生的价值,从而能坦然面对将来的死亡。Butler 认为怀旧是老年人人生回顾的正常方式,老年人回顾是不断回溯过去的人生体验,重新回忆过去尚未解决的矛盾冲突。如果老年人成功地将这些矛盾、冲突、恐惧等重新整合起来,对其人生将会具有很重要的意义。由于老年人习惯通过回忆过去,使用熟悉的知识、技能和思维方式来培养稳定的行为模式,以应对老化。回忆疗法通过分析和评价的观点来回顾过去,帮助老年人达到自我的整合,并将过去的生活视为有意义的经验,从中获得人生的满足感及自我肯定。

知识链接

回忆疗法可选择的部分护理活动或方法

1. 确定何种回忆方法最有效(如录音的自传、杂志、有组织的回忆、剪贴簿、开放式的讨论和讲故事等)。
2. 利用能刺激五种感官的小道具以激起回忆(如听音乐、看照片、闻香水)。
3. 鼓励病人说出对过去发生事情的正面和负面的感受。
4. 把回忆治疗的焦点较多集中在过程而不是结果上。
5. 对参加回忆治疗者表示支持、鼓励和同情。
6. 协助病人表达出痛苦、愤怒和其他负面回忆。
7. 协助病人建立或添加家谱,或记录他 / 她口述的历史。
8. 告知家庭成员回忆对病人的益处。
9. 根据病人集中注意力时间的长短决定每次治疗的时间。
10. 根据病人的反应和意愿决定治疗的次数。

(二) 自我效能理论

自我效能(self-efficacy)由美国心理学家、社会学习理论的创始人班杜拉(Bandura)于 1977 年提出的。1986 年班杜拉在其著作《思想和行为的社会基础》中,对自我效能做了进一步的系统论述,使该理论的框架初步形成。自我效能是社会学习理论框架中的一个核心概念,是个体对自己执行某一特定行为的能力大小的主观判断,即个体对自己执行某一特定行为并达到预期结果的能力的自信心。班杜拉认为,人类的行为不仅受行为结果的影响,而且受人对自我行为能力与行为结果的期望的影响。他发现,即使个体知道某种行为会导致何种结果,但也不一定去从事这种行为或开展某项活动,而是首先要推测一下自己行不行? 有没有实施这一行为的能力与信心? 这种推测和估计的过程,实际上就是自我效能的表现。所以,人的行为既受结果期望的影响,更受自我效能期望的左右,自我效能是人类行为的决定性因素。

自我效能被广泛应用于理解人的健康行为和促进行为改善方面。班杜拉自己也对自我效能对健康行为的影响进行了大量的研究,认为自我效能感可以直接通过影响健康目标、结果预期、社会结构性的健康行为促进和妨碍因素而间接影响人的健康行为(图 2-1)。

提高自我效能(self-efficacy enhancement)作为一种有效的护理干预措施,已被 NIC 收录,成为老年护理专科领域的核心措施之一,其被定义为:增强个人对执行健康行为能力的自信心。老年人由于年龄增长及生理性老化现象的出现,与青年人相比,其自我效能感显著下降,特别表现在记忆和学习等方面。这种自我效能感的下降,会直接或间接影响老年人的健康行为习惯或疾病康复的信心。例如,有些老年人因为对自己的体能耐力缺乏信心,而不愿意参加户外活动;而另一些老年人可能因为记忆下降、反应力减弱,不愿与他人交往,刻意减少外出及活动。有研究发现,对自我效能的微小控制都能影响行为,仅仅以 0.066s 的时间间隔,给老年人呈现一些关于老化的消极或积极的词汇,如"下

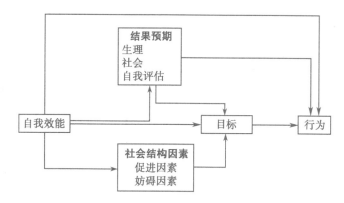

图 2-1　自我效能感直接和间接影响健康行为习惯的结构路径

降""遗忘"或"聪明""有学问",就可以发现积极的词汇会导致老年人的"记忆自我效能"提高,而消极的词汇则出现相反作用。故而,在老年护理中,如遇到上述情况,护士可以以自我效能理论为指导,分析影响老年人有效活动的原因,并有针对性地设计促进老年人活动的干预项目。

（三）计划行为理论

计划行为理论(theory of planned behavior)是社会心理学中最著名的态度行为关系理论,由美国学者 Ajzen 在理性行为理论(theory of reasoned action)的基础上提出。1991 年 Ajzen 发表的《计划行为理论》一文,标志着计划行为理论的成熟。该理论认为人的行为是经过深思熟虑计划的结果,能够帮助我们理解人是如何改变自己的行为模式的。

理性行为理论和计划行为理论关注的是与个人动机因素相关的理论结构,这些因素是导致人们实施特定行为可能性的决定因素。理性行为理论和计划行为理论均基于一个潜在的假设,即行为最重要的决定因素是行为意向,而行为意向是由对行为的态度和主观规范决定的。行为态度是指个人对某项特定行为所持有的正面或负面的感觉,一个人如果坚信通过实施特定行为会产生积极的结果,就会对这种行为持积极的态度,相反,就会有消极的态度。主观规范是指个人对于是否采取某项特定行为所感受到的社会压力,它反映的是重要他人如亲朋好友或团体对个体行为决策的影响。由于理性行为理论假定个体行为完全受意志控制,严重制约了理论的广泛应用。Ajzen 主张将个人对行为的意志控制力视为一个连续体,一端是完全在意志控制之下的行为,另一端则是完全不在意志控制之下的行为。由于人类大部分的行为落于此两个极端之间的某一点。故而,为了预测不完全在意志控制之下的行为,计划行为理论增加了影响行为意向的第三个变量即对特定行为的知觉控制。知觉行为控制是指个体感知到执行某特定行为容易或困难的程度,反映个人对促成或阻碍执行行为因素的知觉。当个人认为自己所掌握的资源与机会愈多、所预期的阻碍愈少,则知觉行为控制就愈强。理性行为理论和计划行为理论的主要结构见图 2-2。

计划行为理论的主要观点:①行为不仅受行为意向的影响,还受执行行为的个人能力、机会以及资源等实际控制条件的制约,在实际控制条件充分的情况下,行为意向直接决定行为;②知觉行为控制反映了实际控制条件的状况,可作为实际控制条件的替代测量指标,直接预测行为发生的可能性;③决定行为意向的主要变量是行为态度、主观规范和知觉行为控制,态度越积极、重要他人支持越大、知觉行为控制越强,行为意向就越大,反之就越小;④在特定的时间和环境下,个体所拥有的大量行为信念只有相当少量能被获取,这些可获取的信念即突显信念,是行为态度、主观规范和知觉行为控制的认知与情绪基础;⑤人口学和社会文化等因素通过影响行为信念间接影响行为态度、主观规范和知觉行为控制,并最终影响行为意向和行为;⑥行为态度、主观规范和知觉行为控制有时可能拥有共同的信念基础,既彼此独立,又两两相关。

制约人类健康的 60% 的因素与个人的生活方式与行为相关。在老年护理中,无论是在疾病预防还是疾病管理中,利用行为医学理论可以更好地解释、预测和干预服务对象的个体行为。计划行为理

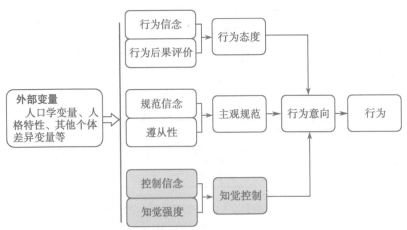

注：无色框属于理性行为理论，整图是计划行为理论

图2-2 理性行为理论和计划行为理论

论在国内外已被广泛应用于多个行为领域的研究，并被证实具有良好的解释力和预测力。研究显示，行为态度、主观规范和知觉行为控制对行为的预测率保持在40%~50%。而且，该理论也被证实是许多行为研究的良好理论基础，其适用行为领域包括饮食行为、药物成瘾行为、临床医疗与筛检行为、运动行为等等。例如，Pakpour等基于计划行为理论编制的服药依从性影响因素问卷在多个领域的应用中均获得了良好的信效度。徐妍妍等基于计划行为理论制定的短暂性脑缺血发作病人健康管理方案，在应用实施中取得了显著效果，干预组病人的健康行为态度、健康行为、自我效能和疾病知识知晓率等方面均显著优于对照组。

（四）老化的心理学理论与护理

根据老化的心理学理论，护士在为老年人提供服务时，不仅要关注老年人各脏器、系统的结构及其生理功能的退行性改变，还应关注老年人的心理健康问题。老化的心理学理论作为临床实践活动的指南之一，为护士提供评估心理健康的方向，指导健康问题的分析与诊断，帮助制订科学合理的护理计划，指导护理效果的评价。

人格发展理论已被广泛应用于老年护理研究及实践之中。既可以应用弗洛伊德的人格发展理论来解释老年痴呆病人的某些"返老还童"的行为问题，也可以用艾里克森的发展理论理解普通老年人的思想及行为，协助老年人完成生命总结回顾，在出现发展危机的时候提供适当护理支援，使老年人成功自我整合及坦然面对老化甚至死亡。

在护理实践中，护理对象的主动参与是干预成败的关键。自我效能理论提示在老年护理评估和计划时，必须审视所制订的策略和措施是否适合老年人的个体需求，如何增强老年人执行健康行为以及接受治疗或护理干预的信心。通过评估老年人的自我效能水平，分析影响自我效能的主要因素，有针对性地提出提高老年人自我效能水平的干预措施，以此来提高护理服务的质量，对临床护理工作具有积极的指导意义。

在对老年人的健康教育和管理中，如何改变老年人常年形成的不良生活方式和行为习惯常常是护理中的难点。计划行为理论是重要的健康行为改变理论，该理论提示我们在护理中需要关注行为意向对行为的决定作用，学习思考如何观察、利用影响老年人行为意向的态度、主观规范和知觉行为控制这三个关键要素，去促进老年人的健康生活方式和行为习惯。

三、老化的社会学理论

老化的社会学理论主要研究及解释社会互动、社会期待、社会制度与社会价值对老化过程适应的影响。标志性的理论有隐退理论、活跃理论、次文化理论、交换理论、现代化理论、社会环境理论、年龄

Note：

分层理论和持续理论等。本节主要描述与护理活动关系较为密切的隐退理论、活跃理论、持续理论和次文化理论。

（一）隐退理论

隐退理论（disengagement theory）于 1961 年由卡明（E.Cumming）和亨利（W.Henry）提出。该理论认为社会平衡状态的维持，决定于社会与老年人退出相互作用所形成的彼此有益的过程。这一过程是社会自身发展的需要，也是老年人本身衰老的必然要求。隐退理论的前提是：①隐退是一个逐渐进行的过程；②隐退是不可避免的；③隐退是双方皆感满意的过程；④所有社会系统都有隐退的现象；⑤隐退是一种常态。此理论认为，老年期不是中年期的延续，老年期有自身的特殊性，老年人逐步走向以自我为中心的生活，生理、心理以及社会等方面的功能也逐步丧失，与社会的要求正在渐渐拉大距离。因此，对老年人最好的关爱应该是让老年人在适当的时候以适当的方式从社会中逐渐疏离，不再像中年期或青年期那样拼命奋斗。此外，一个社会要保持持续的发展，就必须不断地进行新陈代谢。步入老年期，人们会从社会角色中隐退，就像接力赛选手将接力棒交给下一个选手一样，这是成功老化所必须经历的过程，也是一种有制度、有秩序、平稳的权力与义务的转交。这个过程是促进社会进步、安定、祥和的完善途径，也是人类生命世代相传，生生不息的道理。此理论可用于指导老年人适应退休带来的各种生活改变。

该理论的缺陷是很容易使人将老年人等同为无权、无能、无力的人，使社会对老年人的漠视合情化、排斥合法化、歧视合理化。

（二）活跃理论

活跃理论（activity theory）又称活动理论，1961 年由 Havighurt 提出。其主要的论点是认为老年是中年期的延伸，主张老年人应与中年时期一样从事社会上的工作及参与社会活动。而且，社会活动是生活的基础，对各个年龄阶段的人来说都同样重要。对于一个正在变老的人，活动尤为重要，是老年人认识自我、获得社会角色、寻找生活意义的主要途径。老年人生理、心理和社会等各方面的健康均有赖于继续参加活动。

Havighurst 等在 1963 年、1968 年发表的关于美国堪萨斯州成人生活研究中指出，参加志愿者组织、教堂礼拜等各项活动的老年人，能够显示多元且丰富的创造性角色（productive roles）和自我定位。其研究结果支持活动理论的观念，即高龄者若能积极参与社会活动，将可满足其心理及社会层面的需求，并增进生活的适应与生活满意的程度。在现实生活中也不难发现老年人常常有一种"不服老"的感觉，一些老年人常常有一种急迫"发挥余热"的冲动。

以活跃理论的观念来看，老年人在心理和生理上仍有继续活动的需求与必要，只有持续参与社会活动，才能保持身体健康，获得人际关系，以提升生活品质。这一理论可以帮助护士在照护老年人的过程中更好地理解老年人的需求。但是活跃理论亦有一定缺陷，没有注意到老年人之间的个体差异，不同的老年人对社会活动的参与需求是不同的；同时，活跃理论也没有注意到年轻老年人与高龄老年人的差别，这两个年龄组的老年人在活动能力和活动愿望上差别都是很大的，不可一概而论。

（三）持续理论

持续理论（continuity theory）是从 Havighurst 等关于美国堪萨斯州成人生活研究中发展出来的理论，1971 年由 Atchley 正式提出。持续理论较活跃理论更加注重老年人的个体性差异，它以个性的研究为理论基础，主要探讨老年人在社会文化约束其晚年生活的行为时，身体、心理及人际关系等方面的调适。该理论认为，随着年龄增长，个人面对老化会倾向维持与过去一致的生活形态，并积极寻找可以取代过去角色的相似生活形态与角色，这是老年人于环境中维持老化适应的典型方式。

如果一个人在成熟阶段有稳定坚定的价值观、态度、规范和习惯，就会将这些融入其人格与社会适应中。因此，老年时期只要延续中年时期的爱好、习惯或者寻找一些替代性的活动以代替失去的或改变的角色，即能获得成功的老化。老年人退休后，会产生过多的空闲时间，根据持续理论的观念，老年人仍然具有参与活动的需求，如果能以社会参与来填补失去的角色，将能持续拥有活跃的生活方

 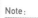

式,减少孤寂,享有充实愉快的晚年生活。

（四）次文化理论

老年次文化理论(subculture of aging theory)于 1965 年由美国学者罗斯(Rose)提出。该理论讨论的重点更加关注已经离开工作岗位的老年人。与活跃理论观念不同的是,它认同老年人不再有中年期的理想与行为,老年人群体会发展出独特的老年次文化。老年次文化形成是由于老年人客观存在以及主观感受到身心衰退,生理与心理适应新环境的能力不如年轻人,不可能与年轻人共同活动,故老年人之间会形成自己的人际圈。随着个人心态变化和人际圈的形成,他们有自己的话题和共同观念、态度、行为,而这些又与其他年龄人群的行为规范和想法不同,因此形成老年次文化。

由于属于同一类属,不仅容易吸引彼此产生互动,在互动的模式中也能轻易地发展出相互依赖的关系,对于原有角色的丧失(如退休),又被隔离于主流文化外的老年人而言,这种同一文化的团体是最能让他们获得认同及支持的地方。目前许多老年组织的成立,如我国的老年大学、老年人活动中心、老年人俱乐部等,其目的就是给老年人提供彼此互动的机会。基于共同的特质和兴趣形成的次文化体系,依赖同一文化团体的群体力量以维护老年人的自我概念和社会认同,并在相互认同和支持的互动模式中,增进自我肯定与精神生活的满足。

强调老年次文化在一定程度上可能唤起社会对老年人这个特殊群体的关注,不过,由于老年人本身已经与主流社会产生了疏离,如果过分强调老年次文化,也可能会将老年人进一步从主流社会推开,加剧老年人与主流社会的疏离感。

（五）老化的社会学理论与护理

老化的社会学理论帮助护士从"生活在社会环境中的人"这个角度看待老年人,了解老年人生活的社会对他们的影响。在老化的社会学理论中,影响老化的因素有人格特征、家庭、教育程度、社区规范、角色适应、家庭设施、文化与政治经济状况等。在护理实践活动中,护士可应用社会学理论协助老年人度过一个成功愉快的晚年生活。

根据隐退理论护士需注意评估那些正在经历参与社会活动减少的老年人,提供适度的支持和指导,以维持其平衡。

活跃理论则要求护士辨别那些想要维持社会活动角色功能的老年人,并评估其身心能力是否足以从事某项活动,帮助老年人选择力所能及且感兴趣的活动。

持续理论帮助护士了解老年人的人格行为,也建议护士应该评估老年人的发展及其人格行为,并制订切实可行的计划,协助老年人适应这些变化。

次文化理论可以使护士认识到老年人拥有自己特有的生活信念、习俗、价值观及道德规范等文化特征,护理中应该充分利用次文化团体和组织的群体支持和认同,促进老年人的适应及成功老化。

在研究、认识和应用老化理论的同时,要注意时代的意义、文化的差异以及学术的发展和进步。护士不仅要了解老化的相关理论,还必须知道各种老化理论的适用范围和局限性。在以理论指导老年护理实践时,要根据具体情况灵活应用,不同的个体可能需要使用不同的理论。此外,护士也要不断收集资料验证各种理论的实用性,通过实践使理论不断充实、完善。

(杨燕妮)

第三节 相关护理理论与模式

 ———————————————————— 导入情境与思考 ————————————————————

李某,女性,79 岁,确诊老年期痴呆 1 年。近 1 个月来,病人有时会一边说"回家",一边就要出门,对家人的解释置之不理,家人十分困惑和烦恼,通过电话随访向护士求助。

请思考:

1. 护士可应用什么理论向家属解释李某的行为?
2. 护士可向家属提供哪些护理指导?

在老年护理实践中,除了可以借鉴上述生物学、心理学和社会学的老化理论,还可以应用护理理论家和研究者所创建的护理理论,帮助了解老年人所面临的生理、心理及社会层面的变化,指导观察、评估和处理老年人的健康问题。在 20 世纪 60~70 年代,护理理论家已经探究了护理实践中的一些重要理论与模式,如适应模式、整体人学说及达标理论等。这些护理理论与模式已为国内外护理人员所熟悉,也在老年护理实践中得到广泛应用。本节将介绍可用于指导常见老年慢性疾病护理实践的四个有代表性的护理理论或模式。

一、疾病不确定性理论

疾病不确定性理论(theory of uncertainty in illness)于 1988 年由美国护理学者 Mishel 正式提出。该理论的建立主要源于 Mishel 护理癌症病人的工作经历,用于解释人们如何应对有生命威胁的慢性疾病,现已被广泛应用于老年护理的研究和实践之中。该理论中,不确定性(uncertainty)是指没有能力决定疾病相关事件的意义。它是一种认知状态,在个体无法准确预测事件结果时出现,而导致个体不能准确预测结果的原因是由于相关线索不充分、不熟悉、矛盾、信息过多或缺乏。Mishel 认为,对疾病的不确定感源于决策者(病人或其家庭成员)无法对疾病事件形成认知模式。根据疾病不确定性理论,疾病不确定感主要来源于以下 4 个方面:①不明确疾病的症状;②复杂的治疗和护理;③缺乏与疾病的诊断和严重程度有关的信息;④不可预测疾病的过程和预后。

在疾病不确定性理论框架中,产生疾病不确定感的原因被称为前因变量,包含刺激框架、认知能力和帮助者。其中,刺激框架是影响疾病不确定感的最主要变量。刺激框架被定义为个体所感知到的刺激的形式、成分和结构,由症状模式、事件熟悉度和事件一致性 3 个特性组成。症状模式是指症状在强度、频率、持续时间等方面表现连续的、规律的程度;事件熟悉度是指个体对医疗环境了解和熟悉的程度;事件一致性是指期望的和实际所经历的与疾病有关事件的统一程度。同时,认知能力和帮助者也是影响个体的疾病不确定感的重要因素。认知能力是指个体分析和处理信息的能力,当个体认知能力下降时,将会影响其对刺激框架的感知,从而引起疾病不确定感。帮助者是指能够帮助个体解释刺激框架中的可利用资源,包括个体的文化程度、可获得的社会支持和可信赖的权威 3 个方面,可以直接或间接降低疾病不确定感,当个体依赖这些帮助者对与疾病有关的事物进行分析和解答时,帮助者可直接降低个体的疾病不确定感。另一方面,帮助者也可通过影响症状模式、事件熟悉度和事件一致性来降低个体的疾病不确定感。

疾病不确定感本身是中性的,但个体对信息的评估和对其赋予的意义却可以是正面的或者负面的,因此对个体的影响在于怎样评估。评估不同即采取的应对策略也会有所不同。当个体对疾病不确定性的评估是危险时,会采取应对动员策略或情感控制策略以降低疾病不确定感;当评估是机遇时,则会采取缓冲策略以维持疾病不确定感。起初 Mishel 认为若个体的应对策略有效,就能够适应并回到疾病前状态,因此将适应作为该理论的结局变量(图 2-3)。但其后的研究发现,大多数个体尤其是慢性疾病病人在长期面对疾病的经历中逐渐接受了疾病不确定性,并将其视为是生活中固有的一部分,采取了一种新的生活观念,疾病成了改变的催化剂,而这样的改变结果就是个人成长。此外,该理论也没有解决时间变异性的问题,例如,在疾病不确定感的定性调查中发现,慢性病人生活在持续不确定性中的时间越长,对不确定性的评价就越积极。这意味着对不确定性的评估会随着时间的推移而演变,这在疾病不确定性理论中是没有考虑的。而且,在该模型中,机遇和危险是平行的,表明病人只能选择一条路径。虽然这可能适用于某些临床情况,但可能无法准确反映疾病应对过程中出现的波动。因为随着时间的推移,对不确定性作为危险的评估可能会演变为对不确定性作为积极经

Note:

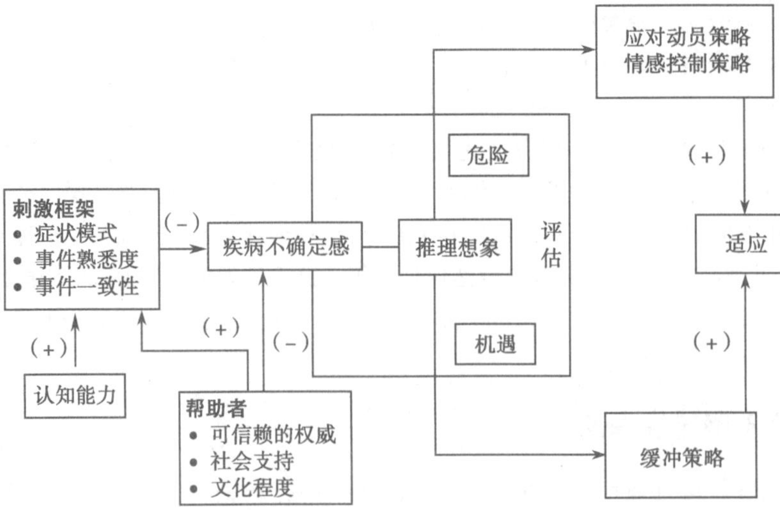

图2-3　疾病不确定性理论

验的评估。只选择一种评估类型否定了评估是随时间波动的特性,反映了该理论具有机械论取向的不足。因此,1990年Mishel对该理论进行了拓展和重新定义,认为疾病不确定感的前因变量、个体对疾病不确定感的评估以及应对均是动态变化的,并提出用成长(growth)和自我组织(self-organization)替代适应作为个体应对不确定感的结局变量。

疾病不确定性理论现已广泛地用于对癌症、心脏病和各种慢性疾病人群的护理中。根据该理论,当疾病症状不能被理解时,不确定感就会产生,而这种不理解往往源于这些症状是未被预料的或病人缺乏相关信息。不确定感对病人而言是一种忍耐的经历,常伴随情感沮丧和对疾病复发的恐惧。因此,在护理病人的过程中,及时向病人提供相关信息,如有关治疗会出现的症状、时间、程度以及持续时间等,将会帮助病人更好地理解症状,从而降低不确定感。但Mishel对该理论的进一步研究和重新定义也告诉我们,慢性疾病病人及其家属在长期应对疾病的过程中,不确定感也会促成其个人成长。作为护士,要充分利用这一特点,善于观察和引导,促使病人及其家属对疾病带来的不确定感进行正面评估并坦然接受其成为生活的一部分,在积极应对中获得成长。

二、慢性病轨迹模式

慢性病轨迹模式(the trajectory model of chronic illness)由Corbin和Strauss在1991年提出。该模式的中心概念是疾病过程或轨迹(illness course or trajectory),描述了大多数慢性疾病病人所经历的一般疾病过程,以及在疾病历程各阶段中病人的常见表现。这一模式为专业人员如何帮助病人适应及应对疾病带来的挑战,进行护理评估以及护理干预提供了指导。慢性疾病在老年人群中十分普遍,因此,对护士而言,理解老年人在整个疾病过程中是如何应对的非常重要。

对病人个体而言,慢性疾病过程代表了一种失能性疾病的累积效应,其中包括生理症状以及疾病对病人心理、社会层面的影响。此模式的建立主要基于以下假设:虽然慢性疾病病人经历疾病的过程是各自不同的,但相对于健康状况的改变以及对干预的需求有共同的阶段性。

该模式将病人经历的疾病全过程分为前轨迹阶段(pre-trajectory)、始发阶段(trajectory onset)、稳定阶段(stable phase)、急性阶段(acute phase)、逆转阶段(comeback phase)、危机阶段(crisis phase)、不稳定阶段(unstable phase)、下降阶段(downward phase)和临终阶段(dying phase)。某些阶段可交叉反复出现,如病人可由稳定阶段突然进入危机阶段,经急救后又恢复至稳定阶段。不同阶段的病人的表现描述见表2-1。

Note:

表 2-1　慢性病不同阶段病人的表现

阶段	描述
前轨迹阶段	疾病发生前；预防阶段；无症状和体征
始发阶段	有症状和体征出现；疾病被诊断
稳定阶段	经治疗疾病或症状得到控制；维持每日活动
急性阶段	疾病活动期伴有严重而不能解除的症状或并发症；需要住院治疗
逆转阶段	逐步回归至可接受的生活方式
危机阶段	威胁生命的情况出现；需要急救服务
不稳定阶段	疾病或症状不能得到控制；不断寻求稳定的治疗方案，正常生活受到干扰；不需住院治疗
下降阶段	生理/精神状态逐渐恶化；伴随不断增加的各种失能及各种症状出现；每日生活活动不断变化
临终阶段	不得不放弃日常生活兴趣和活动，让其平静离开人世

　　基于上述不同阶段，护士可以有针对性地制订目标：①在前轨迹阶段，协助病人改变态度及生活方式，以促进健康及预防疾病。②在始发阶段，协助观察识别早期症状，促进早期诊断及治疗。③在稳定及逆转阶段，可通过促进病人对治疗方案的依从性，使病人在失能限制下能够维持最高功能水平。④在急性及危机阶段，以确保病人的生命安全为首要目标，按照护理问题的轻重缓急排列优先顺序，促进危机尽早解除及恢复稳定状态。⑤在不稳定阶段，协助病人更好控制干扰其日常活动的症状。⑥在下降及临终阶段，协助病人维持自我感知觉，以及接受姑息治疗；协助病人制订健康照护计划，以确保愿望实现。

　　据国内报道，80% 左右的老年人患有慢性疾病，随着老龄化问题的日益严峻，无论是在医院还是在社区工作，护士均会面临越来越多的老年慢性疾病病人的护理问题，而慢性病轨迹模式描述了慢性病病人不同阶段的特点和需求，对护士评估病人及制订护理计划均有很好的指导作用。

三、需求驱动的痴呆相关行为模式

　　70%~90% 的老年痴呆病人在疾病进展中会出现一种或多种精神行为症状，如激越行为，这些精神行为症状往往会导致严重的后果，是痴呆病人护理中的重点和难点。需求驱动的痴呆相关行为（need-driven dementia-compromised behavior，NDB）模式由 Algase 等学者于 1996 年提出。NDB 模式可用于分析和解释老年痴呆病人的精神行为问题，对指导老年痴呆护理有重要意义。NDB 模式的主要观念是，应该将痴呆病人常常表现的与社会标准不相符合的攻击行为、语言性激越行为以及躯体性非攻击徘徊等症状行为，视为潜在需求未能得到满足的表现，而在护理中如果能够找出其未满足的需求并给予正确回应，就能提高病人的生活质量。影响病人行为的因素包括背景因素（background factors）和临近因素（proximal factors）。背景因素相对稳定，主要包括病人的神经认知功能状况，病人的性别、教育程度、职业、人格类型、应对压力的行为反应模式等心理社会因素，以及病人的健康状况。临近因素往往是导致 NDB 的主要原因，也更容易受到干预，主要包括病人当前所处的物理环境如光线、噪声水平和温度，所处的社会环境如病房的氛围和有无更换护理人员等，以及病人的个人因素如情感、心理状况和生理需求状况。

　　NDB 模式侧重于解释痴呆病人的精神行为问题，但没有涵盖这些行为的结果或后果，而了解这些后果是规划和提供有效干预措施的重要基础。2005 年 Kovach 等学者在 NDB 模式基础上，进一步发展建立了需求驱动的痴呆相关行为后果（consequences of need-driven dementia-compromised behavior，C-NDB）理论（图 2-4），用于解释和预测痴呆病人精神行为问题所带来的后果。

　　Kovach 等学者认为，老年痴呆病人在满足需求方面的一个关键问题是沟通问题。有研究表明，由于痴呆病人不能正常沟通，照护者常常难以确定痴呆病人的哪些行为与疼痛有关。在许多情况下，

Note:

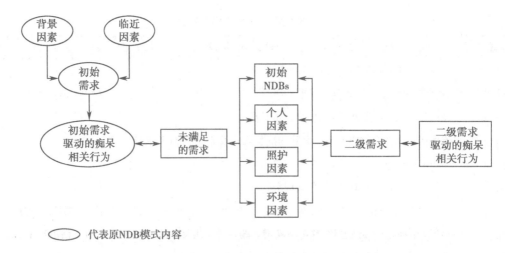

图 2-4　需求驱动的痴呆相关行为后果(C-NDB)理论

NDB 可能会分散人们对真实问题的注意力,被照护者视为问题而不是未满足需求的症状。当 NDB 被注意到但被解释为问题而不是问题的症状时,照护者可能会不经意地去处理行为而不是处理导致行为的真实问题如疼痛。

C-NDB 理论认为,痴呆病人通过行为(即初始的 NDB)表达的需求如果未被识别和满足,未满足的需求可能会产生连锁效应,反过来对病人、护理者和护理环境产生负面影响。因此,NDB 既由未满足的需求造成,又可进一步导致需求得不到满足。

NDB 模式和 C-NDB 理论揭示,痴呆病人的精神行为反应实际上是病人对其状态和需求的反应。只要努力理解病人行为背后表达的需求,就能很好管理病人的行为。例如在本节的情景导入案例中,李某的困惑和烦恼。护士与家人共同分析后,发现病人自从患病后,家人就不让她参与家庭中的任何事务,包括家务活动,使老年人感觉自己没有用处,因此产生情绪不稳定。老年人所说的"回家",这个"家"实际上指的是老年人能发挥作用,被周围人依赖的过去时代。老年人说"回家"时,可试着问一下"为什么要回家?"或者与知情人共同努力,从老年人的过去或现在经历的一些事件中找寻蛛丝马迹,尝试了解行为背后的原因,然后就可根据原因采取应对措施,如可以让老年人做少量力所能及的事,使其感受到自己的存在及价值。当老年人通过行为表达的需求得到重视和一定程度的满足时,就可有效缓解其精神行为问题。

四、家庭照护动力学模式

家庭照护动力学模式(family caregiving dynamics model)由护理学者 Phillips 和 Rempusheski 于1986 年提出。该理论模型采用扎根理论方法,通过探讨家庭照护者对为体弱老年人提供家庭护理的看法而建立,可用于:①描述优质和劣质家庭照护的动力学特征;②解释老年人和照顾者中某些背景因素、知觉变量和行为交换之间的关系;③发现护士可以有效干预的切入点。该模型以符号互动论和社会交换理论的框架为基础,由以下 4 个阶段、5 个结构组成(图 2-5),不仅为家庭照顾质量提供了部分解释,也为解释虐待老年人现象提供了理论思路。

(一) 阶段 1:情况界定

照护者最初与老年人互动风格的建立取决于该模式的两个结构:一是老年人的个人身份(personal identity of elder),可部分视为照护者对老年人的精神印象,源于对老年人过去的联想、现在的观察以及对过去与现在印象的调和。与老年人的个人身份结构相关的概念是过去与现在的融合(reconciliation of past with present)。二是照护印象(image of caregiving),可视为照护者的个人义务、标准和价值在照护情景中得以实现的程度。与照护印象结构相关的概念是照护者个人标准与其对照护现状感知冲突的调和(reconciliation of proscriptions with the perceived reality of caregiving),即照护者对

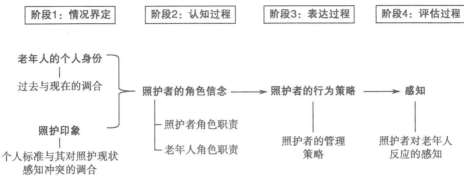

图 2-5 家庭照护动力学模式框架

现实情况的观察和感知偏离其个人标准的程度。

（二）阶段 2：认知过程

在互动的认知过程（cognitive processes）中，每个人根据自己对照护情境的界定，既扮演着自己的角色，同时也赋予其他人不同的角色定位。本模式从照护者的角度，确立照护者的角色信念（caregiver's role beliefs）结构，是指照护者关于照护角色表现的标准和价值。与照护者的角色信念结构相关的概念包括两个：一是照护者角色职责（role responsibilities of caregiver），即照护者自己在照护情境中所扮演的角色；二是老年人角色职责（role responsibilities of elder），即照护者赋予老年人的角色形象。

（三）阶段 3：表达过程

在互动的表达过程（expressive processes）中，每个人开始扮演自己设定的角色。对于照顾者而言，其自我角色设定主要体现在其行为策略上。照护者的行为策略（caregiver's behavioral strategies）结构指的是照顾者在回应老年人时惯常采取的行为。与照护者行为策略结构相关的概念是照护者的管理策略（caregiver's management strategies），其定义为照护者采取的控制老年人行为和解决与老年人之间冲突的方法。照护者的管理策略可以分为 3 类，积极的、消极的、中立的。其中，极度消极的管理策略等同于虐待老年人。

（四）阶段 4：评估过程

在社会交往的评估阶段，每个人都会对自己和他人的角色设定是否充分和合法进行判断。本模式中反映评估过程（evaluation processes）的结构是照护者的感知（perception），即照护者的现实表现和印象。与此相关的概念是照护者对老年人反应的感知（caregiver's perception of elder's response），即照护者对老年人的角色支持和角色设定的理解。通过在互动过程中对老年人的观察进行解释，并赋予意义，照护者能够随着时间的推移，积极或消极地改变对老年人的当前印象和对照护的现实感知。

居家养老在我国养老服务体系中占比 90%，是我国老年人的主要养老方式，提升家庭照护质量是确保大多数老年人安度晚年的关键。家庭照护动力学模式可为护士理解和帮助提升老年病人的家庭照护质量提供理论支持和干预思路。

（杨燕妮）

思 考 题

1. 如何帮助老年人适应社会功能老化的改变？

2. 作为护士，如何为老年人提供生理、心理和社会等各维度的照护？

3. 刘某，女性，88 岁。近年来逐渐出现听力变差、关节疼痛、肢体无力和经常跌倒，很少去医院检查和看病。此次，因夜间起床上卫生间时跌倒受伤就诊。初步诊断未发现重大疾病。

（1）当病人问及她近些年身体状况变差的原因时，护士可使用哪种理论对病人的正常生理老化现象进行解释?

(2) 如果陪同就诊的家属抱怨老年人不服老,经常跌倒但仍不愿意使用床旁便器,夜间起床也不愿意麻烦别人,还特别热衷参与社区活动,护士可使用哪种理论解释老年人的行为?

(3) 如果家属抱怨病人高龄又容易跌倒,应该多在家待着,减少外出以防不测。作为护士,可使用哪种理论对家属进行正确护理行为的引导?

4. 张某,男,60岁,入院诊断为慢性阻塞性肺疾病急性加重。经住院治疗10d病人病情缓解,拟次日出院。主管护士将对病人进行出院健康教育。

(1) 依据慢性病轨迹模式,病人出院时处于哪一疾病阶段?

(2) 基于慢性病轨迹模式,护士在出院健康教育时应着重关注哪些问题?

5. 陈某,女性,60岁。诊断为右侧乳腺癌,行乳腺癌根治术。出院前护士与病人交谈中,病人询问自己能活多久,癌症是否会复发,并向护士哭诉自己不是一个好母亲,3位儿女都不愿理她。

(1) 如何采用疾病不确定性理论去分析及应对病人对存活时间和癌症复发的关注?

(2) 关于病人对自己不是好母亲的自责,作为护士应如何正确分析及处理?

URSING

第三章

老年综合评估

03章 数字内容

学习目标

- **认知目标：**

  1. 记忆确认老年综合评估的概念及注意事项。

  2. 理解解释老年人躯体健康、精神与心理健康以及社会健康评估的内容。

  3. 阐明老年综合评估的原则方法及常见老年综合征的概念和评估方式。

  4. 列举老年人疾病的非典型性表现。

- **情感目标：**

  1. 通过学习，增强对老年人风险评估和功能维护的意识。

  2. 树立尊老爱老观念；养成细心、耐心对待老年人的行为习惯。

  3. 善于倾听、观察，以全面收集老年人健康信息。

- **技能目标：**

  1. 运用所学能针对存在不同健康问题的老年人进行系统全面的健康评估。

  2. 运用所学能针对老年人的重点健康问题进行常见老年综合征的评估。

  3. 运用相关量表开展老年综合评估；能判断老年人常见辅助检查结果。

老年综合评估是全面了解老年人健康状况的重要手段,也是我们确认老年人健康问题、制订护理目标及相应措施、实施优质护理的重要前提。本章将从老年人躯体、精神与心理、社会健康以及常见老年综合征评估等多个维度系统阐述老年人健康评估的内容与方法,使我们能掌握老年综合评估的原则与方法,正确解析辅助检查的结果,全面客观、正确及时地发现老年人存在的健康问题,并为临床护理决策提供科学、有效的依据。

第一节 概 述

导入情境与思考

王某,男性,84 岁,中学退休老师。因胸闷、憋喘、全身无力半年,加重伴皮肤瘙痒 2 个月入院。近半年以来,情绪焦虑,出现易哭、情感脆弱,近 1 个月发作频繁。食欲缺乏,近半年主食量下降至原来的三分之一,体重下降约 5kg。睡眠差,每晚最长可持续入睡 4h,近 1 个月因皮肤瘙痒睡眠更差;夜尿多,每晚起夜 4~5 次,1~2d 排便 1 次。

既往有高血压病史,14 年前因冠心病分别于左前降支及后降支植入支架两枚;11 年前被医院诊断心房颤动;1 年前行白内障手术。

请思考:

1. 请对该老年人进行综合评估,确定其目前存在的护理问题。

2. 护理人员对该老年人进行综合评估时应注意哪些事项?

随着年龄的增长,老年人机体的诸多功能均发生不同程度的老化,辨别正常老化和异常病变是老年综合评估的重点之一。护理人员通过对老年人进行综合评估,可获得全面、客观的评估资料,从而准确判断老年人的健康状况与功能状态,为制订全面的护理干预措施以及随访保健计划提供依据。对老年人进行综合评估,可以全面反映其健康状况,是实施老年人健康管理的重要基础。

一、老年综合评估概念及意义

(一) 老年综合评估概念

老年综合评估是指采用多学科方法评估老年人的躯体情况、心理健康、功能状态、社会环境状况以及潜在的健康问题等,并据此制订以维护和改善老年人健康及功能状态为目的的治疗护理计划,最大限度地提高老年人的生活质量。

(二) 老年综合评估的意义

随着全球人口老龄化进程的加速,老年人健康状况和健康需求越来越受到重视。如何从人的整体出发,多维度、全面科学实施老年综合状况评估,是开展老年人健康管理、实现健康老龄化目标的关键;也是制订全面的护理与随访保健计划,促进老年人身心健康的必要条件。与传统的医学评估对比,老年综合评估可改善老年人日常生活能力和认知功能,提高生命质量,同时还可降低医疗需求和费用,节约医疗卫生资源。近 30 年来,国内外关于老年综合评估的研究发展迅速,已成为老年医学、老年护理学和健康管理领域的重要研究方向之一。

二、老年综合评估内容

老年综合评估内容主要包括老年人的一般医学评估、躯体功能状态评估、认知精神与心理健康评估、社会健康状况评估和老年综合征的评估等,老年综合征的评估可纳入一般医学评估,也可作为独立的项目开展。

一般医学评估主要包括疾病、老年综合征的诊断及老年疾病用药评估。躯体功能状态的评估主要包括日常生活能力,如洗脸、穿衣、吃饭、如厕等;工具辅助下日常生活能力包括操持家务、购物、理财等;认知精神评估包括记忆力、定向力、语言能力、运算能力及注意力等认知方面的评估;心理方面的评估主要是对老年人抑郁及焦虑方面的评估。社会健康状况评估主要包括角色与家庭功能评估、环境评估、经济评估、文化与社会功能评估等。

三、老年综合评估原则

老年人由于机体老化、罹患多种慢性疾病,在对其进行综合评估的过程中,应遵循以下原则:

(一) 全面了解老年人身心变化特点

充分了解老年人生理性和病理性改变的特点,是全面客观地收集老年人健康资料的基础。生理性改变指随着年龄的增长,机体发生的分子、细胞、器官和全身各系统的各种退行性生理性改变,属于正常的变化;病理性改变则是指由于生物、物理、化学等因素所导致的老年性疾病。在多数老年人身上,这两种变化过程往往同时存在,相互影响,有时难以严格区分,需要护理人员认真实施综合评估,确定与年龄相关的正常改变,区分正常老化和现存或潜在的健康问题,采取适宜的措施予以干预。

老年人心理变化有以下特点:①身心变化不同步,心理发展具有潜能和可塑性,个体差异性大。②在智力方面,由于反应速度减慢,在限定的时间内学习新知识、接受新事物的能力较年轻人低。③在记忆方面,记忆速度变慢、记忆能力下降,以有意识记忆为主,无意识记忆为辅。④在思维方面,个体差异性较大。⑤在特性或个性方面,可出现孤独、任性、把握不住现状而产生怀旧、焦虑、烦躁。⑥老年人的情感与意志变化相对稳定。

(二) 加强功能状态和社会健康状况的评估

随着老年期生理变化及疾病的困扰,老年人的功能状态可能受到影响。功能状态的评估包括基本日常生活能力、功能性日常生活能力、高级日常生活能力三个层次,其中高级日常生活能力的评估尤其容易被忽视。社会健康状况包括社会支持、经济状况、人际关系等。老年期老年人经历多种社会角色的变换,良好的社会健康状况有利于增强老年人的适应和应对能力。不良的功能状态和社会健康状况将使老年人的整体健康受到明显影响,因此应加强对老年人的功能状态和社会健康状况的评估,尤其是对高级日常生活能力和社会支持系统的评估。

(三) 正确解读辅助检查结果

老年人辅助检查结果的异常有 3 种可能:①由于疾病引起的异常改变;②正常的老年期变化;③受老年人服用的某些药物的影响而发生改变。目前,专门针对老年人辅助检查结果标准值的资料较少,老年人检查标准值(参考值)可通过年龄的校正可信区间或参照范围的方法确定,但对每个临床病例都应个别看待。护士应通过长期观察和反复检查,正确解读老年人的辅助检查数据,结合病情变化,确认辅助检查值的异常是生理性老化,还是病理性改变所致,采取适当的处理方式,避免延误诊断或处理不当造成严重后果。

(四) 重视老年疾病的非典型性临床表现

非典型性临床表现是指老年人因感受性降低,加上常并发多种疾病,发病后往往没有典型的症状和体征。如部分老年人患肺炎时仅表现出食欲差、全身无力、脱水或突然意识障碍,而无呼吸系统的症状;阑尾炎导致肠穿孔的老年人,临床表现可能没有明显的腹膜炎体征,或仅主诉轻微疼痛;发生急性心肌梗死时,老年人可无典型的胸口疼痛,仅表现为心力衰竭、心律失常或恶心、呕吐、上腹痛等消化道症状,甚至有的仅出现轻微的衰弱和嗜睡;由于这种非典型表现的特点,给老年人疾病的诊治带来了一定的困难,容易出现漏诊、误诊。因此重视老年人的客观检查,尤其体温、脉搏、血压及意识的评估极为重要。

四、老年综合评估方法

根据老年人的特点以及老年综合评估的内容及要求,为了全面收集客观、准确、及时的信息,对老

Note:

年人进行综合评估时,通常采取以下几种方法:

（一）交谈

交谈是指通过与老年人、家人、照护者及相关的医护人员进行谈话沟通,了解老年人的健康情况。在交谈中,护理人员应运用有效的沟通技巧,与病人及相关人员建立良好的信任关系,有效获取老年人的相关健康资料和信息。对于有沟通障碍的老年人,如失聪、失语以及失智等,应认真与老年人的家人、照护者及相关的医护人员进行交谈,以收集全面准确的信息。

（二）观察

观察是指运用感官获取老年人的健康资料和信息。护理人员可通过视、听、嗅、触等多种感官,观察老年人的各种躯体症状、体征、精神状态、心理反应,以及所处的物理环境、社会环境,以发现现存或潜在的身心健康问题、功能状态问题、社会健康状况问题。在观察的过程中,必要时可采用辅助仪器,以增强观察效果。

（三）体格检查

体格检查是指运用视诊、触诊、叩诊、听诊等体格检查的方法,对老年人进行有目的的全面检查。

（四）阅读

阅读是指通过查阅病历、各种医疗与护理记录、辅助检查结果以及社区健康档案等资料,获取老年人的健康信息。

（五）测试

测试是指用标准化的量表或问卷,测量老年人的身心状况、功能状态及社会环境状况等。量表或问卷的选择必须根据老年人的具体情况来确定,并且需要考虑量表或问卷的信度及效度。目前国内老年综合评估常用综合量表有 OARS 量表中文版、中国老年人健康综合功能评价量表、老年健康功能多维评定量表等,国外主要常用的老年综合评估量表有 OARS（Older American Resources and Services）、CARE（The Comprehensive Assessment and Referral Evaluation）、EASY-Care（European Assessment System for Care of Old People）。

五、老年综合评估注意事项

在对老年人进行综合评估的过程中,要结合老年人的特点,做到以老年人为中心,因此,评估时应注意以下事项。

（一）提供适宜的环境

老年人血流缓慢、代谢率与体温调节功能、感觉功能降低,容易受凉感冒,体格检查时应注意调节室内温度,以 22~24℃为宜,同时,须注意保护老年人的隐私。老年人视力和听力下降,环境应舒适、明亮、安静、无干扰。在室外进行评估时,应避免阳光正面照射老年人。

（二）安排充足的时间

老年人由于感官退化,反应较慢,行动迟缓,思维能力下降,评估所需的时间较长。加之老年人往往患有多种慢性疾病,很容易感到疲劳。护理人员应根据老年人的具体情况,分次进行评估,让其有充足的时间回忆过往的事情、清晰回答问题及配合体格检查,这样既可以避免老年人疲惫,又能获得详尽的综合健康评估信息。

（三）选择适当的方法

对老年人进行身体评估时,应根据评估的要求,选择合适的体位,在全面评估的基础上,重点检查已发生病变或有潜在病变的部位。对有移动障碍的老年人,可取合适的体位。检查口腔和耳部时,要取下义齿和助听器。有些老年人部分触觉功能消失,需要较强的刺激才能引出,在进行感知觉检查,特别是痛觉和温觉检查时,注意不要损伤老年人。

（四）运用沟通的技巧

对老年人进行综合评估时,应充分考虑他们因听觉、视觉、记忆等功能衰退而出现的反应迟钝、语

Note:

言表达不清等情况,适当运用有效的沟通技巧。例如,采用关心、体贴的语气提出问题,语速减慢,语音清晰,采用通俗易懂的语言,适时注意停顿和重复,运用倾听、触摸等技巧,注意观察非语言性信息,增进与老年人的情感交流,以便收集到完整而准确的资料。为认知功能障碍的老年人收集资料时,询问要简洁得体,必要时可由其家属或照顾者协助提供资料。

（五）获取客观的资料

老年人的综合评估应在全面收集资料的基础上,进行客观准确的判断分析,避免因为护理人员的主观判断引起偏差。尤其是在进行功能状态评估时,护理人员应通过直接观察进行合理判断,避免受老年人自身因素的影响。在评估社会环境状况过程中涉及人际关系、经济状况等敏感问题时为获取更客观准确的信息应单独约谈老年人、主要家庭成员或雇用的照顾者。

（六）进行全面的评估

老年综合评估不仅关注疾病本身,更关注老年人的整体情况,强调以人为中心,全面、系统地评估老年人的整体健康状况,包括躯体情况、心理健康、功能状态、社会环境状况的评估。评估的重点不在于诊断与治疗,而在于全面评估老年人的功能及生活质量。评估过程中,在关注老年人群目前存在的多种潜在临床问题的同时,强调综合考虑所有因素及其之间的相互影响,重点放在预防问题的发生。

（丁　梅）

第二节　老年综合评估的发展与实施

一、老年综合评估的起源

老年综合评估(comprehensive geriatric assessment,CGA)的概念始于 20 世纪 30 年代,当时英国学者 Marjory Warren 博士从一家综合医院调到一家疗养院后,开始对那里的老年人进行全面评估并给予康复等治疗,使多数老年人摆脱了卧床状态,约 1/3 的病人康复出院回家,据此 Marjory Warren 博士提出老年人在入住疗养院前均应进行全面评估及康复治疗。此后 CGA 的概念逐渐被临床所接受,现在其被视为老年医学的一门"技术"。

知 识 链 接

第 1 个老年病房

1935 年当附近的贫困医疗中心被并入西米德尔塞克斯医院时,Marjory Warren 的职业生涯开始发生转折,她在一夜之间接管了 714 名被视为没有治疗意义的患慢性疾病老年病人。Marjory Warren 深切感受到病人生理、心理上承受的痛苦及绝望,于是开始采用多学科团队管理模式对病人进行全面评估和早期干预,在英国创建了第一个老年病房。根据他们的疾病、失能和精神状态对他们进行系统评估和分类。由于她的创新,这些"无法治愈"的病人中约有 35% 能够返回家中或去养老院,最终她的老年病房的床位从 714 张床减少到 200 张床。"老年病房"最初被大多数医护人员视为一个便于"倾倒"所有不需要的病人的地方,通过她的努力,逐渐转变成系统的老年监护管理病房。

二、国内外老年综合评估工具的发展和应用

为了更好地对老年人进行科学规范的综合评估,国内外众多老年研究专家研发出了多种有效的老年综合评估工具,使得老年人综合评估过程变得更加严谨科学,老年综合评估工具也随之不断发展和完善。

国外老年综合评估起源较早,至今已建立了多种关于老年综合评估(CGA)量表,其中最主要的量表有 1975 年由美国杜克大学研发的 OARS 量表、1977 年创立的综合评价量表 CARE 和 1993 年费城老年评估系统问卷 EASY-Care 等。近年,我国老年综合评估发展迅速,已有越来越多的专家学者开始在此领域展开研究,尤其在社区老年人中的研究最为瞩目。国内老年综合评估(CGA)工具主要包括 1994 年夏昭林等改编的 OARS 量表中文版、2012 年胡秀英等研制的中国老年人健康综合功能评价量表、2015 年茅范贞等研制的老年健康功能多维评定量表等。

三、常用老年综合评估工具介绍

老年综合评估(CGA)的评估工具主要有两种:一是使用综合测量评估工具进行测量并对结果做出评价;二是使用单项测量评估工具分别对老年人的各个方面进行评估,最后进行综合测评。

(一)常用的综合测量评估工具

1. 国际上常用的 CGA 量表

(1)老年人资源与服务评估 OARS 量表:OARS 量表是 1975 年由美国杜克大学老年和人类发展研究中心创建,该量表从经济资源、精神健康、躯体健康、社会资源、日常生活能力 5 个维度对老年人进行评估,共计 70 个条目。每个维度采用 6 分制,从小到大依次代表优秀、良好、轻度、中度、重度和完全障碍,5 个维度评分之和代表老年人的综合健康状况。综合评分为 5~30 分,5~10 分的老年人健康状况良好,11~14 分的老年人健康状况一般,大于等于 15 分的老年人健康状况较差。得分越高说明老年人综合健康状况越差,得分越低说明老年人综合健康状况越好。OARS 量表具有良好的信度和效度,评定者间 Cronbach's α 系数在 0.662~0.865。该量表内容全,使用时间长,应用范围广。但条目较多且耗时长,不适合用于紧急情况下进行评估。

(2)综合评价量表(CARE):综合评价量表是在 1977 年由 Gurland 创立,是一个半结构式的问卷,包括 4 个方面 1 500 个条目,覆盖了老年人生理、心理、营养、社会、经济问题。但由于条目过多且较复杂,很少应用于临床实践,随后研究人员又开发了简版 CARE 量表,包含了抑郁、痴呆、活动障碍、主观记忆、睡眠、躯体症状 6 个方面,Cronbach's α 系数 >0.6。用于老年人认知功能的评价。其得分越高,老年人存在的认知障碍就越严重。

(3)老年评估系统问卷(EASY-Care):该量表在 1993 年由欧洲专家组创建,最新最常用的版本为 EASY-Care Standard(2010)。问卷一共分为三个部分。第 1 部分为老年人一般资料和病史;第 2 部分是对目前的需求和优先需求事项进行评估,包括视听力和沟通能力、自理能力、日常活动、安全、居住和经济状况、维持健康、精神健康 7 个维度,共 49 个条目;第 3 部分是根据第 2 部分评估的结果,对日常活动支持的需求、照护中紧急入院的风险和跌倒的风险进行评分。Cronbach's α 系数均≥0.70。该量表适用于初级保健工作者作为老年综合评估的核心部分使用,耗时短且使用便利,在世界卫生组织的初级保健应用中取得良好效果。但也存在部分缺点,相对其他量表而言,评估内容不够全面,不适用于医疗机构使用,效度验证报道较少,且问卷在我国尚无法进行验证。

2. 国内常用的 CGA 量表

(1)OARS 量表中文版:OARS 量表中文版是由夏昭林等于 1994 年将 OARS 量表结合我国老年人群实际情况进行修改和整合,随后形成了 OARS 量表中文版,包括 6 个维度:躯体健康、日常活动能力、精神健康、社会健康、经济状况、卫生和社区服务利用情况,另外对一般情况和生活方式等也进行记录,共计 322 个条目。评分方法和国际版的 OARS 方法相同。

(2)中国老年人健康综合功能评价量表:中国老年人健康综合功能评价量表是由胡秀英等在 2012 年通过对相关文献研究和德尔菲法构建而成,包括生活功能健康状态、精神心理健康、社会功能 3 个维度的内容,共 7 个指标、67 个条目。其 Cronbach's α 系数为 0.909,具有良好的信度与效度。该量表内容少且操作方便,推荐在养老机构、医院和社区中使用。

(3)老年健康功能多维评定量表:老年健康功能多维评定量表是由茅范贞等于 2015 年在 OARS、

CARE、BADL、BI、MMSE 等多个国外量表的基础上,通过德尔菲法和预试验构建,包含社会关系资源、日常生活能力、身体健康、精神健康、经济资源和认知功能共 6 个维度 30 个条目。Cronbach's α 系数为 0.992,具有良好的信度与效度。

(二)常用的单项测评工具

常用的单项测评工具主要有:老年疾病累计评分法(MCIRs-G)、查尔森合并症指数(WIC)评分、简易营养评分法(MNA)、简易精神状态检查表(MMSE)、MORSE 跌倒量表(MFS)、老年抑郁量表(GDS)、SAS 等,此类量表在评估病人的某一方面较为准确便捷,一些已在国际上被广泛使用。但只能评定老年人群的单项指标,最终还应结合综合测评工具得出最终结论。

四、老年综合评估步骤与流程

(一)老年综合评估流程

老年综合评估伴随着老年人生活的始终,需要根据老年人的具体情况在恰当的时间进行全面评估(躯体健康、精神心理健康、功能状态、社会适应能力、环境状况等方面),并应针对具体的健康问题做出相应措施后再次评估,直至健康问题最小化或无健康问题。老年综合评估对评估流程与规范有具体的要求,其具体的评估规范主要包括评估对象的选择、评估人员的资质、评估工具的选择、描述健康问题、制订预防和治疗措施、评估与反馈。

1. 评估对象的选择

(1)适用全面老年综合评估的对象:对于存在活动不足、多种慢性疾病、功能障碍、近期病情恶化、多次住院、多重用药、老年综合征、精神问题(抑郁、痴呆)和缺乏社会支持(独居、无社会支持、受虐)的 60 岁以上人群可进行全面的老年综合评估。

(2)适用针对性老年综合评估的对象:我国老年医学专家建议对于那些有终末期疾病、严重疾病、严重痴呆和完全残疾,以及一些健康的老年人,酌情进行有针对性的选择健康评估工具和项目。如对于癌症后期恶病质病人应先直接采用单项评估工具——简易营养评分法(MNA)进行评估。

2. 评估人员的资质 老年综合评估对评估人员有一定的要求。老年病人需求的复杂性要求老年综合评估需使用整体、全面的综合评估方法,这种评估通常要求多学科团队的参与,成员包括老年科医生、护理人员、康复治疗师、语言治疗师、社会工作者、营养师、临床药师和心理师等。对参与评估的护理人员要进行培训,使其能正确理解、使用评估量表,采取科学、规范的评估方法。

3. 评估工具的选择 目前国际上对老年综合评估的模式并没有统一的规定,多以量表作为评估工具进行评估。评估过程中,可使用综合评估量表直接进行评估,也可通过单项测量工具对老年人健康状况的各维度进行评估后再进行综合分析。

4. 描述健康问题 国内常用一些方法来描述健康状况。其中多维度综合分析方法是一种常用的分析方法,多维综合的目的是用统一的数值或类型表达综合健康状况,便于相互对比,排出优劣顺序并进行分类管理。以下是具体的几种方法:累积损害得分法、损害模式分析法、隶属度模型。

(1)累积损害得分法:可反映个体健康功能总体的受损程度,其本质就是综合评分法。OARS 量表采用此法将各维度分为 6 个等级,分别赋予 1~6 分,依次代表极佳、良好、轻度、中度、重度和完全障碍,综合健康就是各维度评分之和,1~10 分者属良好,11~14 分者属一般,大于等于 15 分者属障碍。该方法简单易行,应用较为普遍。

(2)损害模式分析法:这是由 OARS 量表提出的定性分级方法,也称 OARS 模式。它将各维度评分分成损害和未损害 2 类,分别用该维度英文缩写的大小写字母表示,5 个维度共产生 25 个损害类型,如 SEMpa 表示社会(social)、经济(economy)、精神(mental)维度未受损而躯体(physical)、功能(ability)维度受损。不同的损害模式,其保健模式不同,这对制订保健方案、评价干预措施效果非常有意义。

(3)隶属度模型:是由 Woodbury 等学者提出的一种建立在"模糊集"理论基础上的半参数分类方法,它将健康分为多种理想类型或纯粹类型,然后定量化地描述个体健康属于每个类别的程度。该方法优点是结合了定量和定性方法,体现了健康测量内容是多维性、连续性和非线性的统一。

5. 制订预防和治疗措施　根据评估结果或发现的问题进行干预,制订个体化的治疗方案。

6. 评估和反馈　实施措施后对评估对象再次评估,观察健康问题的变化,对评估内容、方法及措施做出相应调整。必要时应对观察对象做追踪随访,根据老年人问题的复杂程度、治疗方式和预期恢复情况,决定随访时间和细节。

(二) 团队实施与管理流程

评估对象确定后,由老年科医生、护理人员、康复治疗师、语言治疗师、社会工作者、营养师、临床药师和心理师对病人进行全面综合评估,并由以上团队人员拟定健康问题应对措施,对病人健康问题进行干预后再次评估,直至健康问题最小化或无健康问题。对评估团队应定期进行老年人综合评估课程培训与学习,并开展特殊病例讨论会,提升老年综合评估技能与准确度。

(丁　梅)

第三节　老年人躯体健康评估

护理评估是护理程序的第一步,也是重要和关键的一步,随着护理角色的扩大及延伸,对病人进行躯体健康评估来收集资料,已经成为护理人员的责任。躯体健康评估是医疗保健专业人员检查病人身体是否有疾病迹象和症状的过程。老年人随着年龄的增加,器官功能逐渐出现衰老和功能障碍,躯体活动能力降低,对老年人进行躯体健康的评估,不仅可以了解其疾病和健康状态,还是判断老年人照护需求的重要手段。

一、一般情况的评估

护理人员常常是首诊接待者,对老年人开展躯体健康评估的目的不是做出护理诊断或医学诊断,而是通过标准的结构化的方式收集老年人的信息,并将其传达给团队的其他成员,促进并增强团队成员对老年人的护理。

(一) 场景

场景包括老年人就诊的日期、时间、接诊的场所、转诊来源。场景评估是护理评估的第一步,决定了后续躯体健康评估的侧重点和实施方式。在医疗机构,评估重点是识别老年病人的护理问题,辅助医疗诊断和专业护理。在长期照护机构,评估重点是识别老年人的护理需求,为制订照护计划提供依据。社区卫生服务中心的评估分两种:一种是在中心为老年人开展健康体检,重点是通过评估,筛查健康问题;一种是对失能老年人提供上门的访视,重点是通过评估,解决某个具体的护理问题。

(二) 人口社会学特征

人口社会学特征包括老年人的姓名、性别、出生日期、民族、婚姻状况、职业、籍贯、文化程度、宗教信仰、经济状况、医疗费用的支付方式、家庭住址与联系方式、入院时间等。

(三) 健康史

健康史包括老年人过去、现在的健康状况以及老年综合征的病史。老年人的健康史跨越数十年,易出现回忆性偏倚,多渠道采集相关资料可确保健康史的全面性和准确性。询问健康史的过程中,护理人员一方面要启发老年人、主要照护者充分表述,另一方面还要根据个人的专业判断适时引导,识别具有高临床价值的反馈信息,判断老年人所反馈的症状、体征之间的相互作用,以及与既往健康问题的关联性。目前,很多医疗机构的信息系统都可以支持健康信息、既往病史查询的需要,有些建立合作关系的医疗机构之间还建立了数据互通无缝链接,这些对于全面掌握病人的健康史有很大的促进作用。

1. 现病史　目前有无急慢性疾病、疾病发生的时间、主要的症状有无加重、治疗情况及恢复程度、疾病的严重程度和对日常生活活动能力及社会活动的影响。

2. 既往史　既往疾病、手术、外伤史,食物、药物等过敏史,药物使用情况,参与日常生活活动和社会活动的能力。

3. 家族史 主要了解病人直系亲属的健康状况及患病情况,有无遗传性、传染性疾病。

二、体格检查

随着年龄的增长,老年人罹患各种慢性疾病的危险因素增加。在医疗机构中,为全面了解老年病人的健康状态,护理人员需要在病人首诊、入院、转科、班次交接等环节,对所负责的病人进行全面的体格检查。检查时,建议护理人员按要求协助老年人选择适宜的舒适体位,采用视诊、触诊、叩诊、听诊等方法,按照系统框架指引,依次对生命体征、头颈五官、胸部、腹部、泌尿生殖器、脊柱与四肢、神经系统、安全情况等进行全面评估,以了解其身体健康状况以及重要脏器疾病的相关高危因素。在长期照护机构、社区卫生服务中心和上门访视等场景下,护理人员也可按照系统框架指引,对所负责的老年人进行有侧重的检查。

(一)生命体征

1. 体温 老年人基础体温较成年人低,一天中体温不是固定不变的,一般活动、进食后体温会比基础体温偏高。70岁以上的病人感染常无发热的表现。如果午后体温比清晨高1℃以上,应视为发热。目前,一些具备条件的医疗机构安装了医用病人体温监护系统,可以24h持续监测住院病人的体温数据变化,并接入医院信息系统,既满足了体温数据采集需求,还可以通过曲线变化,帮助护理人员准确监测病人体温。

2. 脉搏 老年人的正常脉搏与年轻人都是60~100次/min,正常情况下脉搏与心率相等,由于老年人常患有心肺疾病、服用降压药等,都会影响心率。为老年人测量脉搏的时间每次不应少于30s,并且应注意脉搏的不规则性。

3. 呼吸 评估呼吸时应注意呼吸的型态、节律以及有无呼吸困难。老年人呼吸功能障碍,呼吸幅度小、力度低,对可能患有呼吸系统疾病的老年人进行查体时,很多情况下并不能发现如干、湿啰音等典型体征。老年人正常呼吸频率为16~25次/min,由于神经系统衰退,机体对疾病因素所导致的刺激不敏感,因此很多情况下,在明显的咳嗽、咳痰及胸痛等典型的呼吸系统疾病相关症状出现之前,可能首先出现呼吸频率异常,如老年人出现呼吸>25次/min,可能是下呼吸道感染、充血性心力衰竭或其他病变的信号。

4. 血压 血压异常在老年人群中集中表现为单纯收缩期高血压多见、脉压增大、血压波动大、易发生直立性低血压、餐后低血压多见、高血压晨峰现象明显、白大衣高血压多见、假性高血压多见、难治性高血压多见等特征。按照《中国高血压防治指南2018年修订版》,老年高血压的诊断标准为:年龄≥65岁,在未使用降压药物的情况下,非同日3次测量诊室血压,收缩压(SBP)≥140mmHg和/或舒张压(DBP)≥90mmHg。SBP≥140mmHg和DBP<90mmHg为单纯收缩期高血压。病人既往有高血压史,目前正在使用降压药物,血压虽然低于140/90mmHg,仍应诊断为高血压。老年人血压测量需注意以下问题:①病人取坐位测量,环境保持安静;②测量前需静坐至少5min;③首次测量建议测双侧上肢血压,评估时取数值较高一侧;④由于直立性低血压常见,因此初次测量血压和调整用药后,应注意站立时血压的测量;⑤老年人假性高血压常见,可采用Osler手法辅助测量;⑥由于老年人血压波动较大,有时需要多次测量不同时间段的血压方可诊断。

知 识 链 接

Osler 手法测量袖带血压

当袖带测压超过病人收缩压时,如能清楚扪到病人桡动脉或肱动脉,则为Osler手法阳性,反之为阴性。65% Osler手法阳性的病人袖带舒张压比动脉穿刺直接测压高10mmHg。在老年人中相当常见,且有随年龄增加而增加的趋势,Osler手法敏感性及特异性均较差。

5. 疼痛 疼痛被称为第五大生命体征,是老年人最常见且严重影响日常活动能力的主诉之一,持续性疼痛发病率随年龄稳步上升,成为长期失能最常见的原因。疼痛与其他4项生命体征不同的是,它不具备客观的评价依据,现有的词语描述、视觉模拟、数字评分、面部表情等疼痛强度评估工具都是单维度的;详尽的病史对于持续性疼痛评估至关重要,熟悉病人以及来自病人家人、朋友和照护者的反馈信息可以帮助评估疼痛对老年人生活的真实影响,并帮助制订合理的目标。护理人员应以整体的观点、选用合适的工具对疼痛病人进行个体化的评估,对疼痛的来源、程度、性质等方面做出综合的判断。

(二)头颈五官

1. 头面部

(1)头发:随着年龄的增长,头发变成灰白,发丝变细,头发稀疏,并有脱发。

(2)颜面皮肤:检查老年人颜面部皮肤的色泽、伤口、病变和水肿情况。随着年龄的增长,颜面部皮肤出现进行性衰老,属于正常的生理现象。但是,长期暴露于寒冷、风、污染的环境下,老年人颜面部可能出现光老化,表现为表皮出现不规则的增生、不均匀的色素改变,出现日光性黑子(俗称老年斑),发生皮肤肿瘤的概率增大,皮肤血管出现扩张等。另外,老年人出现颜面部明显的水肿,需要警惕心力衰竭、贫血、低蛋白血症、肾病、甲状腺功能亢进等问题。

(3)眼及视觉:生理性衰老包括眼窝内的脂肪组织减少,眼球凹陷;眼睑下垂;瞳孔直径缩小,对光反射变慢;泪腺分泌减少,易出现眼干;角膜周围有类脂性浸润,随着年龄的增加角膜上出现白灰色云翳;晶状体柔韧性变差,睫状肌肌力减弱,眼的调节能力逐渐下降,迅速调节远、近视力的功能下降,出现"老视眼",如果没有及时配戴正确的眼镜,也会引起视物模糊、视疲劳,严重者导致眼痛、头痛等症状。病理性的眼部疾病会导致视觉器官的损伤和功能丧失,白内障、青光眼及年龄相关的黄斑变性是老年人视力损伤最重要的原因。白内障是指由于晶状体混浊导致的视力下降、屈光改变、眩光、复视或多视、色觉改变,通过检查及时发现,并接受手术治疗,可以恢复。青光眼是由于眼压增高,超过视神经耐受的强度,引起眼胀、头痛、视物模糊,严重者伴有恶心、呕吐、视神经损害和视野缺损,通过检查发现问题后,合理用药和及时手术可以将眼压控制在"靶眼压"以下,显著延缓疾病进展。年龄相关性黄斑变性根据有无脉络膜新生血管形成,可分为干性和湿性两大类,需要通过眼底检查、光学相干断层扫描血管成像(OCT)和造影检查进行诊断。在老年人中,脑卒中导致的视力受损和视野缺损也很常见。通常卒中导致的视野缺损为正常视野的一半,会对老年人的日常活动产生影响。另外,根据病情需要,对于危重症老年人,有时需要检查瞳孔直接对光反射和间接对光反射。

(4)耳及听觉:外耳检查时可发现老年人的耳郭增大,皮肤弹性差,耳垢干燥。为使用助听器的老年人检查耳部时,应注意取下助听器。老年性聋、老年性耳鸣、老年性眩晕为常见的老年性耳科疾病,主要表现在随着年龄的增加听力逐渐减退,对高音量或噪声易产生焦虑,常有耳鸣,特别在安静的环境下明显。这些问题如果不加干预,会使老年人逐渐变得不愿意交流,甚至导致焦虑、抑郁、认知能力下降。老年性眩晕除了生理性衰老因素外,还有高血压、糖尿病、高脂血症、短暂性脑缺血发作等疾病因素,检查时注意与其他原因导致的眩晕区分。

(5)鼻腔及嗅觉:老年人鼻腔黏膜萎缩变薄,腺体功能减退,检查可发现鼻腔分泌物减少,更易干燥,罹患萎缩性鼻炎的概率比年轻人更高。老年人血管硬化、弹性差、毛细血管脆性增大,检查鼻腔也可看到毛细血管易破裂,诱发鼻腔出血。嗅觉减退也是老年人帕金森病常见的症状,该症状早于静止性震颤、动作迟缓、肌肉强直等帕金森病常见症状3~7年出现。护理人员对老年人进行嗅觉检查一般采用简易法,可用醋、酒精、香精等含不同的气味的液体做检查,并以水为对照。嗅阈检查、嗅觉诱发电位检查、功能性磁共振检查等专业的检查需要专科医师实施。

(6)口腔及味觉:由于毛细血管血流减少,老年人唇周失去红色,口腔黏膜及牙龈显得苍白;唾液分泌减少,口腔黏膜干燥;味蕾的退化和唾液的减少使味觉减退。由于长期的损害、外伤、治疗性调整和老化的影响,老年人多有牙齿颜色发黄、变黑,以及牙齿缺失,常有义齿。评估口腔时,应检查有无出血或肿胀的牙龈、松动和断裂的牙齿、经久不愈的黏膜白斑等。对于出现味觉退化的老年人,护理人员应告知不可为了强调口感,食用过咸、过辣的食物。

2. **颈部**　颈部结构与成年人相似,无明显改变。脑膜受刺激、痴呆、脑血管病、颈椎病、颈部肌肉损伤和帕金森病的病人,可有颈强直的体征。根据老年病人的病情需要,有时需要触诊颈动脉搏动情况。

（三）胸部

1. **乳房**　随年龄的增长,女性乳腺组织减少,乳房变得平坦。检查时发现乳房肿块、乳房皮肤异常、乳头溢液、乳头和乳晕异常导致乳头回缩,要高度疑为癌症。男性如有乳房发育,常常由于体内激素改变或药物的副作用。

2. **胸、肺部**　视诊、听诊及叩诊过程同成年人体检。老年人尤其是患有慢性支气管炎者,常呈桶状胸改变。由于生理无效腔增多,胸部叩诊多为过清音。胸部检查发现与老化相关的体征有胸腔前后径增大、胸廓横径缩小、胸腔扩张受限和呼吸音强度减弱。

3. **心前区**　老年人因驼背或脊柱侧弯引起心脏下移,可使心尖冲动出现在锁骨中线旁。胸廓坚硬,使心尖冲动幅度减小。听诊第一及第二心音减弱,心室顺应性减低可闻及第四心音。静息时心率变慢。主动脉瓣、二尖瓣的钙化、纤维化,脂质堆积,导致瓣膜僵硬和关闭不全,听诊时可闻及异常的舒张期杂音,并可传播到颈动脉。

（四）腹部

老年肥胖常常会掩盖一些腹部体征;而消瘦者则因腹壁变薄松弛,腹膜炎时也不易产生腹肌紧张,但肠梗阻时则很快出现腹部膨胀。由于肺扩张,使膈肌下降致肋缘下可触及肝脏。随着年龄的增大,膀胱容量减少,很难触诊到充盈的膀胱。老年人腹部听诊可闻及肠鸣音减少。

（五）泌尿生殖器

老年女性由于雌激素缺乏使外阴发生变化:阴毛稀疏,呈灰色;阴唇皱褶增多,阴蒂变小;阴道变窄,阴道壁干燥苍白,皱褶不明显;子宫颈变短,子宫及卵巢缩小。

老年男性外生殖器改变与激素水平降低相关,表现为阴毛变稀及变灰,阴茎、睾丸变小,双侧阴囊变得无皱褶。此外,随着年龄的增长,老年男性前列腺逐渐发生组织增生,增生的组织引起排尿阻力增大,导致后尿道梗阻,出现排尿困难。

对老年人排尿进行评估时,应注意了解排尿的次数、尿量、尿液性状以及有无尿潴留、尿失禁等异常排尿情况。根据老年病人的病情需要,可以采用排尿后留置尿管测量膀胱残余尿。

（六）脊柱与四肢

老年人肌张力下降、腰脊变平,导致颈部脊柱和头部前倾。椎间盘退行性改变可使脊柱后凸。由于关节炎及类似的损害,致使部分关节活动范围受限。评估四肢时,应检查各关节及其活动范围、动脉搏动情况,注意有无疼痛、肿胀、畸形以及运动障碍等情况。如出现下肢皮肤溃疡、足冷痛、坏疽以及脚趾循环不良,常提示下肢动脉供血不足。

（七）神经系统

随着年龄的增长,神经的传导速度变慢、对刺激反应的时间延长,因此老年人精神活动能力可出现不同程度的下降,如记忆力减退,易疲劳、注意力不易集中、反应变慢、平衡能力降低、动作不协调、生理睡眠缩短。

三、功能状态的评估

功能状态主要是指老年人处理日常生活的能力和肢体运动功能状态,其完好与否影响着老年人的生活质量。护理人员定期对老年人的功能状态进行客观评估,是老年护理的良好开端,对维持和促进老年人独立生活能力、提高其生活质量,具有重要的指导作用。老年人的功能状态受年龄、视力、躯体疾病、运动功能、情绪等因素的影响,评估时要结合其身体健康、心理健康及社会健康状态进行全面衡量和考虑。

(一) 日常生活活动能力

1. 评估内容

(1) 日常生活能力(activities of daily living, ADL):老年人最基本的自理能力,是老年人自我照顾、从事每天必需的日常生活的能力,如衣(穿脱衣、鞋、帽,修饰打扮)、食(进餐)、行(行走、变换体位、上下楼)、个人卫生(洗漱、沐浴、如厕、控制大小便)。这一层次的功能受限,将影响老年人基本生活需要的满足。

(2) 功能性日常生活能力(instrumental activities of daily living, IADL):老年人在家中或寓所内进行自我护理活动的能力,包括购物、家庭清洁和整理、使用电话、付账单、做饭、洗衣、旅游等,这一层次的功能提示老年人是否能独立生活并具备良好的日常生活功能。

(3) 高级日常生活能力(advanced activities of daily living, AADL):反映老年人的智能能动性和社会角色功能,包括主动参加社交、娱乐、职业活动等。随着老年期生理变化及疾病的困扰,这种能力可能会逐渐丧失。例如,股骨颈骨折使一位经常参加各种社交和娱乐活动的老年人失去了参与这些活动的能力,这将使这位老年人的整体健康受到明显影响。高级日常生活能力的缺失,要比日常生活能力和功能性日常生活能力的缺失出现得早,一旦出现,就预示着更严重的功能下降。因此如果发现老年人有高级日常生活能力的下降,就需要及时做进一步的功能性评估,包括日常生活能力和功能性日常生活能力的评估。

2. 评估工具 在医院、社区、康复中心等开展老年护理时,有多种标准化的评估量表可供护理人员使用(表 3-1)。使用较为广泛的工具包括 Katz ADL 量表、Barthel 量表和 Lawton IADL 量表。

表 3-1 评估日常生活能力常用的量表

量表	功能
Katz ADL 量表	基本自理能力
Barthel 量表	自理能力和行走能力
Kenny 自护量表	自理能力和行走能力
IADL 量表	烹饪、购物、家务等复杂活动
Lawton IADL 量表	IADL 能力

(1) Katz 日常生活功能指数评价量表:Katz 等设计制订的语义评定量表,可用于测量评价慢性疾病的严重程度及治疗效果,也可用于预测某些疾病的发展(附表 1)。

1) 量表的结构和内容:此量表将 ADL 功能分为 6 个方面,即进食、更衣、沐浴、移动、如厕和控制大小便,以决定各项功能完成的独立程度。

2) 评定方法:通过与被测者、照顾者交谈或被测者自填问卷,确定各项评分,计算总分值。

3) 结果解释:总分值的范围是 0~12,分值越高,提示被测者的日常生活能力越高。

(2) Barthel 指数评定量表:Barthel 指数评定量表是 1965 年由美国人 Dorother Barthel 及 Floorence Mahney 设计并制订的(附表 2)。该量表评定简单、可信度、灵敏度高、应用广泛,2013 年被国家卫生行业标准《护理分级》(WS/T 431-2013)收录,推荐应用于医疗机构住院病人的病情和自理能力分级(表 3-2)。同时,2013 年该量表也被国家民政行业标准《老年人能力评估》(MZ/T 001-2013)收录,推荐应用于接受养老服务的老年人能力评估(表 3-3)。

1) 量表的结构和内容:此量表将自理能力分为 10 个方面,即进食、洗澡、修饰、穿衣、控制大便、控制小便、如厕、床椅转移、平地行走、上下楼梯。

2) 评定方法:通过与被测者、照顾者交谈或被测者自填问卷,确定各项评分,计算总分值。

3) 结果解释:总分值的范围是 0~100,分值越高,提示被测者的自理能力越高。

Note:

表 3-2 自理能力分级

自理能力等级	等级划分标准	需要照护程度
重度依赖	总分≤40 分	全部需要他人照护
中度依赖	总分 41~60 分	大部分需他人照护
轻度依赖	总分 61~99 分	少部分需他人照护
无需依赖	总分 100 分	无需他人照护

表 3-3 日常生活活动分级

分级	分级名称	分级标准
0	能力完好	总分为 100 分
1	轻度受损	总分为 65~95 分
2	中度受损	总分为 45~60 分
3	重度受损	总分为≤40 分

(3) Lawton 功能性日常生活能力量表:由美国的 Lawton 等设计制订,主要用于评定被测试者的功能性日常生活能力。

1) 量表的结构和内容:此量表将 IADL 功能分为 7 个方面(附表 3)。

2) 评定方法:通过与被测者、照顾者等知情人的交谈或被测者自填问卷,确定各项评分,计算总分值。

3) 结果解释:总分值的范围是 0~14,分值越高,提示被测者功能性日常生活能力越高。

(二) 肢体运动功能状态

1. 评估内容

(1) 肌力:随着年龄增加,老年增龄性的骨骼肌丢失是导致老年人跌倒的主要原因,准确地评估老年人肌肉功能,对于减少跌倒,降低骨折风险至关重要。肌力是肌肉收缩时产生的最大力量。目前肌力评定按照是否使用器械分为徒手肌力评定与器械肌力评定,按照肌肉收缩类型可分为等长肌力评定、等张肌力评定与等速肌力评定(表 3-4)。

表 3-4 肌肉收缩运动形式区别

项目	等长运动	等张运动
肌肉长度	不发生变化	肌肉变长或缩短
肌肉张力	加强	不变
关节运动	无	有
适用情况	骨折后石膏固定、疼痛、肿胀	主动运动、抗阻运动
测定方法	肌肉全力收缩并维持数秒	肌肉反复收缩、放松

国际上普遍应用的肌力分级方法是 6 级(0~5 级)(表 3-5),由美国哈佛大学矫形外科学教授 Robert Lovett 于 1916 年提出。之后,在此基础上改良的肌力分级,多应用于康复科医师的专科评估。

表 3-5 肌力分级标准

分级	标准
5 级	能抗重力及最大阻力,完成全关节活动范围的运动
4 级	能抗重力及轻度阻力,完成全关节活动范围的运动
3 级	不施加阻力,能抗肢体重力,完成全关节活动范围的运动
2 级	解除重力的影响,完成全关节活动范围的运动
1 级	可触及肌肉的收缩,但不能引起关节的活动
0 级	不能触及肌肉的收缩

Note:

（2）关节活动度：老年人肌力下降的同时，骨质和关节软骨会有一些退化，都会造成不同程度的关节功能退化、障碍甚至功能丧失。为了更好地了解老年人的关节活动范围，制订合理的康复训练计划，护理人员有时需要对老年人进行关节活动度评定。

关节活动度测量是对关节活动幅度的大小进行测量：①主动活动，不须借助外力，仅由被测者本身的肌肉运动所完成的动作；②被动活动，所测关节周围的肌肉无主动收缩能力，全依靠外力才能活动的关节动作；③关节活动轴，身体某部位的关节在屈伸、外展、内收或旋转等时，所围绕的关节轴线。关节活动度的测量一般采用目测或量角器测量，可用于评估老年人关节受损后丧失活动功能的程度及关节活动功能恢复程度。测量时，被测者的身体姿势可分坐位、立位、俯卧位、仰卧位、足侧位等。

（3）平衡与步态：平衡能力是人体保持姿势与体位、完成各项日常活动的基本保证，也是老年人的一项重要健康指标。平衡能力障碍和步态异常是老年人跌倒的主要因素，对老年人进行平衡能力及步态评估，并进行针对性的训练对预防跌倒十分重要。平衡功能与步态评估的方法包括观察法、量表测试法、平衡仪测试法。

2. 评估工具 量表评估法在平衡与步态的评估中应用广泛（表 3-6），常用的评估工具有 Berg 平衡量表（Berg balance scale，BBS）、计时"起立 - 行走"测试（the timed up-and-go，TUG）和简易平衡评定系统测试（mini-balance evaluation systems test，Mini-BES Test）量表。

表3-6 评估平衡与步态常用的量表

量表	功能
Berg 平衡量表	坐轮椅、辅助步行和独立行走三种状态下的平衡能力
计时"起立 - 行走"测试	前、后两个方向上的功能性步行能力
简易平衡评定系统测试	转移、行走、支撑面变化、跨越障碍物、外力作用或双任务时的动态平衡能力

四、营养状态的评估

身高、体重是病人入院评估的常规项目，其中体重变化是比较直观地反映老年人营养状态的指标，可以通过对活动量、饮食状况、体重的评估，判断老年人的营养状态。

体重指数（BMI）是国际上常用的衡量人体肥胖程度和是否健康的重要标准，BMI= 体重 / 身高的平方（国际单位 kg/m²），老年人正常 BMI 范围为 20.0~26.9kg/m²。

根据营养风险筛查表 2002（nutrition risk screening 2002，NRS-2002）中对营养状态受损的评估（表3-7）：3 个月内体重丢失 >5%，食物摄入为正常需要量的 50%~75%，则认为是轻度营养受损；2 个月内

表3-7 营养风险筛查表 2002（NRS-2002）

营养状况指标	分数
正常营养状态，BMI≥18.5kg/m²，近 1~3 个月体重无变化，近 1 周摄食无改变（与需要量相比）	0
3 个月内体重减轻 >5% 或 近 1 周来进食量（与需要量相比）减少 20%~50%	1
2 个月内体重减轻 >5% 或 近 1 周来进食量（与需要量相比）减少 50%~75%	2
BMI<18.5kg/m² 且一般情况差或 1 个月内体重减轻 >5% 或 3 个月内减轻 >15% 或 近 1 周来进食量（与需要量相比）减少 70%~100%	3

Note:

体重丢失 >5%,食物摄入为正常需要量的 25%~50%,BMI<20.5kg/m^2,则认为是中度营养受损;1 个月内体重丢失 >5%,前一周食物摄入为正常需要量的 25% 以下,BMI<18.5kg/m^2,则认为是重度营养受损。另外,营养不良的老年人,还会有皮肤变薄、干枯,皮脂腺分泌减少,罹患老年性糠疹、皮肤角化症、皮肤瘙痒症等老年性皮肤病的发病率也明显升高;严重者,由于体内蛋白降低,会出现双下肢水肿乃至全身水肿的情况。

五、感知觉的评估

随着年龄增加,老年人生理器官功能退化导致感知觉退化。这种变化是个渐进的适应过程,护理人员可以通过评估,帮助老年人掌握个人感知觉变化的规律和特点,并采取积极的训练,延缓退化的进程。病理性原因导致的感知觉变化,通过评估,可以及时发现影响老年人日常生活的风险和隐患,将变化带来的影响降到最低。

感觉是感受器及对应神经系统对内外刺激的接受和表征过程,反映的是事物的个别属性;知觉是选择感官信息的组织和解释的过程,反映了事物的总体特征。从理论上说,尽管感觉和知觉有区别,但在日常活动中,感觉和知觉是一个统一的过程,不存在没有感觉的知觉,也不存在没有知觉的感觉,所以两者通常合称为感知觉。感知觉分为简单感知觉和复杂感知觉,常见的简单感知觉包括视觉、听觉、嗅觉、味觉、触觉,复杂感知觉包括时间知觉、空间知觉和运动知觉。其中,简单感知觉和复杂感知觉中的运动知觉评估可以分别在体格检查、功能状态评估中开展,也可根据老年人的病情和综合情况单独开展。复杂感知觉中的时间知觉、空间知觉评估属于认知功能的一部分,对于认知功能损害的老年人,建议将时间知觉、空间知觉的评估纳入认知功能评估中开展。

六、辅助检查

老年人机体形态和功能的一系列进行性、退行性改变,可不同程度影响辅助检查的结果,对此护理人员应予以正确的解读和分析。

(一) 常规检查

1. **血常规** 血常规检查值异常在老年人中十分常见,一般以红细胞计数小于 3.5×10^{12}/L,血红蛋白水平小于 110g/L,血细胞比容小于 0.35,作为老年人贫血的标准,但贫血并非老年期正常生理变化,因而需要进行全面系统的评估和检查。多数学者认为白细胞、血小板计数无增龄性变化。白细胞计数的参考值为 $(3.0~8.9) \times 10^9$/L。在白细胞分类中,T 淋巴细胞减少,B 淋巴细胞则无增龄性变化。

2. **尿常规** 老年人尿蛋白、尿胆原与成年人之间无明显差异。老年人肾排糖阈值升高,可出现血糖升高而尿糖阴性的现象。老年人对尿路感染的防御功能随年龄增长而降低,其尿沉渣中的白细胞大于 20 个 / 高倍视野(HP)才有病理意义。老年人中段尿培养污染率高,可靠性较低,老年男性中段尿培养菌落计数≥10^3/mL、女性≥10^4/mL 为判断真性菌尿的界限。

3. **红细胞沉降率(血沉)** 在健康老年人中,血沉变化范围很大。一般血沉在 30~40mm/h 无病理意义;如血沉超过 65mm/h,应考虑感染、肿瘤及结缔组织病。

(二) 生化与功能检查

1. **血糖** 老年人的血糖标准与正常成年人一致,但是已诊断为糖尿病的老年人,在控制的过程中可以适当放宽,这是由于低血糖比高血糖对老年人的伤害更大,这在高龄老年人中要更为注意。一般来说,罹患糖尿病的老年人,空腹血糖 7~8mmol/L 可视为正常,餐后 2h 血糖一般控制在 8~9mmol/L 可视为正常。

2. **血脂** 血脂检查中最关键的指标包括总胆固醇、低密度脂蛋白胆固醇、高密度脂蛋白胆固醇、甘油三酯、脂蛋白等。其中低密度脂蛋白胆固醇,目前认为具有致动脉粥样硬化发生的作用,也是血脂异常治疗的关键。除了实验室检查指标,血脂异常的老年人还会出现眼睑部位脂质沉积、胸闷、胸痛、头晕、跛行等症状。

3. 肝功能 肝功能检查指标主要反映肝脏、胆汁排泄、分泌及解毒功能,包括总胆红素、直接胆红素、间接胆红素、总胆酸、血氨等;反映肝脏凝血功能的指标包括总蛋白、白蛋白、前白蛋白、胆碱酯酶、凝血酶原时间等。由于罹患多种疾病,老年人治疗用药的种类会相应增加,多重用药会导致肝功能的异常。所以,评估老年人的肝功能,还要提醒老年人注意定期复查肝功能。

4. 肾功能 肾功能检查包括多个功能指标检测:血液尿素氮、血清肌酐、血尿酸的水平及内生肌酐清除率反映肾小球功能;尿液中 β_2 微球蛋白、尿 α_1 微球蛋白、尿 N-乙酰-β 氨基葡萄糖苷(NAG)酶的水平、尿比重、尿浓缩稀释功能等反映肾小管功能;尿 pH、酸负荷试验反映肾脏酸化功能;血液中的促红细胞生成素、血肾素水平反映肾脏内分泌功能。除了多重用药影响老年人的肾功能,老年人的肾脏组织结构、全身血流动力学及内分泌也会发生生理性的衰退,表现为夜尿增多,严重者可能出现水肿、蛋白尿、高钾血症等。

老年人生化与功能检查中常见的生理变化见表 3-8。

表 3-8　老年人生化与功能检查中常见的生理变化

检验内容	成人正常值范围	老年期生理变化
空腹静脉血糖	3.9~6.1mmol/L	轻度升高
肌酐清除率	80~100mL/min	降低
血尿酸	120~240μmol/L	轻度升高
乳酸脱氢酶	50~150U/L	轻度升高
碱性磷酸酶	20~110U/L	轻度升高
血清总蛋白	60~80g/L	轻度升高
总胆固醇	2.8~6.0mmol/L	60~70 岁达高峰,随后逐渐降低
低密度脂蛋白	<3.1mmol/L	60~70 岁达高峰,随后逐渐降低
高密度脂蛋白	1.1~1.7mmol/L	60 岁后稍升高,70 岁后开始降低
甘油三酯	0.23~1.24mmol/L	轻度升高
甲状腺激素 T_3	1.08~3.08nmol/L	降低
甲状腺激素 T_4	63.2~157.4nmol/L	降低
促甲状腺素	(2.21 ± 1.1)mIU/L	轻度升高或无变化

(三)肿瘤标志物

肿瘤标志物在肿瘤发生和增殖过程中,由肿瘤细胞生物合成、释放或宿主对癌类反应性的一类物质,可利用化学、免疫和分子生物学等技术对血液或分泌物进行定性或定量检测。老年人是发生恶性肿瘤的主要人群,近年来,随着群众健康意识的增强,肿瘤标志物被广泛应用于恶性肿瘤的早筛早诊。

常见的肿瘤标志物可分为三类。第一类是特异性较高的肿瘤标志物,如甲胎蛋白(AFP)针对肝癌,前列腺特异抗原(PSA)针对前列腺癌,癌抗原 12-5(CA12-5)针对卵巢癌;第二类是相对特异性的肿瘤标志物,鳞状细胞癌抗原(SCCA)针对肺鳞癌,糖类抗原 19-9(CA19-9)针对消化道肿瘤,癌抗原 15-3(CA15-3)针对早期乳腺癌,人绒毛膜促性腺激素(HCG)针对子宫肿瘤;第三类是特异性较低的肿瘤标志物,癌胚抗原(CEA)在直肠癌、结肠癌、胃癌、胰腺癌、肺癌、乳腺癌等病人体内都有可能异常升高。护理人员在面对接受体检的老年人或对社区老年人开展健康管理时,应熟悉老年人常见的肿瘤标志物类别,并给予指导。

(四)心电图检查

心电图检查是临床上常见的心血管疾病无创性诊断方法,有利于及时发现老年人无症状的心肌缺血、心肌梗死等病变。随着年龄的增长,老年人的心电图常有非特异性改变,如 P 波轻度低平、PR

间期延长、T 波变平、ST 段非特异性改变等。

(五)影像学及内镜检查

影像学检查已广泛应用于老年疾病的诊治,如 CT、磁共振成像对急性脑血管病、颅内肿瘤的诊断有很大价值。内镜检查对老年人胃肠道肿瘤、消化性溃疡以及呼吸、泌尿系统的诊断,具有重要意义。

(孙 超)

第四节 老年人精神与心理健康评估

老年人面临着退休、丧偶、身体功能退化等问题,这些改变可能给老年人的心理造成很大的压力,容易引起精神和心理方面的问题。老年人的精神心理状况直接影响其身体健康和社会功能状态,是实现健康老龄化不可缺少的维度之一。老年人的精神心理状况常从认知功能、情绪和情感等方面进行评估。

一、认知功能的评估

认知是个体推测和判断客观事物的思维过程,通过个体的行为和语言表达出来,反映了个体的思维能力。认知功能的评估包括个体的感知觉、记忆、理解判断、思维能力、语言能力、注意力及定向力等方面。老年人的认知功能障碍程度从轻度认知功能障碍(mild cognitive impairment,MCI)到痴呆不等。在已经确定的认知功能障碍的筛选测试中,对老年人的测试最普及的是简易智力状态检查(mini-mental state examination,MMSE)、画钟试验(clock drawing task,CDT)、简易认知评估工具(Mini-Cog)、简易操作智力状态问卷(short portable mental status questionnaire,SPMSQ)。

(一)简易智力状态检查

1975 年由 Folstein 编制,主要用于筛查有认知缺损的老年人,适合于社区老年人群调查(附表 4)。

1. 量表结构和内容 该量表共 19 项,30 个小项,评估范围包括 11 个方面(表 3-9)。

表 3-9 简易智力状态检查评估的范围

评估范围	项目	评估范围	项目
1. 时间定向	1,2,3,4,5	7. 重复能力	15
2. 地点定向	6,7,8,9,10	8. 阅读理解	16
3. 语言即刻记忆	11(分 3 小项)	9. 语言理解	17(分 3 小项)
4. 注意和计算能力	12(分 5 小项)	10. 语言表达	18
5. 短期记忆	13(分 3 小项)	11. 绘图	19
6. 物品命名	14(分 2 小项)		

2. 评定方法 评定时,向被试者直接询问,被试者回答或操作正确记"1",错误记"5",拒绝或说不会做记"9"和"7"。全部答对总分为 30 分。

3. 结果解释 简易智力状态检查的主要统计量是所有记"1"的项目(和小项)的总和,即回答或操作准确的项目和小项数,称为该检查的总分,范围是 0~30 分。分界值与受教育程度有关,未受教育文盲组 17 分,教育年限≤6 年组 20 分,教育年限大于 6 年组 24 分,若测量结果低于分界值,可认为被测量者有认知功能缺损。

(二)画钟试验

画钟试验(clock drawing task,CDT)是一种早期筛查认知障碍的神经心理学工具,徒手画钟表是一项复杂的活动,除了空间构造技巧外,涉及记忆、注意、抽象思维、设计、布局安排、数字、计算、时间和空间定向概念等多种认知功能。因此,该工具既能全面反映老年人的认知功能,又简单易行、准确性高,且不受文化程度高低的影响。

1. 试验方法　要求老年人画一个表盘,并把表示时间的数字写在正确的位置,待老年人画完圆并填完数字后,再让老年人画上时针和分针,把时间指到 11 时 10 分。

2. 结果解释　CDT 的计分方法有很多种:四分法、六分法、七分法、十分法、二十分法等,其中最常用的最简便的是四分法:画出封闭的圆,1 分;将数字安放在正确的位置,1 分;表盘上包括全部 12 个正确的数字,1 分;将指针安放在正确位置,1 分。

（三）简易认知评估工具

只需要一个专业医护人员来完成,用时 3min,在对普通老年人的测验中,Mini-Cog 的敏感度是 76%~99%,特异度 89%~96%,较不容易受教育和语言的影响,与 MMSE 相比,Mini-Cog 对非英语和高中以下的人群也具有很高的敏感度和特异度。

1. 量表结构和内容　由 CDT 和 3 个回忆条目组合而成,用于弥补 CDT 在筛查认知障碍时敏感性和预测稳定性的不足,用于区分痴呆和非痴呆人群。

2. 评定方法　先让受试老年人听 3 个不相关名词,如"我说三样东西:苹果、手表、国旗,请重复一遍并记住,一会儿问您"。1min 后回忆复述,答对一个词给 1 分。

然后做画钟试验,要求受试老年人画一个带有所有时间数字的钟面,然后用箭头标出一个具体时间。表盘标注正确得 2 分,有一处不正确得 0 分,总分 5 分。

3. 结果解释　得分 0~2 分为试验阳性,3~5 分为试验阴性。

（四）简易操作智力状态问卷

由 Pfeiffer 于 1975 年编制,适用于评定老年人认知状态的前后比较。

1. 问卷的结构与内容　问卷评估包括定向、短期记忆、长期记忆和注意力 4 个方面的 10 项内容,如,"今天是星期几?""今天是几号?""你在哪里出生?""你家的电话号码是多少?""你今年多少岁?""你的家庭住址?"由被测试者进行 20 减 3、再减 3,直至减完的计算。

2. 评定方法　评定时,向被试者直接询问,被试者回答或操作正确记"1"。

3. 结果解释　问卷满分 10 分,评估时需要结合被测试者的教育背景做出判断。错 2~3 项者,表示认知功能完整;错 3~4 项者,为轻度认知功能损害;错 5~7 项者,为中度认知功能损害;错 8~10 项者,为重度认知功能损害。受过初等教育的老年人允许错一项以上,受过高等教育的老年人只能错一项。

二、情绪与情感的评估

老年人的情绪纷繁复杂,焦虑和抑郁是最常见也是最需要进行干预的情绪障碍。

（一）焦虑

焦虑（anxiety）是个体感受到威胁时的一种紧张的、不愉快的情绪状态,表现为紧张、不安、急躁、失眠等,但无法说出明确的焦虑对象。常用的评估方法有以下三种:

1. 访谈与观察　询问、观察老年人有无焦虑的症状。

2. 心理测试　可用于老年人焦虑评估的常用量表见表 3-10,其中使用较多的为汉密尔顿焦虑量表、状态 - 特质焦虑问卷。

表 3-10　评估焦虑的量表

量表	功能
汉密尔顿焦虑量表	焦虑状态
状态 - 特质焦虑问卷	焦虑状态
Zung 焦虑自评量表	焦虑状态
贝克焦虑量表	焦虑状态

Note:

（1）汉密尔顿焦虑量表（Hamilton anxiety scale，HAMA）：由 Hamilton 于 1959 年编制，是广泛用于评定焦虑严重程度的他评量表。

1）量表的结构和内容：该量表包括 14 个条目（表 3-11），分为精神性和躯体性两大类，各由 7 个条目组成。前者为 1~6 项，第 14 项；后者为 7~13 项。

2）评定方法：采用 0~4 分的 5 级评分法。各级评分标准：0= 无症状；1= 轻度；2= 中等，有肯定的症状、但不影响生活与劳动；3= 重度，症状重、需进行处理或影响生活和劳动；4= 极重，症状极重、严重影响生活。由经过训练的两名专业人员对被测者进行联合检查，然后各自独立评分。除第 14 项需结合观察外，所有项目均根据被测者的口头叙述进行评分。

3）结果解释：总分超过 29 分，提示可能为严重焦虑；超过 21 分，提示有明显焦虑；超过 14 分，提示有肯定的焦虑；超过 7 分，可能有焦虑；小于 7 分，提示没有焦虑。

（2）状态 - 特质焦虑问卷（state-trait inventory，STAI）：由 Spieberger 等编制的自我评价问卷，能直观地反映被测者的主观感受（附表 5）。Cattell 和 Spieberger 提出状态焦虑和特质焦虑的概念，前者描述一种不愉快的情绪体验，如紧张、恐惧、忧虑和神经质，伴有自主神经系统的功能亢进，一般为短暂性的；而后者用来描述相对稳定的，作为一种人格特质且具有个体差异的焦虑倾向。

1）量表的结构和内容：该量表包括 40 个条目，第 1~20 项为状态焦虑量表，21~40 项为特质焦虑量表。

2）评定方法：每一项进行 1~4 级评分。由受试者根据自己的体验选择最合适的分值。凡正性情绪项目均为反序计分，分别计算状态焦虑量表与特质焦虑量表的累加分，最小值 20 分，最大值 80 分。

3）结果解释：状态焦虑量表与特质焦虑量表的累加分，反映状态或特质焦虑的程度。分值越高，说明焦虑程度越严重。

3. 焦虑可视化标尺技术　请被评估者在可视化标尺相应位点上标明其焦虑程度（图 3-1）。

表 3-11　汉密尔顿焦虑量表（HAMA 量表）的内容

项目	主要表现
焦虑心境	担心、担忧，感到最坏的事情将要发生，容易激惹
紧张	紧张感、易疲劳、不能放松，情绪反应，易哭、颤抖、感到不安
害怕	害怕黑暗、陌生人、一人独处、动物、乘车或旅游、公共场合
失眠	难以入睡、易醒、睡眠浅、多梦、夜惊、醒后感觉疲倦
认知功能	注意力不能集中、注意障碍、记忆力差
抑郁心境	丧失兴趣、抑郁、对以往爱好缺乏快感
躯体性焦虑（肌肉系统）	肌肉酸痛、活动不灵活、肌肉和肢体抽动、牙齿打战、声音发抖
躯体性焦虑（感觉系统）	视物模糊、发冷发热、软弱无力感、浑身刺痛
心血管系统症状	心动过速、心悸、胸痛、血管跳动感、昏倒感、心搏脱漏
呼吸系统症状	胸闷、窒息感、叹息、呼吸困难
胃肠道症状	吞咽困难、嗳气、消化不良（进食后腹痛、腹胀、恶心、胃部饱感）、肠动感、肠鸣、腹泻、体重减轻、便秘
生殖泌尿系统症状	尿频、尿急、停经、性冷淡、早泄、阳痿
自主神经系统症状	口干、潮红、苍白、易出汗、紧张性头痛、毛发竖起
会谈时行为表现	①一般表现：紧张、不能松弛、忐忑不安、咬手指、紧握拳、面肌抽动、手发抖、皱眉、表情僵硬、肌张力高、叹息样呼吸、面色苍白 ②生理表现：吞咽、呃逆、安静时心率快、呼吸快、腱反射亢进、震颤、瞳孔放大、眼睑跳动、易出汗、眼球突出

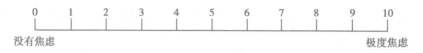

图 3-1　焦虑可视化标尺

（二）抑郁

抑郁（depression）是个体失去某种其重视或追求的东西时产生的情绪状态,其特征是情绪低落,甚至出现失眠、悲哀、自责、性欲减退等表现,多数老年抑郁病人存在失眠、早醒、疲乏、头晕、心悸、腹痛、全身不适等各种躯体症状。常用的评估方法有以下三种:

1. 访谈与观察　通过询问、观察,综合判断老年人有无抑郁情绪存在。

2. 心理测试　可用于老年人抑郁评估的量表见表 3-12,其中汉密尔顿抑郁量表、老年抑郁量表是临床上应用简便并且已被广泛接受的量表。

（1）汉密尔顿抑郁量表（Hamilton depression scale,HAMD）:由 Hamilton 于 1960 年编制,是临床上评定抑郁状态时应用最普遍的量表(附表 6)。

1）量表的结构和内容:汉密尔顿抑郁量表经多次修订,版本有 17、21 和 24 项三种。本书所列为 24 项版本。

2）评定方法:所有问题指被测者近几天或近一周的情况。大部分项目采用 0~4 分的 5 级评分法。各级评分标准:0= 无,1= 轻度,2= 中度,3= 重度,4= 极重度。少数项目采用 0~2 分的 3 级评分法,其评分标准:0= 无,1= 轻 ~ 中度,2= 重度。由经过训练的两名专业人员对被测者进行联合检查,然后各自独立评分。

3）结果解释:总分能较好地反映疾病的严重程度,即病情越重,总分越高。按照 Davis JM 的划界分,总分超过 35 分,可能为严重抑郁;超过 20 分,可能是轻或中等度的抑郁;如小于 8 分,则无抑郁症状。

（2）老年抑郁量表（the geriatric depression scale,GDS）:由 Brink 等于 1982 年创制,是作为专用老年人的抑郁筛查表(附表 7)。

1）量表的结构和内容:该量表共 30 个条目。包含以下症状:情绪低落、活动减少、易激惹、退缩痛苦的想法、对过去、现在与将来的消极评分。

2）评定方法:每个条目要求被测者回答"是"或"否",其中第 1、5、7、9、15、19、21、27、29、30 条用反序计分(回答"否"表示抑郁存在)。每项表示抑郁的回答得 1 分。

3）结果解释:该表可用于筛查老年抑郁症,但其临界值仍然存在疑问。用于一般筛查目的时建议采用:总分 0~10 分,正常;11~20 分,轻度抑郁;21~30 分,中重度抑郁。

表 3-12　评估抑郁的量表

量表	功能
汉密尔顿抑郁量表	抑郁状态
老年抑郁量表	抑郁状态
流调中心用抑郁量表	抑郁状态
Zung 抑郁自评量表	抑郁状态
Beck 抑郁量表	抑郁状态
病人健康问卷抑郁量表	抑郁状态

Note:

3. 抑郁可视化标尺技术　请被评估者在抑郁可视化标尺相应位点上标明其抑郁程度(图 3-2)。

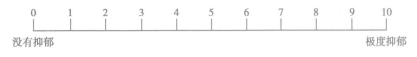

图 3-2　抑郁可视化标尺

（孙　超）

第五节　常见老年综合征评估

一、跌倒的评估

（一）基本概念

跌倒（fall）是指突发、不自主的、非故意的体位改变，倒在地上或更低的平面上，但不包括由于瘫痪、癫痫发作或外界暴力作用引起的摔倒。按照国际疾病分类（ICD-10）对跌倒的分类，跌倒包括以下两类：①从一个平面至另一个平面的跌落；②同一平面的跌倒。跌倒是老年人常见的健康问题，也是一种常见的老年综合征。目前，世界上很多国家已经或正在把住院病人跌倒发生率作为临床护理质量控制的一项指标。

（二）评估实施

造成老年人跌倒的因素很多，除了生理功能减退、平衡能力降低、视听觉及本体感觉下降，疾病和药物因素都会导致老年人发生跌倒。另外，在医疗机构中，面对陌生的环境，老年人对危险因素的感知能力降低，也会增加跌倒的机会。针对跌倒的评估包括既往病史评估、躯体功能评估、环境评估和心理评估。

1. 病史评估　既往病史是评估老年人跌倒风险的重要部分，可以在评估病史时完成跌倒相关的病史评估，也可以作为独立的项目完成。跌倒病史包括跌倒史（有无跌倒史，跌倒发生的时间、地点和环境状况，跌倒时的症状、跌倒损伤情况以及其他后果，有无害怕跌倒的心理）、疾病史（尤其关注帕金森病、痴呆、卒中、心脏病、视力障碍和严重的骨关节病等疾病）和服用药物史（老年人的用药情况，尤其关注与跌倒有关的药物服用）。

2. 躯体功能评估　跌倒相关的躯体功能评估除了常规的日常生活能力、平衡与步态的评估，在体格检查中，更加关注跌倒密切相关的生理功能指标（表 3-13）。

表 3-13　老年人跌倒风险体格评估要点

项目	体格检查要点
重要征象	体温
	呼吸频率
	脉搏和血压（仰卧位、坐位、站立位）
皮肤	肿胀（胸部、其他部位）
	苍白
	外伤
眼睛	视敏度
心血管系统	心律不齐
	颈动脉杂音
	主动脉狭窄征象
	颈动脉窦敏感
四肢	退行性关节病
	活动范围
	畸形
	骨折
	足部疾病（胼胝、踇囊炎、溃疡、穿脱不便、破旧的鞋子）

Note：

3. **环境评估** 环境的评估主要针对养老机构和居家养老的老年人,评估的内容可以根据需要,从居室内的灯光、地面(板)、厨房、卫生间、客厅、卧室、楼梯与梯子、衣服与鞋子、住房外环境等方面选择评估。

4. **心理评估** 焦虑、沮丧及害怕跌倒的心理状态都会增加跌倒发生的风险,目前针对老年人跌倒心理状态的评估在医疗机构中尚未引起足够的重视,也并未纳入日常工作。可用于跌倒心理评估的工具包括国际版跌倒效能量表(falls efficacy scale-International,FES-I)和特异性活动平衡自信量表(activities-specific balance confidence scale,ABC)。FES-I 量表主要测评老年人对从事简单或复杂身体活动的担忧程度,ABC 量表主要测评老年人对从事日常生活的基本活动时保持自身平衡的信心程度。

在临床护理工作中,为了综合考虑引起老年人跌倒的危险因素,较全面地评估老年人的跌倒风险,常常基于成熟的评估量表开展跌倒的评估。常用的工具为 Morse 跌倒风险评估量表(MFS,附表 8)和老年人跌倒风险评估表(fall risk assessment tool,FRA,附表 9)。

二、压力性损伤的评估

(一)基本概念

长期卧床或坐轮椅的老年人,身体局部组织长期受压,导致血液循环障碍,局部组织持续缺血、缺氧,引起皮肤甚至皮下组织、肌肉发生功能障碍、破损或坏死,发生压力性损伤(pressure injury)。一般表现为局部症状,但严重压力性损伤可伴继发感染导致败血症,产生全身症状,甚至危及生命。压力性损伤不仅会造成老年人生理上的痛苦,也会增加护理及经济上的负担。

(二)评估实施

造成老年人发生压力性损伤的危险因素包括外在因素和内在因素两方面,针对压力性损伤评估的目的在于明确病人存在的风险因素程度如何。随着护理研究的深入,对于相关风险因素有了量化的认识,一些压力性损伤危险度评估量表广泛的应用于临床。临床上常用的评估量表有 Braden 压疮危险因素评估量表(附表 10)、Norton 压疮风险评估量表(附表 11)和 Waterlow 压疮危险因素评估量表(附表 12)等。

压力性损伤评估量表的测评内容见表 3-14。

表 3-14 压力性损伤评估量表

量表	测评内容
Braden 压疮危险因素评估量表	感知觉、湿度、活动力、移动力、营养状况、摩擦力和剪切力
Norton 压疮危险因素评估量表	身体状况、精神状况、活动情况、运动情况、失禁情况
Waterlow 压疮危险因素评估量表	体型、控制排便能力、皮肤类型、年龄、性别、移动度、饮食、组织营养、神经缺陷、手术和特殊用药

三、谵妄的评估

(一)基本概念

谵妄(delirium)是一种急性发作的脑功能紊乱,以注意力涣散、意识紊乱、定向力障碍为核心症状,伴认知功能损害、言语散乱、感知功能异常等。谵妄常发生于老年病人,在老年人中谵妄、痴呆、抑郁三种疾病之间常同时出现。谵妄是老年病人术后最常出现并能够危及生命的严重并发症,谵妄的发生常导致一系列不良临床结局,包括严重术后并发症、延长住院日、延迟康复、躯体及认知功能下降,甚至死亡。

根据精神运动症状将谵妄分为三种类型:兴奋型、抑制型、混合型。兴奋型以多语、运动增多、攻击行为、刻板动作、反应敏捷为主;抑制型表现为面无表情、说话缓慢、运动迟缓、反应迟钝和精神萎靡。混合型谵妄症状常在不断变化,病人精神状态也随时在改变,病人可能在一段时间内情感淡漠,短时间又变得不安宁、焦虑或易激惹。抑制型谵妄往往预后较差,兴奋型谵妄比较容易识别。

（二）评估实施

谵妄诊断的金标准是美国精神病学会制订的《精神障碍诊断与统计手册》（diagnostic and statistical manual of mental disorders, DSM）国际诊断标准,目前最新的标准是 DSM-5。然而,DSM 需要精神专科医生才可准确使用。为了便于护理人员及时识别谵妄,研究人员开发了一些更适合普通医护人员使用的谵妄评估工具,包括 4A 测试,即警觉性（alertness）、简化心理测试 -4（the 4-item abbreviated mental test, AMT-4）、注意力（attention）、急性改变或波动（acute change or fluctuating course）、意识模糊量表（neelon and champagne confusion scale, NEECHAM）,简明意识模糊评估法（brief confusion assessment, B-CAM）,谵妄意识模糊快速评估法（3-minute diagnostic interview for CAM-defined delirium, 3D-CAM）及供监护室使用的意识模糊评估法 CAM-ICU（confusion assessment method intensive care unit）等。随着研究深入,这些工具的敏感性和特异性不断完善,但是,尚未形成临床普遍应用的评估工具。

四、衰弱的评估

（一）基本概念

衰弱（frailty）是一种与年龄相关的对环境因素易损性增加和维持自体稳态能力降低的一组临床综合征。衰弱可导致病人出现生活质量下降与功能残疾,使得病人的再就诊率和死亡率增加。易损性增加与年龄相关,也与身体失能和疾病状态相关。衰弱老年人经历外界较小刺激即可导致一系列临床负性事件的发生。与青壮年的亚健康状态不同,老年衰弱往往是一系列慢性疾病、一次急性事件或严重疾病的后果。

（二）评估实施

高龄、跌倒、疼痛、营养不良、肌少症、多病共存、多药共用、活动功能下降、睡眠障碍及焦虑、抑郁等均与衰弱相关。衰弱是老年人失能的前兆,是介于生活自理与死亡前的中间阶段。目前,临床上针对衰弱的评估没有金标准,多结合患病情况、功能状态综合评估,为了快速进行临床评估,不同的学者或行业学会开发了不同的评估方法或评估量表,临床中较为常用的方法和量表包括 Fried 评估表（附表 13）、FRAIL 量表（附表 14）。

衰弱评估方法或量表的测评内容见表 3-15。

表 3-15　衰弱评估方法或量表

方法或量表	测评内容
Fried 评估表	体重下降、疲劳感、无力感、行走速度下降、躯体活动度下降
FRAIL 量表	疲乏、耐力减退、自由活动下降、疾病情况、体重下降

五、肌少症的评估

（一）基本概念

肌少症是随着年龄的增长而进行性地出现全身肌肉的减少,强度的下降以及肌肉生理功能减退的综合征,其临床表现往往缺乏特异性,表现为四肢无力、虚弱、步履缓慢、平衡障碍等,与跌倒、活动能力下降、失能、死亡等不良结局密切相关,不仅严重影响老年人的生活质量,也给病人带来高昂的医疗费用和经济负担。

随着研究的深入,针对肌少症的诊断标准不断更新。2018 年,欧洲老年肌少症工作组将肌肉力量降低作为诊断的核心特征,如同时伴有肌肉数量或质量的下降,即可诊断。2019 年亚洲肌少症工作组认为肌肉力量和躯体功能下降均是肌肉质量下降的结果,且对预后有不良影响,因此,只要有肌力或肌肉功能下降,合并肌肉质量下降即可诊断;若肌力和肌肉功能同时下降,则为严重肌少症,并提出"可能肌少症"的概念,即肌力力量下降和 / 或躯体功能下降。

(二)评估实施

肌少症的评估方法与诊断标准密切相关,综合各类学术组织提出的诊断标准,主要包括骨骼肌肌力、肌量、肌肉功能三方面开展评估。

1. 肌力评估 肌力评估包括上下肢肌力的测量,首选上肢握力测量。握力测量方法:受试者手持握力手柄,掌心向里,自然站立,两臂下垂,握力计不能触及衣服和身体,用全力紧握手柄,发力至最大,一般测试两次,取最大测量结果。上肢骨关节疾病(如类风湿关节炎)、是否为优势手以及测量姿势等均会影响测量结果,在实际测量时应予以考虑。

下肢肌力比上肢肌力能更好地预测肌少症,常用下蹲力反映下肢骨骼肌力量,2018 年,欧洲老年肌少症工作组增加了椅立测试,即测试者坐姿站起 5 次所需时间。椅立计时测试是计算测试者 30s 内在椅子上站起、坐下的次数。

2. 肌量评估 测量肌量常用的方法包括 CT、磁共振(MRI)、双能 X 射线(DXA)、生物电阻抗分析法(BIA)、超声以及小腿围的测量。CT 和 MRI 是骨骼肌质量研究的金标准,能准确区分肌肉、脂肪及其他软组织,但操作难度大且费用高。DXA 应用最广泛,能区分骨组织、脂肪、肌肉组织等,但体积大、不便携带。BIA 反映人体脂肪组织、内脏脂肪面积,操作简单、安全无创。超声能测量不同部位的肌肉厚度,只需受检者保持站立,检查便利、无辐射且重复性好,可广泛适用于社区筛查。另外,研究证实小腿围与骨骼肌量和骨骼肌指数密切相关。综上所述,BIA、超声及测量小腿围三项测量方法,操作简单、安全,均可由护理人员进行操作。

3. 肌肉功能评估 步速、简易体能状况(SPPB)、定时起立(TUG)、400m 步行试验等测试都能反映肌肉功能。欧洲老年肌少症工作组推荐的步速测试是根据日常步调行走 6m 所需时间,步速<0.8m/s 则肌肉功能欠佳。SPPB 用于测试下肢肌力和体力状况,包括步速、平衡、座椅站立三部分,根据耗时计分,分数越高,躯体功能越好。TUG 用于评估躯体移动性,它计算一个人从椅子上站起,走3m,转身,走回椅子,然后坐下需要时间,可快速评估老年人步态、运动能力、身体虚弱程度等,用于预测老年肌少症病人的跌倒风险。没有完成或≥6min 才完成 400m 行走,即肌肉功能减退。护理人员需综合考虑老年人的身体情况来慎重选择测试方法。

六、老年共病的评估

(一)基本概念

老年共病是指老年人同时存在 2 种或 2 种以上慢性疾病。共病在老年病人中很常见,共病的管理是老年病人管理的核心之一。共病状态不仅导致不必要的住院、药物不良事件、重复检查、矛盾性的医疗指导,还会引起肌少症、食欲减退、便秘等不良的功能状态,甚至死亡。

(二)评估实施

目前,针对老年病人共病的评估尚未完全普及,已经开展评估的主要由老年科医生实施,可应用老年累积疾病评估量表(cumulative illness rating scale-geriatric, CIRS-G)或改良老年累积疾病评估量表(modified cumulative illness rating scale-geriatric, MCIRS-G)对各系统疾病的类型和级别进行评估,该量表主要从心血管系统、血液系统、呼吸系统、消化系统、泌尿系统、肌肉骨骼、神经系统、内分泌系统、五官以及情绪与行为等方面,对病人患病情况进行测评,每个疾病诊断或问题都量化为无、轻度、中度、重度、极重度 5 个等级,通过累积得分判断病人共病程度。

Note:

七、多重用药的评估

(一) 基本概念

多重用药 (polypharmacy) 尚无公认的定义,欧洲研究认为规律使用五种或以上药物,包括处方药和非处方药。美国研究根据药物是否符合临床需要而定,当使用的药物不符合临床需要时,即为多重用药。老年人由于罹患多种疾病,多重用药很常见,多重用药可以导致一系列不良后果,如增加药物所致的不良反应、药物相互作用、用药依从性降低和治疗费用增高。

(二) 评估实施

评估老年病人的用药被公认为对减少或避免药物不良反应发生是有效和必要的对策。一个完整的用药评估包括详细的用药情况和药物不良反应的评估。

1. 用药情况评估　用药情况的评估包括一般健康情况(脏器功能,尤其是肝、肾功能)、用药史(药物名称、用药方式、用药时间、药物过敏史等)、用药能力和作息时间(视力、听力、记忆力、阅读能力、理解能力、获取药物的能力、吞咽功能,发现不良反应的能力,以及作息时间和习惯)、心理 - 社会状况(个人及家庭支持、对当前治疗方案、护理计划的认识程度和满意度)。

2. 药物不良反应评估　由于老年人的药物动力学发生改变,导致药物不良反应的发生率增高。常见的药物不良反应包括精神症状、直立性低血压、耳毒性、尿潴留、药物中毒等。

3. 综合评估　为了有效指导医护人员发现潜在不合理用药,研究人员开发了一些综合性的评估工具,用于筛查老年人不适当用药,包括老年人不适当处方筛查工具 (screening tool of older persons' prescriptions, STOPP) 和老年人处方遗漏筛查工具 (screening tool to alert to right treatment, START)。在综合医疗机构中,针对老年人用药的评估一般由专科医师、药师实施,护理人员需要掌握老年人的用药情况和不良反应,以便提供有效的用药宣教。

八、睡眠障碍的评估

(一) 基本概念

睡眠障碍 (sleep disorder) 是指睡眠的数量或质量异常,是一类影响入睡或保持睡眠的疾病,包括睡眠太多、睡眠相关呼吸疾病以及与睡眠相关的行为异常。睡眠障碍是常见的老年综合征之一,根据睡眠障碍国际分类第三版,将睡眠障碍分为 7 类:①失眠症,包括原发失眠和继发失眠;②睡眠相关呼吸障碍;③中枢嗜睡性疾病;④睡眠 - 清醒昼夜节律障碍;⑤睡眠异态;⑥睡眠相关运动障碍;⑦其他类型的睡眠障碍,如阻塞性睡眠呼吸暂停低通气综合征。

(二) 评估实施

导致老年人发生睡眠障碍的因素有很多,睡眠障碍的评估一般针对以下特征的老年人,包括睡眠周期异常、罹患明确的睡眠障碍类型、罹患易引发继发性睡眠障碍基础疾病(高血压、慢性疼痛、胃食管反流、尿频或充血性心力衰竭、慢性阻塞性肺疾病或哮喘引起的呼吸困难等)、有睡眠障碍风险因素(需要生活照料、高龄、女性、无业、脑力劳动、单身或丧偶的婚姻状态、伴有躯体疾病、存在焦虑、抑郁等心理状况、社会支持一般、居住环境差和自我健康管理一般、缺乏运动的生活方式等)。评估的内容包括一般医学评估、精神心理评估、睡眠习惯与行为评估、社会评估、环境评估等。

1. 一般医学评估　针对睡眠的一般医学评估侧重睡眠障碍密切相关的病史评估,对于有睡眠障碍史者更重视主诉,应了解老年病人的入睡时间、睡眠时间、入睡后中间清醒了多长时间、入睡后中间清醒了多少次等,必要时可以观察老年病人的睡眠状态,用视频记录的方式准确了解睡眠行为。多维睡眠图是睡眠障碍诊断公认的金标准,主要用于睡眠和梦境研究及睡眠呼吸暂停综合征的诊断,能够分析出睡眠结构、睡眠效率等睡眠各项参数。另外,还可以应用体动记录仪和各类生化指标的检查、检验等,对老年病人进行针对性检查。

2. 精神心理评估　对于睡眠障碍老年人还要了解有无精神症状及病程长短,包括焦虑、抑郁、心理障碍,以上疾病可引起失眠或以失眠为首发症状。长期的慢性失眠也会导致焦虑、抑郁等心理障碍。

3. 睡眠习惯与行为评估 睡眠障碍常常与某些不良生活习惯和行为有关,如在床上看电视、看手机、玩游戏、看书,睡前聊天、过多运动等。

4. 社会评估 睡眠障碍会使得老年人生活和工作质量下降,对老年人的身心健康造成一定的影响,甚至还会对社会造成负面影响。常用睡眠障碍的社会评估表进行评估。

5. 环境评估 睡眠质量还会受到睡眠环境的直接影响,良好的周围环境可以提高舒适度,进而提高睡眠的质量;但不良的睡眠环境就会影响睡眠质量。睡眠的自然环境应整洁、舒适,包括光线幽暗、空气清新、通风良好和适宜的温度、湿度、寝具的舒适等。所以老年人要注意其睡眠环境,以保证睡眠质量。

针对以上问题的评估一般多基于成熟的量表开展,常用的睡眠障碍综合评估的量表包括阿森斯失眠量表(附表 15)、匹兹堡睡眠质量指数量表(Pittsburgh sleep quality index,PSQI)(附表 16)。

睡眠障碍评估方法或量表的评估要点见表 3-16。

表 3-16 睡眠障碍评估方法或量表

量表	测评要点
阿森斯失眠量表	病人主观睡眠障碍的自我评估,包括入睡时间、夜间苏醒、早醒、睡眠时长、睡眠质量、白天情绪、白天身体功能、白天思睡
匹兹堡睡眠质量指数量表	睡眠障碍者、精神障碍者的睡眠质量评价、疗效观察、一般人群睡眠质量的调查研究,自评与他平相结合

(孙 超)

第六节 老年人社会健康状况评估

全面认识和衡量老年人的综合健康水平,除躯体情况、心理健康、功能状态、潜在的医疗问题外,还应评估其社会健康状况。社会健康状况评估是对老年人的社会健康状况和社会功能进行评估,具体包括角色与家庭功能评估、环境评估、经济评估、文化与社会功能评估等方面。

一、角色与家庭功能评估

角色是社会交往和互动中成套的行为期待,是人与人之间的一种稳定的相互关系。人的一生在不同阶段会承担着不同的角色,对老年人来说,从年轻和中年时的角色过渡到老年所扮演的角色是否成功,决定其晚年生活是否幸福。人在年轻时是父母、工作人员、社会组织成员、配偶等等,而老年人承担的角色就会转变为祖父母、退休人员、丧偶等,一些中年时所承担的角色会丧失,也会得到一些新的角色;角色扮演是否成功关系着一个人的自尊和自信,也维系着一个人的社会身份。

对老年人角色功能的评估,其目的是明确被评估者对角色的感知、对承担的角色是否满意,有无角色适应不良,以便及时采取干预措施,避免角色功能障碍给老年人带来的生理和心理两方面的不良影响。老年人角色功能的评估,可以通过交谈、观察两种方法收集资料。评估的内容包括:

(一) 角色的承担

1. 一般角色 了解老年人过去的职业、离退休年份和现在的工作状况,有助于防范退休所带来的不良影响,也可以确定目前的角色是否适应。评估角色的承担情况,可询问:最近一星期内做了什么事情,哪些事情占去了大部分时间,对他而言什么事情是重要的、什么事情很困难等。

2. 家庭角色 老年人离开工作岗位后,家庭成了主要的生活场所,并且大部分家庭有了第三代,老年人由父母的地位上升到祖父母的位置,家庭角色增加,常常承担起照料第三代的任务;老年期又是丧偶的主要阶段,若老伴去世,则要失去一些角色。另外,性生活的评估,可以了解老年人的夫妻角色功能,有助于判断老年人社会角色及家庭角色型态。评估时要求护理人员持客观评价、尊重事实的态度,询问老年人过去以及现在的情况。

3. 社会角色　社会角色是指与人的社会地位、身份相一致的一整套权利、义务和行为模式。社会关系型态的评估,可提供有关自我概念和社会支持资源的信息。收集老年人每日活动的资料,对其社会关系型态进行分析评价,如果被评估者对每日活动不能明确表述,提示社会角色的缺失或是不能融入社会活动中。不明确的反应,也可提示是否有认知或其他精神障碍。

(二) 角色的认知

询问老年人对自己角色的感知和别人对其所承担的角色的期望,老年期对其生活方式、人际关系方面的影响。同时,还应询问别人对其角色期望是否认同。

(三) 角色的适应

询问老年人对自己承担的角色是否满意以及与自己的角色期望是否相符,观察有无角色适应不良的身心行为反应,如头痛、头晕、疲乏、睡眠障碍、焦虑、抑郁、忽略自己和疾病等。

(四) 家庭功能评估

家庭作为社会最基本、最重要的生活单位是老年人身心健康保障的重要场所,家庭功能反映了家庭作为一个整体满足家庭成员需求的能力。评估老年人的家庭功能可以帮助老年人家庭早期发现其存在的问题,及时采取干预措施,对保障老年群体高质量的晚年生活、实现老有所养和积极老龄化尤为重要。家庭评估的主要内容包含家庭成员基本资料、家庭类型与结构、家庭成员的关系、家庭功能与资源以及家庭压力等方面。

常用于家庭功能评估的量表包括:①家庭关怀度指数量表(APGAR)(附表 17):涵盖了适应度 A(adaptation)、合作度 P(partnership)、成长度 G(growth)、情感度 A(affection)和亲密度 R(resolve)等家庭功能的五个重要部分,通过评分可以了解老年人有无家庭功能障碍及其障碍的程度;②家庭支持量表(perceived social support from family scale,PSS-Fa)(附表 18):用于评估老年人的家庭支持情况;③家庭功能评定量表(family assessment device,FAD):是根据 McMaster 的家庭功能理论(McMaster model of family functioning,MMFF)编制而成的,MMFF 将家庭功能概括为问题解决(problem solving,PS)、沟通(communication,CM)、角色(roles,RL)、情感反应(affective responsiveness,AR)、情感介入(affective involvement,AI)、行为控制(behavior control,BC)、总的功能(general functioning,GF)7 个方面,从整体上全面地对家庭功能进行评定。

二、环境评估

老年人的健康与其生存的环境存在联系,如果环境因素的变化超过了老年人人体的调节范围和适应能力,就会引起疾病。环境评估需要关注老年人家庭环境的安全性及其是否能够充足地获得需要的私人和医疗服务,是老年综合评估的重要内容。

(一) 物理环境

物理环境是指一切存在于机体外环境的物理因素的总和。受传统家族聚居观念的影响,老年人更倾向于选择和儿女生活在一起,在家庭进行养老。居住环境是老年人的生活场所,是学习、社交、娱乐、休息的地方,评估时应了解其生活环境 / 社区中的特殊资源及其对目前生活环境 / 社区的特殊要求。在物理环境评估中,老年人居家环境安全评估是最重要的,对预防老年人跌倒和其他不良事件的发生具有现实性重大意义。开展老年人居家环境评估,一方面可充实老年综合评估,另一方面可与老年人的生理、心理、社会等方面的评估结果进行综合,从而为制订全面完整的居家护理服务措施打好基础。居家环境安全包括居家整体环境安全、居家浴室环境安全、居家卧室环境安全、居家厨房环境安全四部分,常用评估量表为居家环境安全评估量表(附表 19)。

(二) 社会环境

社会环境包括经济、文化、教育、法律、制度、生活方式、社会关系、社会支持等诸多方面,这些因素与老年人的健康有着密切关系,本节着重于老年人的生活方式、社会关系的评估。

1. 生活方式　通过交谈或直接观察,评估饮食、睡眠、排泄、活动、娱乐等方面的习惯以及有无吸烟、酗酒等不良嗜好。若有不良生活方式,应进一步了解其对老年人带来的影响。

2. 社会关系　评估老年人是否有支持性的社会关系网络,如家庭关系是否稳定、家庭成员是否相互尊重,与邻里、老同事之间相处是否和谐,家庭成员向老年人提供帮助的能力以及对老年人的态度等。

三、经济状况评估

经济状况对老年人的健康以及老人角色适应影响最大。这是由于老年人退休、固定收入减少、给予经济支持的配偶去世所带来的经济困难,可导致失去家庭、社会地位或生活的独立性,使得老年人的生活方式、饮食习惯、求医行为、健康信念也产生了决定性变化。

对老年人的经济状况进行评估,其评估工具以自制的评估问卷为主,在进行经济状况评估时主要从以下方面了解经济情况:①家庭经济状况。有无经济困难,家庭固定月收入水平如何,收支情况是否平衡,医疗、饮食、文化等各方面消费构成比,家中是否有固定存款,是否存在负债情况等。②经济支持情况。主要经济来源有哪些,子女工资待遇水平、退休后工资福利如何等。③医疗费用支付形式。是否有城镇居民医保或农村合作医疗,是否购买过疾病相关保险等。值得注意的是,经济收入是一个相对隐私的问题,医护人员在进行评估时要加强沟通技巧,注意语言的组织。

四、文化与社会功能评估

(一) 文化的评估

文化评估的目的是了解老年人的文化差异,为制订符合老年人文化背景的个体化护理措施提供依据。老年人文化评估的主内容包括价值观、信念和信仰、习俗等,这些因素与健康密切相关,决定着人们对健康、疾病、老化和死亡的看法及信念。应该注意的是,老年住院病人容易发生文化休克,应结合观察进行询问;如果老年人独居,应详细询问是否有近亲的朋友、亲属。

> **知 识 链 接**
>
> ### 文 化 休 克
>
> 文化休克(cultural shock)又称文化冲击或文化震荡,最早由美国人类学家奥博格(Kalvero Oberg)提出,指进入到不熟悉的文化环境时,因为失去自己熟悉的所有社会交流的符号和手段而产生的一种迷失、疑惑、排斥甚至恐惧的感觉。

(二) 社会功能评估

1. 社会功能的定义　包括社会角色和社会交往两个部分内容。社会角色指的是一个人作为社会中特定人群所应有的表现和行为,这些表现和行为符合社会对该群体的相应期望或应有的规范。而社会交往指的是个体之间的沟通交流和相互影响的关系,是人们社会生活的重要方面,每个个体根据其在社会生活中的角色表现出相应的社会行为,这些行为和活动是人们社会生活的主要内容。

2. 社会功能的分类　①高级的社会功能:理想和信念、责任和承诺、影响他人和团体思想和行为的能力、管理决策和领导的才能、创造与革新。②基本的社会功能:能在社会生存、获得薪酬和支持、能拥有并保持基本的人际关系、能对社会有所贡献。

3. 社会功能的意义　社会功能是全面康复的核心问题,完整健全的社会功能能够客观地反映个体的生活质量,也是评价个体身心健康的重要组成部分,社会功能缺陷可导致病人出现社会应尽职能紊乱和人际交往行为障碍。

4. 社会功能评估的内容　①精神心理评估:包括对老年人认知功能和情绪状态等的评估。②社会支持:社会支持是指一个人从他人或家庭及其他社会网络中获得的物质及精神上的支持,包括客观支持、主观支持以及支持利用度3个方面。③自我照料:基本日常生活能力评估、功能性日常生活能力评估及高级日常生活能力评估等。

5. 主要评估工具　①情绪和社会功能障碍量表(附表20):该量表包括愤怒、无助、情绪失控、淡漠、惰性疲劳和精神兴奋等6个方面。②社会支持评定量表(附表21):包括主观支持、客观支持和支持利用度3个方面;③Barthel 指数评定量表(Barthel index,BI)量表。

(丁　梅)

思　考　题

1. 为什么说老年综合评估是实施老年人健康管理的重要基础?

2. 王某,男性,71 岁。因高血压引起头晕、头痛、视物模糊就诊,平素血压控制不佳,喜食荤菜,降压药服用不规律,不爱运动。喜欢下棋,但容易和人争执。如果作为王某的接诊护理人员,请结合老年综合评估流程和步骤,对王某进行一个全面评估并提出王某存在的护理问题。

3. 年过七旬的老年夫妻,老先生突发脑梗死住院,经抢救得以保住性命,然而脑梗死导致左侧肢体偏瘫,伴失语。经过为期3个月的康复后,老先生能在老伴儿的搀扶下行走,但生活仍需较多照护,儿女在外打工很少回家,在家无人陪伴,因老先生行走不便,老伴儿照护压力巨大;后续药物治疗费用仍较高,因与邻居、亲友断了联系,他们时常感到孤独与悲伤。

(1) 该如何对老年人进行社会健康评估?

(2) 在进行健康评估的过程中要注意些什么问题?

4. 以跌倒为例,请思考如何实施老年综合征的评估?

老年人的日常生活护理

04章　数字内容

—— 学习目标 ——

认知目标：

1. 阐明对老年人进行语言和非语言沟通的原则、老年人皮肤与衣着的照护原则、老年人的营养需求和饮食原则、老年人活动的注意事项。

2. 复述老年人的皮肤特点、老龄辅具的概念及分类。

3. 叙述影响老年人性生活的因素。

4. 阐述老龄辅具的发展状况。

情感目标：

1. 具有一定的共情能力，能够在日常生活护理中体谅、关怀老年人。

2. 帮助老年人选择老龄辅具时表现出关爱、慎独、平等的专业素质。

技能目标：

1. 运用本章相关知识为老年人提供饮食护理、睡眠护理及活动指导。

2. 运用本章相关知识为老年人提供性生活的护理与卫生指导。

3. 运用本章相关知识为老年人进行老龄辅具的合理适配。

第一节 概 述

 导入情境与思考

张某,男性,78岁,退休工程师。患有高血压20余年,长期服药控制血压。自理能力尚可,但因老化导致进食、行走速度偏慢。其老伴刘某71岁,半年前曾发生脑卒中,导致自理能力受损,目前沐浴、穿衣需他人协助。平时老两口同住,日常起居饮食由保姆李大姐照料。育有子女二人,都已成家且在本市其他小区居住。日前李大姐因家事无法继续照顾两位老人,一时之间也难以找到合适的保姆。为便于照料,子女商议分别将两位老人接到各自家中:姐姐闲暇时间相对较多,便于照料老人,因此将刘某接到姐姐家;而张某则由弟弟接回去照料。

请思考:

1. 两位老人的日常生活护理方面各应注意什么?

2. 将两位老人分开照料,会忽视老人生理层面的哪项需求呢?

老年人的日常生活护理是老年护理学中最基础、最必要的内容。老年期个体因老化而健康受损和患各种慢性疾病的风险增高,因此老年人日常生活护理应强调帮助老年人维持和恢复基本的生活能力,使其适应日常生活,或在健康状态下独立、方便地生活。

一、老年人日常生活护理的重要性

关于日常生活的定义和内涵,不同的学者有不同的表述。法国社会学家列斐伏尔认为日常生活是由工作和家庭、私人生活和闲暇活动几个方面构成的一种不断进行日常性社会物质生活的过程。虽然这个过程是散漫的、以重复为特征的,但正是贯穿民众日常生活的各种实践活动,体现了个体存在的深刻的生命力;东欧哲学家赫勒则提出日常生活的本质是那些同时使社会再生产成为可能的个体再生产要素的集合,是对旨在维持个体生存和再生产的各种活动的总称,包括以个体的机体生命存在和延续为目的的生活资料的获得与消费活动,如衣食住行、养育子女、生老病死等活动;也包括以血缘关系、天然共同体与情感纽带为基础和日常语言为媒介的交往活动,如亲朋好友间的情感交流、杂谈闲聊、游戏娱乐等活动;还包括伴随上述活动的以重复性思维为特征的日常观念活动,如传统、习惯、经验、常识等日常活动。

国内有学者提出日常生活是人们在每天独立生活中必须反复进行的最基本共性活动。老年健康领域的专家则认为日常生活是老年人维持生存、参与家庭和社会交往的基本活动,是老年人健康的重要标志。老年人群的相关研究中最常被用以描述该概念内涵的指标为日常生活活动(activities of daily life,ADL)能力,具体衡量老年人在以下方面的活动能力:吃饭、穿脱衣服、室内活动、洗澡和如厕。这五项活动被认为是日常生活中最基本的内容,无论哪一项不能完全自理,都会导致老年人不得不依赖他人的照料,严重影响其生活质量。

但随着年龄增长,老年人的身体功能逐渐退化,社会角色发生转变,其日常生活能力不可避免地逐渐受损。伴随家庭模式的小型化、家庭照护力量不足的现象凸显,而目前我国大部分地区的机构养老配套服务还不尽完善,且受传统观念的影响,大部分老人并不愿意离开家庭。因此,老年人的日常生活护理日益引起关注,健康专业人员应能准确评估老年人生活照料方面的需求及其相关因素,科学合理地规划、构建并实施个体化的日常生活照护体系,以促进其身心健康、改善其生活质量。

二、鼓励老年人充分发挥自理能力

老年人由于老化或疾病导致无法独立完成日常生活活动时,需要他人提供部分协助或完全性护理。

Note:

但部分老年人由于种种原因,往往会对护理人员产生过度依赖的心理,甚至有些老年人只是为了得到他人的关注和爱护而要求照顾。因此,在拟订护理计划前要对老年人进行全面评估,特别是要同时关注其丧失的功能和残存的功能;而在心理方面,则应全面了解其是否存在过度依赖思想和相关心理问题如抑郁、孤独等。应鼓励老年人尽量发挥残存功能的作用,使其独立完成尽可能多的日常生活活动,同时提供一些针对性的精神心理支持。总之,既要满足老年人的生理需要,还要充分调动老年人的主动性,最大限度地发挥其残存功能,尽量让其作为一个独立自主的个体参与家庭和社会生活,满足其精神需要。

三、注意保护老年人的安全

(一)针对相关心理进行护理

在日常生活中,老年人有两种常见的心理可能会危及其安全,一是不服老,二是不愿麻烦他人。如有的老年人高估了自己的能力而独自上厕所,结果难以走回自己的房间甚至跌倒;有的老年人想自己倒水,但因无法控制好暖瓶而导致烫伤等。对此要进行有效的健康指导,使老年人正确了解并承认自身的健康状况和能力,对于有可能出现的危险因素多加提醒。护理人员应熟悉老年人的生活规律和习惯,及时给予指导和帮助,并特别要注意给予其充分的尊重,以尽量减少其因需要他人照顾而带来的无用感、无助感。

(二)针对常见安全问题进行护理

老化改变、疾病影响以及生活环境中的不安全因素,均可严重威胁老年人的健康甚至生命。老年人常见的安全问题有跌倒、误吸(详见第八章)、坠床、服错药、交叉感染及用电安全等,护理人员应意识到其危险性及诱因,并积极采取有效措施以保证老年人的安全。

1. **防坠床** 有坠床危险的老人入睡期间应有专人守护或定时巡视。睡眠中翻身幅度较大或身材高大的老年人,应在床旁有相应护档;如果发现老年人睡近床边缘时,要及时护档,必要时把老年人推向床中央,以防坠床摔伤;意识障碍的老年人应酌情采取约束措施或加床栏予以保护。

2. **防止交叉感染** 老年人免疫功能低下,对疾病的抵抗力弱,应注意预防感染。特殊时期如流行性感冒暴发时,应注意不宜过多会客,必要时可谢绝会客。感染性疾病病人之间尽量避免互相走访,尤其有发热、咳嗽等感染症状的老年人更不应串门。

3. **注意用电安全** 向老年人宣传安全用电知识,强调不要在电器旁放置易燃物品;及时检修、淘汰陈旧的电器;经常维护供电线路和安装漏电保护装置;在不使用和离开时应关闭电源。在购置新型电器时,应评估老年人是否能正确掌握使用方法,以消除安全隐患。对记忆力明显减退的老年人,应尽量选择带有控温功能或过热/超时断电保护或鸣叫提醒功能的电器,可减少因遗忘引发意外。

四、尊重老年人的个性和隐私

(一)尊重老年人的个性

个性是指每个人所具有的个别的生活行为和社会关系,以及与经历有关的自我意识。个体由于有着自己独特的社会经历和生活史,其思维方式和价值观也不尽相同。人们常能从自己的个性中发现及肯定自我价值。老年人具有丰富的社会经验,为家庭和社会贡献了毕生精力,从生活经历而来的自我意识很强烈,如果被忽视或受到侵害,其尊严将被损伤。因此对老年人个性的关怀,首要应注意尊重其本性,关怀其人格和尊严。

(二)尊重老年人的隐私

日常生活中部分生活行为需要在私密空间中开展,如排泄、沐浴、性生活等。为保护老年人的隐私,有必要为其提供适当的独立空间。但在现实生活中,由于老年人的身体状况、生活方式、价值观、经济情况等存在差异,很难对此做出统一的规定。例如理想状况下老年人最好能有其单独的房间,且要与家人的卧室、厕所相连,以方便联系;窗帘最好为两层,薄的纱层既可通风透光又可保证私密性,而厚的则可遮住阳光以利于睡眠。但无论是家庭还是老年养护机构,很多都不能满足以上条件,此时可因地制宜地采取一些措施以保护老年人的隐私，如在必要时应用帘子或屏风进行遮蔽。

（颜　君）

第二节　老年护理中的沟通

在照料老年人的过程中，应注意根据老人的特点选择有效的、可操作的沟通方式。

一、非语言沟通

非语言沟通对于因认知障碍而逐渐无法顺利与人沟通的老年人来说极其重要。但同时必须明确：老年人可能因其功能障碍而较为依赖非语言沟通，但并非意味着其心理认知状态也退回孩童阶段，所以要避免拍抚头部等让老年人感觉不被尊重的动作；要尊重与了解老年人的个性和社会文化背景，以免影响沟通效果；注意观察老年人对何种沟通模式反应良好，并予以强化和多加运用。

（一）触摸

触摸可表达触摸者对老年人的关爱，而触摸他人或物体则可帮助老年人了解周围环境。然而，触摸并非万能，倘若使用不当，可能会增加躁动或触犯老年人的尊严等。因此在使用该沟通模式的过程中要掌握以下注意事项：

1. **尊重老年人的尊严与其社会文化背景**　若必须进行的触摸会涉及老年人的隐私时，应事先得到其允许，且应注意不同社会文化背景下的触摸礼仪存在一定差异。

2. **事先确定老年人知道触摸者的存在**　部分老年人因为视、听力的渐进丧失，常容易被惊吓，所以应尽量选择从功能良好的那一边开始接触，绝不要突然从背后或暗侧给予触摸。

3. **选择适宜的触摸位置**　最易被接受的部位是手，其他适宜部位有手臂、背部与肩膀。头部则一般不宜触摸。

4. **渐进地开始触摸并持续观察其反应**　例如从单手握老年人的手到双手合握；在触摸过程中观察老年人面部表情和被触摸的部位是松弛（表示接受且舒适）还是紧绷（表示不舒适），身体姿势是退缩的向后靠还是接受的前倾，都可为下一步措施的选择提供依据。

5. **注意保护老年人易破损的皮肤**　可适当涂抹乳液，动作应轻柔，尤其须避免使用拉扯等动作。

6. **适当地接受老年人的触摸**　护理人员应学习适当地接受老年人用手抚摸我们的头发、手臂或脸颊来表达谢意，而不要一味地以老年人为触摸对象。

（二）身体姿势

当言语无法准确交流时，可适时有效地运用身体姿势辅助表达。与听力下降的老年人沟通时，要面对老年人，利于其读唇，并加上缓和、明显的肢体动作来有效地辅助表达；对于使用轮椅代步的老年人，注意不要俯身或利用轮椅支撑身体来进行沟通，而应选择坐或蹲在旁边，并维持双方眼睛于同一水平线，以利于平等地交流与沟通。同样，若老年人无法用口头表达清楚时，可鼓励他们以身体语言来辅助表达，以利于双向沟通。日常生活中能有效强化沟通内容的身体姿势：挥手问好或再见；伸手指出物品所在地、指认自己或他人；模仿和加大动作以表示日常功能活动，如洗手、刷牙、梳头、喝水、吃饭；手臂放在老年人肘下或让老年人的手轻勾治疗者的手肘，协助其察觉我们要他同行的方位等。

（三）倾听与眼神交流

耐心地倾听也非常重要，特别是有些老年人有强烈的倾诉需求或是听到自己的声音时有安全感，因此可能会喜欢一直说话。沟通过程中护理人员应注意应和的声音要略低沉平缓且适度热情，适度倾身向前以表示对话题有兴趣，但是小心不要让老年人有身体领域被侵犯的不适，必要时可适当夸大面部表情以传达惊喜、欢乐、担心、关怀等情绪。另外，要重视保持眼神的交流，尤其是认知障碍的老年人，往往因知觉缺损而对所处情境难以了解，因此需保持亲切、自然的眼神交流，必要时正面触摸老年人以吸引其注意力。

二、语言沟通

（一）面对面的语言沟通

随着年纪渐增以及社会活动的减少，老年人可能变得比较退缩与内向而影响其语言表达能力，甚至可能会出现寂寞和沮丧。此时应提供适当的自我表达的机会，并及时予以鼓励。尊重并接受老年人喜欢发问、表达重复的语言沟通特点，予以耐心柔和的应答。对于听力下降的老年人，照护者必须注意自己声音要高但语调柔和。除此之外，还应尽可能选择老年人熟悉的方言，并酌情选用一些有年代特色的用语以激发老年人的兴趣。

（二）电话或网络沟通

利用电话或网络可适度解决时空距离所带来的沟通困难，还可以提供咨询、心理疏导等帮助。当老年人存在听力障碍、失语症或定向力混乱时，电话/网络联系需要特别的耐心并酌情采用有效的方法，例如，①语句简短、语速放慢、尽可能咬字清楚以及酌情重复。②听力困难的老年人可鼓励其选择并安装扩音设备。③请失语的老年人以其特殊的回应方式确认听懂，如敲打听筒/键盘以表示接收到信息。④对于认知功能渐进障碍的老年人，应在开始沟通时明确介绍访问者以及此次电话访问的目的，必要时还需以书信复述信息。

（三）书面沟通

对于识字的老年人，结合书写方式进行沟通可发挥提醒的作用，也可提高老年人对健康教育的依从性。但在与老年人进行书面沟通中要注意：①应选择较大的字体，且注意文字颜色应与背景色对比度较高。②对关键的词句应加以强调和重点说明（如选用不同的字体、颜色等）。③用词浅显易懂，尽可能使用非专业术语。④运用简明的图表或图片来解释必要的过程。⑤合理运用小标签，如在小卡片上列出每日该做的事，并且贴于常见的地方以防记错或遗忘。

（颜　君）

第三节　皮肤清洁与衣着卫生

经过长年的外界刺激，人体的皮肤逐渐老化，生理功能和抵抗力降低，发生各种不适甚至皮肤疾病的机会逐渐增多。因此保持皮肤清洁、保证衣着卫生，是老年人日常生活护理必不可少的内容。

一、皮肤清洁

（一）老年人皮肤的特点

老年人的面部皮肤出现皱纹、松弛和变薄，下眼睑出现"眼袋"。皮脂腺组织萎缩、功能减弱，导致皮肤变得干燥、粗糙。皮肤触觉、痛觉、温觉功能减弱，表面的敏感性减低，对不良刺激的防御能力削弱，加之免疫系统功能的退化，以致皮肤抵抗力全面降低。

（二）老年人皮肤的一般护理

老年人在日常生活中应注意保持皮肤卫生，特别是皱褶部位如腋下、肛门、外阴等。适当沐浴可清除污垢、保持毛孔通畅，利于预防皮肤疾病，但沐浴过程中需注意：①可根据自身习惯和地域特点选择合适的沐浴频率，一般北方可安排夏季每天1次、其余季节每周1~2次温水洗浴，而南方则可夏秋两季每天1次、冬春两季每周1~2次沐浴，皮脂腺分泌旺盛、出汗较多的老年人，沐浴次数可适当增多。②饱食或空腹均不宜沐浴，以免影响食物的消化吸收或引起低血糖、低血压等不适。③合适的水温可促进皮肤的血液循环，但同时亦要注意避免烫伤和着凉，建议沐浴时室温调节在24~26℃，水温则以40℃左右为宜。④沐浴时间以10~15min为宜，以免时间过长发生胸闷、晕厥等意外。⑤沐浴时应注意避免碱性肥皂的刺激，而宜选择弱酸性的硼酸皂、羊脂香皂或沐浴液等。⑥沐浴用的毛巾应柔软，洗时轻擦，以防损伤角质层。⑦可预防性地在晚间热水泡脚后用磨石板去除过厚的角化层，再涂护脚霜,避免足部皲裂。而已有手足皲裂的老年人可在晚间沐浴后或热水泡手足后,涂上护手、护脚霜,再戴上棉质手套、袜子,穿戴一晚或一两小时,可有效改善皲裂状况;⑧需使用功效化妆品时,首先应观察老年人皮肤能否耐受、是否过敏。要以不产生过敏反应为前提,其次再考虑治疗效果。

老年人头发与头部皮肤的清洁卫生也很重要。老年人的头发多干枯、易脱落,做好头发的清洁和保养,可减少脱落、改善自我形象。应根据自身特点定期洗头,干性头发可每周清洗 1 次,油性头发则可每周清洗 2 次。有条件者可根据自身头皮性质选择合适的洗护用品。如皮脂分泌较多者可用温水及中性肥皂,头皮和头发干燥者则应注意选用洗发乳或含脂皂清洗,并可适当应用护发素、发膜等护发产品。另外,如果要进行染发必须注意染发剂的选择,尽量选择正规公司的产品,特别要注意对苯二胺(PPD)、醋酸铅、过氧化氢等化学成分的浓度不宜超过国际安全标准,以及使用前务必进行皮肤测试,以免出现变态反应。

(三)老年人皮肤瘙痒及护理

全身瘙痒是老年人常见的主诉,是位于表皮、真皮之间结合部或毛囊周围游离神经末梢受到刺激所致,可引发老年人搔抓后导致局部皮肤损伤,损伤后又可加重瘙痒,如此恶性循环,最终成为顽疾。老年人皮肤瘙痒的常见原因:①局部皮肤病变。最常见是老年人的皮脂腺及汗腺分泌功能减退而引起的皮肤干燥,常见的加重诱因包括气温变化、毛衣刺激、过频洗澡、洗澡水过热等。除此之外皮肤瘙痒还可见于多数皮疹、急性剥脱性皮炎、银屑病、脂溢性皮炎以及皮肤感染等病症。②全身性疾病。有 80%~90% 慢性肾衰竭或肾功能减退的病人伴有瘙痒;肝胆疾病引起胆汁淤积时可在黄疸出现前或伴黄疸同时出现瘙痒;真性红细胞增多症、淋巴瘤、多发性骨髓瘤、巨球蛋白血症和缺铁性贫血等在瘙痒的同时多伴有血液系统的异常表现;甲状腺功能减退、糖尿病、某些恶性肿瘤及药物过敏均可引起全身瘙痒。③其他因素,如选用碱性洗涤剂洗澡或洗涤衣物,内衣过紧或为化纤等刺激类材质,辛辣、海鲜类食物,咖啡、浓茶等饮品,心理问题如焦虑、抑郁等。

针对老年人皮肤瘙痒的常见护理措施如下。①一般护理。选择合适的洗澡频次;洗澡水不宜过热;忌用碱性肥皂;适当使用润肤用品,特别是干燥季节可于沐浴后涂擦润肤霜;避免非棉织衣物直接接触皮肤;饮食宜清淡,特别是冬季应多吃润燥食物,忌烟酒、浓茶及咖啡等刺激。②对因处理。根据瘙痒的病因逐个排查,并酌情选择对因治疗方案。③对症处理。可使用低浓度类固醇霜剂涂擦患处,适当应用抗组胺类药物及温和的镇静药亦可减轻瘙痒,防止皮肤继发性损害。④心理护理。找出可能的心理原因加以疏导。

二、衣着卫生

老年人的服装选择,重点必须考虑是否有利于健康及穿脱方便。

(一)衣服材质的选择

老年人体温中枢调节功能降低,尤其对寒冷的抵抗力和适应力降低,因此在寒冷时节要特别注意衣着的保暖功效,但应同时考虑不宜选用太重的材质以免影响老年人的活动。另外,还要考虑衣着布料对皮肤的刺激等方面的因素。有些衣料如毛织品、化纤织品对皮肤有一定的刺激性,如果用来制作内衣,就有可能引起瘙痒等不适。尤其是化纤织物中有些成分很可能成为变应原,一旦接触皮肤,容易引起过敏性皮炎。因此,在选料时要慎重考虑,尤其是内衣,应以纯棉织品为好。

(二)衣服款式的选择

衣服的容易穿脱对于老年人来说是非常重要的,即使是残障者,也要尽量鼓励和指导其参与衣服的穿脱过程,以尽可能最大限度地保持和发挥其残存功能。因此服装的设计上要注意便于穿脱,如拉链上应留有指环以便于拉动;上衣的设计应多以前开襟为主;减少纽扣的使用,可用魔术贴取代纽扣;如实在坚持使用纽扣,也要注意不宜过小,以方便老年人自行系扣。

此外,老年人衣服款式的选择还应考虑安全性。老年人的平衡感降低,应避免穿过长的裙子或裤子以免绊倒。做饭时的衣服应避免袖口过宽,否则易被点燃而引发火灾。衣服要合身,但不能过紧,更不要压迫胸部;同时也要注意关心老年人衣着的社会性,在尊重其原有生活习惯的基础上,注意衣

Note:

服的款式和色彩要适合其个性、年龄以及社会活动需求。条件允许时鼓励老年人的服饰打扮可适当考虑流行时尚,如选择明快的色调、别致的款式以及亮丽的饰物等。

(三)鞋子的选择

鞋子的选择可直接影响老年人的活动,选择时应注意:首先,应选择大小合适的鞋。如果鞋子太大,行走时会不跟脚而引起跌倒;如果太小,又可因压迫和摩擦造成皮肤破损,特别是患有糖尿病的老年人更应注意。其次,应选择鞋底有一定厚度、后跟略有高度的鞋。老年人脚部肌肉因老化而发生萎缩,如鞋底太薄、太硬,可在行走时硌得脚痛;而如鞋底太平,则无法为足弓提供足够的支撑,易使脚部产生疲劳感。最后,无论在室内还是室外,老年人均应选择有防滑功能的鞋,以免发生跌倒。

(颜 君)

第四节 饮食与排泄

一、饮食与营养

饮食与营养是维持生命和健康的基本需要,同时饮食的制作和摄入过程还可带来精神上的满足和享受。因此,老年人的饮食与营养也是其日常生活护理中的一个重要领域。

(一)老年人的营养需求

1. 碳水化合物 碳水化合物供给的能量应占总能量的 55%~65%。随着年龄增加、体力活动和代谢活动的逐步减低,人体对于能量的消耗也相应减少。一般来说,60 岁以后能量的摄入应较年轻时减少 20%、70 岁以后减少 30%,以免过剩的能量导致超重或肥胖,甚至诱发一些常见的老年病。此外,为避免饮食造成的血糖水平波动过大,应注意选择低血糖生成指数的食物。

2. 蛋白质 蛋白质供给的能量应占总能量的 15%。老年人的体内代谢过程以分解代谢为主,需要较为丰富的蛋白质来补充组织蛋白的消耗;但由于其体内的胃、胰蛋白酶分泌减少,过多的蛋白质可加重老年人的消化负担,因此蛋白质的摄入原则应该是优质少量,应尽量保证优质蛋白占摄取蛋白质总量的 50% 以上。

3. 脂肪 老年人对脂肪的消化功能下降,且通常老年人体内脂肪组织所占比例随年龄增长而增加,因此膳食中的脂肪不宜过多;但另一方面,若进食脂肪过少,又将导致必需脂肪酸缺乏,并影响脂溶性维生素的吸收,因此由脂肪供给的能量应占总能量的 20%~30%,并尽量减少饱和脂肪酸和胆固醇的摄入,如尽量避免猪油、肥肉、牛油等动物性脂肪,而多吃花生油、豆油、橄榄油等植物油。

4. 无机盐 老年人容易发生钙代谢的负平衡,特别是绝经后的女性,由于其内分泌功能的衰减可导致骨质疏松。因此应强调适当增加富含钙质的食物摄入,并增加户外日光照射以帮助钙的吸收。由于老年人消化功能减退,因此应选择容易吸收的钙质,如奶类及奶制品、豆类及豆制品,以及坚果如核桃、花生等;此外,铁的缺乏可引起贫血,因此应注意选择含铁丰富的食物,如瘦肉、动物肝脏、黑木耳、菠菜等,并注意维生素 C 的摄入,可促进机体对铁的吸收;老年人往往喜欢偏咸的食物,容易引起钠摄入过多但钾不足,钾的缺乏则可使肌力下降而导致人体有倦怠感。

知 识 链 接

血糖生成指数

血糖生成指数(glycemic index,GI)是衡量食物引起餐后血糖反应的一项有效指标,表示含 50g 可利用碳水化合物的食物和相当量的葡萄糖或白面包在一定时间内(一般 2h)体内血糖应答水平百分值。以葡萄糖为参考(定 GI 值为 100),GI 低于 55 为低 GI 食物,GI 在 55~70 为中 GI 食物,GI 高于 70 高 GI 食物。GI 高的食物进入消化道后消化快、吸收率高、葡萄糖释放快,葡萄糖入血后峰值高。

5. 维生素　维生素在维持身体健康、调节生理功能、延缓衰老过程中起着极其重要的作用。富含维生素 A、B_1、B_2、C 的饮食,可增强机体的抵抗力,特别是 B 族维生素能增加老年人的食欲。应鼓励老年人多选择蔬菜和水果等食物以增加维生素的摄入,且有较好的通便功能。

6. 膳食纤维　是碳水化合物中不能被人体消化酶所分解的多糖类物质,存在于谷、薯、豆、蔬果类等食物中。虽然不被人体所吸收,但可有效改善肠道功能、降低血糖和胆固醇、控制体重和减重、预防结肠癌等恶性肿瘤,因此可适当增加其在膳食中的比重。

7. 水分　水是构成人体的重要组成成分。如果水分不足,再加上老年人结直肠的肌肉萎缩,肠道黏液分泌减少,很容易发生便秘,严重时还可发生电解质紊乱、脱水等。但过多饮水也会增加心、肾功能的负担,因此老年人每日饮水量(除去饮食中的水)一般以每日每千克体重 30mL 左右为宜。饮食中可适当增加汤羹类食品,既能补充营养、利于消化,又可补充相应的水分。

(二) 影响老年人营养摄入的因素

1. 生理因素　老年人味觉功能下降,特别是苦味和咸味感觉功能显著丧失,同时多伴有嗅觉功能低下,所以老年人嗜味道浓重的菜肴;多数老年人握力下降,部分还可由于关节病变和脑血管病变等引起关节拳缩、变形,以及肢体的麻痹、震颤而加重自行进食的困难;牙齿缺失以及咀嚼肌群的肌力低下可影响老年人的咀嚼功能,甚至严重限制其进食;老年人吞咽反射能力下降,容易因误吸而引起肺炎,甚至发生窒息;对食物的消化吸收功能下降,特别是食用大量的蛋白质和脂肪易引起腹泻;老年人易发生便秘,而便秘又可引起腹部饱胀感、食欲减退等,对其饮食摄取造成负性影响。

2. 病理因素　疾病也是影响食物消化吸收的重要因素。特别是患有消化性溃疡、癌症、心脏疾病、肾脏疾病、糖尿病等的老年人,控制疾病的发展、防止疾病恶化可有效改善其营养状况。

3. 心理因素　丧偶、独居、入住养老机构或医院而感到不适应的老年人往往会因负性情绪而导致饮食摄入异常。排泄功能异常而又不能自理的老年人,有时考虑到照顾者的需求,往往自己控制饮食的摄入量。对于痴呆老年人,如果照顾者不加控制将会导致饮食过量、过少或异食行为。

4. 社会因素　老年人的社会地位、经济实力、生活环境以及价值观等对其饮食习惯影响很大。经济压力导致可选择的膳食种类、数量的减少;而营养学知识的欠缺可引起食物选择不当而导致营养失衡;独居老人或者高龄者,即使没有经济方面的困难,在食物的采购或烹饪上也可能会出现问题;价值观对饮食的影响也同样重要,有"不劳动者不得食"观念的老年人,由于自己丧失了劳动能力,则可能极度限制自己的饮食需求。

(三) 老年人的饮食原则

1. 平衡膳食　老年人易患的消化系统疾病、心血管系统疾病及各种运动系统疾病,往往与营养失衡有关。因此,应保持营养的平衡,适当限制热量的摄入,保证足够的优质蛋白、低脂肪、低糖、低盐、高维生素和适量的含钙、铁食物。

2. 饮食易于消化吸收　老年人由于消化功能减弱,咀嚼能力也因为牙齿松动脱落和咀嚼肌肌力的降低而受到一定的影响,因此食物应细、软、松,既给牙齿咀嚼锻炼的机会,又便于消化。

3. 食物温度适宜　老年人消化道对食物的温度较为敏感,饮食宜温偏热。两餐之间或入睡前可加用温热饮料,以解除疲劳、温暖身体而利于睡眠。

4. 良好的饮食习惯　少吃多餐的饮食习惯较为适合老年人,即使正餐也应控制在七八分饱。对于胃口不佳的老年人,膳食内容可适时调整以刺激食欲,同时要兼顾健康需求和个人爱好。由于老年人肝脏中储存肝糖原的能力较差,而对低血糖的耐受能力不强,容易饥饿,所以在两餐之间可适当增加点心。晚餐不宜过饱以免影响睡眠,且夜间的能量消耗较少。

(四) 老年人的饮食护理

1. 烹饪时的护理

(1) 咀嚼、消化吸收功能低下者的护理:尽量使食物变松软而易于吞咽和消化,如肉类最好制成肉末,烹制方法可采用煮或炖,必要时可捣碎。但同时应注意易咀嚼的食物对肠道的刺激作用减少而易引起便秘,因此应多选用富含纤维素的蔬菜类,如青菜、根菜类等细切后食用。

(2)吞咽功能低下者的护理:对于吞咽反射低下者,过碎的食物或液态食物易导致呛咳。固体食物可以做得尽量松软或干脆做成糊状,而液态食物则可酌情选用食物调节剂(如凝胶、琼脂、淀粉等)将其变成糊状,易于吞咽。还应注意一些黏稠度极高的食物,如汤圆、年糕、糍粑等也不易吞咽,应避免选择。

(3)味觉、嗅觉等感觉功能低下者的护理:饮食的色、香、味能够明显刺激食欲,因此味觉、嗅觉等感觉功能低下的老年人喜欢吃味道浓重的饮食,烹调时可用醋、姜、蒜等调料来刺激食欲。但调味品食用太多对健康不利,特别是盐和糖,使用时应格外注意。

2. 进餐时的护理

(1)一般护理:进餐场所应定时通风换气;尽量安排老年人与他人一起进餐以增加食欲;鼓励自行进食,对卧床的老年人要根据其病情采取相应的措施,如帮助其坐在床上并使用特制的餐具(如床上餐桌等)进餐;在老年人不能自行进餐,或因自己单独进餐而摄取量少且有疲劳感时,可协助喂饭,但应注意尊重其生活习惯,掌握适当的速度与其相互配合;无论是自行进餐还是喂饭,都要注意保证老年人的头颈部处于自然前倾位,以免食物不受控制地滑入咽喉,且仰头时喉部会厌软骨无法遮蔽气道而易引起误吸甚至窒息。

(2)上肢障碍者的护理:上肢出现麻痹、挛缩、变形、肌力低下、震颤等障碍会影响老年人自行进食,此时可选择一些特殊的餐具。如粗柄的叉、勺适用于无法握紧手的老年人,亦可将普通勺把用纱布或布条缠上;有些老年人的张口度小,可选用婴儿用的小勺加以改造;可选用套筷或用绳子将两根筷子连在一起以防脱落。

(3)视力障碍者的护理:对于视力障碍的老年人,照顾者首先要向其说明餐桌上食物的种类和位置,并帮助其用手触摸以便确认。注意保证安全,热汤、茶水等易引起烫伤的食物要提醒注意,鱼刺等要剔除干净。视力障碍的老年人可能因看不清食物而引起食欲减退,因此,食物的味道和香味更加重要,或者让老年人与他人一起进餐,营造轻松愉悦的氛围以增进食欲。

(4)吞咽能力低下者的护理:由于可能存在会厌反应能力低下、会厌关闭不全或声门闭锁不全等情况,吞咽能力低下的老年人很容易将食物误咽入气管。尤其是卧床老年人,舌控制食物的能力减弱,更易引起误咽。因此进餐时老年人一般采取坐位或半坐位比较安全,偏瘫的老年人可采取侧卧位,最好是卧于健侧。进食过程中应有照顾者在旁观察,以防发生事故。同时随着年龄的增加,老年人的唾液分泌也相对减少,口腔黏膜的润滑作用减弱,因此进餐前及过程中应注意喝水湿润口腔。

二、排泄

老年人随着年龄的不断增加,机体调节功能逐渐减弱、自理能力下降,或者因疾病导致排泄功能出现异常,发生尿急、尿频甚至大小便失禁等现象,有的老年人还会出现尿潴留、腹泻、便秘等,常给老年人造成很大的生理、心理上的压力,护理人员应妥善处理,要体谅老年人,尽力给予其帮助(有关老年人常见排泄问题的护理详见本书第五章)。

(颜 君)

第五节 休息与活动

一、休息与睡眠

(一)休息

休息是指使身体放松,处于良好的心理状态,以恢复精力和体力的过程。休息并不意味着不活动,有时变换一种活动方式也是休息,如长时间做家务后,可站立活动一下或散散步等。老年人相对需要较多的休息,并应注意:①休息质量,有效的休息应满足三个基本条件:充足的睡眠、心理的放松、生理的舒适。因此,简单的卧床限制活动并不能保证老年人处于休息状态,有时这种限制甚至会使其感到厌烦而妨碍了休息的效果。②卧床时间过久会导致运动系统功能障碍,甚至出现压疮、静脉血栓、坠积性肺炎等并发症,因此应尽可能对老年人的休息方式进行适当调整,而长期卧床者尤其应注意定时改变体位或者被动运动等。③改变体位时,要注意预防直立性低血压或跌倒等意外的发生,如早上醒来时不应立即起床,而需在床上休息片刻、伸展肢体,再准备起床。④看书、看电视、上网可以作为休息形式,但时间不宜过长。看电视、电脑以及使用手机的距离和角度都要合适,以免影响视力或造成颈椎受损。

（二）睡眠

1. 老年人的睡眠　老年人大脑皮质功能减退,新陈代谢减慢,体力活动减少,所以所需睡眠时间也相应减少。除此之外,老年人的睡眠模式也随年龄增长而发生改变,可表现为早睡、早醒;也可出现多相性睡眠模式,即睡眠时间在昼夜之间重新分配,夜间睡眠减少、白天瞌睡增多;以及老化引起的脏器功能衰退,导致夜间易醒。有许多因素可干扰老年人的生活节律而影响其睡眠质量,如躯体疾病、精神疾病、社会家庭因素、睡眠卫生不良、环境因素等。

2. 一般护理　日常生活中可采用以下措施来改善老年人的睡眠质量:①进行全面评估,找出其睡眠质量下降的原因进行对因处理。②营造舒适的睡眠环境,调节卧室的光线和温度,保持床褥干净整洁,并设法维持环境的安静。③养成良好的睡眠习惯,应提倡规律睡眠、早睡早起、定时午睡。对于已养成的特殊睡眠习惯,不能强迫立即纠正,需要多解释并进行诱导。④晚餐应避免吃得过饱,睡前不饮用咖啡、酒或大量水分,并提醒于入睡前如厕,以免夜尿增多而干扰睡眠。⑤避免睡前剧烈情绪波动。由于老年人思考问题比较执着,往往会反复考虑而影响睡眠,所以有些问题和事情不宜晚间告知。⑥倡导规律锻炼,向老年人宣传活动对减少应激和促进睡眠的重要性,指导其坚持参加力所能及的日间户外活动。⑦必要时可在医生指导下根据具体情况选择合适的药物。镇静剂或催眠药可帮助睡眠,但也有许多不良反应,如抑制机体功能、降低血压、影响胃肠道蠕动和意识活动等,因此应尽量避免选用。

3. 睡眠呼吸暂停低通气综合征（sleep apnea hypopnea syndrome,SAHS）　SAHS 是一种睡眠期疾病,被认为是高血压、冠心病、脑卒中的危险因素,且与夜间猝死关系密切。SAHS 的诊断标准:临床上有典型的夜间睡眠时打鼾及呼吸不规律、白天嗜睡等症状,多导睡眠图（polysomnography,PSG）监测显示夜间睡眠暂停低通气指数（apnea hypopnea index,AHI）≥5 次/h,或虽然白天无症状但 AHI≥10 次/h,同时发生 1 个或以上重要脏器损害。

老年人较易发生 SAHS 的主要原因:①老年人多有上呼吸道脂肪堆积,睡眠时咽部肌肉松弛,咽部活动减少,使上呼吸道狭窄或接近闭塞,而出现呼吸暂停。②老年人中枢神经系统调节功能减退,化学感受器对低氧血症和高碳酸血症的敏感性降低,中枢神经系统对呼吸肌的支配能力下降,以及呼吸肌无力等导致易发生 SAHS。

护理措施:①一般护理,老年人尤其是肥胖者易出现 SAHS,故应增加活动、控制饮食,以达到减重的目的;养成侧卧睡眠习惯,以避免使气道狭窄加重;睡前必须避免饮酒和服用镇静、催眠药;戒烟戒酒,因有研究显示这些不良嗜好与 SAHS 相关。②积极治疗有关疾病,如肥胖症、扁桃体肥大、黏液性水肿、甲状腺肿大等。③上呼吸道通畅、呼吸道软骨和下颌骨无异常者可选用低流量吸氧 2~3L/min,而呼吸道阻塞者可选用持续呼气末正压通气。④根据病人情况指导选用合适的医疗器械装置,如鼻扩张器适用于鼻前庭塌陷者,可改善通气;舌后保持器可防止舌后坠而引起的阻塞。⑤酌情指导选用合适的药物,包括呼吸兴奋剂以及增加上气道开放的药物。病情严重者可选择手术治疗,包括腭垂腭咽成形术、气管切开术、舌骨悬吊和下颌骨成形术等。

二、体能活动

老年人的活动能力与其生活空间的扩展程度密切相关,进而可显著影响其生活质量。

Note:

（一）活动对老年人的重要性

活动对于老年人多项生理功能均有重要促进作用：①使血流速度加快、心排血量增加、心肌收缩能力增强，促进冠状动脉侧支循环，增加血管弹性，有效预防和延缓心血管疾病的发生和发展。②提高胸廓活动度，改善肺功能，使更多的氧进入机体与组织交换，保证脏器和组织的用氧。③促进胃肠蠕动，刺激消化液分泌，有利于消化和吸收，促进机体新陈代谢，改善肝、肾功能。④协调大脑皮质兴奋和抑制过程。⑤使骨质密度增厚，韧性及弹性增加，增加关节灵活性。还可使肌肉纤维变粗，坚韧有力，增加肌肉活动耐力和灵活性。⑥增强机体的免疫功能，提高对疾病的抵抗力。另外，活动还可以调动积极的情绪。总之，活动对机体各个系统的功能都有促进作用，并能预防心身疾病的发生。

（二）影响老年人活动的因素

1. 心血管系统 ①最大心率（maximal heart rate，HR_{max}）下降：运动时的 HR_{max} 可反映机体的最大摄氧量。老年人的心室壁弹性比成年人弱，导致心室的再充盈所需时间延长，故其 HR_{max} 要比青壮年低。②心排血量下降：老年人的动脉弹性变差，后负荷增加。外周静脉滞留量增加，外周血管阻力增加，也会引起部分老年人出现舒张压升高。所以，当老年人活动时易出现心排血量减少。

2. 肌肉骨骼系统 肌细胞因为老化而减少，同时肌张力下降。据统计，50 岁以上的人群肌肉力量每 10 年下降 10%，而 70 岁以上者则每 10 年下降高达 30%。老化对骨骼肌系统的张力、弹性、反应时间以及执行功能都有负面影响，这是造成老年人活动量减少的主要原因之一。

3. 神经系统 老化可造成脑组织血流减少、大脑萎缩、运动神经纤维丧失、神经树突数量减少、神经传导速度变慢，导致对刺激的反应时间延长，这些可从老年人的运动协调、步态中看出。除此之外，老年人因为前庭感受器过分敏感，导致对姿势改变的耐受力下降及平衡感缺失，故应提醒其注意活动的安全性。

4. 其他 慢性疾病可使老年人对于活动的耐受力下降。如帕金森病可造成步态的迟缓及身体平衡感的丧失；骨质疏松症会造成活动受限，而且容易跌倒造成骨折等损伤。此外，老年人还可能因为药物的作用或副作用、疼痛、抑郁等原因而不愿意活动。不仅如此，由于社会的发展，现代人活动的机会越来越少，如由于经济、时间和空间的限制，无法亲身参与运动而只能选择看电视、打麻将等以端坐为主的活动；汽车取代了步行；电梯减少了爬楼梯的机会等。

（三）老年人活动的指导

1. 老年人的活动强度 有效的运动要求有足够而又安全的强度，老年人的活动强度应根据个人的能力及身体状态来选择。操作较为简便而又能科学反映运动强度的常用指标有靶心率（target heart rate，THR）和主观用力等级（rating of perceived exertion，RPE）。

运动时的心率可反映机体的摄氧量，而摄氧量又是机体对运动负荷耐受程度的一个重要指标，因而可通过观测心率变化来调控和选择运动量。THR 是运动中能获得最佳效果并确保安全的心率。美国运动医学会提出以健身为目的的运动应以中低强度为主，通常取 HR_{max} 的 60%~85% 作为 THR，一般而言，对于体能良好者、普通者和不佳者 THR 范围应分别为 HR_{max} 的 70%~85%、60%~75% 和 50%~75%。而 HR_{max} 的确定方法有直接测定（递增负荷试验）和间接推算，但前者方法复杂，且对于中老年人和患病人群存在一定的危险性，所以多采用公式（常用公式：$HR_{max}=220 - 年龄$）进行推算。因此一般认为老年人在运动中应达到的 THR 范围应是本人 HR_{max} 的 60%~80% 老年人可在 THR 的范围内运动，根据身体主观感觉对照 RPE 表，找到适合自己的等级。一般来说，针对自身生理状况，老年人运动时的 RPE 应控制在 12~13 级别内（此时心率相当于 HR_{max} 的 70%）。老年人在锻炼过程中掌握 THR 与 RPE 之间的关系后，可用 RPE 来调节运动强度。这样既保证了身体安全，又达到了运动效果，具有一定的科学指导意义。

2. 老年人活动的注意事项

（1）正确选择：老年人可以根据自己的年龄、需求、身心状况、场地条件，选择适当的运动项目。锻炼计划的制订应符合老年人的兴趣并考虑到其能力，而锻炼目标的制订则必须考虑到他们对自己的

Note:

期望,这样制订出来的活动计划老年人才愿意坚持。

主观用力等级(RPE)分级表

　　RPE 于 1961 年由瑞典心理学家 Borg 制定,故又称 Borg 量表。它是根据运动者自我感觉用力程度衡量相对运动水平的半定量指标,共分 6~20 级,表示不同的疲劳程度。大量研究结果证实,RPE 与心率、最大摄氧量、肺通气量、乳酸水平等客观指标呈高度相关,为 RPE 在实践中作为心率等运动强度评定指标的辅助或替代指标提供了依据。

RPE	6	7	8	9	10	11	12	13	14	15	16	17	18	19	20
主观运动感觉	安静	轻微用力		稍用力		轻度用力		中度用力		明显用力		非常用力		极度用力	

　　(2) 循序渐进:应先选择相对易开展的活动项目,再逐渐增加运动的强度、时间、频率,且每次调整前都应评估老年人对于新模式的耐受性。

　　(3) 持之以恒:通过锻炼增强体质、预防和治疗疾病,要有一个逐步积累的过程,且取得疗效以后,仍需坚持锻炼,才能巩固和加强效果。

　　(4) 运动时间:老年人运动的时间以每周 3~4 次,每次半小时左右为宜。饭后不宜立即运动,以免减少对消化系统的血液供应及兴奋交感神经而抑制消化功能。

　　(5) 运动场地与气候:尽可能选择空气新鲜、安静清幽的公园、庭院、湖滨等地。注意气候变化,夏季户外运动要防止中暑,冬季要防跌倒和感冒,雾霾天气则不宜进行室外活动。

　　(6) 其他:年老体弱、患有多种慢性疾病或平时有气喘、心悸、胸闷或全身不适者,应请医生检查,并根据医嘱进行运动。除此之外,患有急性疾病、出现心绞痛或呼吸困难、情绪激动等情况下应暂停锻炼。

　　3. 患病老年人的活动　老年人常因疾病困扰而导致活动障碍,特别是卧床不起的病人,如果长期不活动很容易导致失用性萎缩等并发症。因此,必须帮助各种患病老年人进行主动或被动活动。

　　(1) 瘫痪老年人:这类老年人可借助助行器等辅助器具进行活动。一般说来,手杖适用于偏瘫或单侧下肢瘫痪病人,前臂杖和腋杖适用于截瘫病人。步行器则多在室内使用,选择的原则:双上肢肌力差、不能充分支撑体重时,应选用腋窝支持型步行器;上肢肌力较差、提起步行器有困难者,可选用前方有轮型步行器;上肢肌力正常、平衡能力差者可选用交互型步行器。

　　(2) 采取制动状态的老年人:制动状态很容易导致肌力下降、肌肉萎缩等,因此应确定尽可能小范围的制动或安静状态,在不影响治疗的同时,尽可能地做肢体的被动运动或按摩等。

　　(3) 不愿甚至害怕活动的老年人:部分老年病人因担心病情恶化或影响自我形象等而不愿活动,对这类老年人要耐心说明活动的重要性,鼓励其一起参与活动计划的制订,营造合适的运动氛围,条件允许时可给予专业指导,尽量提高其对于运动的兴趣和信心。

　　(4) 痴呆老年人:为便于照料,人们常限制痴呆老年人的活动范围,但这种限制极大地降低了该群体的生活质量。护理人员应该认识到为延缓其病情的发展,必须给予痴呆老年人适当的活动机会,以及增加他们与社会的接触。

(颜　君)

Note:

第六节 性需求和性生活卫生

性属于人们的基本需要,且人们还可通过性活动而满足其爱与被爱、尊重与被尊重等较高层次的需要。因此,护理人员应对此持专业的态度,了解老年人的性需求及影响因素,以协助其提高生活质量。

一、性生活需求及其影响因素

(一) 老年人的性需求

适度、和谐的性生活对于老年夫妻双方的生理、心理、社会健康都有益处,是日常生活中其他活动所不能取代的。相对于年轻人来说,老年人的性生活更注重其相互安慰、相互照料等精神方面的效应。性生活会使老年夫妻更多、更有效地交流,增强亲密感,从而有效地减少孤独、自卑、空虚等影响寿命的不良情绪。

更为严重的是,如果其客观存在的性需求没有得到满足,老年人可能会选择购买性服务、性犯罪等不良性行为。在我国传统文化氛围下,部分在性方面有需求的老年人,无法通过正常的交友或是婚姻的途径满足生理和心理需求,长期压抑便会逐步形成极度饥渴的性心理。当偶遇性刺激时,他们的伦理意识和法制观念就可能在瞬间崩溃而做出错误的选择。不良性行为会造成老年人罹患相关疾病的概率增高,例如中国疾病预防控制中心的相关数据显示 60~65 岁人群中艾滋病发生率从 2016 年的 1.41% 升至 2017 年的 6.83%,65~70 岁人群则从 2016 年的 1.51% 升至 2017 年的 6.77%。不仅如此,老年性犯罪的发生也不罕见,对社会造成了极大的危害。

(二) 老年人性生活现状

瑞典学者于 20 世纪 70 年代开始针对 70 岁以上老年人定期进行调查,发现该人群中仍有性生活的比例随时代进展呈上升趋势:有偶同居男性中从 52% 升至 68%,有偶同居女性中从 38% 升至 56%,不在婚(包括丧偶、离异、分居)男性中从 30% 升至 54%,不在婚女性中从 0.8% 升至 12%;英格兰开展的一项研究显示,80 岁以上的人群中,男性有 60.2%、女性有 27.8% 仍有性生活;美国的相关调查揭示,性行为的发生率在 65~74 岁的人群中为 53%,75~85 岁的人群中为 26%。但该研究结果同时表明,多数老年人在性生活中会出现各种问题,其中女性最常见的有性欲减退(43%)、阴道干涩(39%)、高潮缺失(34%),而男性最常见的则是勃起功能障碍(erectile dysfunction,ED)(37%)。

国内有关老年人性生活方面的调查极少。有学者于 2015—2018 年在重庆市几所医院的体检门诊调查了 626 例老年男性,发现被调查者的性交频率为 0、1、2、3、4 次 / 月及 ≥5 次 / 月的比例分别为 24.9%、16.6%、24.1%、16.6%、12.9% 和 4.8%,其中 ≥1 次 / 月的比例为 75.1%;一项针对 684 例在南充地区体检中心接受健康体检的老年男性的研究显示,该人群 2 年内无性生活的比率高达 41.23%,ED 患病率高达 78.8%。且在有正常性生活的老年男性中,性生活质量随年龄增加有明显下降趋势。上述两项国内研究的结果存在一定的差异,但全国范围内大样本的调查数据目前仍未见报道,仅能从老年人婚姻状况进行侧面了解。全国第六次人口普查数据显示,我国老年人口中处于无配偶状态的老年人口比例达到 29.45%,形成了一个庞大的群体。由于老年人再婚所遭受的社会舆论的压力及其子女对老年人赡养、财产分配等问题的顾虑,许多丧偶老年人不得不孤独终老。不仅如此,我国老年人分居现象并不罕见,如老年夫妻有分别随不同的子女生活,难以享受正常的性生活。

(三) 影响老年人性生活的因素

1. 生理变化 老年人头发变白稀疏、皮肤有皱纹或出现斑点、驼背、缺牙等,老年女性则有乳房下垂的情形,这些改变常影响老年人的心理,可直接或间接影响老人的性生活。

(1) 男性:老年男性主要表现为雄激素生成减少,神经传导速度减慢,需要较长的时间才达到勃起,而勃起的持续时间也会比年轻时短,且阴茎勃起的角度、睾丸上提的状况均有减低。除此之外,老

Note:

年男性射精前的分泌物及精液减少,且并非每次性交都有射精,射精后阴茎较快软化,且缓解期延长。

(2) 女性:女性在老化过程中,由于雌激素分泌减少,大阴唇变平较难分开,阴蒂包皮有萎缩,但阴蒂的感觉仍然存在;在性行为中阴道内润滑液的产生会较慢、较少,在性交当中可能会产生疼痛的感觉;高潮期时间变短,高潮时子宫收缩也可能造成疼痛,性潮红发生率可能较少或消失。

2. 常见疾病　心肌梗死、慢性阻塞性肺疾病、糖尿病及泌尿生殖系统疾病的病人或其配偶常认为性生活会导致疾病的复发甚至死亡,但有研究表明正常性生活过程中的心源性猝死实际是很少见的,相反适当的性活动可使病人身心放松;女性糖尿病病人可由于阴道感染导致不适或疼痛,而男性糖尿病病人患 ED 的可能性是普通人的数倍;关节炎病人则常苦于肢体活动上的不舒适或不便;前列腺增生的老年人常害怕逆向射精;患有慢性阻塞性肺疾病的老年人由于气短往往会妨碍正常的性生活;一些药物的副作用也常是影响性功能的重要因素,如抗精神病药物可以抑制勃起或射精的能力,镇静催眠药物能抑制个体的性欲等,因此护理人员在对病人进行服药指导时也应加以考虑。

3. 与性有关的知识、态度

(1) 错误的社会观念:目前社会上仍流传着许多误解,例如,性是年轻人的事,老年人不应该有性需求;老年男性射精易伤身,导致身体虚弱;老年女性在停经后性欲就会完全丧失,这些观念无形中让老年人对性生活望而却步。

(2) 错误的自身认知:随着老化的进展,老年人的性能力及其对性刺激的反应发生了变化,由于缺乏相关的知识,多数老人并不了解上述变化是正常现象,因而降低了性生活的兴趣,甚至感到恐慌、认为自己的性能力已经或将会丧失,因而完全停止性生活。

(3) 夫妻间不一致的认知和态度:夫妻中如有一方忽略了另一方的性需求,对配偶不再显示性兴趣或性关注,就很容易导致对方受到性伤害,甚至婚姻破裂;从身体外观来看,部分老年女性对自己的性吸引力缺乏信心,从而对自己的丈夫表现出拒之千里或过于亲近讨好,如果对方不理解甚至以嘲讽的态度相对时,就很容易造成矛盾;男性步入老年期后出现性反应减退时可造成其对性生活的畏惧,而后者又可造成明显的 ED 从而严重影响性生活质量。此时更加需要对方的理解与支持,否则很容易造成性生活就此中断甚至婚姻解体。

(4) 照顾者的知识、态度:目前我国的养老方式仍以家庭养老为主,多数居家老年人的照顾者为其子女,他们往往因缺乏科学、专业的知识而忽视老年人这方面的需求。有些老年夫妻由不同的子女进行赡养而长期处于分居状态。更多的家庭由于居住条件有限,老年夫妻往往要和孙辈同居一室,根本不能保证私人空间。寡居或鳏居老年人的性需求是目前老年护理中的一大难题,部分子女会因面子、赡养、遗产等考虑而反对父亲或母亲再婚。

4. 社会文化及环境因素　长期养老机构中的房间布置往往缺乏家庭气息,即使是夫妻房也只放置两个单人床,衣服常没有性别样式的区别,或浴厕没有男女分开使用的安排,这些都不利于性别角色的认同。其他如中国传统的面子、羞耻等价值观,造成老年同性恋、自慰、再婚等很难被社会接受,都有可能导致老年人正常的性需求无法满足。

二、性生活的护理与卫生指导

(一) 护理评估

由于人们身心、社会文化的影响,性对每个人可能有不同的意义。因此,在评估及处理性问题时需注意个体差异。

1. 评估的内容及方法

(1) 收集健康史及客观资料:需了解老年人的一般资料、性认知、性态度、性别角色及自我概念,以及其婚姻状况、宗教信仰、疾病史及性生活史,还应包含性生活现况如性欲、性频率、性满意次数、性行为成功次数等。最后还要了解老年人对治疗或咨询的期望,以免其出现过高或错误的期望。

配偶或性伴侣的评估也应注意,具体包括配偶或性伴侣的一般资料、性认知、性态度、性别角色、

Note:

自我概念,及其对性生活的期望及配合度等等。

（2）身体检查：可通过相应检查来协助确认老年人的性生活是否存在问题。常见的检查有阴茎勃起硬度测验、海绵体内药物注射测试、神经传导检查、阴茎动脉功能检查等。

2. 护理人员的态度及准备　在处理老年人的性问题前,护理人员应用丰富的专业知识和专业的态度来协助老年人,才能得到其信任与合作。护理人员应掌握正确的性知识,熟悉不同的社会文化及宗教背景,能坦然、客观地面对性问题,并注意真诚地尊重老年人的个人及家庭。

3. 评估性问题的注意事项　一般而言,老年人多不会主动直白地表达有性问题方面的困扰,有些会从睡眠情形不佳如失眠,或表现出焦虑不安等问题谈起;有些则习惯从"别人"的问题谈起;有些则用较含蓄的言语来沟通。这就要求护理人员适时选用相应的沟通技巧,并注意采取专业的评估态度,充分尊重老年人的隐私权。

（二）一般指导

1. 树立正确的性观念　对老年人及其配偶、照顾者进行个体化的健康教育,帮助他们克服传统文化和社会舆论对性的偏见,将性活动当作有利于健康的一种正常生理需要来看待。

2. 鼓励伴侣间的沟通　必须鼓励和促进老年人与其配偶或性伴侣间的沟通,只有彼此之间坦诚相对、相互理解和信任,各项护理措施和卫生指导才能取得良好的效果。

3. 提倡外观的修饰　需提醒老年人在外观上加以装扮,除了适当的营养休息以保持良好的精神,在服装发型上应注意性别角色的区分,有条件时应鼓励依个人的喜好或习惯做适当修饰。

4. 营造合适的环境　除温度、湿度适宜外,基本的环境要求应具有隐私性及自我控制的条件,如门窗的隐私性、床的高度以及适用性等;在相处当中也不应被干扰,在时间上应充裕,避免造成压力。

5. 多方式性满足　性交(性器官的直接接触)不是性满足的唯一方式,对于老年人来说,一些浅层的性接触(例如彼此之间的抚摩、接吻、拥抱等接触性性行为)也可以使其获得性满足。

6. 其他　在时间的选择上以休息后为佳,有研究表明男性激素在清晨时最高,故此时对男性而言是最佳的时间选择;因高脂血症易引起心脏及阴茎的血管阻塞而造成 ED,因此低脂饮食可有利于性活动;老年女性停经后由于雌激素水平下降而导致阴道黏膜较干,可使用润滑剂来进行改善。

（三）性卫生的指导

性卫生包括性生活频率的调适、性器官的清洁以及性生活安全等。其中性生活频率难以有统一的客观标准,一般以性生活的次日不感到疲劳且精神愉快较好;性器官的清洁卫生在性卫生中十分重要,要求男女双方在性生活前后都要清洗,以预防生殖系统感染;必要的安全措施仍应注意,如性伴侣的选择及避孕套的正确使用等。

（四）对患病老年人的指导

1. 对患心脏病的老年人的指导　可接受专业的心肺功能检测决定病人是否能承受性交的活动量,除此还需考虑从其他方面减轻心脏的负担,譬如避免在劳累的时候或饱餐饮酒之后进行,或可咨询医生适当配合用药,在性活动前服用硝酸甘油,以达到预防的效果。

2. 对呼吸功能不良的病人的指导　此类病人应学会在性活动中应用呼吸技巧来提高氧的摄入和利用,平日亦可利用适当运动来锻炼呼吸功能。时间上可选择使用雾化吸入治疗后,以提高病人的安全感。而早晨睡醒时,需注意口鼻分泌物是否已清除,以免分泌物较多而妨碍呼吸功能。在姿势安排上,可采用侧卧或面对背的姿势以减轻负担,或进行中以侧卧方式休息。

3. 对其他病人的指导　对前列腺增生病人,应告知逆向射精是无害的,不要心生恐惧;糖尿病病人可以通过药物或润滑剂等的适当使用而使疼痛减轻;关节炎病人可由改变姿势或服用镇痛药等方法来减轻不适的程度,或在事前泡热水澡使关节肌肉达到放松舒适的状态。

（五）针对 ED 病人的医疗处置及其护理措施

ED 特指在 50% 以上的性交过程中，不能维持足够的勃起而进行满意性交。老年 ED 发病机制复杂，主要与因衰老引起的阴茎组织退变有关，但心理因素往往和器质性因素共同作用，负性情绪常会加重病情。为协助老年 ED 病人改善其性功能，可选择的措施有：

1. 真空吸引器 真空吸引器有手控及电动之分，其原理及措施是类似的。使用时将吸筒套在阴茎上，吸成真空，强迫血液流入阴茎海绵体，造成充血，再以橡皮套套入阴茎根部，造成持续性效果，应特别注意的是，每次使用不可超过 30min，以免造成异常勃起。这种方法需经专业人员的协助与教导才可使用。

2. 口服药物使用 常见的口服药物有枸橼酸西地那非（即伟哥），在受到性刺激的前提下可帮助 ED 病人产生勃起。但当该药物与硝酸酯类药物一起使用时，能引起严重的低血压，因此服用硝酸酯类药物的 ED 病人禁用该药。在选择口服药物前需确认老年人对药物有无正确的认识，且在服药上能严格执行医嘱，避免错误地认为药量与勃起硬度或勃起时间成正比而造成不必要的伤害。

3. 其他 可由男性老年人或其性伴侣将前列腺素注射到海绵体，注射后 5~10min 开始生效，持续时间 30~40min，在时间的掌握上若较佳，较易达到彼此满意的状态。或可选择将人工阴茎以手术方式植入，术后需在专业人员的指导下练习才能正式使用，一般在 6 周后才可恢复性生活。

（颜　君）

第七节　老年康复辅助器具在日常生活中的应用

一、老年康复辅助器具的概念

老年康复辅助器具（assistive products of elderly）是指能够帮助功能障碍老年人代偿功能、改善状况，并可发挥老年人潜在功能、辅助独立的器具，是康复辅助器具的组成部分。老年康复辅助器具主要起到辅助老年人环境安全、减轻护理强度、提高护理效率、维护老年人尊严、提高独立生活能力的作用，在辅助老年人减缓衰老，提高独立生活能力过程中发挥着关键性作用。

二、老年康复辅助器具的发展

1. 国内老年康复辅助器具相关法规的发展 自 2013 年起，我国国务院发布了一系列养老服务相关文件，如《国务院关于加快发展养老服务业的若干意见》《关于加快发展康复辅助器具产业的若干意见》《国务院办公厅关于全面放开养老服务市场提升养老服务质量的若干意见》《国务院关于印发"十三五"国家老龄事业发展和养老体系建设规划的通知》等，针对增加老龄用品供给、提升老龄用品科技含量、繁荣老龄用品市场等提出了具体措施。

2. 国外老年康复辅助器具相关法律法规的发展 发达国家在老年人保障方面有较为完善的法律和保险制度、专业的康复队伍以及系统的康复辅具产品。

3. 智能老年康复辅助器具的研究现状 智能老年康复辅助器具，是以依托互联网应用技术开发的各类以照护陈旧性功能障碍者，即失能、失智、认知障碍老年人为主要服务对象的养老产品。国外智能老年康复辅助器具研究起步较早，主要涉及以下 3 个方面：①从老年人角度来审视推进智能老年康复辅助器具的影响因素，如老年人的认知、功能状态、社会文化背景等是否会影响了老年人对智能老年辅具的选择。②对智能辅具技术方面研究，如研究认知症护理的辅助技术路线图，以实现"以人为本"的愿景，提高认知症病人的生活质量。③从伦理视角审视智能养老辅具，如老年人使用社交服务机器人可能发生包括欺骗、尊严受损、孤立、数据泄露、隐私和安全方面的伦理问题。

国内学者对智能老年康复辅助器具的研究主要在以下 3 个方面：①老年康复辅助器具技术：主要

Note:

包括适老辅助技术与现代养老康复,3D 打印定制式医用康复辅具注册审评,可穿戴技术在康复辅具领域的应用等。②智能机器人,主要包括可移动式康复机器人、手腕康复机器人的设计以及养老服务机器人技术发展趋势等。③残疾人智能康复辅具,2019 年深圳国际康复论坛残障康复与辅具服务新趋势论坛推荐了一些残疾人智能康复产品。但整体而言,国内对智能养老产品、技术与环境等方面的研究尚少。

三、老年康复辅助器具的分类

《康复辅助器具分类和术语》(GB/T 16432-2016)将康复辅助器具分为 12 个主类、130 个次类、794 个支类。这 12 个主类分别是个人医疗辅助器具、技能训练辅助器具、矫形器和假肢、个人生活自理和防护辅助器具、个人移动辅助器具、家务辅助器具、家庭和其他场所使用的家具及其配件、沟通和信息辅助器具、操作物品和器具的辅助器具、环境改善和评估的辅助器具、就业和职业培训辅助器具、休闲娱乐辅助器具。剔除矫形器和假肢、就业和职业培训辅助器具等一些主要针对残疾人、伤病人的康复辅助器具外,市场上很多经过适老化改造的康复辅助器具都是老年康复辅助器具,这些康复辅助器具更符合老年人的生理特点和使用习惯。

老年康复辅助器具的种类很多,可以从诸多角度对其进行分类。按其适用对象的功能障碍差别可分为肢体功能障碍老年康复辅助器具、听力功能障碍老年康复辅助器具、言语功能障碍老年康复辅助器具、视力功能障碍老年康复辅助器具、精神功能障碍老年康复辅助器具、智力功能障碍老年康复辅助器具等。按其功能、用途可分为移动助行类老年康复辅助器具、生活辅助类老年康复辅助器具、信息沟通类老年康复辅助器具、康复训练类老年康复辅助器具、环境改善类老年康复辅助器具、休闲娱乐类老年康复辅助器具等。按其使用频率高低可分为常用型老年康复辅助器具和稀缺型老年康复辅助器具。按其成本高低可分为中、高端老年康复辅助器具和低端老年康复辅助器具。按其人性化程度可分为富有人性化老年康复辅助器具和缺乏人性化老年康复辅助器具。按其科技含量高低可分为低技术老年康复辅助器具和高科技老年康复辅助器具。按其复杂程度可分为简易型老年康复辅助器具和复杂型老年康复辅助器具。按其普遍使用程度可分为普适型老年康复辅助器具和个性化老年康复辅助器具。按其满足需求层次可分为必需类老年康复辅助器具和奢侈类老年康复辅助器具。

四、不同类型老年康复辅助器具的特点及应用

(一) 移动助行类辅助器

身体的移动由翻身、床上移动、坐位、坐起、站立、行走、转身、蹲起、上下台阶、单腿站立、跑、跳等一系列肢体粗大运动组成。进入老年时,人的身体功能逐渐下降,慢性疾病逐渐增多,有时会出现移动功能障碍,表现为平衡功能减弱、姿势控制能力低下、站立行走不稳、行走速度缓慢、上下台阶困难、体位姿势失平衡、床上下移动困难、卧床翻身困难等一系列障碍。移动类辅助器具的主要作用为辅助人体承重,保持身体平衡稳定,辅助、保护人体站立、行走、上下台阶等移动的安全。移动助行类辅助器种类繁多,具体包括:

1. 拐杖 拐杖是最简单便携的移动助行类辅助器,包括手拐、肘拐和腋拐等。

(1) 手拐:也称手杖,一般分为单拐、三脚拐、四脚拐、助站拐、带座拐、轮式手拐、带灯拐、多功能手拐等,主要起到辅助支撑、分单下肢承重负荷的作用。①单拐:适合身体虚弱或下肢支撑力量不充分的老年人(图 4-1A)。②三脚拐:适合偏瘫康复初期或行走缓慢的老年人,适应室外环境与路面不平坦状况(图 4-1B)。③四脚拐:适合偏瘫康复初期、步态不稳、行走缓慢的老年人,更适合在平坦的路面环境使用(图 4-1C)。④助站拐:适合下肢轻度功能障碍,膝关节或髋关节活动受限,下蹲、蹲起、坐起困难的老年人(图 4-1D)。⑤带座拐:适合下肢功能轻度障碍或身体虚弱的老年人(图 4-1E)。⑥轮式手拐:适合身体虚弱或下肢功能轻度障碍的老年人。⑦带灯拐:适合身体虚弱或下肢功能轻度障碍、视力减

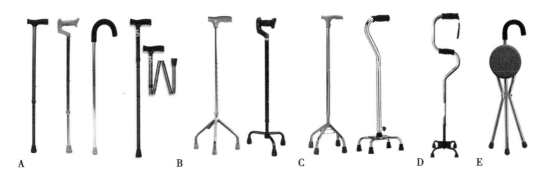

图 4-1　手拐
A. 单拐；B. 三脚拐；C. 四脚拐；D. 助站拐；E. 带座拐。

退的老年人。⑧多功能手拐：在手柄上设有照明灯、信息卡、挂钩等，适合肢体功能轻度障碍、有记忆力减退或轻度老年痴呆的老年人。

（2）肘拐：又称前臂拐，主要起到辅助支撑、承重，增加稳定性，可调节高低保持身体站立平衡等作用。前臂拐适合下肢中度功能障碍，手腕力不足、手形态异常或使用手拐困难，腋下皮肤血管损伤或肩关节病变的老年人（图 4-2）。

（3）腋拐：腋拐一般有不锈钢腋拐、铝合金腋拐、N 形腋下拐等，主要起到辅助支撑、减轻承重、增加稳定性，以腋拐着力点把握方向，借助手增加身体持重，降低反作用力的作用。腋拐适合单下肢功能中重度障碍、双下肢功能轻中度障碍及下肢短缩或缺如的老年人；下肢关节障碍；单下肢或双下肢活动受限，致足底支撑不完全的老年人；使用手拐或肘拐困难的老年人。①不锈钢腋拐适合体重偏胖的老年人。②铝合金腋拐适合体重在 70kg 左右的老年人。③N 形腋下拐适合体重 90kg 左右的老年人（图 4-3）。

2. **助行器**　助行器主要用于老年人保持站立、行走等功能补偿和支撑。当老年人出现站立行走困难时，助行器可以辅助身体支撑、辅助站立行走、辅助蹲起或坐起等，起到移动安全的保护作用。助行器适用于身体虚弱、姿势控制能力减弱、站立行走康复初期的老年人，但需要其上肢有支撑能力、有一定的躯干控制能力和手掌把握能力。助行器一般有以下种类（图 4-4）：

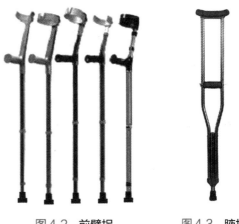

图 4-2　前臂拐　　　图 4-3　腋拐

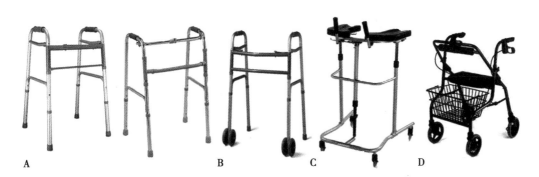

图 4-4　助行器
A. 框式助行器；B. 轮式助行器；C. 台式助行器；D. 带座式助行器。

(1) 框式助行器:①普通式助行器,适合站立行走困难或康复初期完全依靠辅助的老年人。②交叉式框式助行器,适合站立行走困难老年人的康复训练初期。③助起式助行器,适合站立行走困难,坐起、下蹲、蹲起困难老年人的康复训练及日常生活。

(2) 轮式助行器:①两轮式助行器适合处于行走康复训练初期的老年人,有助于提升行走速度。②三轮式助行器适合行走困难老年人的康复训练及行走缓慢老年人的助行。③四轮式助行器适合行走困难康复训练的老年人以及需要增加步速的老年人。

(3) 台式助行器:适合于站立支撑不稳、行走困难者,特别是偏瘫或上肢支撑无力,被动站立行走康复训练的老年人。

(4) 带座式助行器:适合站立行走困难、行走缓慢、姿势不稳、身体虚弱的老年人。

(5) 助行车:适合身体虚弱、行走缓慢、携带物品困难的老年人。

(6) 髋关节助行器:适合截瘫、双下肢重度障碍或缺如,但上肢躯干控制良好,双臂支撑力量饱满,可自行使用肘拐或手拐的老年人。

(7) 助步器:适合偏瘫或站立行走困难,处于康复训练初期的老年人。

(8) 电动站立式助行器:适合下肢行动障碍、坐位蹲起障碍、身体虚弱,但视力、听力、智力反应良好的老年人。

3. 轮椅　轮椅是替代人体下肢功能障碍、克服行走困难的代步工具,是生活中常见的移动辅助器。轮椅可以帮助代偿老年人行走功能,辅助老年人完成室内外移动,以提高其生活自理能力,增加其参与社会活动,从而改善其生活质量。根据不同的分类标准,轮椅可分为:①按结构特点,分为手动轮椅、电动轮椅、运动轮椅、定制轮椅、代步车等。②按轮椅材质,分为铝合金轮椅、钢管轮椅、不锈钢轮椅、钛合金轮椅、碳素纤维轮椅。③按驱动方式,分为自走型轮椅、护理型轮椅、单手驱动型轮椅、杠杆式轮椅、手摇式轮椅、脚推式轮椅。④按功能特点,分为普通型轮椅、便携式轮椅、多功能轮椅、座便或桌板型轮椅、高靠背可半躺或全躺护理轮椅、助站式轮椅。此处仅介绍使用频率最高的两种轮椅(图4-5)。

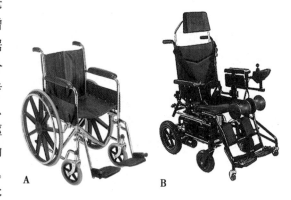

图4-5　轮椅
A.手动轮椅;B.电动轮椅。

(1) 手动轮椅:可根据老年人的不同特点,进行如下选择。①双上肢正常的老年人,选择自走型轮椅。②偏瘫或双上肢力量不足、身体虚弱的老年人,选择护理型轮椅。③关节强直的老年人,选择可倾斜式轮椅。④膝关节强直的老年人,选择有脚托支架、有抬起功能的轮椅。⑤双下肢强直或软瘫的老年人,选择有腿靠和脚环功能的轮椅。⑥长期使用轮椅的老年人,选择预防压力性损伤、带坐垫的轮椅。⑦截肢的老年人,选择安装有防倾倒装置的轮椅。⑧坐姿不稳的老年人,选择有胸或腰保护安全带的轮椅。⑨依靠轮椅工作的老年人,选择短扶手式轮椅。⑩四肢重度障碍或身体衰弱的老年人,选择全躺式或助站式轮椅。

(2) 电动轮椅:电动轮椅适用于下肢功能障碍或缺如、偏瘫、截瘫、三肢瘫、四肢功能障碍以及身体虚弱的老年人,但要求视力、听力、智力、精神状态良好,并能够操作控制器的老年人。

(二) 日常生活类辅助器具

在居家养老中,老年人能否生活自理是老年人生活质量的关键影响因素。随着年龄增长、功能弱化、活动受限,老年人的生活自理能力会逐渐下降,生活质量受到影响。日常生活类辅助器具的品种很多,主要用于进食、穿衣、如厕、梳洗、洗浴等方面,可帮助老年人提高生活自理能力,提高生活质量。

1. 饮食类辅助器具

(1) 与进食相关的辅助器具(图 4-6):①防洒盘。适合偏瘫或手精细动作困难的老年人。②高低碗。适合偏瘫、单手功能障碍、手精细动作困难的老年人。③防滑分餐盘。适合偏瘫、单手功能障碍、手精细动作困难的老年人。④助食筷。适合偏瘫、手精细动作困难的老年人。⑤左右手勺叉。适合偏瘫、手精细动作困难老年人。⑥握力勺。适合偏瘫、手功能障碍、手形态异常的老年人。⑦变形勺。适合偏瘫、手功能障碍、手形态异常的老年人。⑧组合式餐具。适合偏瘫、手功能障碍、精细动作迟缓的老年人。

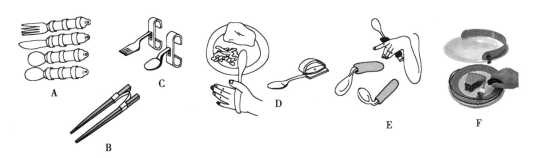

图 4-6　**与进食相关辅助器具**
A. 粗手柄勺、叉;B. 助食筷;C. 掌持式勺、叉;D. 掌套式勺;E. 弯柄勺;F. 带碟档碟。

(2) 与饮水相关的辅助器具(图 4-7):①安心饮水瓶。适合偏瘫或长期卧床的老年人。②吸管杯和长把杯。适合偏瘫、单手功能障碍、长期卧床的老年人。③自立饮水壶。适合偏瘫或长期卧床的老年人。④方便抓握杯。适合偏瘫或单手功能障碍、长期卧床的老年人。

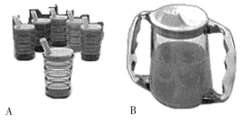

图 4-7　**与饮水相关辅助器具**
A. 吸管杯;B. 双环形把杯子。

2. 穿衣修饰类辅助器具

(1) 与穿衣相关的辅助器具(图 4-8):①贴身护理服。适合长期卧床老年人更换衣服,可应用于养老机构,以减轻护理者的护理工作强度。②围裙。适合偏瘫及生活自理困难的老年人。③围兜。适合偏瘫、手功能障碍,特别是手颤抖的老年人。④穿纽扣器和穿衣钩。适合偏瘫及单手功能障碍,或脊柱强直、腰椎病变弯腰困难的老年人,方便其穿衣、系扣子等。⑤穿袜板。适合偏瘫或单手功能障碍的老年人,辅助其穿袜自理。

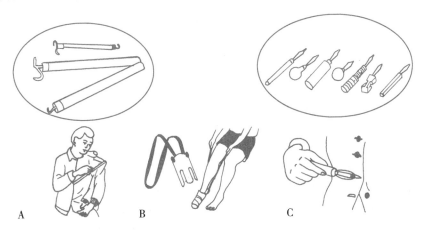

图 4-8　**与穿衣相关辅助器具**
A. 穿衣棍;B. 穿袜板;C. 系扣钩。

Note:

(2) 与梳洗相关的辅助器具(图4-9):①长把梳和长把刷。适合单上肢缺失,单手功能障碍,肩、肘、腕、手部运动障碍的老年人。②多功能刷。适合偏瘫或单手功能障碍的老年人。③硅胶牙刷和假牙刷。硅胶牙刷适合老年人口腔牙齿的保护。假牙刷适合戴义齿的老年人。④手掌刷。适合手功能障碍、精细动作困难的老年人。⑤牙膏挤压器。适合偏瘫或单手功能障碍的老年人。⑥吹头架。适合偏瘫,单手功能障碍,肩、肘、腕关节障碍的老年人。⑦长把镜。适合肢体运动障碍、姿势调整困难的老年人。⑧放大镜指甲刀。适合老年人及护理人员使用。⑨带吸盘指甲砂锉。适合偏瘫或单手功能障碍的老年人。

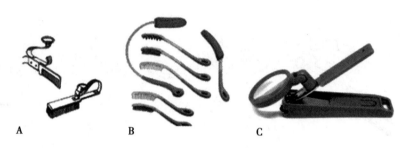

图 4-9　与梳洗相关辅助器具
A. 手掌梳 / 刷;B. 长柄、弯柄梳 / 刷;C. 放大镜指甲刀。

3. 卫浴类辅助器具

(1) 与如厕相关的辅助器具(图4-10):①马桶增高器。适合下肢活动障碍,特别是髋、膝、踝关节障碍,下蹲、蹲起动作困难的老年人。②马桶扶手围栏与起立架。适合下肢活动障碍或蹲起弯腰困难的老年人。③普通坐便椅。适合身体虚弱或肢体障碍的老年人。④沙发式坐便椅。适合身体虚弱、肢体障碍、习惯起夜、如厕困难的老年人。⑤升降扶手坐便椅。适合身体虚弱、肢体障碍、如厕困难的老年人。⑥带轮坐便椅。适合身体虚弱、肢体障碍及如厕困难的老年人。⑦坐便扶手和紧急呼叫器。适合65岁以上的老年人家庭选用。⑧智能型坐便器。适合身体虚弱、肢体障碍的老年人便后卫生清洁使用。

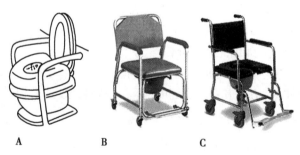

图 4-10　与如厕相关辅助器具
A. 坐便椅;B. 沙发式坐便椅;C. 带轮坐便椅。

(2) 与洗浴相关的辅助器具(图4-11):①洗浴椅。可分为普通洗浴椅、折叠式洗浴椅、旋转型洗浴椅、带轮洗浴椅、墙挂式洗浴椅等,适合老年人家庭沐浴时使用。②洗浴床。可分为淋浴推床和挂壁式洗浴床。用于给重症病患或严重肢体障碍的老年人洗浴,适用于养老机构。③洗澡机。有用于长期卧床老年人的担架式洗澡机和用于长期坐轮椅的老年人的轮椅式洗浴设备。适合养老机构应用。④洗浴凳。适合身体虚弱或行动不便的老年人。⑤洗浴防滑垫和浴缸防滑板。适合老年人家庭浴室使用。⑥洗浴防护腰带。既可保证洗浴者洗浴安全,亦可防止照料者的腰部损伤。⑦洗浴枕。适合长期卧床或肢体功能障碍的老年人。⑧搓背刷。适合偏瘫及上肢功能障碍的老年人。⑨搓脚刷。特别适合有糖尿病足的老年人,需要精细护理足部,防止病足的破溃感染。⑩感应肥皂盒。适合偏瘫及

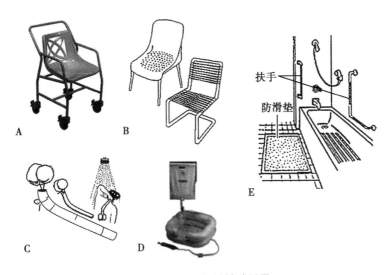

图 4-11　与洗浴相关辅助器具
A.洗浴椅；B.洗浴凳；C.清洁球；D.清洗器；E.防滑垫、扶手。

手功能障碍的老年人，也适合养老机构及公共卫生区域应用。⑪防水护浴套。适合患糖尿病的老年人，尤其适合足坏疽或下肢静脉曲张、破溃等肢体局部损伤者使用。

（三）家务管理类辅助器具

家务管理类辅助器具多数具有手功能补偿作用，一般有体积小巧、便捷、简单、省力、减轻劳动强度、安全防范、提高自我管理能力的特点，可以帮助上肢功能障碍或手精细动作迟缓的老年人进行家务劳动和家务管理。

按照老年人的能力提供相应的辅助器具，也可将日常生活类用品进行改造或制作，但应遵循以下原则：①增加体积，延长尺寸。②加强密度，改变曲度。③扩大清晰，增强强度。④化繁为简，改难为易。⑤适应环境，应用便利。

1. 家务类辅助器具

（1）备餐做饭类辅助器具（图 4-12）：①手指卫兵和分切针。适合手动作迟缓的老年人家庭备餐时使用。②垂直手柄型刀铲。适合手部力量不足、手功能障碍的老年人。③长把铲勺。适合老年人家庭备餐时使用。④开瓶器。适合老年人家庭备餐时使用。⑤开罐器。适合手足力量不足或单手功能障碍的老年人。⑥迷你削皮器。⑦压碎器和脱粒器。适合偏瘫或手功能障碍、精细动作迟缓的老年人。⑧刮丝器和切碎剪。适合老年人家庭备餐，偏瘫或手功能障碍的老年人康复训练用。⑨水壶架。适合偏瘫或单手功能障碍老年人使用。⑩开关辅助器。适合偏瘫、单手功能障碍及精细动作迟缓的老年人。

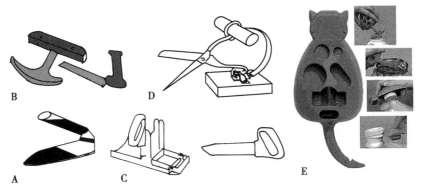

图 4-12　备餐做饭类辅助器具
A.反 L 形刀；B.T（L）形刀；C.带环摇切刀；D.开口剪；E.多功能开启器。

Note:

（2）清洁卫生类辅助器具：有红外线感应桶、电动清扫器、地面清理机器人、通用烫衣板，适合老年人家庭使用。

2. 生活管理类辅助器具

（1）居家物品管理类辅助器具：有钥匙把和大门把手、长把插销夹和微弹力手钳、多功能长把夹、长把夹取器、胶袋封袋夹等，适合偏瘫或单手功能障碍的老年人家庭使用。

（2）家庭安全管理类辅助器具：有小夜灯、家庭搬运器、老年人随身卡、磁性手电筒、大字语音手机、无线呼叫器系统、家庭呼救报警器、火炉灭火器等。

（四）个人医疗护理及康复类辅助器具

随着年龄增长，身体功能弱化，慢性疾病增加，活动行动受限，生理自理能力下降，生活质量就会降低。恰当地使用家庭护理照料、家庭康复训练辅助器具，可以大幅度提高老年人的生活质量。

1. 家庭保健类辅助器具

（1）家庭监测护理类辅助器具有体温计、血压计、家庭心电监测器、血糖监测器、血氧监测器等。

（2）家庭医疗护理类辅助器具有家庭氧气袋、家庭制氧机、氧收集器、空气净化器、家用吸痰器、家用雾化器、家庭自动呼吸机及呼吸训练器、红外线灯、家用按摩器（颈部按摩器、腰部按摩器、足部按摩器）、循环治疗辅助带（抗水肿袜、手足部冰袋、充气加压带）等。

（3）家庭保健护理类辅助器具：关节保护带、两用热敷垫、取暖垫、羊毛暖手筒、热敷包、足部保暖套等。

2. 家庭护理照料类辅助器具　是指在家庭使用方便、便于护理照料和生活照顾的辅助器具，如护理床、床边桌、防水床单、防压力性损伤床垫、护理徘徊监视器等相关辅助器具。

（1）清洁护理类：洗头盆、洗头机、移动式体洁器、男女便壶、便盆、导尿收集袋、穿戴式集尿器、成人尿不湿、成人纸尿裤等（图 4-13）。

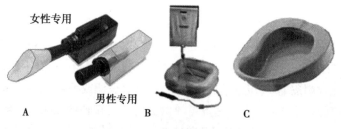

图 4-13　清洁护理类辅助器具
A. 集尿器；B. 清洗器；C. 便盆。

（2）护理床类：有电动护理床、智能自动升降床架、手摇护理床等。

（3）护理床附件类：有床边护栏、床高低调节架、床边桌、床上靠背、腿支撑架、移乘板、过床器、移动吊臂、担架及担架车等。

（4）预防压力性损伤的辅助器具：有防水床单、翻身移位滑动布、体位调节垫、防压力性损伤床垫、防压疮坐垫等。

3. 家庭康复类辅助器具　是指能长期在家庭进行康复训练，能提高肌力，改善关节活动度，增强手精细动作能力，提高坐、站、行走及平衡等能力的相关的小型辅助器具。

（1）上肢康复训练器：是指用于辅助上肢康复训练，提高上肢肌力，增加肩、肘、腕关节活动度和手精细动作能力的小型辅助器具，使用前需要康复师指导（图 4-14）。①肩关节康复训练器。适用于偏瘫上肢功能障碍、肩周疾病、肘关节疾病或上肢协调能力差的老年人，不适用于上指关节挛缩者。②肘

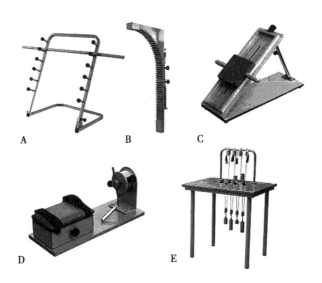

图 4-14　上肢康复训练器具
A. 肩抬举训练器;B. 肩梯;C. 上肢推举训练器;D. 腕关节训练器;E. 手指肌力训练桌。

关节康复训练器。适用于偏瘫上肢及肘关节功能障碍者。③腕关节康复训练器。有弹簧式手腕训练器、腕功能训练器、腕关节旋转器,适用于偏瘫、腕力不足或腕关节活动障碍的老年人。④手及手指康复训练器。有手指训练器、手功能训练器(手握力器、分指板、手套圈、手功能作业箱)。

　　(2) 下肢康复训练器:是指用于辅助下肢康复训练,提高下肢肌力,增加髋、膝、踝关节活动度的小型辅具,使用前需要康复师指导(图 4-15)。①髋关节康复训练器。适用于髋关节活动障碍者。②膝关节康复训练器。适用于偏瘫或膝关节活动障碍者。③踝关节康复训练器。适用于足踝关节活动障碍者。④足趾康复训练器。适用于偏瘫或足内翻、足外翻、足下垂等障碍者。

　　(3) 姿势平衡康复训练器(图 4-16):①坐姿椅。适用于偏瘫或神经肌肉疾病引起的肌力不足、坐姿支撑困难者的姿势矫正或姿势调整。②站立平衡康复训练器。适用于平衡协调能力障碍者。③站

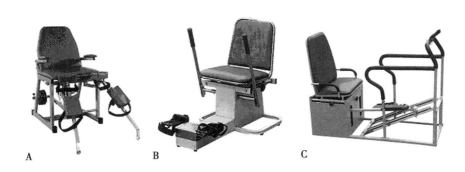

图 4-15　下肢康复训练器具
A. 髋关节训练器;B. 踝关节训练器;C. 下肢康复训练器。

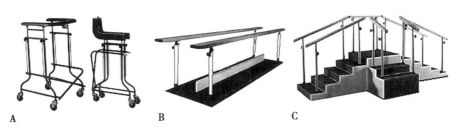

图 4-16　平衡康复训练器
A. 站立平衡训练器;B. 站立平衡杠;C. 阶梯训练器。

立康复训练器。适用于偏瘫或站立姿势障碍者。④站立平衡杠。适用于偏瘫或行走困难、平衡能力低下者。⑤阶梯训练器。适用于偏瘫或行走困难者的康复训练。

（五）信息交流类辅助器具

随着生理结构和生理功能的弱化，老年人的沟通能力会出现相应的问题，如语言表达障碍、理解障碍、感觉障碍、心理障碍等，这些障碍会直接影响老年人与家人、与社会的信息交流，还会影响老年人的身体健康、家庭安全，甚至危及生命。

信息交流类辅助器具包括助视类（图4-17）、助听类（图4-18）、认知类、助写、助读类（图4-19）等。视觉辅助器具包括视觉性的和非视觉性的。听觉辅助器具包括助听类和信号媒介传递类，还有如语音提示扩音类、计算机类、电-视觉类、电脑及软件类、环境控制类等。

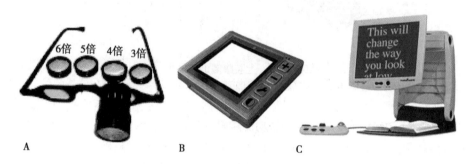

图 4-17　助视器
A. 助视器；B. 便携式电子助视器；C. 闭路电视助视器。

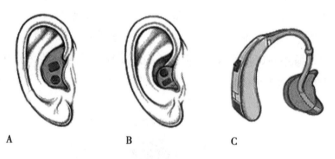

图 4-18　助听器
A. 耳内式助听器；B. 耳道式助听器；C. 耳背式助视器。

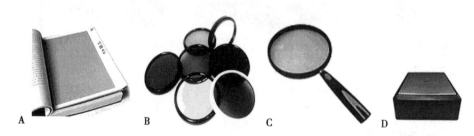

图 4-19　助读类辅助器具
A. 触觉阅读器；B. 滤光镜片；C. 放大镜；D. 阅读机。

（六）智能适老辅具

智能适老辅具是以依托互联网应用技术开发的各类以照护陈旧性功能障碍者，即失能、失智、认知障碍老年人为主要服务对象的养老产品。目前主要的智能适老辅具有智能适老功能护理床、智能照护机器人、智能适老功能轮椅、智能大小便照护系统等。

五、老年康复辅助器具的选择

为帮助老年人选择合适的老年康复辅助器具,可从以下方面进行评估/评价及相应的指导。

1. **老年人的需求** 当老年人有多种辅助器具需求和康复目标时,可参考马斯洛需求层次理论来指导老年人选用老年康复辅助器具。

(1) 第一需求层次:老年人的生理需求及安全需求主要表现在其身体功能和结构障碍所需要的补偿。根据这层需求可选择个人医疗类呼吸机、假肢矫形器类老年康复辅助器具,还可选用个体在执行一项任务时帮助其获得安全使用的行动及生活自理辅助器具,如移动辅助器具、身体防护辅助器具、助视器具、助听器具。

(2) 第二需求层次:老年人的社会需求主要体现为老年人投入一种生活情境(如家庭生活、人际交往)的需要。此种需求可主要选择信息沟通辅助器具、技能训练辅助器具、家务辅助器具。

(3) 第三需求层次:老年人尊重与实现自我价值的需求主要体现为老年人从事有意义的工作及全面参与文化体育、休闲等高生活质量的需要。根据这层需要可选择技能训练辅助器具、休闲娱乐辅助器具、计算机输入辅助器具、用于改善环境的辅助器具。

2. **老年康复辅助器具的适配评估** 是指专业人员对辅助器具使用者的身体功能、辅助器具功能、使用环境、使用效果、合适与否的测评,通过评估量表完成。通过适配评估,可防止因辅助器具应用不当引发的二次损伤。老年康复辅助器具的适配评估是一个新的专业领域,是保证辅助器具服务质量的基础性服务和技术性服务。

(1) 老年人评估:功能障碍者的功能障碍分类和障碍程度均有不同,个人对辅助器具的需求也有所不同。为保证辅助器具使用满意,需要了解功能障碍者的以下信息:①个人基本情况(姓名、年龄、病史等)。②与辅助器具相关的身体功能状态。在参照医疗机构诊断报告的基础上,重点检查与辅助器具有关的功能障碍,如肌肉力量、肌张力、关节活动度、姿势的控制、移动能力、感觉功能、认知功能、语言功能、心理精神状态、日常生活能力等方面的内容。

(2) 辅助器具适用性评估:辅助器具适用性评估的重点是评估个人与辅助器具接触部位的规格尺寸是否合适、功能障碍的不良体位是否有特殊需求、使用是否安全便捷、可操作性和耐用性如何、是否需要添加附属件或零件、后期维修保养的注意事项等。另外,还要评估辅助器具的使用环境是否具备。

3. **效果评价** 辅具适配效果评估,可从以下6个方面进行。

(1) 功能状态:辅具适配使用后,如果功能状态提升、功能障碍改善、功能代偿性好、潜能开发达到预期,提示辅具适配符合需求。反之,则提示不符合。

(2) 临床预期:辅具适配使用后,如果临床症状缓解、不良反应减轻、并发症减少,提示辅具适配符合需求。反之,则提示不符合。

(3) 生活质量:生活质量表现在个体的衣食起居、生活环境适应、参与社会活动及休闲娱乐等方面。生活状态改善、生活质量提高达到预期,提示辅具适配符合需求;反之,则提示不符合。

(4) 预期效果:辅具的种类很多,均有各自的使用功能,适配使用均有预期效果。辅具适配使用后,功能状态提升、功能障碍改善、功能代偿性好、潜能开发充分、生活质量提高、使用安全便捷耐用,达到预期,提示辅具适配符合需求;反之,则提示不符合。

(5) 经费预期:个人和家庭经济承受能力及社会支持可以支付辅具适配使用的费用,提示辅具适配符合需求;反之,则提示不符合。

(6) 舒适度:辅具适配使用后,身心轻松,尤其是功能障碍部位没有不良反应,长时间使用没有副作用,能达到个人预期,提示辅具适配符合需求;反之,则提示不符合。

(金锦珍)

思 考 题

1. 张某，男性，75 岁。半年前妻子去世，仅有一子，在国外工作，目前独居，经济状况尚好，自理能力差。平素体健，半年来体重下降 5kg，医院体检示无明显器质性病变。追问平日生活，自诉妻子过世后很少外出，食欲有所减退，无明显饥饿感，食量减少。请问：

(1) 张爷爷的消瘦可能与哪些因素有关？

(2) 采用哪些措施可有效改善张爷爷的营养状况？

2. 李某，女性，63 岁。自退休（原为某公司高管）以来一直觉得睡眠情况不好，医院体检示无明显器质性病变。自诉以前工作较忙，但每日睡眠可持续 6~7h，而目前晚间睡眠时间仅为 3~5h，且伴有多梦、早醒，为弥补夜间睡眠的不足，现每日下午睡眠达 2~3h，没有锻炼的习惯。请问：

(1) 李奶奶的睡眠状况可能与哪些因素有关？

(2) 采用哪些措施可有效改善李奶奶的睡眠状况？

3. 王某，男性，65 岁，有 10 年左右的高血压病史。近期打算培养良好的锻炼习惯，但又不知道应该选择怎样的运动强度才能既安全又有效，以及在锻炼时应注意些什么。请问：

(1) 可建议王爷爷选用什么指标监测运动强度？

(2) 请向王爷爷宣教老年人锻炼的注意事项。

4. 赵某，男性，70 岁，患高血压 20 余年，糖尿病 10 余年，脑卒中后遗症，左侧肢体偏瘫。左上肢肌力 3 级，左手屈曲伸展困难，对指动作和精细动作困难；左下肢肌力 2 级，左膝后屈小于 90°，左踝活动受限，站立行走需要他人辅助。神志清楚，记忆力、计算力有所减退。请问：

(1) 适合赵爷爷的老年康复辅助器具有哪些？

(2) 怎样为赵爷爷配置合适的辅助器具？

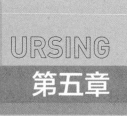

URSING

第五章

老年综合征与护理

05章 数字内容

学 习 目 标

认知目标：

1. 陈述老年综合征及本章介绍的 11 个老年综合征的概念。

2. 举例说明老年人的 11 个老年综合征的常见原因。

情感目标：

1. 重视老年综合征给老年病人带来的影响，给有相应老年综合征的老年病人更多关爱。

2. 具有与老年人进行耐心沟通、理解老年人需求的同理心和专业素养。

技能目标：

能运用护理程序对老年人的 11 个老年综合征进行评估、提出问题并实施护理。

李某,男性,86 岁。因咳嗽、咳黄痰、气急入院治疗。既往有冠心病、阵发性房颤、慢性心功能不全、原发性高血压和双膝骨关节炎史,视力较差,近 1 年内有跌倒史。院外长期服用美托洛尔、螺内酯、福辛普利等 8 种药物。入院后加用抗生素,给予低盐低脂饮食,因夜间睡眠障碍加用艾司唑仑。入院后第 2 日夜间,欲起床如厕,未呼叫陪护人员及护士帮助,离床跌倒在床下,左耳郭裂伤、出血、左手皮肤擦伤。心电监护显示:阵发性室上性心动过速。行 X 线摄片检查显示左侧股骨颈骨折。病人在骨科接受手术治疗后,转入康复病房。

请思考:

1. 该病人有哪些老年综合征?

2. 护士对该病人进行病情观察的重点有哪些?

3. 应该为该病人主要提供的健康宣教内容有哪些?

随着年龄的增长,老年人由于衰老和疾病的共同作用,容易发生各种不适症状,严重影响老年人的生活质量和功能独立。多学科团队协作,积极有效地防治和护理老年人的健康问题,既有助于提高老年人的生命质量,又有利于优化医疗护理资源利用或配置。

第一节　概　　述

一、老年综合征的概念及特点

(一) 老年综合征的概念

老年综合征(geriatric syndrome,GS)指老年人因老化、多种疾病或多种原因(如衰弱、失智和感官以及运动功能障碍等)导致同一临床表现的非典型症状或非特异性症候群,常见的老年综合征包括跌倒、衰弱、吞咽障碍、口腔干燥、营养缺乏、尿失禁、便秘、疼痛、视觉障碍、听觉障碍、谵妄、睡眠障碍、多重用药等。这一概念在 20 世纪 40 年代被提出,给临床治疗效果欠佳的衰弱老年人做详细评估及适当全面照护,从而使其恢复活动功能并重返家庭,60 年代后便在老年医疗护理领域开始广泛使用。

(二) 老年综合征的特点

老年综合征是一组特殊的症状和体征,它们具有许多共同的特征,在老年人,特别是衰弱老年人中非常普遍。

1. 以老化为背景　老年综合征是老年人群出现的不典型衰老相关症状,随着年龄的增加,在老年人群中发生率增加。如跌倒、认知功能障碍、尿失禁、视力下降、听力下降等,发生率和老年人的年龄密切相关,随着年龄的增加而增长。

2. 非特异性,交互作用　老年综合征所包含的非特异性症状既是其内涵,同时也可作为危险因素进行预测和预防。衰弱是老年综合征的一种,同时衰弱也是跌倒、尿失禁、认知功能障碍等其他老年综合征发生的危险因素,衰弱老年人更易伴有老年综合征。除了衰弱,病人活动能力下降、多重用药、疼痛、自我护理能力低下及谵妄等也是老年综合征的危险因素,对老年综合征有一定预测作用。当老年人的主诉反映出某种老年综合征时,往往会伴有一系列相关的症状,难以推断是某个具体器官系统的问题。

3. 多因一果　老年综合征是多种疾病或原因导致同一症状,与传统的医学模式中单一疾病或原因导致的综合征不同。例如传统的医学典型的库欣综合征主要是由于皮质醇长期过多分泌而引起了一系列的临床表现。老年综合征可由多种因素引起,这些因素相互作用,最终造成了多种器官系统的受损,导致同一临床表现的多重因果关系。如老年人可能由于认知障碍、脱水、疼痛、睡眠障碍、相关疾病等多种因素的累积效应导致跌倒、谵妄症状的表现。

4. 其他　老年综合征的特征还有其不是明确的疾病，也不是致命性症状，对日常生活的妨碍是从小到大渐进性的。

二、老年综合征的护理评估

一般疾病诊断通常不能揭示老年疾病的全貌，临床需要进行老年综合征评估。由于老年综合征的复杂性和多样性，临床常常需要多学科团队进行评估，除了医生、护士外，评估人员还包括康复师、心理治疗师、营养师、临床药师、综合评估师、社会工作者、护工、病人本人及其家属等构成的多学科团队成员。老年综合征涉及多个生理功能改变和共病的相互作用，由于其不属于某一个器官系统的问题，必须对它们进行单独地评估。

Tery Fulmer 设计的 SPICES 指标，是临床常见的 6 种老年综合征的英文缩写。其中 S 代表睡眠障碍（sleep disorders），P 代表进食问题（problems with eating or feeding）；I 代表失禁（incontinence），C 代表意识模糊（confusion of consciousness），E 代表跌倒现象（evidence of falls），S 代表皮肤完整性受损（skin breakdown）。临床使用该评估工具方便记忆需评估的常见综合征内容。

随着研究及临床进展，临床管理的老年综合征逐渐增加，为了方便记忆，用字母"I"概括常见老年综合征及老年常见健康问题。

上述评估内容只是一个简单的评估框架，并没有给出具体评价指标，临床上应将其作为初筛参考，同时应结合后面具体老年综合征特定评估工具进行综合评估。

知 识 链 接

以"I"开头的单词代表常见的老年综合征及健康问题

行动不能（immobility）	抑郁症［isolation（depression）］
稳定性差（instability）	营养不良［inanition（malnutrition）］
失禁（incontinence）	贫穷（impecunity）
认知障碍（intellectual impairment）	医源性损伤（iatrogenesis）
感染（infection）	失眠（insomnia）
视觉和听觉障碍（impairment of vision and hearing）	免疫缺陷（immune deficiency）
肠易激综合征（irritable colon）	阳痿（impotence）

国内构建了一套老年综合征评价量表，包括跌倒、吞咽障碍、睡眠障碍、尿失禁、便秘、营养不良、疼痛、压疮 8 个方面 59 个条目，为临床初步筛查常见综合征提供较详细评估条目，但其科学性和可行性仍值得进一步研究。

三、老年综合征的管理及预后

有复杂老年综合征的老年病人，他们对于医院、家庭、社区、门诊的照护需求更大，由于护理需求频繁，对医疗服务的利用率较高，是医疗系统中花费最高的病人之一。

在临床实践中识别和评估老年综合征是进行老年综合征管理的第一步，若不能识别、针对和治疗潜在的老年综合征病因（如感知觉障碍、衰弱、皮肤问题），反而会进一步影响老年人的健康。然而为老年综合征病人提供护理是复杂的，因为老年综合征通常存在不止一个系统的问题，而且一个老年综合征常常导致另一个综合征。对有老年综合征的病人，应将针对单一疾病的治疗方案，扩大到整体治疗和照护，以更好地适用于个体化的病人，使治疗效果最大化。例如，定向力及环境改善等治疗谵妄的非药物干预措施，既可以预防认知功能障碍，也可以用于减少跌倒发生，太极拳可能同时有助于预

Note:

防跌倒和认知能力下降的作用。

老年综合征限制老年人的基本日常活动能力,损害其功能独立性,与老年人依赖性增加、住院时间延长、病情加重和死亡率上升等密切相关,直接影响老年人的身心健康和生命质量。因此,医护人员应使用最佳的实践方案预防老年综合征。相关的实践方案大多需要多学科团队,并且采取以病人为中心的干预措施。及时发现老年综合征,给予预防和管理,可以使老年综合征得到预防或延迟,可降低致残率和死亡率,降低入住养老院的概率,缩短住院日,降低再入院风险,预防其不良后果,提升老年人生命质量,降低医疗成本,节约医疗康复和护理费用。

(陈　茜)

第二节　跌倒及其护理

跌倒(fall)是一种不能自我控制的意外事件,指个体突发的、不自主的、非故意的体位改变,足底以外的部位停留在地上、地板上或者更低的地方。国际疾病分类(ICD-10)将跌倒分为两类。①从一个平面至另一个平面的跌落。②同一平面的跌倒。

老年人跌倒发生率高,是老年人伤残和死亡的重要原因之一。美国每年有 30% 的 65 岁以上居家老年人出现跌倒,而在养老院中每年有近半数人发生跌倒,其中 10%~25% 发生严重损伤。此外,每年约 180 万 65 岁以上老人因跌倒导致活动受限或入院就诊,而由于跌倒致死的病例中,70% 以上为 65 岁及以上老人。在我国,65 岁以上老年居民中有 21%~23% 的男性,43%~44% 的女性曾发生跌倒;65 岁以上老年人跌倒死亡率,男性为 49.56/10 万,女性为 52.80/10 万。跌倒相关伤害造成的财政开支也数额巨大,调查显示,2012 年美国老年人因跌伤造成的医疗费用约 300 亿美元、2013 年英国约 23 亿英镑;2001 年有学者推断中国老年人每年因跌伤造成的直接医疗费用在 50 亿元人民币以上、疾病负担为 160 亿~800 亿元人民币。老年人跌倒耗费着全球的巨额经济成本。

跌倒是我国人群伤害死亡的第四位原因,而在 65 岁以上的老年人中则为首位。按 30% 的发生率估算每年将有 4 000 多万老年人至少发生 1 次跌倒。老年人跌倒死亡率随增龄急剧上升。跌倒可导致骨折、软组织损伤及脑部伤害等,不仅致残、致死,还可影响老年人的身心健康。如跌倒后的恐惧心理可以降低老年人的活动能力,使其活动范围受限、生活质量下降等。但是,由于大多数情况下老年人跌倒事件存在可预知的潜在危险因素,因此可通过积极评估和干预进行预防和控制。

【护理评估】

跌倒后护理评估应尽早进行,跌倒后需立即了解:①是否出现与跌倒相关的损伤。②导致跌倒的原因。

(一) 健康史

1. **一般资料**　收集跌倒者的年龄、性别及文化背景等基本信息。

2. **跌倒原因**　跌倒是多种因素相互作用的结果,跌倒的可能性随着危险因素的增加而增加。跌倒的原因分为内在危险因素和外在危险因素两大类。

(1) 内在危险因素:内在危险因素是主要来源于病人本身的因素,需仔细询问方可获知。

1) 生理因素:①中枢神经系统。老年人智力、肌力、肌张力、感觉、反应能力、反应时间、平衡能力、步态及协同运动能力降低,使跌倒的危险性增加。②感觉系统。老年人的视力、视觉分辨率、视觉的空间/深度觉及视敏度下降;老年性传导性听力损失、老年性聋甚至耳垢堆积影响听力,老年人很难听到有关跌倒危险的警告声音;老年人触觉下降,前庭功能和本体感觉退行性改变,导致老年人平衡能力降低,从而增加跌倒的危险性。③步态:步态的稳定性下降也是引发老年人跌倒的主要原因。老年人缓慢踱步行走,造成步幅变短、行走不连续、脚不能抬到一个合适的高度。④骨骼肌肉系统:老年人骨骼、关节、韧带及肌肉的结构、功能损害和退化是引发跌倒的常见原因。老年人骨质疏松会增加与跌倒相关的骨折发生率,尤其是跌倒导致的髋部骨折。⑤平衡功能:对于有行走能力的病人,可以通过起身行走试验测试平衡能力。

2) 病理因素:①神经系统疾病。脑卒中、帕金森、脊椎病、小脑疾病、前庭疾病、外周神经系统病变。②心血管疾病:直立性低血压、脑梗死、小血管缺血性病变等。③影响视力的眼部疾病:白内障、偏盲、青光眼、黄斑变性。④心理及认知因素:痴呆、抑郁症。⑤其他:晕厥、眩晕、惊厥、偏瘫、足部疾病及足或足趾的畸形等都会导致神经反射时间延长和步态紊乱;感染、肺炎及其他呼吸道疾病、血氧饱和度下降、贫血以及电解质紊乱会导致机体的稳定能力受损;老年人泌尿系统疾病或其他伴随尿频、尿急、尿失禁等症状的疾病常使老年人如厕增加或发生排尿性晕厥等而增加跌倒的危险。

3) 药物因素:一些药物通过影响人的意识、精神、视觉、步态、平衡等方面而容易引起跌倒。可能引起跌倒的药物有以下几种。①精神药物:抗抑郁药、抗焦虑药、催眠药、抗惊厥药等。②心血管药物:降压药物、利尿药、血管扩张药等。③其他:降糖药、非甾体抗炎药、镇痛药、多巴胺、抗帕金森病药等。

4) 心理因素:沮丧、抑郁、焦虑、情绪不佳及其导致的社会隔离均可增加跌倒的危险。沮丧可能会削弱老年人的注意力,潜在的心理状态混乱也与沮丧相关,都会导致老年人对环境危险因素的感知和反应能力下降。另外,害怕跌倒也使行为能力降低、活动受限,影响步态和平衡能力而增加跌倒的危险。

(2) 外在危险因素:与内在危险因素相比,外在危险因素更容易控制。

1) 环境因素:①室内环境因素,如昏暗的灯光,湿滑、不平坦的地面,障碍物,不合适的家具高度和摆放位置,楼梯台阶,卫生间没有扶栏、把手等都可能增加跌倒的危险。②户外环境因素。台阶和人行道缺乏修缮、雨雪天气、拥挤等都可能引起老年人跌倒。③个人环境。居住环境发生改变、不合适的穿着和行走辅助工具、家务劳动(如照顾小孩)等。

2) 社会因素:老年人的教育和收入水平、卫生保健水平、享受社会服务和卫生服务的途径、室外环境的安全设计,以及老年人是否独居、与社会的交往和联系程度等都会影响其跌倒的发生。

3. 既往史 了解老年人过去是否有跌倒的历史和最近一次跌倒的情况;有无惧怕跌倒的心理;既往疾病及其诊治、用药等是否与跌倒有关。

(二) 跌倒的状况

1. 跌倒现场状况 主要包括跌倒环境、跌倒性质、跌倒时着地部位、老年人能否独立站起、现场诊疗情况、可能的跌倒预后和疾病负担以及现场其他人员看到的跌倒相关情况等。

2. 跌倒后的身体状况 主要检查是否出现与跌倒相关的损伤。老年人跌倒后容易并发多种损伤,如软组织损伤、骨折等,故需要重点检查着地部位、受伤部位,并对老年人做全面细致的体格检查。详细检查外伤及骨折的严重程度,同时进行头部、胸腹部、四肢等的全面检查;观察生命体征、意识状态、面容、姿势等;检查听觉、视觉、神经功能等。

(三) 辅助检查

根据需要做影像学及实验室检查,明确跌倒造成的损伤情况和引发跌倒的现存或潜在健康问题。影像学检查有 X 线、CT 等;也需诊断性穿刺等。

(四) 心理 - 社会状况

除了解老年人的一般心理和社会状况外,要特别关注有跌倒史的老年人有无跌倒后恐惧心理,有这种心理的老年人往往因害怕再次跌倒而减少活动和外出,导致活动能力降低、活动范围缩小、人际交往减少,既增加了再跌倒的危险,又对老年人的身心产生负面影响,致使其生命质量下降。

【护理诊断/问题】

1. **有受伤害的危险** 与跌倒有关。
2. **急性疼痛** 与跌倒后损伤有关。
3. **恐惧** 与害怕再跌倒有关。
4. **移动能力障碍** 与跌倒后损伤有关。
5. **如厕自理缺陷** 与跌倒后损伤有关。
6. **健康维护能力低下** 与相关知识缺乏有关。

【护理目标】

1. 病人跌倒后得到正确有效的处理和护理。
2. 病人日常生活需求得到满足。
3. 病人和/或照顾者理解并识别跌倒的危险因素,能够主动进行自我防护/他护。
4. 病人对跌倒的恐惧心理改善或消除。

【护理措施】

(一)紧急处理

老年人跌倒后,不要急于扶起,要分情况进行跌倒后的现场处理。

1. **检查确认伤情** ①询问老年人跌倒情况及对跌倒过程是否有记忆,如不能记起跌倒过程,提示可能为晕厥或脑血管意外,需要行 CT、MRI 等检查确认;②询问是否有剧烈头痛或口角歪斜、言语不利、手脚无力等,提示可能为脑卒中,处理过程中注意避免加重脑出血或脑缺血;③检查有无骨折,如查看有无肢体疼痛、畸形、关节异常、肢体位置异常、感觉异常及大小便失禁等,以确认骨折情形,适当处置。

2. **正确搬运** 如需搬运应保证平稳,尽量保持平卧姿势。

3. 有外伤、出血者,立即止血包扎并一步观察处理。

4. 如果老年人试图自行站起,可协助其缓慢起立,坐位或卧位休息,确认无碍后方可放手,并继续观察。

5. 查找跌倒危险因素,评估跌倒风险,制订防治措施及方案。

6. 对跌倒后意识不清的老年人,应特别注意 ①有呕吐者,将头偏向一侧,并清理口腔、鼻腔分泌物及呕吐物,保证呼吸道通畅;②有抽搐者,移至平整软地面或身体下垫软物,防止碰、擦伤,必要时使用牙垫等,防止舌咬伤,注意保护抽搐肢体,防止肌肉、骨骼损伤;③如发生呼吸、心搏骤停,应立即进行胸外心脏按压、口对口人工呼吸等急救措施。

(二)一般护理

1. **病情观察** 立即观察病人神志、心率、血压、呼吸等,警惕内出血及休克征象。严密观察生命体征、意识、瞳孔大小及对光反射,以及单侧肢体无力、口齿不清、打哈欠、跌倒后排泄情况,警惕有无颅脑损伤等。

2. **提供跌倒后的长期护理** 大多数老年人跌倒后伴有不同程度的身体损伤,往往导致长期卧床。对于这类病人需要提供长期护理:①根据病人的日常生活活动能力,提供相应的基础护理,满足老年人日常生活需求;②预防压疮、肺部感染、尿路感染等并发症;③指导并协助老年人进行相应的功能锻炼、康复训练等,预防废用综合征的发生,促进老年人身心功能康复,回归健康生活。

(三)心理调适

重点针对跌倒后出现恐惧心理的老年人进行心理护理。帮助其分析产生恐惧的原因,探讨是因为虚弱/身体功能下降还是自己或身边的老年朋友有跌倒史,从而导致恐惧情绪的产生,并共同制订针对性的措施,以减轻或消除恐惧心理。

(四) 健康指导

跌倒的健康指导,着重于如何预防再次发生跌倒。积极开展预防老年人跌倒的指导干预,将有助于减少老年人跌倒的发生,减轻老年人跌倒所致伤害的严重程度。

1. 评估并确定危险因素,制订针对性指导措施　通过监测、调查或常规工作记录收集老年人跌倒信息,进行分析评估,确定老年人跌倒的危险因素;并根据国际公认的伤害预防策略,即教育预防策略、环境改善策略、工程策略、强化执法策略和评估策略五个原则,制订预防老年人跌倒的指导措施。

2. 健康指导内容　根据评估结果,指导老年人改变不健康的生活方式和行为,规避或消除环境中的危险因素,防止跌倒的发生。具体指导内容如下:

(1) 增强防跌倒意识:加强防跌倒知识和技能的宣教,帮助老年人及其家属增强预防跌倒的意识;告知老年人及其家属发生跌倒时不同情况的紧急处理措施,同时告知其在紧急情况发生时应如何寻求帮助等,做到有备无患。

(2) 合理运动:指导老年人坚持参加适宜的、规律的体育锻炼,以增强其肌肉力量、柔韧性、协调性、平衡能力、步态稳定性和灵活性,从而减少跌倒的发生。适合老年人的运动包括太极拳、散步、慢跑、游泳、平衡操等。

知 识 链 接

运动宣教的注意事项

1. 活动或锻炼的类型应对本人有益,并与他们的喜好、文化水平保持一致。
2. 应根据人的能力,包括他们的认知能力和害怕跌倒的程度来调整活动或锻炼。
3. 应建议高骨折风险的人进行锻炼时要小心。
4. 对于某些人来说,锻炼的价值可能超过跌倒风险预防。
5. 宣教锻炼的益处,例如减轻功能衰退和对跌倒的恐惧,改善社交能力、自尊心、生活质量,促进心理健康。

---

(3) 合理用药:指导老年人按医嘱正确服药,不要随意加药或减药,更要避免自行同时服用多种药物,并且尽可能减少用药的剂量,了解药物的不良反应,注意用药后的反应。用药后动作宜缓慢,以防跌倒。

(4) 选择适当的辅助工具:指导老年人使用长度合适、顶部面积较大的拐杖,并将拐杖、助行器及经常使用的物件等放在老年人触手可及的位置;如有视觉、听觉及其他感知障碍的老年人应配戴视力补偿设施、助听器及其他补偿设施。

(5) 创造安全的环境:①保持室内明亮,通风良好,保持地面干燥、平坦、整洁;将经常使用的东西放在伸手容易拿到的位置,尽量不要登高取物;保持家具边缘的钝性,防止对老年人产生伤害;对道路、厕所、灯等予以明确标志,并将其具体方位告知老年人。②衣着舒适、合身,避免过于紧身或过于宽松的服饰,避免行走时绊倒;鞋子要合适,尽量避免穿拖鞋、鞋底过于柔软的鞋、过大的鞋、高跟鞋以及易滑倒的鞋;设置跌倒警示牌于病床床头,提醒病人及其照护人员,共同维护老年人的安全。

(6) 调整生活方式:指导老年人及家属,在日常生活中应注意以下几点。①避免走过陡的楼梯或台阶,上下楼梯、如厕时尽可能使用扶手。②转身、转头时动作一定要慢。③走路保持步态平稳,尽量慢走,避免携带沉重物品。④避免去人多及湿滑的地方。⑤乘坐交通工具时,应等车辆停稳后再上下车。⑥起身、下床时宜放慢速度。⑦避免睡前饮水过多导致夜间多次起床如厕,晚上床旁尽量放置小便器。⑧避免在他人看不到的地方独自活动。

(7) 保证良好的睡眠质量:夜间睡眠差可导致思维和判断力下降,易发生跌倒。老年人御寒能力差,夜间经常紧闭门窗,使室内空气不流通,加之白天活动少或白天睡眠时间过长,导致夜间入睡困难或易醒。故寒冷季节老人跌倒发生率较高。应指导老人适当增加白天的活动,晚上保持室内空气新鲜,其他改善睡眠的措施参见本书相关内容。

（8）防治骨质疏松,减轻跌倒后损伤：指导老年人加强膳食营养,保持饮食均衡,适当补充维生素D和钙剂;绝经期老年女性必要时应进行激素替代治疗,增强骨骼强度,降低跌倒后的损伤严重程度。

3. 健康指导方式　应该以不同的形式提供健康指导,包括口头、书面和电子形式(例如网络资源、印刷材料等),并采用老人能够理解的语言。此外,护士应分享其对预防跌倒和减少伤害策略的知识和理解,并提供符合其个人生活方式、偏好和特定风险的指导信息。专家小组建议,医护人员应使用激励性访谈策略来促进针对行为改变的教育。此外,他们应根据临床判断来确定相关的教育主题。家庭成员应酌情签订知情同意书。有认知障碍的人可能需要更多的适应和集中干预以支持学习,例如简单的陈述、视觉提示和频繁的提醒。跌倒干预流程见图5-1。

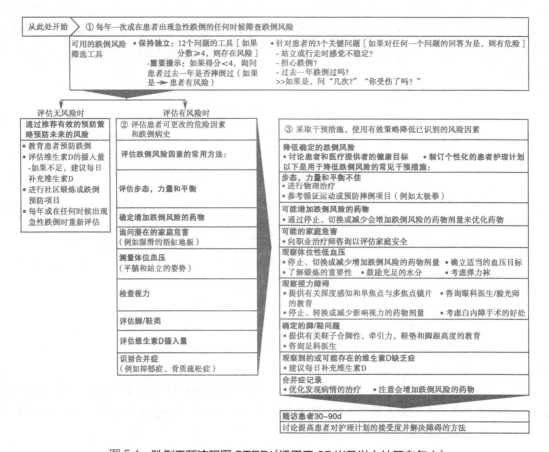

图 5-1　跌倒干预流程图 STEDI（适用于 65 岁及以上社区老年人）

【护理评价】

1. 老年人跌倒后得到正确有效的处理和护理。
2. 老年人日常生活需求得到满足。
3. 老年人和 / 或照顾者理解(并识别)跌倒的危险因素,主动进行自我防护 / 他护。
4. 老年人对跌倒的恐惧心理改善或消除。

（陈　茜）

第三节　衰弱及其护理

衰弱(frailty)是指一组由机体退行性改变和多种慢性疾病引起的机体易损性增加的老年综合征。其核心是老年人生理储备下降或多系统异常,外界较小刺激即可引起负性临床事件的发生。2004年美国老年学学会定义衰弱为老年人因生理储备下降而出现抗应激能力减退的非特异性状态,涉及多系统的生理学变化,包括神经肌肉系统、代谢及免疫系统改变,这种状态增加了死亡、失能、谵妄及跌倒等负性事件的风险。部分老年人虽然无特异性疾病,但出现疲劳、无力和消瘦,也归于衰弱综合征范畴。

老年衰弱往往是一系列慢性疾病、一次急性事件或严重疾病的后果。高龄、跌倒、疼痛、营养不良、肌少症、多病共存、多重用药、活动功能下降、睡眠障碍及焦虑抑郁等均与衰弱相关。

衰弱患病率随年龄增长而增加,女性高于男性。衰弱在不同人群的患病率为4.0%~59.0%,65岁以上人群中衰弱患病率为7.0%,衰弱前期患病率为44.0%,80岁以上老人衰弱状态为15.0%~50.0%,90岁以上老人比例则高达30.0%~40.0%。衰弱是一个进展性的动态过程与状态,该类人群处于易受伤害及易发生不良健康结局的危险中,如跌倒、住院、功能障碍、若干年后的死亡等。衰弱可以较确切、客观地反映老年人慢性健康问题和医疗需求,预测残疾、意外伤害(如跌倒或骨折)、住院率、急诊就诊率,甚至死亡发生,还可以解释疾病预后、康复效果和生活质量的差异。

【护理评估】

老年综合评估(CGA)是进行老年人衰弱管理的重要策略,多项衰弱的管理实践指南中要求所有衰弱的老年人进行综合全面的评估。

(一) 健康史

1. **一般情况**　评估老年人人口学特征和生活方式,包括年龄、性别、婚姻状况、教育程度、职业、饮食习惯、生活方式等。健康相关行为、社会经济学状态和生活方式与衰弱相关。职业、社会地位及婚姻状况均可影响衰弱发生:未婚和独居者衰弱发生率增加。女性、健康自评差、受教育少和经济状况较差的人群中,衰弱患病率较高。

2. **危险因素**　引起老年人衰弱的原因很多,需从多方面进行评估。

(1) 遗传因素:不同种族基因的多态性可能影响衰弱的临床表现,如非裔美国人衰弱比例是其他美国人的4倍,墨西哥裔美国人衰弱患病率比欧裔美国人高4.3%。

(2) 增龄:年龄和衰弱患病率相关。随着年龄的增加,衰弱发生率显著增高。

(3) 躯体疾病:躯体疾病是衰弱重要的危险因素之一。心血管系统疾病、恶性肿瘤、肾衰竭、人类免疫缺陷病毒(HIV)感染以及手术均可促进衰弱的发生。此外,脑卒中、髋部骨折、慢性阻塞性肺疾病、糖尿病、关节炎、肌少症及某些亚临床问题亦与衰弱有关。

(4) 营养不良和营养素摄入不足:营养不良是衰弱发生和发展的重要生物学机制。营养评分较差和日常摄入营养素缺乏、能量摄入不足的老年人易发生衰弱。

(5) 其他:多重用药、不恰当用药情况、焦虑和抑郁精神心理因素、社会支持、居住环境等。

3. **既往史**　了解病人的生长发育史、疾病史、有无多重用药问题、家族史等。

(二) 衰弱的状况

1. 非特异性表现　包括疲劳、无法解释的体重下降和反复感染。

2. 跌倒　平衡和步态受损是衰弱的主要特征,衰弱的老人即使轻度疾病也会导致肢体平衡受损,不足以维持完整的步态,易出现跌倒等情况。

3. 谵妄　衰弱老人多伴有脑功能下降,应激时可导致脑功能失调加剧而出现谵妄。

4. 波动性失能病人可出现功能状态的急剧变化,常常表现为功能独立和需要他人照顾交替

Note:

出现。

5. 虚弱　较少能做他／她以前能做的事。

（三）辅助检查

衰弱的筛查和评估目标人群为所有70岁及以上人群或最近1年内，非刻意节食情况下出现体重下降（≥5%）的人群。Fried衰弱综合征标准、衰弱指数（frailty index, FI）、FRALL量表可用于临床进行衰弱辅助检查。

1. Fried衰弱综合征标准　也称Fried衰弱表型，满足以下5条中3条或以上：①不明原因体重下降；②疲乏；③握力下降；④行走速度下降；⑤躯体活动降低（体力活动下降）。具有1条或2条的状态为衰弱前期（pre frail），而无以上5条的人群为无衰弱的健壮老人（robust）。该标准适用于医院和养老机构中能够配合测试握力及抑郁自评的病人。

2. FRALL量表　FRALL量表判断衰弱的标准、适用对象与Fried衰弱综合征标准相同，这种评估方法较为简易，更适合进行快速临床评估。

为了进一步评估痴呆老人的衰弱情况，加拿大专家重新修订了分级的方法，将老年人的衰弱情况分为9级（表5-1）。

表5-1　加拿大临床衰弱评估量表

衰弱等级	具体测量
非常健康	身体强壮、积极活跃、精力充沛、充满活力，定期进行体育锻炼，处于所在年龄段最健康的状态
健康	无明显的疾病症状，但不如等级1健康，经常进行体育锻炼，偶尔非常活跃
维持健康	存在可控制的健康缺陷，除常规行走外，无定期的体育锻炼
脆弱易损伤	日常生活不需他人帮助，但身体的某些症状会限制日常活动，常见的主诉为行动缓慢和感觉疲乏
轻度衰弱	明显的动作缓慢，工具性日常生活活动需要帮助（如去银行、乘公交车、干重的家务活、用药等）；轻度衰弱会进一步削弱病人独自在外购物、行走、备餐及干家务活的能力
中度衰弱	所有的室外活动均需要帮助，在室内上下楼梯、洗澡等需要帮助，可能穿衣服也会需要（一定限度的）辅助
严重衰弱	个人生活完全不能自理，但身体状态较稳定，一段时间内（<6个月）不会有死亡的危险
非常严重衰弱	生活完全不能自理，接近生命终点，已不能从任何疾病中恢复
终末期	接近生命终点，生存期<6个月的垂危病人

（四）心理-社会状况

评估老人有无不良心境，如焦虑、抑郁等；评估老人经济状况、经济是否独立、是否存在社会孤独、感到寂寞等，以及其社会地位等。

【护理诊断／问题】

1. **活动耐力下降**　与衰弱导致的疲劳感有关。
2. **自理缺陷**　与增龄、多种疾病共存等有关。
3. **营养失调：低于机体需要量**　与日常能量摄入不足有关。
4. **有跌倒的危险**　与平衡功能和步态受损有关。

【护理目标】

1. 通过适当锻炼及营养补充等方法，病人活动耐力增加，改善衰弱的症状。
2. 病人衰弱程度减轻，自理能力提高。

3. 病人营养状况改善,适应身体需要。

4. 减少衰弱相关的不良风险　重视环境风险管理、社会支持的程度、跌倒预防以及急性疾病、住院或手术等应激风险管控,病人未发生跌倒等不良事件。

【护理措施】

(一) 一般护理

1. **日常生活护理**　戒烟限酒,摄入充足的营养物质,包括微量元素和矿物质等,合理运动,防跌倒。对体重降低的衰弱病人建议补充能量和蛋白质。强化食物补充,辅以营养补充品。与年轻人相比,老年人需要摄入更多的蛋白质。老年人每日蛋白质摄入量,健康者0.89g/kg,衰弱病人合并肌少症时则需要1.2g/kg,应激状态时需要1.3g/kg,营养不良者1.2~1.5g/kg;监测肾功能,慢性肾功能不全的老年人推荐每日蛋白质摄入量0.8~1.0g/kg。

对于饮食情况差、缺乏阳光照射的衰弱老人,建议每日补充800~1 000IU的维生素D。同时注意监测血维生素D水平,避免过量。

2. **基础疾病的护理**　关注那些潜在的、未控制的、终末期疾病继发的衰弱,积极治疗基础疾病,如心力衰竭、糖尿病、慢性感染、恶性肿瘤、抑郁和痴呆等,做好疾病相关护理措施。

3. **去除诱因及一些可逆性促发因素**　即使无基础疾病,也要去除可纠正的因素,如药物、住院、手术及其他应激,尤其是可治的疾病或环境管理。各种侵入性检查和治疗会带来更多的并发症,甚至有时会增加病人的负担并损害其生活质量。因此,对中重度衰弱的老人应该仔细评估病人的情况,避免过度医疗行为。

4. **支持性干预**　预防肌少症、体力活动少和营养不良,规范高分解代谢药物(如茶碱、左甲状腺素钠)的使用。

(二) 用药治疗与护理

目前尚无可靠的临床证据提出针对衰弱本身的药物治疗证据。多种疾病共存是衰弱的潜在因素,衰弱的预防和治疗应积极、妥善管理老年人现患共病,积极处理可逆转疾病,评估老年人用药的合理性,及时纠正不恰当用药可以对老年人衰弱的改善起到积极作用。必须使用的药物,干预团队应提高老年人用药的依从性。

知 识 链 接

衰弱管理的亚太临床实践指南

强烈建议:

1. 我们强烈建议使用有效的测量工具来识别衰弱程度。

2. 我们强烈建议衰弱的老年人采用渐进的、个性化的体育活动计划,其中包含抵抗力训练的成分。

3. 我们强烈建议通过减少任何不适当的/过于复杂的药物来解决多重用药问题。

有条件的建议:

4. 我们有条件地建议对衰弱者进行疲劳原因筛查。

5. 我们有条件地建议,对于表现出无意中体重减轻的老年人,应进行可逆原因的筛查,并考虑补充蛋白质和热量/食物强化。

6. 我们有条件地建议,对于维生素D缺乏的人,应开维生素D处方。

不推荐:

7. 我们不建议为体弱的老年人提供个性化的支持和教育计划。

Note:

（三）心理调适及认知功能干预

减少老人社会经济和环境中的应激源，可延缓衰弱的进展。指导老人通过放松、运动、参加各种社交活动等方式释放不良情绪，如焦虑、孤独、抑郁等，改善认知功能。严重不良情绪者，建议其转诊到心理科或精神科。

（四）综合管理模式

护理应以病人为中心，强调多学科团队合作及对衰弱老人进行老年慢性疾病、老年综合征的评估和管理，团队参与的照护极为重要。团队应包括老年医学家、护理人员、临床药师、专业治疗师、沟通人员和社会工作者。全面的老年护理计划和老年住院病人的急性护理均以提高功能为目标。个体化的护理目标对衰弱老人也非常重要，可帮助老年人保持自己的价值观和意愿。围绕衰弱病人存在的各方面问题，遵循评估 - 干预 - 再评估模式进行管理。

（五）健康指导

锻炼是提高老年人生活质量和功能最有效的方法。锻炼可增加活动灵活性和日常生活能力、改善步态、减少跌倒、增加骨密度及改善一般健康状况。可指导老年人进行自我锻炼，包括适当的太极拳。此外，还有个性化基于视觉反馈的平衡训练、家庭和社会支持的自我锻炼等。

【护理评价】

1. 病人活动力增加。
2. 病人可进行一般的自理活动，自理能力提高。
3. 病人营养状况改善。
4. 病人未发生跌倒等不良事件。

（陈　茜）

第四节　吞咽障碍及其护理

吞咽障碍（dysphagia）又称吞咽功能低下、吞咽异常或吞咽紊乱，是指食物或液体在从口腔到胃的运送过程中发生障碍，常伴有咽部、胸骨后或食管部位的梗阻停滞感，是临床常见的老年综合征之一。研究发现，吞咽功能障碍发生率在老年人群为 15%，在老年住院病人为 30%~55%，需要长期照护的病人高达 59%~66%。吞咽活动分为口腔准备期、口腔期、咽期、食管期四个时期，任何一个阶段发生障碍都会导致吞咽运动受阻，发生进食困难。

吞咽障碍可引起厌食、营养不良、脱水、吸入性肺炎、窒息，甚至死亡。据调查显示，美国每年因吞咽障碍导致死亡的病人数超过 1 万，加上其相关并发症导致的死亡人数可达 6 万，其致死率已超过糖尿病，且死亡病人中多数为老年人，吞咽障碍已严重影响老年人的身体健康。

【护理评估】

评估不仅只是关注误吸等并发症，应侧重于病人吞咽的安全性，为制订照护计划提供依据。

（一）健康史

1. **一般资料**　收集病人的年龄、性别及文化背景等基本信息。

2. **口腔功能评估**　仔细观察口部开合、口唇闭锁、舌运动、有无流涎、软腭上抬、吞咽反射、呕吐反射、牙齿状态、构音、发声（如开鼻声提示软腭麻痹、湿性嘶哑提示声带上部有唾液等残留）、口腔内知觉、味觉等。同时了解口腔卫生保健情况等。

3. **吞咽障碍的相关因素**　吞咽反射是人类最复杂的反射之一，涉及三叉神经、面神经、舌咽神经、迷走神经、副神经及舌下神经共 6 对脑神经，咀嚼肌群、舌骨上下肌群、面部肌肉和舌肌等 20 多对肌肉。吞咽障碍在 60 岁以下的人群中主要与肿瘤和神经系统疾病有关，老年人中主要与衰老或脑卒

中和神经退行性疾病相关并且较为复杂,具体如下:

(1) 衰老:研究发现随着年龄的增加,吞咽障碍的发生率也随之增加。老年人牙病或者牙齿残缺,使咀嚼能力大大下降,吃大块食物不易嚼碎;由于年龄和疾病的影响,咽反射下降、咽喉部感觉减退、咳嗽反射减弱、胃肠蠕动减弱、体位调节能力丧失以及抵御咽喉部分泌物及胃内容物反流入呼吸道的能力下降,因而出现吞咽功能失调;老年人头颈部的灵活性下降;这些变化可能会引起病人的吞咽障碍症状。

(2) 疾病:老年病人吞咽相关肌肉及神经病变容易引起吞咽障碍,老年病人并发吞咽障碍相关的常见疾病主要包括以下三类。①神经系统疾病:脑卒中、帕金森病和老年痴呆等神经系统疾病,损伤神经传导的病变,如急性感染性神经炎等都是引起吞咽障碍的危险因素。②梗阻性病变:咽、喉、食管腔内的炎性肿胀、瘢痕性狭窄、口腔、咽、喉、食管肿瘤以及食管周围肿块等的压迫,都可能影响吞咽功能。此类疾病导致的吞咽障碍也称器质性吞咽功能障碍。③其他慢性疾病:类风湿性疾病,如硬皮病、干燥综合征等造成内脏器官的硬化及萎缩、唾液分泌减少等,严重影响吞咽功能。同时,糖尿病、慢性阻塞性肺疾病、慢性呼吸衰竭、心力衰竭等,可能与上述病变联合影响机体自身,导致衰老加速、体位不易保持、呼吸急促、吞咽期会厌闭合时间缩短等,使病人更加容易发生经口吞咽障碍。

(3) 治疗措施:老年人通常患有一种或多种慢性病,在治疗中,药物副作用、侵入性操作等均可导致老年人吞咽障碍。①药物副作用:镇静催眠药物等或精神药物抑制中枢神经系统,影响口腔吞咽协调;抗组胺药、抗胆碱药等有可能通过影响口腔唾液分泌而影响吞咽功能。②侵入措施:气管切开、气管插管、头颈部手术及头颈部放疗也可能使病人吞咽障碍的发生率增加。如喉全切除术、甲状腺手术等,可导致喉返神经麻痹、吞咽和咳嗽反射减弱,或喉内肌瘫痪影响吞咽功能。③进餐体位:进食姿势不正确,如平卧位进食、进食后平卧位也可能影响吞咽。

4. 吞咽障碍筛查与评估

(1) 筛查及评估对象:入院后所有老年病人进食或进饮之前应进行吞咽功能障碍筛选,特别是高龄、认知障碍或神经系统疾病病人,ADL下降者,口腔干燥者,正在接受治疗(如药物、抗癌疗法)导致口腔干燥、肿胀者,有慢性病(如糖尿病、干燥综合征等)影响口腔或牙齿等。

(2) 吞咽障碍筛查

1) 基本筛选:观察病人意识的水平,观察控制姿势的能力,能否坐位15min;观察口腔卫生,观察口腔及分泌物控制力。另外,可以通过病人或者主要家庭照顾着者填写的进食评估问卷调查(eating assessment tool,EAT-10),进行初步筛查,评分大于2分者,需要进一步评估。

2) 反复唾液吞咽试验:病人取端坐位,检查者将手指放在病人的喉结及舌骨处,让其快速反复吞咽,感受舌骨随吞咽的运动。观察在30s内病人吞咽的次数和喉上提的幅度,30s内吞咽少于3次确认为吞咽功能异常。

3) 洼田饮水试验:让病人端坐,喝下30mL温开水,观察所需时间及呛咳情况。评价如下:

1级:5s内能1次顺利将水咽下。

2级:5s内分2次以上将水咽下而无呛咳。

3级:5s内1次咽下,但有呛咳。

4级:5~10s内分2次以上咽下并有呛咳。

5级:10s内不能将水全部咽下并频繁呛咳。

1级为正常,2级为可疑异常,3~5级为异常。注意事项:专人负责;做饮水试验时,不要告诉病人,以免病人紧张,影响试验分级;测试者给病人喂水或告诉家属喂水时,剂量要准确,并根据病人平时呛咳的情况决定喝水的方法,以免给病人造成不适感觉。

4) 其他:改良饮水试验、染料测试、多伦多床旁吞咽筛查试验、吞咽功能性交流测试评分等,其中染料测试用于气管切开病人,可以利用蓝色/绿色食用染料测试,筛查病人有无误吸。

(3) 吞咽功能临床评估

1) 进食评估:中国专家指南推荐使用的床旁进食评估为容积-黏度测试(volume-viscosity swallow

test,V-VST）用于吞咽障碍安全性和有效性的风险评估,帮助病人选择摄取液体量最合适的容积和稠度。选择的测试容积分为少量(5mL)、中量(10mL)、多量(20mL),稠度分为低稠度(水样)、中稠度(浓糊状)、高稠度(布丁状),按照不同组合,完整测试共需9口进食,观察病人吞咽的情况。根据安全性和有效性的指标判断进食有无风险。

安全性方面指标:①咳嗽。吞咽相关的咳嗽提示部分食团已经进入呼吸道,可能发生了误吸。②音质变化。吞咽后声音变得湿润或沙哑,提示可能发生了渗漏或误吸。③血氧饱和度水平下降。基础血氧饱和度下降5%,提示发生了误吸。

有效性方面指标:①唇部闭合。闭合不完全导致部分食团漏出。②口腔残留,提示舌的运送能力受损,导致吞咽效率低。③咽部残留,提示咽部食团清除能力受损。④分次吞咽。无法通过单次吞咽动作吞下食团,降低摄取有效性。V-VST测试简单、安全;所需准备材料较少;敏感性94%,特异性88%;基于病人疾病进展情况,可以重复多次检测;可帮助选择是否需要接受更详尽的仪器检查(如吞咽造影录像检查、吞咽纤维内镜检查)。

2) 其他吞咽功能:病人入院后对其进行的首次进食评估、标准吞咽功能评估、吞咽饼干试验、吞糊试验为进食试验。此外,可使用一些辅助方法,如颈部听诊法和血氧定量法等。

5. 摄食评估

(1) 进食姿势:正常的姿势是进食的前提条件,应观察病人采取何种姿势,是否能保持坐位,进食时躯干是否能保持平衡,姿势的调整是否会对进食产生影响。

(2) 食物认识:也称先行期的评定,主要观察病人对食物认知情况,是否有意识地进食。

(3) 放入口位置:病人是否能将食物正常地送入口中、开口情况、食物入口的顺畅性、是否有食物掉出等。

(4) 每口量:一次进食和吞咽的量。

(5) 进食吞咽活动需要的时间:包括一次吞咽的时间和一次进食时间。

(6) 呼吸情况:呼吸和吞咽是维持生命的主要功能,但呼吸和吞咽两者之间协调有着重要的联系。正常吞咽需要瞬间暂停呼吸(会厌关闭呼吸道0.3~0.5s),使食物通过咽部,咀嚼时,用鼻呼吸。如果病人在进食过程中呼吸急促,咀嚼时用口呼吸或吞咽瞬间呼吸,容易引起误吸。

(7) 食物的形态及质地的选择:食物的流动性、硬度、松散性等在一定程度上决定吞咽的难易程度,对于吞咽困难病人应评定其适合什么样的食物或者在吞咽何种食物时出现呛咳等问题。

(8) 是否有吞咽失用:病人唇舌各种运动功能都正常,观察病人在给予指令或目的性吞咽时,是否能够完成整个进食过程。吞咽失用与认知功能障碍有关。

(9) 分泌物情况:主要是痰液。观察进食后痰液是否增多,咳出的痰液是否有食物。及时清理口腔及咽的痰液(有时含有食物),可减少误吸性肺炎的发生。

6. 进餐习惯评估

评估有无不良进食习惯,如进食过快、食物过硬或过黏、边进食边说话、饮酒过量、精神疲惫等。评估老年人日常生活能力,特别是进食是否需要监督、协助,甚至是完全依赖。按照进食自理能力提供不同帮助,必要时鼓励病人及家人记录进餐日记。

7. 营养风险评估

可以使用简易营养筛查量表进行评估。应在最初48h内进行,并在病人恢复期间定期进行重新评估。另外还可以用体重指数(BMI)进行评估,并对独立进食能力、食欲、身体状况、精神状态及食品消费进行记录并评估。此外,还可根据病人具体情况监测生化指标(如白蛋白、前白蛋白、水、电解质、葡萄糖代谢等)。

8. 评估并监测吸入性肺炎的体征

评估并监测病人有无发热或寒战、呼吸急促、心跳加快、咳嗽、痰量增多或颜色变黄、低氧血症,有无主诉气促、呼吸困难,并观察有无谵妄或意识状态改变,及时发现吸入性肺炎相关症状体征。

9. 其他功能状态

口颜面功能和喉部功能评估见表5-2,注意有无体力、呼吸状态、疾病稳定性、脱水、营养等方面的问题,确认病人是否属于适合摄食的状态;确认病人的意识水平是否可进行清醒进食,是否随着时间发生变化;观察语言、认知、行为、注意力、记忆力、情感、智力水平等高级脑功能有无问题;并了解病人有无颅脑损伤、肿瘤、重症肌无力等基础疾病及其发展阶段,可作为选择不同康复手段的参考依据。

表 5-2 口颜面功能和喉部功能评估

项目	内容
口颜面功能评估	检查唇、下颌、软腭、舌等与吞咽有关的解剖结构,包括组织结构的完整性、对称性、感觉敏感度、运动功能等,以及咀嚼肌的力量
吞咽相关反射功能	包括吞咽反射、咽反射、咳嗽反射等检查
喉功能评估	包括音质/音量的变化,发音控制/范围,主动的咳嗽/喉部的清理,喉上抬能力等方面

(二)吞咽障碍的状况

由于吞咽障碍导致噎呛的病人常被误认为心绞痛发作而延误最佳抢救时机,所以一定要正确评估、及时判断。噎呛的临床表现大致分为三期。

1. **早期表现** 进食时突然不能说话、欲说无声,大量食物积存于口腔、咽喉前部,病人面部涨红,并有呛咳反射;如果食物吸入气管,病人感到极度不适,大部分病人常不由自主地一手呈 V 形紧贴于颈前喉部,并用手指口腔,呼吸困难,甚至出现窒息的痛苦表情。

2. **中期表现** 食物堵塞咽喉部或呛入气管,病人出现胸闷、窒息感,食物吐不出,两手乱抓,两眼发直。

3. **晚期表现** 病人出现满头大汗、面色苍白、口唇发绀、突然猝倒、意识模糊、烦躁不安,则提示食物已误入气管,不及时解除梗阻,可出现大小便失禁、鼻出血、抽搐、昏迷,甚至呼吸心跳停止。

(三)辅助检查

主要是为正确评价吞咽功能,以了解是否有噎呛的可能及发生的时期。可采用吞咽造影、内镜、超声波、吞咽测压检查等手段动态观察,其中吞咽造影录像检查(video fluoroscopic swallowing study,VFSS)和吞咽纤维内镜检查(fiberoptic endoscopic evaluation of swallowing,FEES)是确定吞咽障碍的金标准。其他检查包括吞咽测压、320 排动态立体 CT 检查、24h 食管 pH 测定等。

(四)心理 - 社会状况

由于噎呛的结果常常危及老年人的生命,病人及其家属在知识不足的情况下往往容易产生焦虑和恐惧的心理,所以要特别评估病人及其家属是否已出现焦虑和恐惧的心理问题。

【护理诊断/问题】

1. **吞咽障碍** 与老化、进食过快、食物过硬或过黏、疾病原因(如脑梗死、痴呆、谵妄)等有关。
2. **有窒息的危险** 与摄食 - 吞咽功能减弱有关。
3. **有急性意识障碍的危险** 与有窒息的危险有关。
4. **焦虑** 与担心窒息而紧张有关。
5. **恐惧** 与担心窒息而害怕有关。

【护理目标】

1. 吞咽障碍得到缓解。
2. 噎呛能够得到及时处理,未发生窒息和急性意识障碍等危险。
3. 病人焦虑、恐惧情绪减轻,配合治疗及护理。
4. 未发生相关并发症。

Note:

【护理措施】

吞咽障碍通常通过改变饮食、进食姿势或代偿技巧以及管饲等进行处理，但这些措施有可能影响生活质量，制订护理计划需要在并发症的预防及生活质量之间个体化选择平衡点。

（一）改变饮食和使用补偿技术

1. 饮食控制 根据老人的吞咽状况，指导或者为病人选择合适的软食、半流质、流质。不同质地食物应精美可口，并且有多种食物可以供病人选择。

2. 补偿技术（姿势和动作改变） 如吞咽的时候提示和鼓励病人吞下，嘴巴闭合和身体前倾、头部向前等。

3. 其他 可行的话尽量保持直立体位或前倾 15°；口水过多使用口水防护服、围裙，必要时抽吸过多口水；进食后 30min 减少痰液的抽吸；内科医生、口腔科医生、药剂师共同讨论药物用药情况。

（二）吞咽障碍的治疗

吞咽康复训练与治疗手段有口腔感觉运动训练、低频电刺激、生物反馈训练、球囊扩张术、针灸与电针治疗、通气吞咽说话瓣膜（ventilator swallowing speaking valve）等。

对需要的病人进行营养干预。筛查出有营养不良和营养不良风险的老人，应由营养师指导并且给予口服营养补充处方。完全不能、部分不能经口进食者，选择适当营养、液体补充营养。病人不能吞咽，对液体和食物有噎呛，可以通过鼻胃管，经皮内镜下胃造口术供给营养，并可推荐给长期（>4 周）肠内管饲的病人使用。

（三）进食护理

高危噎呛或者有误吸风险的病人必须经过吞咽评估，由言语治疗师、医生给予进食医嘱，病人才能够开始经口摄食，与护理人员核对言语治疗师建议的食物／液体种类（软食、流质饮食、普通饮食）、食物稠度等级，作为安全吞咽计划的组成部分。

1. 进食环境准备

（1）餐厅或病房：鼓励老年人在餐厅进食以增加进食量，提供个性化餐厅服务；进餐时尽量停止不必要的治疗或其他活动。

（2）餐具：使用适当餐具（例如大小形状适宜的瓷器、杯碟、筷子、勺子等），不使用一次性餐具，必要时用围兜（围裙）。

（3）家具：老年人应坐在稳定的扶手椅上，坐在轮椅上或在床上进餐的病人餐桌高度应适当调整。

（4）环境：保持安静，尽量让照顾者和电视的声音最小化，同时鼓励老人和照顾者之间的适当交流。

（5）其他：如首选使病人愉快的音乐；光线应适当，以不影响病人视物为标准，避免光线过暗或过亮；使用颜色对比来帮助适应老年人的视力下降；食物的气味能诱发食欲，或餐厅接近备餐区，刺激食欲；设备齐全、清洁，照顾者和／或老人能够熟练使用。

2. 食物选择 避免有刺、干硬容易引起噎呛的食物；避免黏性较强食物，如糯米之类食物；避免食物过冷或过热；少食辛辣、刺激的食物；不可过量饮酒；对偶有呛咳的病人，合理调整饮食搭配，尽量做到细、碎、软的食物要求。

知 识 链 接

吞咽障碍评估与治疗循证推荐

1. 在进食、进水及口服药物前病人应当进行喂养／吞咽安全的筛查。筛查仅能由专业人员采用有效工具进行。（B 级）

2. 积极的吞咽功能锻炼可以提高吞咽功能。（B 级）

3. 脑卒中、头部或颈部创伤、手术或退行性神经疾病后出现口咽性吞咽困难的病人,建议进行吞咽康复来促进经口摄入。(C级)

4. 阵发性环咽肌功能障碍病人,我们建议进行环咽肌切开术。(C级)

5. 代偿的策略可以辅助吞咽障碍的治疗,其中包括食物质地的调整,面部、头部及身体位置的调整,治疗技术和环境的调整。(B级)

6. 环境的调节如减少干扰、降低噪声、增亮照明促进社交互动或许可以改善进食体验。(B级)

7. 改善及维持口腔卫生是处理吞咽障碍病人适宜并有效的干预方法。(B级)

注:A级,确信能够用于指导实践的证据;B级,在大多数情况下能用于指导实践的证据;C级,一定程度上推荐使用的证据,应用时应小心;D级,证据较弱须谨慎使用。

3. 体位管理　尽量保持直立体位或前倾15°。病人应坐在椅子上进食,如果其需要协助,可以使用枕头、坐垫等协助其保持坐位。如果病人被限制在床上,在整个进食(食物、液体、药物)期间至少床头抬高60°,而且进食后需至少20min才能放低床头。如果病人实在无法保持上身抬高60°及以上的体位,护理人员协助病人经口进食。

4. 注意进餐观察　进餐时观察病人的食量、摄食速度及体位,有意控制食量和速度。进餐时不要与病人交谈,或催促进食,病人发生呛咳时宜暂停进食,严重时停止进食,进食过程中发现病人突然不能说话、欲说无声、剧烈呛咳、面色青紫、呼吸困难等现象,应及时清理呼吸道,保持呼吸道通畅,就地抢救。

5. 进食注意事项

(1) 注意力集中:老年人进餐时应精力集中,不宜谈论令人不快的事情,情绪不稳定时不宜进餐。

(2) 进食量及速度适宜:避免一次进食过多,应少食多餐、细嚼慢咽;对于进食慢的病人,配餐员可将餐盘留下,不强调在规定的时间内收回。

(3) 鼓励自我进食:能够自主进食的病人,护理人员应用多种方法鼓励老人自己进食,而不是帮助进食以减少进食时间。

(4) 进餐时段巡视:跨学科团队应从不同方面检查进餐的过程、进餐的服务、进餐环境和老年人个人的喜好。

6. 协助喂食的方法　对于自己进食困难,医嘱能够经口进食的病人,需要喂食(表5-3)。

表5-3　老年吞咽障碍病人协助喂食的方法

项目	具体内容
辅助用具	确保有义齿、眼镜、助听器或其他辅助设备以方便进食
照顾者和老人位置	照顾者给老年人喂食应该和老人座椅保持在相同的水平面,保持视线与老人接触
喂食速度适当	调整进食的速度和每口喂食的量,避免过快或强迫进食
促进老年人张口进食	交替喂流质和固体食物
喂食到恰当部位	根据病人的情况,调整喂食到口腔的不同部位(如病人存在左侧面瘫,则从右边进食);对于频繁发生呛咳的病人,照顾者可用汤匙将少量食物送至舌根处,让病人吞咽,待完全咽下,张口确认无误后再送入食物
确保安全	病人发生呛咳时宜暂停进餐,待呼吸完全平稳后,再喂食物;若病人频繁呛咳且严重者应停止进食

(四) 现场急救

1. 清醒状态下误吸异物堵塞呼吸道的急救　通常采用海姆利希手法(Heimlich maneuver)急救,步骤如下:

Note:

（1）护士帮助病人站立并站在病人背后，双臂由腋下环绕病人的腰部。

（2）一手握拳，将拳头的拇指一侧放在病人的胸廓下段与脐上的腹部部分。

（3）用另一手抓住拳头，肘部张开，用快速向上的冲击力挤压病人腹部。

（4）反复重复第（3）步，直至异物吐出。

2. 无意识状态下误吸异物堵塞呼吸道的急救　将病人置平卧位，肩胛下方垫高，颈部伸直，摸清环状软骨下缘和环状软骨上缘的中间部位，即环甲韧带（在喉结下），稳准地刺入一个粗针头（12~18 号）于气管内，以暂时缓解缺氧状态，以争取时间进行抢救，必要时配合医师行气管切开术。

（五）临床管理

吞咽障碍病人有误吸与噎呛的高度危险，护士应及时与病人及家属沟通，做好护理记录。病人床旁应有相应标识（如"防误吸与噎呛"），加强交班，做好防噎呛的知识宣教。此外，可根据病情，必要时采用鼻饲法或经皮内镜下胃造口术供给营养。

（六）心理调适

引导病人接受由于吞咽障碍导致的进食困难的现实，并告知病人可以通过有效的预防措施来防止误吸与噎呛的发生等，减轻或消除焦虑、恐惧心理。当误吸与噎呛发生后，应及时稳定病人情绪，安慰病人，以缓解其紧张情绪。

（七）健康指导

健康指导对象应包括病人及其照顾者。

1. 现场应急指导

（1）当病人出现呛咳时，立即协助低头弯腰，身体前倾，下颌朝向前胸。

（2）如果食物残渣堵在咽喉部危及呼吸时，病人应再次低头弯腰，喂食者可在其肩胛下缘及肩胛骨之间的部位快速连续拍击，使残渣排出。如果仍然不能排出，取头低足高侧卧位，以利体位引流；用筷子或用光滑薄木板等撬开病人口腔，放置上下齿之间，或用手巾卷个小卷撑开口腔，清理口腔、鼻腔、喉部的分泌物和异物，以保持呼吸道通畅。在第一时间尽可能自行去除堵塞气道异物的同时，应尽早呼叫医护人员抢救。

2. 教会病人及照顾者自救方法和步骤　见海姆利希手法急救。

3. 吞咽功能锻炼指导　①面部肌肉锻炼：包括皱眉、鼓腮、露齿、吹哨、龇牙、张口、咂唇等。②舌肌运动锻炼：伸舌，使舌尖在口腔内左右用力顶两颊部，并沿口腔前庭沟做环转运动。③软腭的训练：张口后用压舌板压舌，用冰棉签于软腭上做快速摩擦，以刺激软腭，嘱病人发"啊""喔"声音，使软腭上抬，利于吞咽。通过上述方法，促进吞咽功能的康复或延缓吞咽功能障碍的恶化，预防噎呛的再发生。

【护理评价】

1. 吞咽障碍得到缓解。

2. 未发生窒息和急性意识障碍等危险。

3. 病人焦虑、恐惧情绪减轻，配合治疗及护理。

4. 未发生相关并发症。

5. 病人及其照顾者掌握误吸与噎呛的自救方法和预防误吸异物堵塞呼吸道的知识。

（陈　茜）

第五节　口腔干燥及其护理

口腔干燥（xerostomia），由学者 Hutchinson 于 1889 年提出，是由于各种原因引起的唾液分泌减少而产生口干的状态，简称口干。口干是老年人常见的口腔问题，在 65 岁以上人群中，口干症的患病率为 30%~40%。老年人口干多见于唾液腺随着年龄增长发生退行性变化，药物引起的副作用，免疫性疾病、糖尿病等慢性疾病和头颈部放射性治疗也容易引起口干症状。正常唾液 pH 为 6.35~6.85,每天分泌量为 1 000~1 500mL,具有润滑口腔、软化食物、促进消化的功能,同时也有助于抑制细菌生长,防止龋齿,促进口腔健康。口干症老年人长期感觉口腔干燥、异物感、烧灼感,食欲、味觉减退,咀嚼及食物吞咽困难,并容易发生龋齿、口腔溃疡、口角炎等,严重影响老年人的生活质量。

【护理评估】

(一) 一般情况评估

病人的年龄、性别、自理能力、是否有龋齿、日常刷牙、义齿的护理等口腔状况和卫生习惯评估。

(二) 口腔干燥的原因评估

1. 生理性因素　随着年龄增长,腺体的退行性改变,唾液腺分泌功能下降是引起老年人口干的常见原因。围绝经期妇女由于内分泌系统、神经系统的变化也可引起口干。

2. 病理性因素

(1) 身体方面:缺牙、龋齿、牙周病等是老年人常见的口腔疾病,这些不利因素造成口腔咀嚼功能下降,对唾液腺刺激减少可引起口干。糖尿病、干燥综合征、甲亢等老年人常见病也可引起口干。糖尿病病人由于多尿,体内水分丢失多,容易出现口干、口渴症状;甲状腺功能亢进病人代谢加快,产热散热加速,容易出现口干、多汗症状;干燥综合征是一种慢性自身免疫性结缔组织病,多发于女性。此外,长时间的发热、腹泻、张口呼吸、贫血等也容易出现口干。

(2) 心理方面:焦虑、抑郁、恐惧等精神因素也会引起口干,尤其抑郁症病人容易产生口干。可能与精神因素的应激作用使味觉减退,影响唾液的分泌;也可能与精神疾病治疗有关。

3. 治疗性因素

(1) 药物方面:口干是很多药物的常见副作用,如镇静药(地西泮等)、三环类抗抑郁药(盐酸多塞平片等)、抗胆碱药(阿托品等)、抗过敏药(如马来酸氯苯那敏片)、降压药(如甲基多巴)、利尿药等都能使唾液腺分泌功能下降,老年人由于代谢减慢,更容易受药物副作用的影响。

(2) 头颈部放射性治疗(简称放疗):头颈部放疗会导致腺体萎缩。相关研究表明,80% 的放疗病人会出现不同程度的口干,头颈部放疗引起的口干常在放疗早期即可出现,部分病人口干在放疗结束后能慢慢缓解,也有部分病人的口干会成为不可逆的。

(三) 口腔干燥的程度评估

1. 症状与体征　口干病人常主诉口腔干燥、味觉减弱或改变、食欲减退、食物咀嚼与吞咽困难,尤其是进食干硬食物时候;可同时伴有口臭、口腔黏膜烧灼感,重者可能出现噎堵,甚至吸入性肺炎。查体可见唾液腺肿大、口唇干燥、舌背干燥,口腔黏膜充血,挤压腮腺、颌下腺可见分泌物减少,有时可见脓性分泌物。口干病人最常见的并发症是白念珠菌感染和龋齿。并发感染者可见唇炎、口角炎、口腔红斑;龋齿多为急性龋,严重时短时间内大部分牙齿同时龋坏,一般不易龋坏的牙齿边缘、牙尖、下前牙都发生龋损。

2. 辅助检查

(1) 主观评估:口干症病人可通过量表进行主观的口干严重程度评估。常用的量表包括视觉模拟评分法(visual analogue scale, VAS)、口腔干燥量表、口腔干燥问卷等。其中口腔干燥量表是目前临床应用较为广泛的主观评估工具,由 Thomson 等于 1999 年编制,由 11 个条目组成,每个条目采用 5 级评分,5 分代表非常频繁,1 分代表从不;2011 年原作者删除了其中 6 个条目,形成简化版口腔干燥量表,每个条目改成 3 级评分,5 分代表经常,2 分代表偶尔,1 分代表从不,总分为 5~25 分,≤5 分为正常,6~25 分为口干。

(2) 客观检查:①可通过口腔湿度仪、唾液湿度测试仪间接测量所接触黏膜下层的水分含量。口腔湿度仪测量方法:测量前病人休息 5min,测量距离舌尖 10mm 的舌背部或距离唇 10mm 的颊黏膜处湿度,每次测量时间 2s,连续测量 3 次取平均值,≥31.0% 表示正常,27.0%~30.9% 为临界值,<27.0%

表示干燥;唾液湿度仪每次测量时间 10s,连续测量 5 次取平均值,余同口腔湿度测量,≥3mm 表示正常,<3mm 表示口腔干燥。②也可通过唾液流率检测、唾液化学成分检测评估唾液腺的分泌功能。③怀疑干燥综合征者,需进行唾液腺活检和泪腺功能检查。④CT 和 MRI 可帮助检出唾液腺相关的炎症疾病、阻塞或肿瘤等。

3. 心理社会情况 口腔干燥的老年人常伴有口臭,这可能影响老年人的自我形象,进而不愿意与他人沟通、交流,因此需要注意口干症老年人的心理社会评估,是否有自卑感、孤独感等负性情绪。

【护理诊断 / 问题】

1. 舒适度下降 与口腔干燥有关。

2. 有感染的危险 与唾液分泌减少、口腔黏膜干燥等有关。

3. 营养失调:低于机体需要量 与食欲下降、咀嚼和吞咽功能下降等有关。

4. 社会交往障碍 与口腔干燥常伴有口臭影响社会交往等有关。

【护理目标】

1. 老年人主诉口腔舒适度增加。

2. 老年人不发生口腔感染或感染发生时候及时发现。

3. 老年人维持均衡饮食摄入。

4. 老年人维持正常社会交往。

【护理措施】

(一) 口干程度评估

通过老年人的主诉及是否出现口臭、口唇干燥等症状与体征,辅以口腔干燥量表、口腔湿度仪、唾液湿度测试仪等主客观评估方法,定期评估口腔干燥程度及其对老年人的影响。

(二) 缓解口干症状

1. 适当的饮水 鼓励病人少量、多次饮水,保持口腔湿润。

2. 增加环境的湿度 必要时可以使用空气加湿器,尤其睡觉时。

3. 使用唾液的代用品 可以采用人工唾液、口腔湿润剂、喷雾或者凝胶等保持口腔的湿润,减轻口干症状。

4. 促进唾液分泌 可咀嚼口香糖、含片,通过味觉刺激和咀嚼刺激,促进唾液分泌。

(三) 预防并发症

1. 加强口腔卫生保健,限制含糖饮食和酸性饮料,预防龋齿,根据老年人龋齿情况和唾液腺损伤程度,决定局部用氟预防龋齿。

2. 指导病人局部使用碱性、含抗真菌药物的含漱液、含片预防真菌感染。

(四) 治疗配合

1. 遵医嘱使用促进唾液分泌的药物如毛果芸香碱,指导病人正确服药,并注意观察不良反应。

2. 积极治疗原发疾病和因素,如高血糖、甲状腺功能亢进等;如因某些镇静药、降压药、利尿药等药物引起的口干,配合医生调整药物并观察药物调整后的口干状况是否改善。

(五) 心理护理

多与老年人交流沟通,指导其改善口臭的方法,帮助老年人树立信心,减轻孤独感和自卑感等负性情绪,恢复社会交往。

(六) 健康指导

1. 饮食方面 ①忌食辛辣刺激性、粗糙和过于干硬的食物。②多食蔬菜水果,保持水分和维生素的摄入,同时通过充分咀嚼促进唾液分泌。③进食时候应细嚼慢咽,干稀结合,以利于吞咽。

2. **口腔卫生方面** 养成良好的口腔卫生习惯,饭后刷牙,正确使用牙线,定期洁齿,保持口腔环境的卫生;伴口臭、口腔溃疡者,可含漱药液,减轻口臭、促进愈合、增进食欲。

3. **重视牙齿保健** 可养成每日叩齿、按摩牙龈的习惯,促进局部血液循环,增强牙周组织的功能和抵抗力,预防牙周病和牙齿脱落。

4. **义齿护理方面** ①保持义齿清洁,佩戴义齿前用软毛牙刷清洁口腔,尤其是牙龈、口腔上壁与舌面。②勿戴义齿过夜,睡前摘下义齿并将其浸泡于清水中。③防止义齿损坏,不吃生硬食物,尽量少吃软糖等黏性食物。④定期复查,尤其是全口义齿者,3~5年需要进行全面检查和修理。

【护理评价】

1. 病人口干症状缓解,口腔舒适度增加。
2. 积极配合治疗和口腔自我保健,保持口腔清洁,未发生口腔感染。
3. 饮食均衡,营养状态良好。
4. 负性情绪改善,恢复正常交往。

(万巧琴)

第六节 营养不良及其护理

营养不良(malnutrition)是指机体从食物中获得的蛋白质、能量或其他营养素等不足或过量而导致的营养不足或营养过剩两种状态,对机体组成、功能和临床结局会产生不利影响。在高龄老年人和住院老年病人中,营养不良多为营养不足,表现为蛋白质-能量营养不良(protein energy malnutrition,PEM)或微营养素缺乏。

老年人由于生理代谢的变化、疾病的发生、心理适应能力下降以及社会、经济因素影响,容易发生各类营养缺乏性疾病。中华医学会肠外肠内营养学分会提出营养不良诊断标准为体重指数(body mass index,BMI)<18.5kg/m^2,合并一般状况差。我国老年住院病人约有51.41%存在营养不良风险,发生营养不良的比例达15.13%。老年人营养不良会导致免疫力低下,影响机体组织的修复,增加感染及跌倒风险,延长住院时间,增加再住院率及死亡率,预后不良。

【护理评估】

(一) 一般情况评估

病人的年龄、性别、受教育程度、饮酒情况、经济水平、生活环境、居住情况、宗教信仰等。了解病人体重变化、生活自理能力及营养支持等目前状况。

(二) 营养不良程度评估

1. **体格检查** 营养不良等级评估包括人体测量指标(身高、体重、小腿围、肱三头肌皮褶厚度、上臂肌围等)和能力测量指标(握力、6m步行时长等)。BMI是目前国内外常用的衡量人体胖瘦的指标,按照中国营养学会的标准,BMI在17~18.4kg/m^{2}为轻度消瘦,BMI在16~16.9kg/m^{2}为中度消瘦,BMI<16kg/m^{2}为重度消瘦。

2. **实验室检查** 血清白蛋白可反映机体内脏蛋白质的储存情况,是营养状况检查常用的血生化指标之一。血清白蛋白2.9~3.5g/L为轻度营养不良,2.1~2.8g/L为中度营养不良,<2.1g/L为重度营养不良。

(三) 膳食情况评估

可以通过膳食调查方式进行评估。

1. 询问老年人近3d摄入食物的种类、数量及相互比例是否适宜。
2. 注意评估老年人的食欲、用餐的时间、频次、进食的方式等。

3. 评估老年人的饮食嗜好、饮食观念。

(四) 营养不良的原因评估

1. 生理性因素

(1) 多感官功能减退:老年人味蕾数量减少,味觉功能下降,多伴有嗅觉功能低下,不能或很难闻到食物的香味,影响食欲。老年人的视力、听力下降,影响老年人的沟通表达和食物摄取。

(2) 口腔问题:老年人常存在牙齿缺失、牙周疾病、口腔疾病及清洁程度低下、咀嚼肌群的肌力低下、义齿不合适等,这些问题可影响咀嚼、吞咽功能,导致进食量不足。

(3) 消化系统功能减退:老年人唾液分泌减少,胆汁酸合成减少,胰酶活性降低,肠道肌肉收缩能力降低,影响食物的消化、吸收。

(4) 形体变化:老年人动作迟缓、步态不稳,自理能力下降及活动耐力下降,可因采购或烹饪食物困难导致营养缺乏。

2. 精神心理因素

(1) 老年人由于各种慢性疾病的困扰以及各种功能的退行性改变,加之孤独、独居、丧偶等人际交往明显减少,易产生消极、焦虑、悲观、抑郁、恐惧等负性情绪,而致食欲减退、进食量减少,造成营养及多种维生素缺乏。

(2) 老年人面临应激性事件,易出现肌肉紧张、胃肠道功能失调,使代谢增多,消耗增加,又会发生食欲减退。

(3) 老年人渐进式语言、记忆力的障碍,导致认知功能下降,无法清楚表达自己的意见,如自己是否饥饿、口渴等,导致进食量不能满足机体需求。

3. 疾病情况

(1) 老年人由于各脏器功能衰退,各种慢性病的发生率升高。如患糖尿病可影响维生素和矿物质的吸收,患关节炎或帕金森病可影响进食行为,患食管念珠菌感染和脑卒中则会引起吞咽困难和营养吸收障碍,萎缩性胃炎伴随着维生素 B_{12}、钙和铁的吸收障碍,老年肿瘤病人放、化疗会使病人厌食和营养耗竭。

(2) 急性疾病 / 住院相关因素:医源性禁食、营养支持不足或不及时等均可导致营养不良。

4. 药物因素 老年人常患有多种慢性疾病,服药机会相对较多。药物的相互作用及副作用可直接影响食欲、食物的吸收和利用。如排钾利尿药、地高辛、秋水仙碱、奎尼丁、肼屈嗪、维生素 A 等可引起食欲减退;抗生素、茶碱、阿司匹林等可引起恶心;阿米替林、丙米嗪等可造成口干、便秘;甲状腺素制剂等可增加能量代谢等。

【护理诊断 / 问题】

1. **营养失调:低于机体需要量** 与热量和 / 或摄入不足或消耗过多有关。
2. **活动无耐力** 与营养不良有关。
3. **焦虑** 与进食减少、生活质量受影响有关。
4. **知识缺乏** 缺乏与营养不良的病因及防治相关知识。

【护理目标】

1. 老年人食物的摄入量增加,能保证机体所需热量、蛋白质等的摄入。
2. 活动耐力恢复或有所改善。
3. 焦虑程度减轻。
4. 病人掌握饮食营养知识,能够描述营养不良的病因及防治相关知识。

【护理措施】

（一）病情观察

定期评估营养不良程度及其对老年人的影响。如定期测量体重（每半个月 1 次）；根据医嘱定期测定血清白蛋白量等。中国老年病人肠外肠内营养应用指南（2020）推荐使用 2001 年 Rubenstein 等学者改良的微型营养评定简表（short form mini nutritional assessment，MNA-SF）（表 5-4）进行常规营养不良筛查，该量表可正确有效且快速的筛查老年人营养不良的高危险病人。

表 5-4 微型营养评定简表

筛查项目	得分
A. 过去 3 个月内有没有因食欲减退、消化问题、咀嚼或吞咽困难而减少食量？ □0= 食量严重减少　　□1= 食量中度减少　　□2= 食量没有改变	
B. 过去 3 个月内体重下降的情况： □0= 体重下降大于 3kg　　□1= 不清楚　　□2= 体重下降 1~3kg □3= 体重没有下降	
C. 活动能力 □0= 需长期卧床或坐轮椅　　□1= 可以下床或离开轮椅，但不能外出 □2= 可以外出	
D. 过去 3 个月内有没有受到心理创伤或患上急性疾病？ □0= 有　　□2= 没有	
E. 精神心理问题： □0= 严重痴呆或抑郁　　□1= 轻度痴呆　　□2= 没有精神心理问题	
F1. 体重指数（BMI）（kg/m²）　□□.□ □0=BMI<19　　□1=19≤BMI<21　　□2=21≤BMI<23　　□3=BMI≥23 F2. 如不能取得体重指数（BMI），请以问题 F2 代替 F1，请不要回答 F1 小腿围（CC）（cm） □0=CC<31　　　　　　□3=CC≥31	

注：总分 14 分，12~14 分，正常营养状态；8~11 分，有营养不良风险；0~7 分，营养不良。

（二）饮食护理

1. 促进食欲

（1）环境准备：空气应新鲜，必要时先通风换气，如有排便，排除异味，消除周围的污染物、便器等；清洁双手，提醒老年人准备就餐，使其精神上做好准备，提高食欲。尽量和他人一起进餐，营造一个温馨的用餐环境。

（2）烹饪方式：宜采取烩、蒸、煮、炖、煨等方式，少煎炸、熏烤等方法制作食物。老年人膳食烹调时注意结合老年人年龄、性别、嗜好、生活饮食习惯和个体营养状况，采用多种烹调方式或变换食谱，改善食物的色、香、味、美，以提高老年病人食欲。

2. 均衡膳食　老年人每天应至少摄入 12 种及以上的食物，总能量的 20%~30% 来自脂肪（同时限制饱和脂肪酸和反式脂肪酸的摄入量），45%~60% 来自碳水化合物，15%~20% 来自蛋白质。按照中国居民平衡膳食餐盘（2016），膳食应包含谷物、蔬菜、水果、鱼肉、豆类及奶制品多种类别，努力做到合理营养、均衡膳食。老年人应多食富含优质蛋白的动物性食物，尤其是红肉、鱼类、乳类及大豆制品。中国老年病人肠外肠内营养应用指南（2020）指出肾脏功能正常的老年病人每日应增加到 1.2~1.5g/kg 的蛋白质目标摄入量，能量维持在 20~30kcal/（kg·d）。（1kcal=4.18kJ）

3. 少食多餐　建议牙齿不好的老年人，应尽快安装合适的义齿。有自理能力的老年人，应鼓励其自己进餐；对进餐困难的老年人，可用一些自制餐具，协助其进餐，尽量维持老年人自己进食的能力;对进餐完全不能自理者,应喂饭,掌握喂饭速度。进餐次数可采用三餐两点制或三点制。每次正餐占全天总能量的20%~25%,每次加餐的能量占5%~10%。保持口腔的清洁,注意刷牙漱口,促进唾液的分泌。

4. 足量饮水 老年人水摄入不足可与心血管疾病、死亡、跌倒、骨折、压疮、伤口愈合迁延、便秘、尿路感染和肾结石等有关。老年人应少量多次、主动饮水,首选温热的白开水,每次50~100mL。

5. 提供相关援助 对无力自行采购和烹制食物的老年人提供相应的帮助,如送菜上门或集体用餐。

(三)营养支持

1. 口服营养补充 当病人进食量不足目标需要量的80%时,推荐使用口服营养补充(ONS),应在两餐间使用,摄入量至少400kcal/d,蛋白质至少30g/d。

2. 管饲病人的护理 一般说来,昏迷、吞咽障碍经口摄入不能或不足、经口摄入低于目标量50%~60%的病人需要考虑管饲。鼻胃管适用于2~3周较短时间内接受肠内营养的老年病人,超过4周或需长期置管进行营养支持。①每次管饲前,应确保胃管在胃内,可抽胃液以确定是否在胃内。②食物应清洁,温度应适宜,一般38~40℃。每次鼻饲量不应超过250mL,间隔时间不少于2h,每次灌食前后要注入少量温开水。卧床老年人,管饲时应上身抬高30°~45°,可减少吸入性肺炎。给予营养时,应该遵循循序渐进的原则,最初给予总需要量的25%,3~5d后达到目标量,同时监测胃残余量,若>250mL,应考虑调整肠内营养的方式,如改变置管位置、降低喂养频率等。③长期鼻饲的病人应每日口腔护理,每周更换胃管。

3. 肠外营养 当病人肠道不耐受或因各种原因不能进行肠内营养,如消化道大出血、严重消化吸收障碍、顽固性呕吐、严重应激状态等,或肠内营养不能达到目标量的60%时,可考虑选用肠外营养。

(四)用药护理

对于因服用药物引起的营养不良,病人及其家属应在医师的指导下尽量调整药物的种类与剂量。针对某些营养素受药物影响会减少吸收利用,可适当增加富含这类营养素的食物的摄入。

(五)原发病管理

对原发病所致的营养不良,应积极治疗原发病,阻断恶性循环。在积极治疗原发病的同时适当摄入水、纤维素、钙、维生素B_{12}和维生素D,减少胆固醇、饱和脂肪酸、反式脂肪酸的摄入。

(六)心理护理

对失去配偶或有孤独感的老年人,社会各界人员应尽早提供心理及社会支持。帮助老年人妥善应对各种不良心理刺激的事件,有针对性地做好心理疏导。鼓励老年人参加有益的社交活动,调节情绪,保持心情愉悦。

(七)健康指导

1. 树立正确观念 指导老年人体重过高或过低都会影响健康,提高其对膳食营养与健康重要性的认识,自觉纠正不良的膳食习惯,不应过度苛求减重,使"千金难买老来瘦"等错误的传统观点得到纠正。

2. 饮食指导 指导老年人加强饮食营养,根据老年人的特点及个人的嗜好注意食物的色、香味等,烹调时可用五香、八角、葱蒜等调味品,以刺激食欲,避免用重口味的调味品如酱油、味增、辣椒酱等,以免恶化高血压和水肿的问题。

3. 活动指导 根据老年人的活动耐力和年龄,适度锻炼,可以选择两餐之间进行户外锻炼,做到吃动结合,有利于体内维生素D合成,延缓骨质疏松和肌肉衰减的发展,同时可以改善情绪,增进食欲。老年人运动应注意要量力而行、循序渐进,避免发生跌倒、运动损伤等。

【护理评价】

1. 病人食欲良好、摄入量增加,能建立合理的饮食方式和结构,营养指标处于正常范围内。

2. 活动耐力增加。

3. 病人焦虑缓解,能保持良好的心理状态和乐观的态度。

4. 病人掌握正确的营养知识,能够描述营养不良的病因及防治措施。

吞咽障碍老年人饮食护理

吞咽障碍(dysphagia)是固体或液体食物从口腔运送至胃的过程中受阻而产生咽部、胸骨后的梗阻感或停滞感。老年人衰老,合并脑卒中、帕金森病、痴呆等疾病均可引起吞咽障碍。我国吞咽障碍总体患病率为38.7%,可采用洼田饮水试验评估病人吞咽功能障碍程度,评估结果分为1~5级,1、2级为轻度障碍,3、4级为中度障碍,5级为重度障碍。

饮食护理:①轻度吞咽障碍,可选择软食、半流质、糊状食物,液体食物应使用增稠剂使其易于吞咽、减少误吸。创造良好的进食环境、少食多餐、进餐后将床头抬高至40°,避免食物反流。②中度吞咽障碍,先加强吞咽功能训练,待病人吞咽功能有所恢复后,再行经口进食训练。病情处于急性期时给予病人肠内营养支持,待病人病情稳定后按照上述原则加强饮食管理。③重度障碍,行肠内营养支持。

(万巧琴)

第七节　尿失禁及其护理

国际尿控协会将尿失禁(urinary incontinence,UI)定义为病人主诉有任何尿液不自主地流出状态。老年人最常见的尿失禁类型包括急迫性尿失禁、压力性尿失禁和混合性尿失禁。其中,压力性尿失禁是女性尿失禁中最常见的类型。

尿失禁是老年人中最为常见的健康问题,不同性别、民族、种族中的尿失禁发生率都随着年龄的增加而增高,其中老年女性的患病率高于男性。研究显示,我国老年人尿失禁患病率为15.0%~41.1%,老年女性为21.0%~73.9%。尿失禁虽然对大多数老年人的生命无直接威胁,但是其所造成的身体异味、反复尿路感染及皮肤糜烂等,是导致老年人发生抑郁等心理问题的原因之一;尿失禁也会给病人及其家庭、卫生保健人员以及社会带来沉重的经济负担和精神负担,严重影响老年病人及其照顾者的生命质量。

【护理评估】

(一) 健康史

1. **一般资料**　病人年龄、性别、饮酒情况、家庭结构等基本信息。

2. **评估病人尿失禁相关症状**　①排尿时是否伴发其他症状,如尿急、尿频、夜尿增多、尿速变慢、排尿等待、排尿中断、排尿费力、尿后滴沥等,可采用标准化问卷评估病人的症状和严重程度;②是否有诱发尿失禁的相关因素,如咳嗽、打喷嚏、大笑、酒精、咖啡因等;③尿失禁发生的时间、频率、失禁时流出的尿量及失禁时有无尿意等(可采用排尿日记评估)。

3. **评估病人的身体活动状况**　是否存在活动受限,导致不能及时如厕。

4. **评估病人是否存在可能引起尿失禁的相关病史**　①中枢神经系统疾病,如谵妄、脑卒中、脊髓病变、帕金森、痴呆等;②手术创伤,如前列腺切除术、膀胱手术、直肠癌根治术等,可损伤膀胱及括约肌的运动或感觉神经;③尿路感染;④尿潴留;⑤其他,如膀胱肿瘤、结石、糖尿病、粪便嵌塞等。

5. **评估病人最近有无服用可能引起或加重尿失禁的药物**　利尿药、抑制副交感神经的药物如抗抑郁药或安定类药物(可致尿潴留和充盈性尿失禁)、钙通道阻滞药(可致残余尿量增加)、α 受体拮抗药(可导致压力性尿失禁)。

6. **心理 - 社会状况**　评估尿失禁病人及其照顾者尿失禁对其日常生活能力、社交能力、心理状况、人际关系、整体生活质量的影响,以及对其家庭的经济负担和精神负担等。

（二）体格检查

1. **腹部检查**　明确腹部是否存在包块以及膀胱充盈情况。

2. **会阴部检查**　通过直肠检查评估括约肌的自主收缩强度、有无直肠膨出、是否存在粪便嵌塞、有无前列腺结节、会阴感觉及球海绵体肌反射(轻触阴蒂或龟头观察直肠收缩)是否正常。女性会阴检查应评估外生殖器有无盆腔器官脱垂及程度,双合诊了解子宫位置、大小和盆底肌收缩力等。此外,还应观察局部皮肤状况,外阴部有无长期感染所引起的异味、皮疹,检查有无失禁相关性皮炎(图 5-2)、压疮等的发生。

3. **临床压力试验**　在膀胱充盈和会阴部松弛时,嘱病人用力咳嗽,检查是否有尿液流出。

4. **神经系统及运动系统的功能评估**　明确是否存在认知障碍、帕金森病、活动受限等情况。

（三）实验室和其他辅助检查

1. **尿液分析**　如存在大量白细胞及试纸亚硝酸盐阳性提示可能存在尿路感染。

2. **残余尿量测定**　排尿后可通过膀胱超声或者一次性导尿测定残余尿量,残余尿量随年龄增加而增加,一般不会超过 100mL,超过 200mL 时提示异常。

3. **尿动力学检查**　尿动力学检查是指一系列检查手段,其中包括尿流率测定、膀胱充盈期容积 - 压力测评、压力 - 流率测定及同步盆底肌电图测定。尿动力学检查能通过定性及定量参数对下尿路功能及功能障碍进行客观描述,有助于明确尿失禁的原因,获得下尿路功能障碍的其他情况,预测治疗结果及不良反应等。该项检查对设备和检查人员技术的要求较高。尿动力学属于有创性检查,病人通常不需常规行尿动力学检查。有泌尿系感染者应接受治疗后再进行此检查。

4. **排尿日记**　一般记录 3~7d,记录指标包括尿失禁发生的时间、频率,失禁时流出的尿量及失禁时有无尿意、诱因等。

5. **其他检查**　尿垫试验(通过测量尿垫在规定时间内使用前后的质量差值,判断尿失禁的严重程度)、影像学检查(通过 X 线、MRI、超声影像检查神经系统、膀胱和盆底肌肉的解剖学、症状和功能之间的关系)等。

【护理诊断 / 问题】

1. **压力性尿失禁**　与老年退行性变化(尿道括约肌松弛)、肥胖、手术等因素有关。

2. **急迫性尿失禁**　与老年退行性变化、局部膀胱刺激(感染、结石、炎症、肿瘤)、中枢或周围神经病变、液体(酒精、咖啡因、饮料)摄入过多等有关。

3. **反射性尿失禁**　与老年退行性变化、脊髓损伤、肿瘤或感染引起对反射弧水平以上的冲动的传输障碍有关。

4. **有皮肤完整性受损的危险**　与尿液刺激局部皮肤、辅助用具使用不当等有关。

5. **社会交往障碍**　与尿频、异味引起的不适、困窘和担心等有关。

6. **知识缺乏**　缺乏尿失禁治疗、护理及预防等知识。

【护理目标】

1. 病人日常生活需求得到满足。

2. 病人能正确使用相关护理用具。

3. 病人能正确进行行为管理,包括饮食控制、规律的康复锻炼等。

4. 病人局部皮肤保持清洁、舒适、完整。

5. 病人接受现状,积极配合治疗护理,恢复参与社交活动。

【护理措施】

（一）行为干预

1. 调整生活方式 合理膳食,增加富含纤维的食物治疗便秘,多吃蔬菜水果,多饮水,保证每日尿量在 2 000mL 左右,避免咖啡因、酒精和碳酸类饮料的摄入;控制体重,保持正常体重是预防尿失禁发生的重要因素,对于病态肥胖及中度肥胖的女性,减轻体重是降低尿失禁发生率的重要手段;戒烟、避免腹压增加的动作以及剧烈运动。

2. 盆底肌锻炼 盆底肌锻炼是压力性尿失禁病人和以压力性尿失禁病人为主的混合性尿失禁病人的常用治疗方法,旨在通过锻炼提高盆底肌肉力量,以改善病人症状。具体方法:嘱病人快速有力地收缩盆底肌,并维持至少 3s,然后快速放松肌肉,维持放松状态 2~6s;依次重复收缩与放松动作;连续做 15~30min,每天重复 3 遍,可在 3 种不同体位下(站立位、坐位、仰卧位)完成,持续 3 个月或更长时间。

3. 膀胱训练 适用于急迫性和混合性尿失禁病人,旨在通过控制尿急和减少排尿次数,对自身排尿行为进行修正,从而增加膀胱容量,改善膀胱过度活动,使病人重新获得控尿能力。具体方法:结合排尿日记,鼓励病人有意识的逐渐延长排尿间隔;提醒病人不要过早对尿意做出反应,在出现尿意时可通过更换体位、压迫会阴、收缩盆底肌、转移注意力、消除外界刺激等延长储尿时间。在第一周时,出现尿意后可延长 5min 再排尿,第二周延长 10min,第三周延长 20min,依次逐渐延长至两次排尿间隔 3~4h。注意训练过程中不可延长过快,以免加重下腹胀满和疼痛症状。

4. 定时排尿 对于压力性尿失禁病人,定时排尿有助于减少膀胱储尿量。当膀胱内尿量减少时,即使腹压增加,漏尿量也较少。此方法还适用于由于认知或运动障碍导致尿失禁的病人,同时也是针对大容量感觉减退膀胱的首选训练方法(如糖尿病周围神经病变导致的糖尿病膀胱)。

（二）皮肤护理

1. 注意病人会阴部清洁卫生,每日用温水擦洗,保持会阴部皮肤清洁干燥。定期变换体位、减轻局部受压、加强营养,预防失禁相关性皮炎(图 5-2、图 5-3)、压疮等皮肤问题的发生。

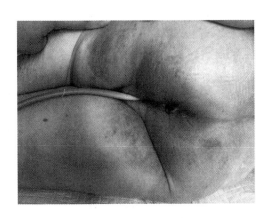

图 5-2 失禁相关性皮炎

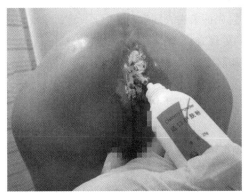

图 5-3 在患处皮肤喷保护膜

2. 根据病人病情、性别、活动性、经济状况等结合产品特点,选择合适的护理用具,并指导病人及其照护者正确使用护理用具。临床常用的尿失禁护理用具主要有以下三类。

(1) 吸收型尿失禁用品:包括一次性护理垫、纸尿裤、失禁内裤,是最普遍且易于使用的护理用具。可以有效处理尿失禁的问题,不会对尿道造成侵入性损害,但频繁使用和不正确的穿戴会导致漏尿、压力性损伤、失禁性皮炎等,长时间使用也可能会使病人产生依赖心理,不利于膀胱功能的恢复。使用时应根据病人尿失禁的尿量、频率和体型,选择合适型号的吸收能力强且透气性好的产品。每次更换时注意用温水清洁会阴部皮肤,必要时予涂抹氧化锌软膏、液体敷料等皮肤保护剂,避免失禁性皮炎的发生。

(2) 外用收集型尿失禁用品:对于男性病人,尿套和保鲜袋是常用的外用收集型尿失禁用品。尿套可保持阴茎及会阴部皮肤的清洁干燥,但透气性较差,龟头浸于尿液中,长时间尿液刺激导致尿路感染,易引起瘙痒、糜烂;保鲜袋接尿法简单易行,成本低,易于观察尿液的颜色、性状和量,尿路感染、阴茎糜烂的发生率低,使用时应注意松紧适宜。此外,对于长期卧床、不能自理的病人,还可采用接尿器,可以避免生殖器糜烂、皮肤瘙痒感染、湿疹等问题。

(3) 内置型尿失禁用品(导尿管):导尿术是临床尿失禁病人常用的护理方法,尤其适用于急性期或合并尿潴留的病人。留置导尿术是临床常用的传统导尿方法,还可用于监测出入量,但长期留置导尿时会增加泌尿系感染的风险。因此,导尿时必须严格遵守无菌操作,留置尿管期间定期消毒尿道口周围皮肤,并尽量缩短导尿管留置的时间。清洁间歇性导尿术无需长期留置尿管可降低尿路感染和肾结石的发生率,而且可使膀胱规律性充盈与排空接近生理状态,有利于保持膀胱容量和恢复膀胱的收缩功能,帮助病人建立排尿反射,适用于神经源性膀胱功能障碍病人。

(三) 用药护理

了解尿失禁相关药物的作用和不良反应,给予病人正确的指导和教育。急迫性尿失禁常用抗胆碱药,如托特罗定、奥西布宁、索非那新,这类药物容易引起口干、视物模糊和便秘等不良反应。α-肾上腺素受体激动剂可以用于治疗压力性尿失禁,能增加尿道阻力,但是可能引起心悸、失眠、血压升高、头痛等不良反应,故对高血压、心血管疾病、甲状腺功能亢进者不宜使用或慎用。

(四) 手术护理

各种非手术治疗失败者,或伴有盆腔脏器脱垂、尿失禁严重影响生活质量者可采用手术治疗。手术方法不断更新,根据病人具体情况选择不同手术方法。对需要手术治疗的病人,做好相应的术前、术后护理和术后康复指导。

(五) 心理护理

尿失禁会给病人带来生活、卫生、社交及工作的影响,使病人产生各种负性情绪和心理问题,如不愿参加社交、怕被人嘲笑、性格孤僻自卑等。要注意多与病人沟通,了解病人的心理,有针对性地对病人进行教育和指导沟通。注重病人的感受,进行尿失禁护理操作时注意保护病人隐私,尊重病人的保密意愿,先征求病人同意后,才可以就其健康问题与其亲友或照顾者交谈。向病人及家属讲解尿失禁问题的处理方法,增强病人应对尿失禁的信心,同时用心聆听病人抒发困扰及愤怒情绪,帮助其舒缓压力,减轻焦虑情绪。

(六) 健康指导

向病人介绍尿失禁的可能原因及相应的治疗和护理方法,根据病人具体情况给予个性化的健康指导。

1. 对于压力性尿失禁病人,嘱病人尽量避免尿失禁的相关诱因,减少腹压增加的动作,如大笑、咳嗽、剧烈运动等,减少饮用含咖啡因的饮料,控制体重,定时排尿,减少膀胱内尿量,并告知病人进行盆底肌训练的重要性,指导病人掌握正确的盆底肌训练方法。

2. 对于急迫性尿失禁病人,应鼓励病人治疗原发病,解除病因,如积极治疗泌尿系感染,指导病人掌握膀胱训练、盆底肌训练的具体内容及方法,向病人解释相关治疗药物可能存在的不良反应,在日常生活中,可将老年人的卧室尽量安排在靠近厕所的位置,夜间应有适宜的照明灯,避免老年人如厕过程中跌倒。

3. 对于所有类型的尿失禁病人,均应告知病人及家属皮肤护理的重要性以及相应的护理要点,并应保证适宜的饮水量(2 000~2 500mL),不可为控制漏尿量而缩减饮水量。

【护理评价】

1. 病人日常生活需求得到满足。

2. 病人信心增强,了解尿失禁及其处理的相关知识,能正确使用尿失禁护理用具。

3. 病人掌握了尿失禁饮食控制、膀胱训练等行为管理知识和技巧。

4. 病人会阴部皮肤清洁干燥,无并发症发生。

5. 病人能主动参与治疗活动,恢复社交活动。

知 识 链 接

失禁性皮炎

失禁性皮炎(incontinence associated dermatitis, IAD)是尿失禁病人最常见到的皮肤问题,是由于大小便失禁导致会阴部或外生殖器周围的皮肤长期暴露于尿液和粪便的刺激下,以发红、水肿及含澄清渗出物为主要表现的炎性病变。IAD 主要发生于会阴部、骶尾部、臀部、腹股沟、男性的阴囊、女性的阴唇、大腿内侧及后部。据报道,国内外住院病人失禁性皮炎发生率为 25%~55%。老年人随着皮肤老化,皮肤弹性降低,细胞更新速度减慢等,更容易发生 IAD。通过定期评估失禁性皮炎的严重程度及危险因素,正确选用尿失禁相关护理用具、保持局部皮肤清洁、使用皮肤保护用品,如凡士林、氧化锌软膏、皮肤保护膜、皮肤保护粉、透明膜类敷料、水胶体敷料等,可以有效预防 IAD 的发生。

(万巧琴)

第八节 便秘及其护理

便秘(constipation)是指食物残渣在肠道内滞留时间过长,过量水分被吸收,导致粪便干硬,排出困难。病人多会出现排便次数减少、排便困难和/或粪便干结,便后无舒畅感。老年人便秘主要为慢性便秘,目前慢性便秘主要根据罗马Ⅳ标准进行诊断:根据病人主诉,便秘症状出现至少 6 个月以上,其中至少 3 个月有症状,且至少 1/4 的排便情况符合以下 2 项或 2 项以上:①排便费力感、干球粪或硬粪;②排便不尽感、肛门直肠梗阻感和/或堵塞感;③需要手法辅助排便;④每周排便少于 3 次。

便秘是老年人的常见症状,据统计,中国老年人便秘发生率是 18.1%,而在长期卧床的老年人可高达 80%。慢性便秘对老年人的生活质量有非常严重的影响,会导致腹部不适、食欲减退、心烦失眠等症状,严重者会引起粪石性肠梗阻、肠壁溃疡、肠穿孔、直肠脱垂、尿潴留以及尿失禁等,同时因排便时费时费力,腹压增高,容易诱发心脑血管疾病,甚至可能危及生命。

【护理评估】

(一) 一般情况评估

了解病人的年龄、性别、饮食习惯、生活方式等基本信息;了解病人既往是否出现过相关症状,是否采取措施以及治疗效果。

(二) 便秘的原因和危险因素评估

1. 饮食、饮水情况

(1) 饮食结构不合理:日常饮食中肉类食物摄入多,谷类和膳食纤维摄入量少,肠蠕动减慢,水分在大肠内被过度吸收,导致排便不通畅。

(2) 饮水量不足:由于老年人口渴反应迟钝,对体内高渗状态调节能力下降,容易出现轻度脱水,增加便秘的风险。

(3) 不良饮食行为:辛辣饮食、饮酒、偏食或挑食等饮食行为均可能增加便秘的风险。

2. 活动量 大多数老年人有慢性疾病,或者长期卧床不能自理的病人,体力活动减少,导致肠蠕动减少,内容物长期停留在肠腔内,导致水分被持续吸收,粪便干结,引起便秘。

3. 药物因素 了解病人用药史,包括长期服用药物和近期服用药物,是否有影响胃肠道功能的药物。其中抗胆碱药、阿片类镇痛药、非甾体抗炎药、利尿药、抗抑郁药、抗帕金森病药物等,可使肠道运动减慢;含铝和钙离子的抗酸剂、胶体铋剂等,可引起肠道中内容物水分被过度吸收,导致便秘。

4. 疾病因素 了解病人的患病史和疾病控制情况,所患疾病是否影响胃肠道功能。常见的引起老年人便秘发生的疾病:①肠道疾病;②神经系统疾病,如脑血管疾病、帕金森病、认知障碍等;③内分泌系统疾病,如糖尿病、甲状腺功能减退等;④肌肉疾病;⑤电解质紊乱;⑥心脏疾病,如充血性心力衰竭等。

5. 精神心理因素 精神心理状态是影响排便的重要因素。大多数老年人同时面临多种疾病,同时存在丧偶、独居等因素,可能会诱发焦虑以及抑郁的心理状态,精神心理因素影响直肠对容积刺激的敏感性,同时引起胃肠道分泌异常引起便秘。因此可以采用焦虑自评量表(self-rating anxiety scale, SAS)、抑郁自评量表(self-rating depression scale,SDS)等工具对病人的心理社会因素进行评估。

(三) 临床评估

1. 老年人便秘的分类 依据便秘的原因及危险因素,将老年人便秘分为原发性便秘和继发性便秘。原发性便秘主要为功能性便秘;继发性便秘主要包括器质性疾病相关便秘和药物相关性便秘。

(1) 慢性功能性便秘:又称为结肠性便秘,是老年人最常见的便秘类型。由于大肠功能异常而导致的便秘,主要表现为排便时腹部不适,排便次数减少和便意减少。根据病人的肠道动力和直肠肛门功能改变的特点分为4个亚型:慢传输型便秘、排便障碍型便秘、混合型便秘和正常传输型便秘。

(2) 器质性疾病相关性便秘:又称直肠型便秘,由于直肠及其周围组织发生病变导致的便秘,常见的疾病包括肠道疾病、脑血管疾病、帕金森病、脊髓损伤、自主神经病变、认知障碍、电解质紊乱、内分泌和代谢性疾病以及充血性心力衰竭等。

(3) 药物相关性便秘:目前老年人常用且可能会引起或加重便秘的药物包括阿片类镇痛药、三环类抗抑郁药、抗胆碱药、抗组胺药、抗震颤麻痹药、神经节阻滞药、非甾体抗炎药、含碳酸钙或氢氧化铝的抗酸剂、胶体铋剂、铁剂、钙通道阻滞药、利尿药及某些抗菌药物等。

2. 便秘症状及粪便的性状 询问病人便秘开始的时间、排便频率、排便习惯及排便的困难程度;排便过程中是否出现腹胀、腹痛、腹部不适、肛门疼痛以及胸闷胸痛、头晕等伴随症状;是否采用特殊方法辅助排便,如使用甘油或软便剂。询问病人粪便的性状,可采用"Bristol 粪便形态分型"进行评估(表 5-5)。

表 5-5 Bristol 粪便形态分型

大便分型	分型描述	大便分型	分型描述
1 型	硬邦邦的小块状,像兔子的便便	5 型	质地柔软的半固体,有清晰的边界
2 型	香肠状,表面有凹凸,质地较硬	6 型	无固定外形的粥状
3 型	呈香肠状,表面布满裂痕	7 型	水状,无固体成分
4 型	质地较软,表面光滑,呈香肠状		

3. 便秘的并发症

(1) 粪便嵌塞:由于便秘未能及时解除,粪便持久滞留堆积在直肠内,水分被持续吸收,同时乙状结肠排下的粪便又不断加入,最终会导致粪便坚硬堆积不能排出。

(2) 粪瘤与粪石:粪质长期滞留在肠道内最终形成坚硬的粪块称粪瘤,粪瘤钙化后形成粪石。

(3) 粪性溃疡:又称宿便性溃疡,粪块的滞留和粪石的嵌塞会进一步刺激结肠黏膜而形成溃疡,易发生在直肠、乙状结肠,其次为横结肠。

(4) 大便失禁:持续便秘导致粪便阻塞,由于粪块不能继续运行,上段肠管内的静止粪便被肠管内微生物液化为粪水,这些粪水通过阻塞粪块而流到直肠末端,加之肛门内、外括约肌的舒缩功能下降,缺乏灵敏的调节,致使粪液从肛门流出,造成大便失禁。

（5）直肠脱垂:轻度者仅发生在排便时,可自行还纳;长期脱垂,可造成肠黏膜糜烂、溃疡出血、黏液渗出,甚至导致肛门功能失调。

4. 体格检查　包括全身检查、腹部检查和肛门直肠检查。腹部检查重点评估是否出现腹部压痛,腹部是否有硬块;直肠指检时需评估有无粪便嵌塞、肛门狭窄、直肠脱垂、直肠肿块等病变,评估括约肌张力、肛门肌肉力量以及自主收缩等情况。

5. 实验室和辅助检查　血常规、粪常规和隐血试验可以作为常规筛查和定期随访的指标之一;对于严重慢性便秘病人,为了排除结肠、直肠病变及肛门狭窄或其他器质性病变等情况,可视情况进行结肠镜、直肠镜、甲状腺功能等检查;若可疑为功能性便秘病人,可以视情况进行肠道动力和肛门直肠功能检测,包括直肠肛门压力测定、球囊排出试验、肛门直肠表面肌电测量等。

【护理诊断/问题】

1. 便秘　与老化、活动减少、饮食不合理、药物影响等有关。

2. 舒适度减弱　与排便困难、便后异常感等有关。

3. 焦虑　与排便不畅、担心便秘并发症及其预后有关。

4. 知识缺乏　缺乏缓解便秘方法、合理饮食以及健康生活方式等预防便秘相关知识。

【护理目标】

1. 病人的便秘得到有效缓解或消失。

2. 病人知晓排便技巧,能够养成定时定期排便习惯。

3. 病人能描述引起便秘的原因,掌握便秘的护理知识,保证每日水分的摄入,坚持每日活动锻炼,预防便秘。

4. 病人情绪较为稳定,焦虑缓解。

【护理措施】

(一) 病情观察

观察病人的排便情况,包括排便次数、间隔时间,排便量及粪便性状,病人排便过程中伴随的症状,是否有排便困难、便后不适感、腹部不适等;评估目前便秘治疗措施的效果,症状是否有缓解,是否使用药物以及药物的作用和副作用等。

(二) 一般护理

1. 合理健康饮食　①增加食物纤维摄取量(≥25g/d),多吃富含粗纤维的食物,如杂粮玉米、黄豆、燕麦、芹菜、韭菜、苹果等。富含膳食纤维的食物口感较硬,由于老年人口腔咀嚼功能减退,吞咽困难,可以通过烹调(如细切、粉碎、调味等)增加膳食纤维的摄入。②多吃蔬菜、水果。③多吃产气食物以及维生素 B 含量丰富的食物,如玉米、黄豆、白薯、香蕉、生蒜、生葱、木耳、银耳及瘦肉等,利用其发酵产气,促进肠蠕动。④增加润滑肠道食物,对体重正常、血脂不高、无糖尿病的老年人,可清晨空腹饮一杯蜂蜜水,刺激大肠蠕动。⑤禁食生冷、辛辣及煎炸刺激性食物,减少摄入浓茶或其他含咖啡因的饮料。

2. 足够的水分摄入　指导老年人形成定时和主动饮水的习惯,以温开水为主;如果没有限制饮水的疾病,每天饮水量以 2 000~2 500mL 为宜,每次 50~100mL。

3. 适当增加运动量　改变静坐的生活方式,每日保持 30~60min 的活动时间,活动方式以散步、打太极拳等形式不限,以安全、不感到劳累为原则。

(三) 排便护理

1. 指导老年人建立良好的排便习惯　①老年人便秘多为慢性功能性便秘,建立良好的排便习惯非常重要,养成定时上厕所排便,可于晨起后或餐后 2h 内按时蹲厕,无便意也要坚持。②指导老年人排便技巧,如身体前倾,深呼吸放松心情,后闭住声门,向肛门部位用力等。③提醒老年人排便时的注意事项,不要忽视任何一次便意,尽量不留宿便;尽量取坐位,勿用力过猛;注意力集中,减少便时看书、看报、看手机;便后站立时需要预防直立性低血压,防止摔伤。

2. **提供适当的排便环境** 为老年人提供单独隐蔽的排便环境和充裕的排便时间。若房间内居住两人以上者,可以在床单位间设置屏风或窗帘;协助老年人排泄时,可只协助其无法自行完成的部分,没有必要全程陪同,以保障排便环境的隐私性。注意不要催促老年人,避免老年人精神紧张或不愿麻烦照顾者而抑制便意。

3. **腹部环形按摩法** 排便时用手沿结肠解剖部位,以肚脐为中心,从右向左顺时针方向转圈按摩,力度适中,促使结肠中的内容物向下移动,增加腹内压,促进排便。此外,用指端轻压肛门后端也可以促进排便。

4. **人工取便法** 对于发生粪便嵌塞无法自行排出的情况,需要采用人工取便法。向老年人解释操作目的和操作方法,嘱病人采取左侧卧位,戴手套,用涂上肥皂液或润滑剂的示指伸入肛门,慢慢将粪便掏出,取便后清洁肛门。人工取便容易刺激迷走神经,因此心脏病、脊椎受损者需要谨慎使用,若操作过程中病人出现头昏、心悸,须立刻停止操作。

5. **生物反馈治疗** 主要是通过反复指导训练病人排便时腹肌、盆底肌和肛门括约肌的适度扩张和收缩,促进排便。生物反馈治疗法的通便成功率较高,可达 75%~90%。使用时,将特制的肛门直肠测压器插入肛门中,通过显示器评估调节肛门括约肌压力、肛门直肠处的敏感性、直肠顺应性,使病人能够感受到排便反应,然后再次尝试该反应,激发排便感觉,以达到排便目的。

(四) 用药护理

1. **口服泻药** 口服泻药原则是勿长期使用,预防药物依赖性的发生。常见口服泻药类型:①容积性泻药,如欧车前、麦麸、车前草、甲基纤维等,它有利于促进粪便在肠道内吸收水分,增加粪便的水分和体积,使粪便更易排出。用药过程中需要注意补充水分,预防机械性肠梗阻,此外粪便嵌塞、肠梗阻者应慎用。②渗透性泻药,如乳果糖、聚乙二醇以及盐类泻药等,通过使肠道内形成高渗状态,保持甚至增加肠道内水分,同时促进肠道蠕动;其中乳果糖安全性高,适用年弱、高血压、慢性心功能不全和肾功能不全的病人,若出现腹泻、胃肠胀气等不良反应,需要调整药物剂量;需要注意的是盐类泻药过量可能会导致电解质紊乱,建议肾功能减退病人慎用。③刺激性泻药,如大黄、番泻叶、果导等,这类药物通过对肌间神经丛刺激使结肠收缩和蠕动,同时刺激肠液分泌,从而促进排便,由于作用强,易引起剧烈腹泻,须根据医嘱使用,尽量少用,且需在使用过程中密切观察。

2. **外用简易通便剂** 常用的有开塞露、甘油栓(图 5-4)、肥皂栓等,经肛门插入,可以软化粪便,润滑肠壁,从而达到通便的效果。此方法简单有效,易教会病人及家属掌握。

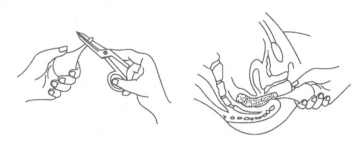

图5-4 甘油简易通便法

3. **灌肠法** 若以上方法均无效,严重便秘者,必要时可遵医嘱给予灌肠。

(五) 心理护理

讲解便秘发生的病因,反复强调便秘的可治性,增加治疗信心,调节病人情绪,放松其精神,避免因为精神紧张加重便秘。同时鼓励病人多参与集体活动,提高病人的家庭支持和社会支持水平,改善精神心理状态。

（六）健康教育

1. 帮助病人重建正常的排便习惯　指导老年人选择适合自己的排便时间,一般建议排便时间为晨起或餐后 2h 内;每天固定排便时间,即使无便意,也需定时训练;排便时需集中注意力,避免看报、看书、看手机;避免随意使用缓泻剂或灌肠等。

2. 合理饮食　多摄取粗纤维含量高的食物,蔬菜、水果、豆类、粗粮等;减少辛辣食物的摄入;多饮水,无明显肾功能疾病时建议每日饮水 2 000~2 500mL,每日晨起或餐前饮一杯温开水,促进肠蠕动,刺激排便。

3. 适当的运动和锻炼　鼓励病人进行力所能及的运动,协助病人制定运动计划,可根据老年人的喜好和运动的可坚持性,选择适宜的活动,如散步、太极拳等;指导每日进行腹部按摩以增强胃肠道蠕动能力;对长期卧床的老年人应勤翻身;此外还可以指导病人进行增强腹肌和盆底肌肉的运动,促进排便。

【护理评价】

1. 病人便秘症状缓解或消失,能够规律排便,粪便性状正常。
2. 主诉能够有效排便,无明显排便困难,便后无不适感。
3. 心理状态良好,或知晓焦虑的缓解和控制方式。
4. 病人掌握预防以及治疗便秘的相关知识,确保合理的饮食结构和足量的水分摄入,建立健康的饮食和运动习惯。

（万巧琴）

第九节　疼痛及其护理

国际疼痛医学研究会将疼痛(pain)定义为与实际或潜在组织损伤,或描述的类似损伤相关的一种不愉快的感觉和情感体验。疼痛是一种复杂的生理心理活动,由伤害性刺激所引起机体的痛感觉和机体对伤害性刺激产生的痛反应两部分组成。可同时伴呼吸、循环、代谢、内分泌以及心理和情绪的改变。疼痛是机体受到伤害的一种保护性反应,有助于人体及时躲避伤害、并可引起机体一系列防御性保护反应,也可提醒人们去积极治疗躯体疾病。

疼痛是临床上常见症状之一,2001 年世界卫生组织将疼痛列为继体温、脉搏、呼吸、血压 4 大生命体征之后的第 5 生命体征。疼痛是老年病人最常见且严重影响日常活动能力的主诉之一。资料显示,65 岁以上老年人 80%~85% 存在一种或一种以上诱发疼痛症状的疾病,老年慢性疼痛的发生率为25%~50%。随着人口老龄化程度日益加深,近年来对老年疼痛的诊疗和护理越来越受到重视。

【护理评估】

（一）健康史

1. 一般情况

（1）了解病史:详细询问疼痛的部位、性质,有无放射痛,疼痛发作特点、频率、持续时间,有无伴随症状,诱发原因和缓解方法等。

（2）评估既往和 / 或治疗史:了解病人既往的疼痛评估及治疗情况,包括是否曾患有其他疼痛性疾病,使用过哪些药物,非药物治疗、药物和非药物治疗的效果、不良反应等。

（3）疼痛的影响:询问病人疼痛对睡眠、运动、社会和娱乐功能、基本日常生活能力、工具性日常生活活动能力的影响。

Note：

2. 老年疼痛的常见原因　老年疼痛的原因通常由导致组织损伤的伤害刺激引起,包括内源性和外源性。内源性刺激主要由于组织细胞发生炎症反应或损伤时释放生物活性物质而引起疼痛,外源性刺激包括温度刺激、化学刺激、物理损伤等。

3. 年龄相关性疼痛知觉改变机制　年龄变化对疼痛知觉有一定的影响。解剖学研究表明,神经系统随年龄的变化可能会影响疼痛知觉,包括由皮肤和其他器官各种疼痛知觉受体的衰减、神经传导的老化以及中枢神经系统的老化等引起的随身体老化而来的疼痛知觉的减弱。研究数据大多数来自具有代表性的动物实验或尸体标本检验,很少来自真正的疼痛感觉变化的体验经历。另一方面,随着老年人年龄增长出现的其他疾病和痛觉障碍有可能会掩盖疼痛症状的表现。认知能力下降、感觉神经病变以及视觉和听觉障碍都有可能使疼痛症状更难以被认定。老年病人可能会对生命的态度更加豁然,以致他们会默认疼痛必然会随着年龄增长而来,他们还会惧怕医生的检查结果、干预治疗或是知晓疼痛对于其健康的真正含义。这些使得针对老年人的疼痛症状的评估和衡量变得更加困难。

(二) 疼痛的状况

1. 特征　老年人疼痛受年龄影响,有其独特的鉴别特征。

(1) 与所患慢性疾病相关性高:研究显示,65 岁以上老年人群中约 80% 的病人至少有 1 种慢性疾病较其他年龄阶段的人群更易诱发疼痛。老年疼痛随年龄增长疼痛程度持续性增加、发生率相应也增高,且以退休、丧偶的老年病人发生率较高,女性多高于男性。

(2) 对疼痛的不敏感性:随着年龄的增长,脑的功能衰退,疼痛的下行抑制系统受损,老年病人对疼痛反应的敏感性下降,对慢性疼痛的忍耐度增高,对疼痛多采取顺从接收态度,消极治疗,使得持续疼痛和反复发作疼痛的概率增高。

(3) 疼痛多,主诉少:老年人罹患慢性骨关节痛、腰腿痛、糖尿病痛性周围神经病变、脑卒中后遗疼痛的概率明显增加。但老年疼痛病人主动报告疼痛的比例明显偏低。其原因:①多数老年人认为疼痛是疾病的必然表现,需要忍受。②老年人认为疼痛是衰老的标志,不可避免。③伴有认知功能受损的老年人常不能表述疼痛。

(4) 抑郁、焦虑和疼痛之间的共病现象更普遍:长期慢性疼痛使得老年人各种能力丧失,无助、孤独和社会的隔离使得老年慢性疼痛病人更易患上抑郁、焦虑等心理障碍,进一步损害下行抑制系统,导致慢性疼痛的增加。老年人甚至会出现疼痛自我负担认知障碍,感觉自己成为家庭、亲人的负担,导致不可预料的身体、精神不良后果,甚至出现自杀意念。

(5) 疼痛对生活质量的影响更显著:不可逆的衰老使老年人的躯体功能全面减退、活动能力受损,部分老年人的日常生活需要他人帮助。如长期伴有疼痛,生活质量会进一步下降,甚至丧失全部活动能力。

2. 分类　疼痛分类有多种形式,包括依据疼痛的持续时间、疼痛的性质以及疼痛的发生部位等进行分类。

(1) 根据疼痛持续时间划分:①急性疼痛。持续时间相对较短,通常指疼痛时间短于 3 个月,与程度无关。老年人常见的急性疼痛包括手术后疼痛、创伤后疼痛、各种内外科急症。②慢性疼痛。被定义为超过 3 个月的持续疼痛,急性疼痛如果不能及早和充分控制,可能发展为慢性疼痛。老年人常见的慢性疼痛:软组织、关节和骨疼痛;深部组织和内脏痛;神经和神经根损伤性疼痛;中枢性疼痛;癌性疼痛等。

(2) 根据疼痛的性质划分:①伤害感受性疼痛。由于伤害感受器受到机械、热、化学刺激或损伤而导致的疼痛,它与实际的损伤或潜在组织损伤直接相关。②神经病理性疼痛。通常并无组织损伤,常是在中枢和外周神经系统损伤后所发生的神经系统功能紊乱所引起的疼痛。③混合性疼痛。兼有伤害性疼痛和神经病理性疼痛,包括顽固性腰腿痛、慢性下肢痛和癌痛。

(3) 根据发病部位的不同划分:①躯体痛。由浅表皮肤、黏膜或深部的肌肉、肌腱、关节、骨骼等的疼痛感受器受到各种伤害性刺激所引起,前者又称浅表躯体痛,后者称为深部躯体痛。②内脏痛。老年人慢性疾病增多,组织的慢性炎症多发,内脏器官受到牵拉、压迫引起痉挛、缺血和疼痛。内脏痛不易准确定位。③非特异性疼痛。除躯体痛和内脏痛外,所有原因不明的疼痛可划归此类。这种疼痛的产生与心理社会关系密切,病人主诉多但无阳性体征,常有抑郁症或焦虑症。

3. 强度评估　老年人的短期记忆能力下降,各种疼痛量表可量化评价老年人的疼痛情况,使护士对疼痛状况有较为准确的了解。

(1) 视觉模拟疼痛量表(visual analogue scale,VAS)(图 5-5):是使用一条长约 10cm 的游动标尺,一面标有 11 个刻度,两端分别为"0"分端和"10"分端,是将疼痛的程度用 0~10 数字表示,"0"分表示无痛,"10"分表示难以忍受的最剧烈的疼痛,病人根据自身疼痛程度在 11 个数字中挑选一个数字代表疼痛程度。此法适用于无意识障碍语言表达正常的病人,该量表最大的优点是操作简单,易于理解;但有的病人不适用,如手术后疼痛,有时病人无法完全理解该量表的意义。

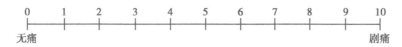

图 5-5　视觉模拟疼痛量表

(2) 词语等级量表(verbal rating scales,VRS):是病人自述评价疼痛强度和变化的一种工具。临床上最常用的是 5 级和 6 级评分法,分为无痛、轻度痛、中度痛、重度痛和剧烈痛 5 级或无痛、轻度痛、中度痛、重度痛、剧烈痛和难以忍受的痛 6 级。该方法简便易行,但精确度不够,有时病人很难找出与其疼痛强度相对应的词语。

(3) Wong-Banker 面部表情量表(face rating scale,FRS)(图 5-6):采用从微笑至悲伤至哭泣的 6 种面部表情表达疼痛程度。0= 非常愉快,无疼痛;2= 微痛;4= 有些疼痛;6= 疼痛明显;8= 疼痛剧烈;10= 疼痛难忍。此法适合任何年龄阶段且没有特定的文化背景或性别要求,易于掌握。尤其适用于急性疼痛病人、老年人、儿童以及表达能力丧失者。

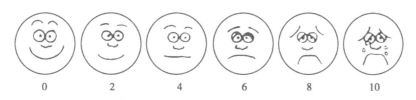

图 5-6　Wong-Banker 面部表情量表

(4) 疼痛日记评分法(pain diary scale,PDS):PDS 也是临床上常用的测定疼痛的方法。由病人、家属或护士记录每天各时间段(每 4h、2h、1h 或半小时)与疼痛有关的活动,其活动方式为坐位、行走、卧位。疼痛强度用 0~10 的数字量级来表示,睡眠过程按无疼痛记分(0 分)。此方法简单、真实可靠,便于比较及发现病人的疼痛与生活方式、疼痛与药物用量之间的关系等。

(5) 认知功能障碍病人的疼痛评估:随着年龄增长,老年人群特别是高龄人群中各种认知功能障碍的比例逐渐增高,对这类人群的疼痛评估更为困难。目前已有十余种评估量表应用于这些特殊人群,如阿尔茨海默病不适评估量表、老年痴呆病人疼痛评估表、痴呆病人不舒适评估记录、Dolopus-2疼痛评估量表、非言语性疼痛指标表、重度痴呆疼痛评估表等。这些量表各有不同的观察侧重点,在临床中应灵活使用。

疼痛强度的评估是疼痛评估的重点,也是难点。有文献报道不同的疼痛强度评估量表在 65 岁以上的老年人中的使用情况,结果表明:Wong-Banker 面部表情量表的效度和信度较好;词语等级量表评分可较好地描述疼痛;认知和文化程度对视觉模拟疼痛量表的评估结果影响最大。老年病人的疼痛评估应灵活应用各种方法,条件允许时可几种方法同时应用互相修正。评估前护士应耐心恰当地

Note:

解释,有助于提高最终评估的准确性。

（三）辅助检查

根据疼痛原因及部位等选择辅助检查,如影像学(X 线、CT、MRI、造影等)以及实验室检查等。

（四）心理 - 社会状况

慢性疼痛伴有不同程度的焦虑、恐惧、抑郁等不良情绪,这些不良的情绪可进一步加重疾病,甚至有些疼痛就是由于心理因素导致的。因此在评估疼痛时必须关注老年人的心理状况及其家庭、社会支持的情况。

【护理诊断 / 问题】

1. **急性疼痛 / 慢性疼痛**　与组织损伤和反射性肌肉痉挛,继发于骨骼肌疾病、血管疾病、糖尿病、感染等有关。

2. **焦虑**　与疼痛引起的紧张、担心治疗预后有关。

3. **抑郁**　与长期慢性疼痛而对治疗丧失信心等有关。

4. **舒适度减弱**　与疼痛有关。

5. **睡眠型态紊乱**　与疼痛有关。

【护理目标】

1. 老年人能正确评估疼痛,或能说出急、慢性疼痛的存在。

2. 老人焦虑情绪缓解,能心态平和地接受疼痛现实。

3. 老人抑郁情绪缓解,能积极面对慢性疼痛的治疗。

4. 老人主诉身体舒适度增加。

5. 老人维持正常睡眠型态。

【护理措施】

（一）药物镇痛的护理

世界卫生组织(WHO)的三阶梯镇痛疗法将镇痛药物分为三类:非阿片类镇痛药、弱阿片类镇痛药、阿片类镇痛药。辅助药物包括抗抑郁药物、抗焦虑药物、抗骨质疏松药物等。因老年人慢性疼痛多见,因此最好选择长效缓释剂。

(1) 非阿片类镇痛药:适用于轻至中度疼痛,也可以是阿片类镇痛药的辅助用药。包括对水杨酸类药物、苯胺类药物、非甾体抗炎药等。对乙酰氨基酚(泰诺林)属于非甾体抗炎药,是用于缓解老年人轻至中度肌肉骨骼疼痛的首选药物。非甾体抗炎药是适用于短期治疗炎症关节疾病(痛风)和急性风湿性疾病(风湿性关节炎)的主要药物。其主要不良反应有胃肠道反应如出血、抑制血小板聚集、肾功能损害。老年病人在使用非甾体抗炎药时应密切观察病人有无消化道出血等不良反应。

(2) 弱阿片类药物:使用较多是曲马多,主要是针对中度疼痛的各种急性疼痛和手术后疼痛,其对呼吸抑制作用弱,以及存在胃肠道(便秘)和肾脏问题的老年人更适合使用。

(3) 阿片类药物:阿片类镇痛药物适用于急性疼痛和恶性肿瘤引起的疼痛。阿片类药物对老年人的镇痛效果好,但老年人常因间歇性给药而造成疼痛复发。阿片类药物的副作用有恶心、呕吐、便秘、镇静和呼吸抑制,用药过程中注意不良反应的预防与处理,才可以达到理想的镇痛效果,提高老年人的生活质量。

(4) 抗抑郁药物:抗抑郁药除了抗抑郁效应外,还有镇痛作用,可用于治疗各种慢性疼痛综合征。此类药包括三环类抗抑郁药,如阿米替林和单胺氧化酶抑制剂。三环类、四环类抗抑郁药不能用于严重心脏病、青光眼和前列腺增生的病人。

(5) 外用药:临床上常用芬太尼透皮贴剂等止痛贴外用镇痛,适用于不能口服和已经应用大剂量阿片类镇痛药的病人。护理上注意各种外用镇痛药的使用方法,做到正确有效使用。

（二）非药物镇痛的护理

非药物镇痛可以作为药物治疗的辅助措施,减少镇痛药物的用量,提高疼痛的缓解效果,改善病人的健康状况,但是非药物镇痛不能完全取代药物治疗。

1. 物理治疗　疼痛的物理治疗种类较多,包括光疗、电疗、磁疗、超声波疗、按摩等方法。理疗有助于增加局部血液循环、镇痛、增强肌力、改善老年人的关节活动范围。在进行物理治疗时,必须由专业医护人员进行,注意避免用力过猛,造成老年人不必要的损伤。

2. 微创介入治疗　对于药物治疗和物理治疗效果不佳的慢性顽固性疼痛,可考虑微创介入治疗。治疗前,应谨慎评估介入治疗对病人的潜在获益和风险等。

（三）运动锻炼

运动锻炼对于缓解慢性疼痛非常有效。运动锻炼在改善全身状况的同时,可调节情绪,振奋精神,缓解抑郁症状。运动锻炼可以增强骨承受负荷及肌肉牵张的能力,减缓骨质疏松的进程,帮助恢复身体的协调和平衡。

（四）心理调适

1. 心理暗示与诱导镇痛　暗示疗法在治疗与控制疼痛中起着不可忽视的作用。护士可利用自己职业的优势、环境优势、病人个性等,采用不同的暗示疗法。通过含蓄、间接的方式,对病人的心理和行为产生有效的暗示作用,调整病人的情绪反应。诱导想象疗法就是通过护理人员的诱导,让病人想象一些以往经历过的、令人愉悦的事情和场面,来减轻或缓和病人的疼痛。

2. 疼痛的调控　长期的慢性疼痛对病人来说是身体和精神上的双重痛苦,不应逆来顺受,应充分表达疼痛感受,积极面对。护理人员应重视、关心老年人的疼痛,多与病人沟通交流,给予及时的情感、信息、评估支持,使其在尽可能短的时间树立积极心态,降低对疼痛的敏感性,稳定情绪、缓解焦虑。同时鼓励病人家属多陪伴老年人,减少病人独处引起的心理焦虑,从而引起疼痛加剧。

（五）健康指导

1. 用药指导　向病人及病人家属进行疼痛的用药指导,包括药物的用法、用量,正确使用方法,缓释类镇痛药不可嚼服,必须整片吞服;对于慢性疼痛的镇痛治疗,要按时服用,发生不良反应及时报告。对于长期服用阿片类镇痛药导致的便秘可通过调整饮食、选用乳果糖等渗透性泻药软化粪便。心血管药、降糖药、利尿药及中枢神经系统药都是老年人常用的药物,镇痛药物与这些药物合用时,应注意药物的相互作用可能带来的影响。同时,教会病人和家属使用疼痛评估方法,以便得到正确有效的镇痛。

2. 减轻疼痛的方法　疼痛时采取舒适的体位,指导病人学会放松技巧(如腹式呼吸、深呼吸、打哈欠等),选择一些舒缓的音乐、阅读、看电视、与他人交谈等病人感兴趣的方式,分散病人对疼痛的注意力,从而减轻病人的疼痛。提倡清淡、高蛋白、低脂、无刺激的易消化食物,少量多餐;保持大便通畅,减轻腹胀,以免诱发疼痛;保持情绪稳定。

【护理评价】

1. 疼痛得到正确评估,能说出并被证实急、慢性疼痛的存在。

2. 病人接受现实,焦虑情绪改善,恢复正常心态。

3. 积极配合治疗,增强慢性疼痛治疗信心,抑郁情绪改善,恢复正常生活。

4. 病人的疼痛改善,身体舒适度增加。

5. 睡眠状态良好,生活质量未受到明显影响。

（熊莉娟）

第十节 视觉障碍及其护理

视觉障碍（visual impairment）是由于先天或后天原因,导致视觉器官(眼球视觉神经、大脑视觉中心)的构造或功能发生部分或全部的障碍,经治疗仍对外界事物无法作出视觉辨识,包括视力下降、视物模糊、眼前黑影飘动、视物变形、视野缩小、复视等,也可伴有眼痛。老年视觉障碍一般见于年龄相关性白内障、青光眼、年龄相关性黄斑变性和老视。

国内学者报道,60 岁以上的老年人中 80% 患有一种或几种眼病,这些眼病所引起的视力障碍人数急剧增多,严重影响了老年人的自理能力,降低生活质量。积极预防、治疗和护理老年人的眼病,对改善老年人生活质量至关重要。

【护理评估】

（一）健康史

1. 一般情况 老年人年龄、性别、经济状况、生活方式、饮食习惯等。

2. 视觉障碍的原因

（1）询问老年人是否存在一过性视力下降或丧失;突然视力下降是否伴有眼痛;逐渐视力下降是否伴有眼痛。

（2）了解老年人的疾病史、有无多重用药、家族史等。

3. 年龄相关性视觉改变机制 随年龄增长,眼部肌肉弹性减弱,眼眶周围脂肪减少,血液循环障碍,内分泌及交感神经系统失调,覆盖角膜表面的液体减少,老年人可出现眼睑皮肤松弛,上眼睑下垂,下眼睑脂肪袋状膨出,眼球下陷,角膜逐渐失去光泽。

（1）角膜改变:角膜感觉随年龄的增长减退亦很明显。角膜缘毛细血管硬化、闭塞,使角膜营养缺乏,同时鳞状细胞微绒毛减少,泪液和环状细胞的黏液分泌减少,使角膜透明度降低,视力减退。角膜表面细胞数随增龄减少,使角膜变得扁平,屈光力减退引起远视和散光。角膜的边缘出现白色环状类脂质沉积,形成"老年环"。

（2）巩膜改变:巩膜内水分减少,巩膜弹性降低,加之前房因晶状体的增厚而变浅变小,前房角变窄,组织纤维变形和硬化,使房水回流受阻,导致老年人容易产生眼压增高和青光眼。虹膜萎缩,瞳孔缩小,对光反应迟钝,调节功能减弱,暗适应差。

（3）晶状体改变:晶状体体积和重量增加,晶状体中非水溶性蛋白质逐渐增多,使晶状体透光度降低,加上弹性减弱、睫状肌收缩乏力等,调节和聚焦能力逐渐降低,导致看近物不清,形成"老花眼"。随年龄增长,晶状体透明度可发生混浊,增加了老年性白内障的发病率。晶状体老化变黄,对短波长光线吸收多,使老年人对红绿光的感觉减退。另由于瞳孔缩小,光线只能通过厚度最大、黄色最深的晶状体中心部位,使老年人视物发黄。

（4）玻璃体改变:随着年龄增大玻璃体逐渐出现液化和后脱离现象,玻璃体纤维增粗,排列不整或消失,以及失水色泽改变,形成光学空隙,出现混浊、飞蚊症和幻视。玻璃体后脱位也增加视网膜脱离的可能性。

（5）视网膜改变:视网膜周边带变薄,出现老年性黄斑变性,还可出现视网膜动脉硬化,甚至阻塞,色素上皮层细胞及其细胞内的黑色素减少,脂褐质增多,使视力显著下降。视网膜色素上皮变薄和玻璃体的牵引,增加了老年人视网膜脱离的危险。

（6）其他改变:瞳孔括约肌张力相对增强,使瞳孔始终处于缩小状态,对光线的利用率下降。视野明显缩小,因瞳孔缩小使进入眼内的光线减少,老年人可能主诉视物不甚明亮,同时对强光特别敏感,到室外时往往感到耀眼,或从明亮处转入暗处时,感觉视物有困难。

(二) 视觉障碍的状况

1. 特征

(1) 眼部充血:可分为结膜充血、睫状充血和混合充血三种类型。结膜充血与睫状充血的鉴别见表 5-6。

表 5-6　结膜充血与睫状充血的鉴别

项目	结膜充血	睫状充血
血管来源	结膜后动静脉	睫状前动静脉
位置	浅	深
充血部位	近穹窿部充血明显	近角膜缘充血明显
颜色	鲜红色	紫红色
形态	血管层网状、树枝状	血管层反射状或轮廓不清
移动性	推动球结膜时,血管随之移动	血管不移动
充血原因	结膜疾病	角膜炎、虹膜睫状体炎及青光眼

(2) 视力下降:一般指中心视力。借助视力表可检查病人的视力情况,正常视力一般在 1.0 以上,一过性视力下降一般 24h 内可恢复。视力突然下降,不伴眼痛见于视网膜动脉或静脉阻塞、缺血性视神经病变、玻璃体积血、视网膜脱离等疾病;视力突然下降伴有眼痛见于急性闭角型青光眼、虹膜睫状体炎、角膜炎等;视力逐渐下降不伴有眼痛见于白内障、屈光不正、开角型青光眼等;视力下降而眼底正常见于球后视神经炎、弱视等疾病。

(3) 眼压升高:常见于青光眼病人。

(4) 其他:角膜上皮脱落、角膜混浊、前房浅、晶状体混浊、玻璃体积血、视网膜脱离等。

2. 临床表现

(1) 老视:主要症状是近视力减退,远视力不受影响。初期感到阅读小字困难,不自主将目标放远。看近时由于调节增加而使睫状肌过度收缩及过度集合易致眼疲劳、胀感、头痛、视物模糊,随年龄增长,近点远移。

(2) 白内障:多为双眼先后发病,主要表现为进行性、无痛性视力减退和视物模糊,并出现逐渐加重的视力下降问题;易出现视疲劳,视物变形,或有眩光感,呈双影,白天尤为明显,视力逐渐降低,甚至失明。

(3) 青光眼:随临床不同类型和分期表现复杂,可无症状,随疾病进展出现不同程度的眼痛、视力减退、视野缺损、眼球充血、头痛、头晕、恶心、呕吐等。

(4) 年龄相关性黄斑变性:早期多无明显视力改变;中期出现视力下降、视物变形、中央黑点等症状;晚期可出现视网膜出血、视网膜渗出、视网膜新生血管形成,视力急剧下降。

(5) 糖尿病视网膜病变:出现视物模糊、视力下降、失明等。

(三) 辅助检查

1. 视力

主要反映黄斑区的视功能,可分远、近视力。视力好坏直接影响人的工作及生活能力。临床上≥1.0 的视力为正常视力;1.0> 视力≥0.3 为轻度视力损伤,0.3> 视力≥0.1 为中度视力损伤,0.1> 视力≥0.05 为重度视力损伤,视力 <0.05 为盲。

2. 外眼检查

检查眼睑是否有刺激因素;眼球位置及活动有无异常;角膜大小及有无血管翳、浸润等;瞳孔形状大小、边缘,光反应是否正常。

3. 玻璃体及眼底检查

观察玻璃体有无混浊、出血、液化变化等,检查眼底全貌、视网膜血管和黄斑有无渗出、变性畸形等。

4. 特殊检查

裂隙灯显微镜检查、视野检查、检影试镜、眼压及眼球突出度测量。

（四）心理 - 社会状况

常见的眼科疾病引起的视力减退,影响老年人日常生活起居及社会交往,导致其自信心降低,容易产生焦虑、消极悲观情绪。故要评估老年人是否有孤独、抑郁、自信心降低和自我保护能力受损等问题。

【护理诊断 / 问题】

1. **视觉紊乱** 与视功能异常有关。
2. **有受伤的危险** 与视觉障碍有关。
3. **社会交往障碍** 与视力减退有关。

【护理目标】

1. 老年人常见眼科疾病和相关慢性疾病得到积极治疗,视觉紊乱改善。
2. 采取有效措施,降低视力减退对老年人日常生活的影响,不发生受伤事件。
3. 老年人维持正常社会交往。

【护理措施】

（一）疾病治疗及护理

1. **青光眼** 密切监测病人眼压情况,遵医嘱正确使用滴眼剂降低眼压;避免增加眼压的活动;嘱咐病人在夜间及暗处活动要小心等,开角型青光眼药物治疗不理想时可选择激光治疗或手术治疗。闭角型青光眼常选择手术治疗,病人术后需眼垫包眼,眼罩保护,指导病人闭眼静卧,减少头部活动,观察视力、眼压、前房、滤过泡的情况,发现异常及时通知医生;告知病人青光眼对视力的损害不可逆,需监测眼压和视野缺损等情况;避免剧烈运动、长时间低头、弯腰等引起眼压增高的行为。

2. **白内障** 手术是主要的治疗方法,术前护理需要帮助病人提高安全意识,防止跌倒等意外,减轻恐惧心理,建立配合手术的信心;术后护理包括观察术眼情况,遵医嘱点眼治疗,术后当日取平卧位,教会病人正确使用滴眼药和眼膏,不宜长时间用眼;术后 3 个月内勿突然低头、弯腰、防止术眼碰伤,避免重体力劳动和剧烈活动等,保持排便通畅,预防感冒。

3. **年龄相关性黄斑变性** 多采用药物治疗和光动力疗法,服用叶黄素、维生素 C 等抗氧化剂防止自由基对细胞的损害,多摄入含叶黄素、维生素 C 等的食物,保护视细胞。光动力疗法后 48h 内避免强光照射,特别是强烈的阳光,防止皮肤暴露在阳光下,降低光敏反应。

（二）一般护理

1. **提供适宜的生活环境** 老年人的居室应阳光充足,室内光线明亮舒适,提高照明度能弥补老年人视力下降所造成的困难,但避免用单个强光灯泡和阳光直接照射老年人的眼睛。白天可用纱质窗帘遮挡防止室外强光照射,夜间可用夜视灯以调节室内光线。

2. **物品妥善放置** 老年人生活用品摆放位置应相对固定、有序放置,使用的物品应简单、特征性强,减少障碍,使用不反光材质的地板和桌面。

3. **活动指导** 充足的睡眠、适当的活动和锻炼,均有助于眼的保健。外出活动安排在白天进行,在光线强烈的户外活动时,佩戴抗紫外线的太阳镜。从暗处转到明处或从明处转到暗处时要停留片刻,要适应后再行走。

4. **保护视力**

（1）老年人在昏暗的环境或刺眼的强光下都会感到视物困难,不要长时间在这样的环境中阅读。看书、报、电视的时间不宜过长,避免用眼过度疲劳。

（2）为老年人提供印刷清晰、字体较大的阅读材料,且最好用淡黄色的纸张,避免反光。使用手拿式或镜架式放大镜,有助于提高老人阅读的方便性。

5. 饮食护理

(1) 摄入丰富的维生素:维生素对老年人的视力保健起着非常重要的作用。平日可多摄食富含维生素 A、维生素 B 类、具有明目功效食物、水果等,如鱼类、牛奶、花生、酵母、麦芽、豌豆类食品,烹调油选用麦胚油、玉米胚油,能满足老年人各种维生素的需要。

(2) 摄入足量的水分:每日饮水量(包括食物中所含水量)应达 2 500mL,有助于稀释血液和眼部的血液供应。对于患青光眼的老年人,每次饮水量 200mL 为宜,间隔 1~2h,每日饮水量最好在 1.5L 以内,以免使眼压升高。

(3) 培养健康的生活方式:进食低脂、清淡饮食,忌辛辣食物,戒烟,控制饮酒量,减少含咖啡因食物的摄入。

(三) 心理护理

告知老年人视力降低对阅读、日常生活、社交活动的影响,帮助其调整生活计划。告知老年人通过积极治疗和护理其原发病能够改善视觉障碍的状况,指导老年人主动配合治疗及护理,帮助消除焦虑心理,避免情绪过度激动。

(四) 健康指导

1. 定期眼科检查　老年人每年进行一次眼科检查;患糖尿病、心血管疾病的老年人每半年 1 次;近期自觉视力减退或眼球胀痛伴头痛的老年人,应及时就医。

2. 指导滴眼剂的正确使用　①用滴眼剂前清洗双手,取合适体位,用示指和拇指分开眼睑,眼睛向上看,将滴眼剂滴在下穹窿内,轻闭眼,使滴眼剂均匀地分布在整个结膜腔内。②滴眼时,滴管口或瓶口注意不可触及角膜。每种滴眼剂使用前均应了解其性能、维持时间、适应证和禁忌证,检查眼药有无混浊、沉淀、过期。③滴药后需按压内眦数分钟,防止滴眼剂进入泪小管,吸收后影响循环和呼吸,平时要多备一瓶滴眼剂以备遗失时使用。眼药一旦开封使用,28d 后未用完应立即丢弃。

3. 指导配镜　配镜前先验光,确定有无近视、远视和散光,然后按年龄和老视程度增减屈光度。老年人的眼睛调节力衰退是随年龄的增长而逐渐发展的,因此,要定期做眼科检查、以更换适合的眼镜。

4. 相关疾病管理　指导老年人积极治疗高血压、冠心病、高脂血症、糖尿病等慢性疾病,提醒老年人尽量避免使用抗胆碱药、抗震颤麻痹药、抗精神病药等药物。

【护理评价】

1. 积极治疗老年常见眼科疾病和相关慢性疾病,视觉功能得到改善。
2. 措施有效,视力减退对老年人日常生活影响减少,未发生受伤事件。
3. 负性情绪消除或减弱,恢复社会交往。

(熊莉娟)

第十一节　听觉障碍及其护理

听觉障碍(hearing impairment)又称听觉受损,是指感知或理解声音的能力完全或部分降低。随着年龄的增长,人体的许多组织和器官都在缓慢老化,当老化累及听觉系统时便会出现听力减退,言语分辨率下降,这便是老年性聋。老年性聋(presbycusis)是老年人最常见的听觉障碍,是指随着年龄的增长而出现的双侧渐进性、对称性的感音神经性聋,多从高频听力受损开始,逐渐向低频音域扩展,当耳聋涉及主要言语频率后,便会表现为言语识别能力降低,是听觉系统不可逆的损害。

听觉障碍影响人的精神状态和生活质量,降低人的社交能力,严重时可导致孤独症甚至抑郁症的发生。据 WHO 的统计数据显示,65 岁以上人群中老年性聋的发病率为 70%~80%。如何更好地预防、治疗老年性聋,对改善老年人生活质量有重要意义。

【护理评估】

(一) 健康史

1. 一般情况 收集病人的年龄、性别、生活方式、听力情况、全身性疾病情况等。

2. 老年性聋的原因 老年性聋是由多种因素共同作用而引起的,需从内在因素和外在因素等方面进行评估。

(1) 内在因素:①遗传因素。老年性聋具有家族发病和遗传倾向。有研究表明,遗传和老年性聋有 35%~50% 的相关性。②疾病因素。心脑血管疾病、糖尿病、高血压、高血脂、其他免疫系统和内分泌系统疾病等,可引起循环障碍、免疫异常等,这些疾病与老年性聋的发生呈正相关。

(2) 外在因素:①噪声环境。对耳蜗会产生代谢性和机械性的损伤。②饮食习惯。高脂肪、高胆固醇过多摄入也是该病高危因素之一,其次过氧化脂质对听觉感受器中生物膜和毛细胞的直接损害也有关。③药物情况。耳毒性药物如氨基糖苷类药物、抗肿瘤药物、利尿药、阿司匹林等药物可能与老年性聋的易感性有密切关系;这些药物及化学制品,如铅、苯、一氧化碳,无论全身或局部应用和接触,均可经血液循环、脑脊液循环等途径进入内耳,损害听觉和平衡系统。④不良嗜好及习惯,如长期吸烟、酗酒、过度劳作等,均有可能损害听觉器官,影响其修复和保养;不正确的挖耳习惯可能损伤鼓膜,从而影响听力。⑤感染,如细菌性脑膜炎等,均会诱发老年性聋。

3. 年龄相关性听觉改变机制 老化所致的外耳、中耳和内耳解剖学变化,在引起听力下降中起着重要的作用。

(1) 外耳改变:耳郭和外耳道皮肤、软骨等均可出现老年性改变,如皮肤粗糙、脱屑、软骨弹性降低等,但这对听力并无明显的影响。

(2) 中耳改变:结缔组织的退行性变,如弹性纤维减少、透明变性、钙质沉着以及肌肉萎缩等,可使鼓膜、鼓室内的韧带及听骨链中的关节等结构发生改变,如镫骨周围环状韧带的弹性减退,可影响足板的活动,甚至发生固定,从而出现传导性听力障碍。

(3) 内耳改变:基底膜可出现增厚、钙化,透明变性;内、外毛细胞萎缩,伴支持细胞较少;螺旋韧带萎缩;血管纹萎缩;螺旋神经节细胞退行性变,耳蜗神经纤维变性,数量减少。内耳血管如耳蜗内的放射状细动脉、毛细血管等也随年龄的逐渐增高而出现退化、萎缩。迷路动脉的硬化,宫腔狭窄亦与内耳的退变有关。

(4) 听觉中枢神经系统:在老年性聋中,其听觉传导通路和皮层中的神经核团如蜗腹侧核、上橄榄核、外侧丘系、下丘及内侧膝状体等,亦可发现神经节细胞萎缩凋亡,核固缩等改变。

(二) 听觉障碍的状况

1. 特征 老年性聋的听力变异很大,无独特的鉴别特征,一般表现有:

(1) 听力下降:不明原因的双侧感觉神经性聋,起病隐匿,呈缓慢进行性加重。一般双耳同时受累,亦可两耳先后起病,或一侧较重。听力损失多以高频听力下降为主,病人首先对门铃声、电话铃声、鸟鸣等高频声响不敏感,逐渐对所有声音敏感性都降低。

(2) 言语分辨率降低:病人能听到声音,但分辨不清言语,理解能力下降,重度及中重度老年性聋言语识别率与纯音听力改变不平衡。

(3) 声音定向能力减弱:病人分辨不出声音来源,在嘈杂的环境下辨音困难,如当许多人同时谈话或参加大型会议时,老年人常感听话困难。

(4) 重振现象:常有听觉重振现象,即别人说话低声时听不清,但大声时又觉得太吵。

(5) 耳鸣:多数病例伴有一定程度的耳鸣,常为高调性如蝉鸣、哨声、汽笛声等,开始时为间歇性,仅于夜深人静时出现,以后逐渐加重,持续终日。

(6) 其他:疾病晚期,由于听力下降,社交能力差,精神状态受到不同程度的影响,甚至出现孤独、压抑、反应迟钝等精神变化。

2. 分类

(1) Schuknecht 等将老年性聋按病理表现分为 6 个类型。①感音型老年性聋(sensory presbycusis):此型主要表现为高频听力下降。纯音听力图示从 1 000Hz 开始向高频区急剧下降,该类型听力损失常从中年开始出现。病理表现为自耳蜗底周向顶周逐步发展的内耳毛细胞缺失,缺失区域的耳蜗柯蒂器萎缩变平。②神经型老年性聋(neural presbycusis):此型主要表现为言语识别能力明显下降,与纯音听阈变化程度不一致。因此依靠传统助听设备的声音放大作用难以满足需求,往往表现为"听得见却听不懂"的困惑。病理表现以耳蜗螺旋神经节和神经纤维的退行性改变为主要特征。③血管纹型老年性聋(strial presbycusis):此型主要表现为全频呈均等听力减退,纯音听力曲线呈平坦型,言语识别率尚好。血管纹型老年性聋常常有家族性特点,其发生时间从 30 余岁到 60 余岁不等,进展缓慢,病人佩戴助听设备后的效果好。Schuknecht 描述血管纹萎缩和功能性下降是老年性听力损失的一个普遍的病理改变,当血管纹总的损害面积超过 30% 时,就可出现平坦型听力曲线。④耳蜗传导型老年性聋(cochlearconductive presbycusis):此型听力图呈斜坡性下降。耳聋常始于中年,进展缓慢。病理表现以基底膜弹性减退为主要特征。⑤混合型老年性聋(mixed presbycusis):既不能单独定义为上述某一类型但又混合了这些病理类型特点的病例称为混合型老年性聋。⑥未确定型老年性聋(uncertain presbycusis):大约有 25% 的老年性聋,其耳蜗结构变化未达到显著水平,并且听力改变不符合耳蜗传导型的特点,即不符合听力曲线呈逐渐下降趋势的病例被定义为未确定型。

上述分类主要依据外周听器的病理改变,听觉中枢的退行改变及影响老年人听力的一些主要因素如环境、营养、老年性疾病等均未予考虑。因此 Belal 提出如下分类方法。

(2) Belal 分类:①老年性聋(presbycusis),是生物性耳老化,特征是纯音听力曲线 2kHz 以内低于 15dB,2kHz 以外低于 25dB,言语识别率得分优秀(92%~100%),组织学呈现耳蜗底转的感觉神经结构退化。任何个体都有此类变化,只因个体差异而程度有所不同。②加速型老年性聋(accelerated presbycusis),听力减退主要由于年龄性老化,外加未知因素的影响所造成,未知因素可能是遗传、饮食等。纯音在一个或所有频率超过 25dB;言语识别率好坏不等;组织学改变似前述老年性聋。但有两点不同:一是退行性改变较重,二是病理改变局限于耳蜗的一个形态学结构层,最多见于血管纹。Belal 认为有 Schuknecht 的分型都符合加速型老年性聋。③疾病性聋(nasoaxasis):由特殊疾病如梅尼埃病、耳硬化症、中耳炎等为主所致的听力减退。

(三)辅助检查

主要检查为一般耳道检查、听力检查以及听力学测试。

1. 外耳及中耳道检查 通过外耳道检查以排除因耵聍阻塞耳道而引起的听力下降,检查鼓膜是否完好。

2. 听力检查 检查老年人两侧耳朵的听觉是否一致,测试者的声音强度可由柔软的耳语增强到中等、高声发音。

3. 听力学测试 此测试需在专门的医疗机构由专业人员进行检测。

(1) 纯音听力测试:病人有不同程度的听阈提高,以高频听阈提高为主,双耳听力损失程度常相等,纯音听阈曲线常会随着年龄的增加而听阈提高。阈上功能测试半数以上老年性聋病人重振阳性。

(2) 耳蜗电图(ECochG):听觉系统老化的转折点在 50 岁左右,耳蜗电图表现为动作电位阈值提高,潜伏期延长,波幅有所下降,微音器电位波幅也有所下降。

(3) 脑干听觉诱发电位(ABR)测试:老年性聋各波潜伏期均随年龄增加而延长,其 V 波峰潜伏期随年龄每增加 10 岁,大约延长 0.2ms。

(4) 诱发性耳声发射(EOAEs):60 岁以下的正常人 EOES 的出现率为 100%,超过 60 岁其出现率仅有 35%。诱发性耳声发射阈值在 40 岁以前无变化,40 岁以后随年龄增长呈线性相应升高。

(5) 言语识别率:在隔音室内,通过加噪声、房间混响的情况下,检测言语识别率的变化,老年性聋病人言语识别率下降明显。

Note:

（四）心理 - 社会状况

随着听力的逐步下降,老年人与外界的沟通和联系产生障碍而造成生理性隔离等,甚至认知能力也会下降。应评估听力障碍老年人是否产生焦虑、孤独、抑郁、社交障碍等一系列心理问题。

【护理诊断 / 问题】

1. **听觉紊乱**　与耳部血供减少、听神经退行性改变有关。
2. **社会交往障碍**　与听力下降有关。
3. **有受伤的危险**　与听力下降有关。

【护理目标】

1. 老年人积极配合治疗,减少或消除听觉障碍对日常生活的影响。
2. 老年人听力改善,能参与社交活动,社交障碍改善。
3. 老年人和 / 或家属知晓影响听觉的相关因素及危害性,不发生受伤事件。

【护理措施】

（一）一般护理

1. 创造有助于交流的环境　①交流环境应安静、舒适,尽可能除掉背景噪声,说话前获得老人的注意,确保老年人能看到说话者的嘴唇。②交流时口齿清晰,语速、语调适当,勿喊叫,尽量使用短句,必要时采用书面、手势、唇型等非语言交流技巧辅助。③尽可能对着听力好的那侧耳朵说话。④如果老年人不理解可改变用词,鼓励把词语写下来并予耐心解答。⑤可让老年人重复所听到的意思,并询问交流感受。

2. 加强病情监测　监测并指导老年人在听力障碍短期内加重时及时检查和治疗。

3. 建立良好的生活方式　①避免听力损害的不良行为,如吸烟、饮酒、挖耳垢、耳塞听音乐、过度紧张和劳累等。②适当运动:运动能促进全身血液循环,可使内耳血液循环得到改善。锻炼项目可根据自身状况选择,如慢跑、打太极拳等。③清淡饮食,少食高脂肪、高胆固醇食物,常进钙、磷丰富的豆制品、蛋类、蔬菜、水果等,以及可延缓耳聋发生的中药和食物,如核桃仁、山药、芝麻等。限制糖和食盐的食用量。少食多餐,控制体重。

（二）疾病治疗

指导老年人积极治疗心脑血管相关的疾病,有效控制高血压、高血脂、高血糖等,减缓对耳部血管和神经的损伤,预防和延缓听觉障碍的发生。同时,可借助助听器、电子耳蜗、人工中耳等听觉辅助装置积极治疗老年性聋。

（三）用药护理

慎用氨基糖苷类抗生素,尽量避免使用具有耳毒性的药物,严格掌握耳毒性药物的适应证,用药期间加强听力监测,加强药物副作用的观察,一旦出现听力受损立即停药。如家族中已有耳毒性药物中毒史者,则应禁用此类药物。

（四）心理调适

听觉障碍的老年人可能会产生疏离亲友、拒绝社交、孤独失落、多疑敏感、自卑消极、妄想易怒等心理问题,容易放弃治疗,故除了帮助病人树立克服听觉障碍所带来的困难的信心外,还应鼓励老年人使用正性的调适方法主动对自身的心理状态进行调节,如参与一些轻松愉快的活动、听舒缓的音乐等,病人家属也应该更多地关心病人,给予病人情感支持。

（五）健康指导

1. 指导定期听力检查　老年性聋目前尚无有效治疗方法,但可以通过各种方法减缓老年性聋的进展,减轻对其日常生活的困扰。指导老年人监测听力,尽早发现和治疗老年性聋。

2. **安全指导** 向病人及家属讲解居家生活的安全措施,如安装信号警示设备。为提高老年人对信号警示设备的反应性,报警器可设计成声音和光线同时刺激的装置;家中门铃可与室内灯相连接,以便老人在家中应门;此外,还可给家庭中的电话听筒增加扩音装置等,以利老年人日常生活。

3. **正确配戴合适的助听器** 助听器对听力下降的老年人听力有补偿作用,配戴助听器所带来的收益远大于其所产生的困扰。经专业人员测试后,根据老年人听力损失的类型、程度、经济情况选择合适类型的助听器,助听器配戴的理想目标是在舒适配戴下达到最大言语识别率。

知 识 链 接

助 听 器

助听器是一种提高声强来改善听力的精密电子仪器,主要由传声器、放大器和受话器三部分组成,另外还包括电池、开关、音量控制钮以及频率或音调控制。目前,市场上常见的助听器种类如下:

1. **盒式** 传声器、放大器、音量控制钮及开关均位于盒式助听器内,佩戴于胸前。优点是价格便宜,覆盖的耳聋类型较广。缺点是体积较大,外观上受影响。

2. **耳背式** 助听器位于耳郭的背面耳膜、位于耳甲腔外。优点是大小适中,性能优良,伏于耳后易于隐藏。缺点是价格稍贵,需要专业人员多次调试,多次试戴。

3. **耳道式和耳内式** 整个助听器内置于耳甲腔内,耳道式比耳内式体积小。优点是可根据个人耳朵的形状去定制,易于取戴和隐蔽,且可以正常的方式接听电话。缺点是价格较贵。

4. **眼镜式** 助听器位于眼镜架内,声音经塑料导声管传入耳膜内。优点是外观易被接受。缺点是眼镜与助听器相互牵制,价格较贵,鼻翼、耳郭受压明显,不宜长期使用。

---

4. **避免噪声刺激** 日常生活和外出时注意加强个人防护,尽量减少用耳塞收听音乐、广播的时间,尽量注意避开噪声大的环境或场所。

【护理评价】

1. 老年人听觉障碍症状缓解,日常生活的影响减少或消除。
2. 老年人积极参与社交,社交障碍得到改善。
3. 老年人和 / 或家属知晓影响听觉的相关因素及危害性,未发生受伤事件。

(熊莉娟)

第十二节 谵妄及其护理

谵妄(delirium)由多种原因引起的一种暂时性的急性精神紊乱,以出现意识障碍和认知功能改变为特点,表现为定向障碍、幻觉、焦虑、语言不连贯、不安及妄想等。这些表现在极短时间内发生(通常几小时或几天),病情波动,呈现日轻夜重(俗称日落现象),一般持续几天,但也可以延续几周甚至几个月,多数可以恢复。谵妄可发生在各年龄段人群,然而在老年人群中发生率较高。

随着年龄的增加,老年人多种慢性疾病导致的多器官系统功能受损,在这种状态下,一旦机体出现失衡,特别是慢性疾病急性发作时,最先出现的可能并非该疾病常见的临床症状,而是以精神症状如思维混乱、注意力下降、睡眠倒错和定向力障碍等谵妄症状的出现。这在高龄、合并认知障碍、衰弱的新住院或手术病人中尤为常见。

据统计,谵妄在 70 岁及以上老年病人中的发生率为 30%~50%。65 岁以上的老年人群,年龄每增加 1 岁,谵妄发生风险增加 2%。欧美国家越来越多的医疗机构已将谵妄发生率纳入医疗护理质量评价的重要指标,我国也应重视老年谵妄的评估和预防,提高老年谵妄的规范化管理。

【护理评估】

(一)健康史

1. **一般资料收集**　老年病人的年龄、合并症、体温、用药情况、认知功能情况、视力 / 听力功能、活动能力、饮酒史、照顾者情况等。

2. **谵妄危险因素**　谵妄是一种累及中枢神经系统的急性脑功能障碍,但致病因素却涉及全身其他各大系统。躯体疾病、精神因素、医疗因素和药物是常见的谵妄的四大类危险因素,其中最常见的危险因素是病人合并痴呆或存在认知功能下降的情况。通常将其划分为易患因素(predisposing factors)和诱发因素(precipitating factors)。在无危险因素的人群中谵妄的发生率为 9%,而在有 3~4 个危险因素的人群中这一比例为 83%。

(1)易患因素:与病人的基础状况直接相关,由病人的既往健康背景决定。①高龄;②认知功能障碍和 / 或痴呆;③严重疾病;④多病共存;⑤视力或听力受损;⑥酗酒;⑦营养不良;⑧脑卒中病史;⑨低白蛋白水平等。一项预测模型结果显示,营养不良使谵妄发生的风险增加 4 倍,视力受损、严重疾病和痴呆使谵妄发生的风险增加 2 倍。

(2)诱发因素:对基础状况较差的病人,机体内外环境紊乱、侵入性医疗措施、服用特殊药物等因素均可诱发谵妄。常见诱发因素:①应激,如骨折、外伤、慢性疾病急性加重等;②手术以及麻醉;③药物,特别是抗胆碱药、苯二氮䓬类镇静催眠药、抗精神病药物等;④缺氧,包括慢性肺病加重、心肌梗死、心律失常、心力衰竭引起的低氧血症;⑤疼痛;⑥排尿或排便异常,如尿潴留及粪便嵌塞;⑦脱水,电解质紊乱;⑧感染,下呼吸道感染或尿路感染;⑨睡眠障碍;⑩身体约束;⑪侵入性操作等。

3. **病理生理机制**　谵妄的神经病理生理学机制研究还处于起步阶段。目前的研究结果提示,多种发病机制共同作用导致大规模大脑神经元网络的破坏诱发谵妄,主要包括:

(1)神经递质失衡:伴随着年龄的增长,神经递质比例失衡,使得谵妄发生的概率明显增加。多种神经递质均对谵妄的发生存在潜在的影响,但是胆碱能神经递质缺乏和 / 或多巴胺过量是最常见的导致谵妄的因素。

(2)急性应激反应:急性应激状态时可能出现皮质醇增多、甲状腺功能紊乱、特殊脑细胞因子释放增加,导致谵妄的发生。而在老年病人中,皮质醇的反馈调节可能受损,基线皮质醇水平增高,使这一人群更易出现谵妄。

(3)炎症机制:创伤、感染或手术导致促炎细胞因子的产生增加,促炎细胞因子可影响乙酰胆碱、多巴胺、去甲肾上腺素和 5- 羟色胺的合成或释放,通过影响神经递质的平衡间接诱发谵妄。

(4)代谢紊乱:低氧、低血糖和各种代谢紊乱可导致能量匮乏,从而导致神经递质的合成和释放受损,以及注意力和认知神经网络中的神经冲动传导受损,引发谵妄。

4. **既往史**　了解老年人入院前是否存在痴呆、是否发生过精神症状的急性改变。

(二)谵妄的状况

1. **分型及特征**　根据不同的精神运动表现类型,谵妄可以分为活动增多型、活动减少型、混合型。活动增多型主要表现为反应性升高、烦躁不安、活动过多、恐惧及易怒等,易被临床医护人员发现;活动减少型主要表现为反应性降低、活动减少、淡漠、言语贫乏、面无表情及嗜睡等,易被误认为抑郁甚至是清醒平静的正常状态,漏诊、误诊率高;混合型则表现为同时或相继出现活动增多型和活动减少型的一些特征(表 5-7)。

表 5-7　活动增多型和活动减少型谵妄的临床特征

临床特征	活动增多型	活动减少型
认知功能障碍	记忆障碍(不能记忆近期事件,不能记住指令)、定向力障碍(事件定向障碍出现最早,其次是地点障碍)	记忆障碍、失定向(回答缓慢,无自发语言)
思维紊乱无序	言语语无伦次,漫无边际;意识不清晰,无逻辑	嗜睡、淡漠
感知错乱	错觉式误解,由于急性刺激后出现的错觉而导致视幻觉最常见,常发生于夜间	混乱印象
睡眠 - 觉醒周期改变	白天睡眠过度,夜间失眠;碎片样减少的睡眠,或完全性睡眠周期倒错	睡眠常处于碎片状
异常精神运动行为	活动增多	活动减少
其他	高度警觉;不安,易激惹;攻击性,情绪不稳定;破坏性行为	困倦、嗜睡、昏迷、木僵等

2. 临床表现　谵妄常在机体紊乱或急性疾病状态下出现,症状突然发生,24h 内症状波动性出现或消失,病情严重或减轻,并有特征性的清醒时间,常呈昼轻夜重的波动性。早期表现为静坐不能、焦虑、易激惹、注意力不集中或白天睡眠紊乱。临床核心症状包括:

(1) 意识模糊:表现为昏睡、对环境及昼夜变换的辨别力下降,有的出现警觉性增高、易激惹、不能适应环境等。意识水平的变化是谵妄比较特征性的表现,但敏感性较低,一旦发生应立即启动谵妄的评估。

(2) 注意力障碍:注意力不能集中及维持,转换过快,无法服从指令。

(3) 广泛性认知功能损害:出现时间、地点定向力障碍,常出现错觉或幻觉,有时出现视物变形或妄想性认错等,即刻、短时记忆受损明显。语言功能异常表现为找词困难等,书写异常较常见。

(4) 思维混乱:思维的内容和结构异常,语言缺乏连贯性、逻辑性和主题,语无伦次;不能对事情进行计划和排序,判断力和洞察力受损。

知 识 链 接

谵妄、痴呆和急性功能性精神病的主要鉴别要点

要点	谵妄	痴呆	急性功能性精神病
起病	突然,急性发作,持续数小时或数日	隐匿,逐渐发作,持续数月或数年	突然
24h 病情	波动,夜间加重	稳定	稳定
意识	一般存在意识水平下降	清醒	清醒
注意力	全面性紊乱	正常,重症除外	可能紊乱
认知	全面性紊乱	全面受累	选择性受累
幻觉	视觉或视听觉	常无	听觉为主
错觉	短暂,缺乏系统性	常无	持续系统性
定向	常受累	受累	可能受累
精神运动活动	活跃或下降或存在不可预测的转变	常正常	根据精神病的种类,波动在精神运动迟滞至严重高运动性之间
语言	经常不连贯或慢或增快	找词困难或言语保留	正常,或慢或增快
不自主运动	常扑翼样或粗大震颤	常无	常无
痴呆或药物中毒	至少有其中之一	常见,特别是阿尔茨海默病	常见

（三）辅助检查

目前美国精神病学会《诊断与统计手册：精神障碍》（第5版）是诊断谵妄的"金标准"，也是很多谵妄评估量表的研发基础和评价标准，但是其使用要求具有精神科方面的专业知识。因此为了能快速筛查谵妄、识别严重程度、判断临床分型及分析谵妄诱因等，国内外学者研发了更适合于普通医护人员使用的谵妄评估工具。意识障碍评估法（confusion assessment method，CAM）是目前评估内外科老年病人谵妄的一种最广泛、最有效的工具。2019年国内学者对CAM进行了翻译和修订，具有良好的信度和效度，适合于国内老年病人的应用（表5-8）。

表5-8　中文版意识模糊评估简短量表（CAM）

特征	表现	阳性标准
1. 急性发病或病情波动性变化	（1）与病人基础水平相比，是否有证据表明存在精神状态的急性变化	（1）或（2）任务问题答案为"是"
	（2）在1d中，病人的（异常）行为是否存在波动性（症状时有时无或时轻时重）	
2. 注意力不集中	病人的注意力是否难以集中？如注意力容易被分散或不能跟上正在谈话的话题	是
3. 思维混乱	病人的思维是否混乱或者不连贯？如谈话主题散漫或与谈话内容无关，思维不清晰或不合逻辑，或毫无征兆地从一个话题突然转到另一话题	是
4. 意识水平的改变	病人当前的意识水平是否存在异常？如过度警觉（对环境刺激过度敏感，易惊吓）、嗜睡（瞌睡，易叫醒）或昏睡（不易叫醒）	存在任一异常

（四）心理 - 社会表现

除了解老年人的一般心理和社会表现外，要特别关注有谵妄史的老年人有无谵妄后恐惧、沮丧、抑郁心理，老年人是否受此影响而出现生活自理能力、社交能力下降。远期认知功能状况需持续随访和监测。

【护理诊断/问题】

1. 有受伤的危险　与谵妄发作时病人易激动、定向异常、思维及行为紊乱，可能自伤、坠床、跌倒、拔管有关。

2. 生活自理能力缺陷　与谵妄发作的行为紊乱有关。

3. 健康维护能力低下　与相关知识缺乏有关。

4. 远期认知功能下降　与谵妄发生后可能继续影响认知功能有关。

【护理目标】

1. 病人在住院期间不发生自伤、坠床、跌倒、拔管等事件。

2. 病人生活需求能够得到满足。

3. 病人及家属能够知晓谵妄相关预防措施及发生后的照护要点。

4. 病人认知功能得到维护或改善。

【护理措施】

（一）多学科团队综合预防

谵妄作为一种急性发作的综合征，在老年病人中发生率高，且一旦发生将对病人造成不可逆的损害，所有研究证据均表明，谵妄治疗效果不如预防，因此预防谵妄的发生对改善谵妄危险人群的预后至关重要。谵妄原因复杂,临床需要多学科团队协同综合预防(表 5-9),预先全面评估病人,针对其存在的危险因素,制订个体化的护理计划,实施个体化预防方案。美国老年医学会发表的指南建议对医护人员及家属/照顾者进行专业培训。2010 年英国国家健康与临床质量研究所(NICE)发表的谵妄预防指南也建议由受过专业培训的多学科团队管理谵妄危险人群,对同一病人固定医护人员和照护者团队。

表 5-9　谵妄多学科综合预防措施

危险因素	相应的预防措施
认知功能和定向	提供明亮舒适的环境,病房设置时钟和挂历,钟表和日期的数字要求大号数字
	反复介绍环境和人员,例如这里是哪里、你是谁、主管医护人员是谁
	鼓励病人进行益智活动,例如打牌、下棋、拼图等
	鼓励病人亲属和朋友探访
脱水和便秘	鼓励病人多饮水,不能保证饮水量,考虑静脉输液
	如病人需要限制入量,考虑相关专科的会诊意见并保持出入量平衡
	鼓励进食蔬菜、水果等高纤维素食,定时排便
低氧血症	及时发现评估低氧血症
	监测病人的血氧浓度,保持氧饱和度大于 90%
活动受限	鼓励术后尽早下床活动
	为病人提供步行器
	不能行走的病人,指导并鼓励床上关节主动运动
感染	及时寻找病因并治疗感染
	避免不必要的插管或管道长时间留置(如尿管等)
	严格执行院内感染控制措施(如手卫生等)
多药共用	在临床药师的参与下,评估药物
	减少病人用药种类
	避免会引起谵妄症状加重的药物(如哌替啶、抗精神病药物、苯二氮䓬类药物)
疼痛	正确评估病人疼痛水平,对不能言语沟通的病人使用身体特征、表情等进行评估
	对任何怀疑有疼痛的病人都要控制疼痛,避免治疗不足或过度治疗
营养不良	必要时在营养师的参与下改善营养不良
	独立进食困难者,注意辅助喂食技巧
听力和视力障碍	帮助解决可逆的听觉和视觉障碍(如清除耳道耵聍)
	向病人提供助听器或老花眼镜
	检查助听器和眼镜处于正常状态
睡眠障碍	避免在夜间睡眠时间进行治疗护理活动
	调整夜间给药时间避免打扰睡眠
	睡眠时间减少走廊的噪声

(二)老年谵妄的护理

1. 评估谵妄的危险因素　选用相关的谵妄评估量表,于病人入院的 24h 之内、每个护理班次、病人认知和意识发生变化时动态进行谵妄的评估。评估引起谵妄的危险因素,积极治疗原发病,解除谵妄诱发因素,如早期拔出导尿管、尽量不使用身体约束等,监测病人生命体征、出入量和电解质等,做

Note:

好基础护理,动态评估谵妄转归。

2. 谵妄症状的护理

(1) 降阶梯技术:是对有暴力和躁动等精神性症状病人的一种非物理性干预方法。当病人发生活动增多型谵妄时,表现为易激惹、焦虑、定向障碍或出现妄想,医护人员应首先采取语言性和非语言性的降阶梯沟通技术去安抚并控制紧急状况。如注意合适的语调、语速、肢体动作和神情等,避免激惹病人,取得病人和家属的信任和配合,安抚病人。

(2) 药物护理:当降阶梯方法处理无效,病人出现激越行为,威胁到自身或他人安全时才考虑使用药物,最常使用的药物是氟哌啶醇和奥氮平,短期使用(使用时间少于 1 周),从最低有效剂量开始使用。用药时应充分评估药物禁忌人群,做好监测和护理,防止发生不良反应。

3. 保证病人安全　活动增多型谵妄易发生病人自伤、坠床、拔除管路或伤及他人等。在谵妄病人的激越症状干预无效或药物作用未起效时,为保证其能顺利进行治疗与护理,可考虑采用保护性约束。但是约束本身不会消除谵妄症状,反而会诱发、加重病人的谵妄,因此使用时应严格遵守约束的使用标准和规范,尽量避免使用约束。活动减少型谵妄易出现嗜睡、淡漠等表现,医护人员要注意唤醒干预,以帮助病人恢复意识水平,保证生命体征平稳。谵妄通常是医疗紧急状况,也是疾病恶化的先兆,医护人员应监测病人生命体征,注意异常急性生理指标,做好抢救器械和急救药品的准备。

4. 心理护理　护理人员应细心观察,尽可能满足病人的情感需求,如安排病人信赖的家属进行陪伴和照顾,护理人员在护理、治疗时的语言及行为安抚等。

5. 健康指导　向病人及家属 / 照顾者进行谵妄常见危险因素的讲解,指导如何预防;病人谵妄发作时,家属照护的重点及注意事项。

【护理评价】

1. 病人在谵妄发作期间未发生自伤、坠床、跌倒、拔管等不良事件。
2. 病人在谵妄发作期间生活需求得到满足。
3. 病人及家属知晓谵妄相关预防措施及发生后的照护要点。
4. 病人认知功能得到维护或改善。

(熊莉娟)

思　考　题

1. 如何对老年人进行跌倒的综合评估?
2. 护士如何指导有跌倒风险的老年人预防跌倒?
3. 如何提高老年人和健康专业人员对老年综合征和衰弱的认识?
4. 哪些策略可用于预防老年人衰弱的发生?
5. 如何为不同吞咽功能老年病人准备合适的食物?
6. 预防和管理吞咽功能障碍的方法有哪些?
7. 护士如何评估病人的口腔干燥严重程度?
8. 老年人营养不良的影响因素主要有哪些?
9. 护士如何指导急迫性尿失禁病人进行行为训练?
10. 老年人应如何预防便秘?

Note:

NURSING

第六章

老年人常见疾病与护理

06章 数字内容

学 习 目 标

- **认知目标:**
  1. 陈述老年常见慢性疾病的概念。
  2. 归纳老年常见慢性疾病的常见病因、诱因和主要并发症。归纳老年常见慢性疾病的护理诊断／问题。
  3. 区别老年常见慢性疾病的典型症状、体征。
  4. 提出老年常见慢性疾病的护理措施和护理评价。
- **情感目标:**
  1. 通过与病人接触、交流、实施护理评估等,树立尊重病人、保护隐私、耐心帮助病人的态度。
  2. 通过实践和病例讨论,具有慎独的职业精神和爱伤的专业情感。
- **技能目标:**
  1. 通过实践课或者小组讨论,解决老年常见慢性疾病常用药物的护理问题。
  2. 能够运用护理程序,完成老年常见慢性疾病护理。

第一节　概　　述

导入情境与思考

赵某,男性,77 岁。因头晕、反应迟钝、嗜睡 8d 加重 3d,伴咳嗽、咳黄脓痰入院。诊断为脑梗死、脑萎缩、支气管炎合并肺部感染、冠心病、2 型糖尿病。

体格检查:体温 35.5℃,脉率 82 次/min,血压 106/46mmHg,呼吸不规则,浅快,呼吸频率 36 次/min,听诊两肺呼吸音粗,无湿啰音。口唇发绀。呼之不应,神志不清,两侧瞳孔固定,等大等圆,直径 1.5mm,对光反射消失。

辅助检查:血氧饱和度(SPO_2)56%,末梢血糖 14.5mmol/L。

遵医嘱给予气管插管,呼吸机辅助通气、胰岛素 2U/h 泵入等处理。

请思考:

1. 老年疾病的患病特点是什么?

2. 请按轻重缓急列出该病人主要护理问题(至少写出 3 个)。

3. 针对该病人的护理问题,制订相应的护理措施。

老年疾病(elderly disease)又称老年病,指由于衰老引起的一系列与增龄相关的疾病(age-related disease)及伴随的相关问题,包括衰老、长期疾病以及神经退行性病变引起的心理健康等相关问题。老年疾病存在个体间的高度异质性,与遗传和环境因素密切相关。60 岁以上人群,随年龄的增加,遗传因素的影响越发明显。

随着年龄的增长,老年人的器官和功能发生进行性、衰退性变化,常发生的疾病有糖尿病、高血压、冠心病、脑卒中、慢性阻塞性肺疾病、胃食管反流、骨质疏松症等,严重威胁老年人的健康和生活质量。本章对老年人发生的慢性阻塞性肺疾病、高血压、冠心病进行重点介绍,指导医护人员做好疾病预防和护理工作,维护和促进老年人的身心健康。

老年疾病的主要特点

(一) 病因与诊断特点

1. 病因复杂　多种致病因素和影响因素常常同时并存。

2. 早期诊断困难　老年人记忆力较差,反应较慢,对疼痛不敏感。病理改变与自觉症状常不成正比,易延误诊断。

3. 病史采集困难　老年人听力、记忆力和感觉功能减退,思维迟缓,理解能力下降,语言表达不清。通过家人或邻居等提供的现病史不全面或不够准确反映病人状况。

4. 病情重、症状轻,容易误诊、漏诊　老年人患病或原有疾病加重,轻者常表现为精神萎靡,重者嗜睡甚至昏迷,而且同样的症状在不同年龄的诊断可能不同,如胃灼热或心前区疼痛,在青年中以消化性溃疡多见,而老年人则有食管炎、心绞痛、心肌梗死的可能。

(二) 临床特点

老年疾病共有的临床特征有:

1. 起病隐匿,发展缓慢　疾病发生时,有的老年病人并无任何不适或突出的表现,可以像往常一样工作或生活。

2. 症状、体征不典型　老年人由于神经系统和全身反应比较迟钝,对痛觉敏感性减弱,应激能力下降,对疾病的反应也相对降低,因而临床症状往往不典型,甚至不表现出临床症状。

3. 多种疾病同时存在　老年人常多种疾病共存,导致治愈率低,预后不良。

4. 易出现意识障碍　老年人常以意识障碍为首发症状,如脑卒中等。有的老年人可表现意识突然丧失,见于使用中枢神经系统抑制性药物时,甚至直立性低血压时。

5. 易出现并发症和后遗症　老年病人常出现多种并发症,如水、电解质和酸碱平衡紊乱,压疮,多器官功能衰竭,运动障碍,大小便失禁等。

(三) 治疗特点

老年人由于患有多种慢性病以及各器官功能衰退等因素影响,疾病常常难以治愈。老年医学治疗的主要目的是减轻病人的痛苦,尽可能恢复病人的生理功能。药物治疗为最重要的治疗措施之一,但老年人肝、肾功能的减退导致对药物代谢、排泄降低,对药物的敏感性改变以及多药合用所致的药物相互作用等,使老年人更容易发生药物的不良反应,影响疗效。

1. 依从性差　老年病人常因遗忘、不够重视等而不遵医嘱用药、复查等。

2. 用药种类多　老年人因多病共存,常需服用多种药物。

3. 药物疗效反应不一　老年人个体差异大,对药物反应不同,用药的剂量存在差异。

4. 药物不良反应多　老年人肝、肾功能减退,药物代谢缓慢,半衰期延长,容易导致药物蓄积,致使药物不良反应明显增多。

(四) 预后特点

老年病人常因病情复杂、合并症多,所以病程长,康复慢,迁延不愈。老年人预后不良主要表现为治愈率低和死亡率高。

(五) 护理特点

老年病人的特殊性要求护士对老年人应做全面细致的评估,从多途径提供满足病人所需的照顾,加强个体的自我照顾能力,使老年人保持尊严和舒适,提高生活质量。

1. 细致观察病情　老年人患病后常缺乏典型的症状和体征,给护理工作带来了很大挑战。因此对老年病人应仔细观察症状、体征等微小变化,及时发现和处理。

2. 加强基础护理　清洁、安静、舒适、温湿度适宜的病室环境使病人心情舒畅,能够减缓失眠、焦虑和急躁等症状,利于康复。护理工作尽量保证病房的安静、病人足够的睡眠、病室的消毒和清洁工作。

3. 注重心理护理　老年人对疾病的心理承受能力下降,又怕给亲人带来负担和麻烦,面对躯体疼痛、呼吸困难或其他不适症状,更容易产生焦虑、失眠等现象,甚至对临床治疗产生抵触情绪。护理人员要耐心与老年人沟通,做好解释和疏导,理解其健忘和啰唆,尽量满足其合理要求,使其积极配合治疗和护理。

4. 监测病情和用药情况　严密监测病人意识、生命体征和病情的变化,出现异常时及时通知医生。护士要掌握老年病人的用药情况,熟悉药理作用、常用剂量、不良反应等。对药物的不良反应做到早发现、早处理,使药物治疗取得最佳疗效。

5. 重视饮食护理　指导老年病人根据病情进食,少吃煎炸类食物,多吃富含维生素的食物。

6. 做好健康指导　积极向老年病人宣传疾病预防和治疗知识,提供健康咨询和卫生指导。鼓励老年人参加社会活动,做好老年疾病保健,定期复查。

本章主要介绍老年人常见的疾病护理,重点介绍老年人不同于一般成年人的特点。

(张　静)

第二节　老年慢性阻塞性肺疾病及其护理

慢性阻塞性肺疾病(chronic obstructive pulmonary disease,COPD)简称慢阻肺,是一种以气流受限的不完全可逆为特征的慢性肺部疾病,气流受限一般呈进行性发展,并伴有气道和肺对有害颗粒或气体所致慢性炎症的增加。COPD 与慢性支气管炎和肺气肿密切相关,并可因呼吸功能不全导致肺动脉高压,进展为慢性肺源性心脏病和右心衰竭。

Note:

当前危害老年人最为严重的呼吸系统疾病主要有COPD、肺炎、肺结核等。患病率调查显示,40岁以上成年人中,近1/4有气道受阻症状,且随着年龄的增加,COPD的患病率呈明显的上升趋势。WHO统计,COPD位居全球死亡原因第3位。我国流行病学调查显示,60岁以上人群慢阻肺患病率超过27%,全国总患病人数约1亿人,已成为严重的公共卫生问题。

【护理评估】

(一) 健康史

确定危险因素及干预可控性危险因素对于COPD的预防和治疗相当重要,COPD是遗传和环境相互作用导致的疾病,相关因素包括:

1. 老年人自身因素　包括老年人支气管和肺组织的老化、自主神经功能失调、肾上腺皮质功能和性腺功能减退、免疫球蛋白减少、单核巨噬细胞功能低下等。

2. 危险因素　随着年龄的增加COPD的患病率和死亡率不断上升,国内多数研究发现男性患病风险显著高于女性;呼吸道感染已被认为是诱发COPD急性加重的重要因素;吸烟是目前最常见的导致COPD的危险因素;室内、外空气污染;其他如哮喘、气道高反应、BMI、家族史等。

(二) 身体状况

主要表现为慢性咳嗽、咳痰、气促或呼吸困难。慢性咳嗽通常为首发症状,气短、呼吸困难是COPD的标志性症状,也是导致病人焦虑不安的主要原因。老年COPD病人不同于一般成人的特点:

1. 呼吸困难更突出　随着气道阻力的增加,呼吸功能发展为失代偿时,轻度活动,甚至静息时老年病人即有胸闷、气促发作。

2. 机体反应能力差,典型症状弱化或缺如　老年病人在急性感染时体温不升、白细胞不高、咳嗽不明显、气促不显著,可表现为精神萎靡、厌食、胸闷、发绀、呼吸音低、少尿等。

3. 易反复感染,并发症多　老年人气道屏障功能和免疫功能减退,体质下降,故易反复感染,且肺源性心脏病、休克、电解质紊乱、呼吸性酸中毒、肺性脑病、弥散性血管内凝血(DIC)等并发症的发生率增高,其中心血管系统疾病是最重要的合并症,是导致COPD病人死亡的首要原因。

4. 实验室和其他辅助检查

(1) 肺功能检查:是COPD诊断的金标准,判断病变程度和预后。表现为用力肺活量(FVC)和第一秒用力呼气容积(FEV_1)均下降。在吸入支气管扩张剂后,FEV_1<80% 预计值(predict,pred)且FEV_1/FVC<70% 时,表明存在持续气流受限。

(2) 影像学检查:X线检查早期可无明显变化,以后可出现肺纹理增粗、紊乱等,主要X线征象为肺过度充气。CT不作为常规检查,高分辨CT有助于鉴别诊断。

(3) 血气分析:晚期有呼吸衰竭或右心力衰竭者,应通过血气分析判断呼吸衰竭的严重程度及其类型。当FEV_1<50% 预计值或有呼吸衰竭或右心力衰竭的COPD病人均应做血气分析。

(4) 其他检查:当PaO_2<55mmHg 时,血红蛋白水平及红细胞计数可增高。通过痰培养可检出各种病原菌。

5. COPD病情严重程度评估　症状评估可采用改良版英国医学研究委员会呼吸困难问卷(mMRC)进行评估(表6-1)。肺功能评估可使用GOLD分级:慢阻肺病人吸入支气管扩张剂后,FEV_1/FVC<70%,再依据其FEV_1下降程度进行气流受限的严重程度分级(表6-2)。

表6-1 mMRC 问卷

mMRC 分级	mMRC 评估呼吸困难症状
0 级	剧烈活动时出现呼吸困难
1 级	平地快步行走或爬缓坡时出现呼吸困难
2 级	由于呼吸困难,平地行走时比同龄人慢或者需要停下来休息
3 级	平地行走 100m 左右或数分钟后需要停下喘气
4 级	因严重呼吸困难而不能离开家,或在穿、脱衣服时出现呼吸困难

表6-2 COPD 病人肺功能分级

肺功能分级	病人肺功能 FEV$_1$ 占预计值的百分比(FEV$_1$%pred)
GOLD 1 级:轻度	FEV$_1$%pred≥80%
GOLD 2 级:中度	50%≤FEV$_1$%pred<80%
GOLD 3 级:重度	30%≤FEV$_1$%pred<50%
GOLD 4 级:极重度	FEV$_1$%pred<30%

6. COPD 并发症的评估 慢性呼吸衰竭、自发性气胸和慢性肺源性心脏病等。

(三)心理 - 社会评估

老年人因明显的呼吸困难导致自理能力下降,从而产生焦虑、孤独等情绪,病情反复可导致抑郁、失眠,对治疗缺乏信心。应评估病人以及家庭成员对此疾病的认知和照顾能力。

(四)诊断要点

对于呼吸困难、慢性咳嗽或多痰、有暴露危险因素病史的病人,临床考虑 COPD 的诊断。其次,若吸入支气管扩张剂后,第一秒用力呼气容积(FEV$_1$)/用力肺活量(FVC)<70%,则确定存在气流受限,即可诊断 COPD。

(五)治疗要点

分为稳定期治疗和急性加重期治疗。主要目的是减轻症状,阻止 COPD 的发展,缓解或阻止肺功能下降,改善 COPD 病人的生活质量,降低死亡率。主要措施有避免诱发因素、使用支气管扩张药、糖皮质激素和祛痰药,家庭长期氧疗,必要时使用抗生素等。

【护理诊断 / 问题】

1. **气体交换障碍** 与气道阻塞、通气不足、呼吸肌疲劳、分泌物过多和肺泡呼吸面积减少有关。
2. **清理呼吸道无效** 与分泌物增多而黏稠、气道湿润度降低、无效咳嗽有关。
3. **焦虑** 与病情反复、病情危重、经济状况和自理能力下降有关。
4. **潜在并发症** 肺源性心脏病、休克、呼吸性酸中毒、肺性脑病、DIC 等。

【护理目标】

1. 病人呼吸困难缓解,能进行有效呼吸。
2. 病人能够进行有效的咳嗽,排出痰液。
3. 病人情绪稳定,焦虑缓解。
4. 病人未出现并发症,或出现并发症能得到及时的处理。

【护理措施】

1. **一般护理** 增强病人的呼吸功能。

（1）有效排痰：老年人因咳嗽无力，常排痰困难，要鼓励老年人摄入足够的液体，也可通过雾化、胸部叩击、体位引流的方法促进排痰，病情危重或体弱的老年人禁用体位引流。

（2）长期家庭氧疗（LTOT）：对COPD并发慢性呼吸衰竭者可提高生活质量和生存率，尤其是对晚期严重的COPD老年人应给予控制性氧疗，一般采用鼻导管持续低流量吸氧1~2L/min，吸氧时间10~15h/d。

2. 病情观察 密切观察呼吸频率、深度、节律变化，观察咳、痰、喘症状及加重情况，尤其注意痰液性状、黏稠度、痰量。密切观察体温变化，有无胸痛、刺激性干咳等症状，关注COPD病人的肺功能分级。

3. 治疗配合

（1）用药护理：常用药物有支气管扩张剂、糖皮质激素、镇咳药及祛痰药。抗感染治疗时一般首选静脉滴注给药。用药宜充分，疗程应稍长，且治疗方案应根据监测结果及时调整。

1）支气管扩张剂：可松弛支气管平滑肌、扩张支气管、缓解气流受限，是控制COPD症状的主要治疗药物。包括β_2受体激动剂、抗胆碱药和茶碱类药。β_2受体激动剂定量吸入作为首选，大剂量使用可引起心动过速、心律失常，长期使用可发生肌肉震颤；抗胆碱药同β_2受体激动剂联合吸入可加强支气管扩张作用，如合并前房角狭窄的青光眼，或因前列腺增生而尿道梗阻者应慎用，常见不良反应有口干、口苦等；茶碱类药使用过程中要监测血药浓度，当>15mg/L时，恶心、呕吐等副作用明显增加。

2）糖皮质激素：COPD加重期住院病人宜在应用支气管扩张药的基础上，口服或静脉滴注，激素剂量要权衡疗效及安全性。可引起老年人高血压、白内障、糖尿病、骨质疏松及继发感染等，故对COPD病人不推荐长期口服糖皮质激素，长期吸入仅适用于有症状且治疗后肺功能有改善者。

3）镇咳药：可待因有麻醉性中枢镇咳作用，可因抑制咳嗽而加重呼吸道阻塞，不良反应有恶心、呕吐、便秘等。喷托维林是非麻醉性中枢镇咳药，不良反应有口干、恶心、腹胀、头痛等。

4）祛痰药：盐酸氨溴索为润滑性祛痰药，不良反应轻；盐酸溴己新偶见恶心、转氨酶增高，老年胃溃疡者慎用。

（2）肺康复治疗：肺康复治疗是COPD病人一项重要的治疗措施，可以使进行性气流受限、严重呼吸困难而很少活动的病人改善活动能力，提高生活质量，减少住院时间与次数，改善病人相关焦虑与抑郁症状。具体包括呼吸生理治疗、肌肉训练、营养支持、精神治疗与教育等多方面措施。在呼吸生理治疗方面，包括帮助病人咳嗽，用力呼气促进分泌物清除。使病人放松，进行缩唇呼吸以及避免快速表浅的呼吸来帮助病人应对急性呼吸困难等；在肌肉训练方面有全身性运动（步行、登楼梯、踏车等）与呼吸肌锻炼（腹式呼吸锻炼等）；在营养支持方面，要求合理膳食，均衡摄入，遵循少食多餐原则，以3~5餐/d为宜，达到理想体重；同时避免高热量及高碳水化合物饮食，以免产生过多的二氧化碳；在精神治疗与教育方面，可以进行积极的心理干预。

（3）外科治疗：肺大疱切除术、肺减容术、肺移植术。

知 识 链 接

COPD 的评估

COPD评估概念的提出最早见于《慢性阻塞性肺疾病全球倡议》2011修订版，目的是决定疾病的严重程度，包括气流受限的严重程度、病人的健康状况和未来的风险程度，指导治疗。COPD的评估包括4个方面。

1. **症状评估** 临床上推荐应用mMRC呼吸困难指数（见表6-1）或者COPD评估测试的分值作为评估标准。

2. **肺功能评价** 气流受限程度仍采用肺功能严重度分级，即FEV_1占预计值的80%、50%、30%作为分级标准（见表6-2）。

> 3. 急性加重风险评估　采用两种方法进行评估:肺功能测定气流受限的程度和过去12个月中急性加重的次数。
>
> 4. 并发症的评估　COPD 常伴有心血管疾病、感染等并发症,可发生在轻度、中度、重度和严重气流受限的病人中,影响病人的住院和死亡。

4. **心理护理**　焦虑和抑郁会使老年 COPD 病人变得畏缩、疲乏,与外界隔离,对自己的生活满意度下降,同时会进一步加重失眠。医护人员应与家属相互协作,指导老年人与他人互动的技巧,鼓励参加各种团体活动,发展个人的社交,情绪的改善和社交活动的增加可有效改善睡眠质量。

5. **健康指导**

(1) 健康教育:介绍老年 COPD 的诱发因素、临床表现、防治措施等基础知识;教育和督促病人戒烟;教会病人和家属长期家庭氧疗的方法及注意事项;使病人了解就诊时机和定期随访的重要性;提醒病人注意自己的情绪,保持良好的心态。

(2) 生活指导:保持室内空气流通,老年人居室温度冬季一般保持在 22~24℃,夏季 26~28℃为宜,相对湿度 50%~70%。尽量避免或防止粉尘、烟雾及有害气体吸入;根据气候变化及时增减衣物,避免受凉感冒;在多雾、雨雪天气不要外出,可在室内活动;高热量、高蛋白、高维生素饮食,热量比例中糖类占 50%~60%,脂肪占 20%~30%,蛋白质占 15%~20%,其中优质蛋白占 50% 以上,避免摄入产气或引起便秘的食物。

(3) 康复训练:包括骨骼肌运动训练和呼吸肌运动训练 2 个方面。骨骼肌运动训练项目包括步行、踏车、打太极拳、打八段锦等,注意训练强度应为无明显呼吸困难情况下接近病人的最大耐受水平,如此强度才能奏效;呼吸肌运动训练包括腹式呼吸、缩唇呼吸、对抗阻力呼吸、全身性呼吸体操等,对病情较重、不能或不愿参加以上几种呼吸肌锻炼者还可使用各种呼吸训练器,如膈肌起搏器。

【护理评价】

1. 病人呼吸频率和节律平稳,无呼吸困难。
2. 能选择合适的排痰方法,排出痰液,咳嗽、咳痰程度减轻,次数减少。
3. 病人无焦虑,或知晓焦虑的缓解和控制方式。
4. 并发症得到有效预防,或已发生的并发症得到及时发现和处理。

(张　静)

第三节　老年肺炎及其护理

老年肺炎(elderly pneumonia)即 65 岁以上老年人所患肺炎,是指各种病原体引起的老年肺实质性炎症,其中细菌感染最常见。主要是由于机体老化,呼吸系统解剖和功能的改变导致全身和呼吸道局部的防御和免疫功能降低,各重要器官功能储备减弱或罹患多种慢性严重疾病。50% 以上的肺炎病人是 65 岁以上的老人,老年肺炎的发生率大约是青年人的 10 倍。在老年人中,肺炎是发病率高、死亡率高、危害大的疾病,也是导致老年人死亡的最常见感染性疾病。

【护理评估】

(一) 健康史

绝大多数老年肺炎由感染所致,病原体及老人自身因素决定了病情的严重程度。

1. **口腔卫生**　如口咽部细菌密度升高,菌群平衡失调,则可通过吸入导致老年肺炎的发生;大部分虚弱高龄的慢性病病人口腔卫生状况较差,细菌滋生较快。

2. **病原体**　细菌感染最常见,引起老年社区获得性肺炎(community acquired pneumonia,CAP),

最常见的致病微生物是肺炎链球菌。其他病原体包括流感嗜血杆菌、病毒(常见的有流感病毒、副流感病毒和呼吸道合胞病毒)、革兰氏阴性杆菌和金黄色葡萄球菌。引起老年医院获得性肺炎(hospital acquired pneumonia,HAP),亦称医院内肺炎(nosocomial pneumonia),老年人发病率达 0.5%~15%,为医院内各种感染的 1~3 倍,以细菌感染最为常见,如铜绿假单胞菌、鲍曼不动杆菌、肺炎克雷伯菌、金黄色葡萄球菌及大肠埃希菌等。对高龄、衰弱、意识障碍或吞咽障碍的病人,厌氧菌是 CAP 和 HAP 的常见病原菌,且误吸是厌氧菌肺炎的主要原因。此外,老年人也是真菌、病毒的易感者,老年肺炎经常由多种病原体混合感染所致。

3. 合并基础疾病　80% 的老年肺炎病人至少合并一种基础病。常伴多种慢性疾病,如慢性阻塞性肺疾病、充血性心力衰竭、神经系统疾病、糖尿病、肿瘤等,使机体免疫功能及上呼吸道防御功能下降。

4. 危险因素　①老年人呼吸系统老化:上呼吸道保护性反射减弱,体液及细胞免疫功能降低。②呼吸道纤毛运动能力减弱,清除呼吸道分泌物能力下降,造成呼吸道分泌物聚集,呼吸道黏膜上皮易受损害。③老年人喉反射降低,吞咽功能减退,导致阻止病原菌入侵的能力减弱,胃内容物和咽喉分泌物易误吸入气管内,诱发吸入性肺炎(aspiration pneumonia,AP),吸入性肺炎约占老年 CAP 的 71%。④老年人肺泡防御能力减弱。⑤医源性因素:呼吸机应用增加了感染的机会,抗生素、激素的不合理应用削弱机体免疫力,导致条件致病菌感染。⑥寒冷、营养不良、疲劳、酗酒等使机体抵抗力减弱、易诱发肺炎。⑦长期卧床:是导致老年人坠积性肺炎的高危因素,坠积性肺炎的病死率达 33%~70%。

(二)身体状况

症状不典型是老年肺炎区别于年轻人肺炎的最大特点,其表现因病原体毒力、宿主因素有较大差异。

1. 起病隐匿　最常见表现为病人健康状况逐渐恶化,包括食欲减退、厌食、乏力、体重减轻、精神萎靡、头晕、意识模糊、营养不良等,这些表现对肺炎均非特异性;有嗜睡、意识模糊等特殊表现的老年病人,是肺炎发病率和死亡率的高危人群。另一种表现是基础疾病的突然恶化或恢复缓慢,如充血性心力衰竭在适当的治疗中仍复发或加重;临床上可见严重衰弱病人肺炎的某种病原菌被控制后,另外的条件致病菌感染又会发生。

2. 临床表现多不典型　老年肺炎常缺乏典型症状,多无发热、胸痛、咳嗽、咳痰等典型症状,有症状者仅占 35% 左右,高热仅占 34%。较常见的是心率及呼吸频率增加,呼吸急促或呼吸困难,全身中毒症状较常见并可早期出现。

3. 肺部体征　老年肺炎有实变体征者仅 13.8%~22.5%。主要表现为出现干、湿啰音及呼吸音减低,极少出现语颤增强、支气管呼吸音等肺实变体征,并发胸膜炎时,可听到胸膜摩擦音,并发感染中毒性休克可有血压下降及其他脏器衰竭的相应体征。

4. 并发症多而重　老年病人因可能存在潜在性的器官功能不全,容易并发呼吸衰竭、心力衰竭、严重败血症或脓毒血症、休克、DIC、电解质紊乱和酸碱失衡等严重并发症,呼吸衰竭、心力衰竭及多器官功能衰竭,是老年肺炎死亡的重要原因。

5. 病程较长　老年肺炎常为多种病原菌合并感染,耐药情况多见,病灶吸收缓慢。

(三)实验室和其他辅助检查

1. 炎症标志物　老年人敏感性下降,如衰弱、重症和免疫功能低下的老年病人可无外周血白细胞、中性粒细胞升高。因此,往往需借助其他炎症指标进行综合判断。降钙素原(procalcitonin,PCT)是一项诊断和监测细菌性感染的重要参数。有细菌感染时,C 反应蛋白增高、红细胞沉降率(血沉)可增快,但其特异性差。有研究发现老年肺炎病人的中性粒细胞/淋巴细胞比率(neutrophil-to-lymphocyte ratio,NLR)比白细胞、中性粒细胞和 C 反应蛋白变化更显著,有助于诊断和鉴别,尤其是白细胞不高时。NLR 联合 C 反应蛋白可提高老年肺炎的诊断敏感性,且可用于预后评价。

2. **影像学检查**　胸部 X 线检查异常是肺炎诊断和疗效判定的重要标志,老年肺炎的表现有其特点:80% 以上表现为支气管肺炎,少数呈节段性肺炎,而典型的大叶性肺炎较少见。如为金黄色葡萄球菌与厌氧菌性肺炎,则病菌易侵犯胸膜形成脓胸和脓气胸改变。老年肺炎病灶消散较慢,容易吸收不全而形成机化性肺炎。胸部 CT 在诊断和评估老年肺炎严重性方面优于胸片,有条件时尽可能行胸部 CT 检查。对于搬动困难,不具备行胸片或肺 CT 的老年病人,胸部超声可能是诊断肺炎的有效手段。

（四）心理 - 社会状况

老年人会因病程长引起烦躁或抑郁等情绪反应,同时要注意评估家属有无对病人病情和预后的担忧,家庭的照顾和经济能力能否应对。

（五）诊断要点

老年人年老体衰、继发与其他疾病或灶性肺炎表现者,需要加以鉴别。结合综合临床症状、X 线检查、病原学和血清学检测综合分析,做好与呼吸道感染、肺结核、肺癌、肺血栓栓塞症、非感染性肺部浸润鉴别诊断。

（六）治疗要点

正确抗感染治疗是老年肺炎治疗的关键环节,包括经验性治疗和抗病原体治疗。强调早期清除和引流原发病灶,重症肺炎首先应选择广谱的强力抗菌药物,并应足量、联合用药、适当延长疗程,应注意相关基础疾病的治疗。

【护理诊断 / 问题】

1. **清理呼吸道无效**　与痰液黏稠、咳嗽无力或无效有关。
2. **气体交换受损**　与肺炎所致的呼吸面积减小有关。
3. **潜在并发症**　呼吸衰竭、心力衰竭、感染性休克等。

【护理目标】

1. 病人能够有效地咳嗽,排除痰液。
2. 病人肺炎得到有效控制,呼吸困难缓解,能进行有效呼吸。
3. 病人未出现并发症,或出现并发症能得到及时的处理。

【护理措施】

1. **一般护理**

（1）环境与休息:保持室内空气新鲜,温度控制在 22~26℃,室内湿度保持 50%~70% 为宜。住院早期应卧床休息,平卧时头部抬高 60°;侧卧时头部抬高 15°;如并发休克者取仰卧中凹位;长期卧床者若无禁忌抬高床头 30°~45°,减少吸入性肺炎的发生。

（2）纠正缺氧:生理状态下的 PaO_2 随增龄而降低,老年人 PaO_2 的正常参考值为 ≥9.33kPa（70mmHg）,约半数老年肺炎病人伴有低氧血症。一般采用鼻导管或鼻罩法较高浓度给氧（40%~60%）,伴有二氧化碳潴留者应采取持续低浓度（30%）给氧;重症肺炎病人应及早应用无创或有创呼吸机治疗;如并发休克者给予 4~6L/min 高流量吸氧。

（3）促进排痰:老年人咳嗽反射减弱、咳嗽无力、失水等原因使痰液黏稠不易咳出,进而阻塞支气管并加重感染。口服和静脉补充水分是稀释痰液最有效的方法,应注意适量;鼓励和指导病人有效咳嗽、深呼吸,翻身拍背,使用祛痰剂、超声雾化,必要时吸痰等促进痰液排出。

（4）预防误吸:吞咽障碍所引起的口咽部食物、分泌物误吸是导致老年病人 AP 的首要危险因素。老年病人进食时可抬高床头 30°~60°;头正中稍前曲或向健侧倾斜 30°;进食时间以 30~40min 为宜;进餐后保持坐位或半坐位 20~30min;进餐后 30min 内不宜翻身、叩背等。有吞咽功能的老年病人,更适宜选择进稠状食物。除此之外,对严重吞咽困难和已发生误吸的老年病人,应考虑给予鼻饲,防止呛咳。

(5) 口腔护理:防止吸入性肺炎及口腔细菌进入肺部,加重感染。定期检查口腔状态,对有口腔黏膜糜烂、口腔溃疡和感染者应给予及时对症处理;针对性地选择漱口溶液。

(6) 饮食护理:饮食宜清淡易消化、高热量、足够蛋白质、充足的维生素及水分,少量多餐。

(7) 病情观察:密切观察病人的神志、呼吸、血压、心率及心律等变化,警惕呼吸衰竭、心力衰竭、休克等并发症的发生。

2. 用药护理　老年人肺炎抗感染治疗宜选用静脉给药途径,老年人肾脏功能排泄降低,导致药物半衰期延长,治疗应根据病人的年龄和肌酐清除率等情况适当调整剂量,做到用药剂量和间隔个体化,同时避免使用毒性大的抗菌药物。老年人抗感染疗程需足疗程以防感染反复,一般7~10d,疑是假单胞菌感染,疗程延长到14d。如果持续发热超过3d、存在多个临床不稳定标准、初始覆盖不足或出现并发症,需要延长抗生素治疗时间。同时由于老年人体重减轻,总的体液减少,血中游离药物浓度增加;肝细胞数量减少,药物在肝脏代谢、解毒和清除降低;又往往合并多种疾病、应用多种药物使得老年人应用抗菌药物时不良反应率明显升高,因此应加强对药物不良反应的监测。此外,停用或少用抗精神病药物、抗组胺药和抗胆碱药。

3. 心理护理　关心、安慰病人,耐心倾听病人的主诉,细致解释病人提出的问题。尽可能帮助和指导病人有效咳嗽,做好生活护理,使其以积极的心态配合医护工作。

4. 健康指导

(1) 健康教育:向病人及其家属介绍肺炎发生的病因和诱因、早期治疗的重要性以及通过接种疫苗预防肺炎,药物的副作用及注意事项等,如强效镇咳药抑制咳嗽中枢,麻醉药、镇静药抑制呼吸中枢、咳嗽和呕吐反射,使痰液不能有效咳出,导致气道阻塞及感染加重;广谱抗生素的应用可引起菌群失调、假膜性小肠结肠炎或二重感染;氨基糖苷类药物引起肾功能损害;喹诺酮类药物可能会出现头晕、意识障碍等中枢神经系统症状;大环内酯类药物引起胃肠道反应和肝功能损害等,因此老年人须谨慎应用抗生素,减少不良反应。

知 识 链 接

老年肺炎的预防

肺炎链球菌疫苗目前有两种:23价肺炎链球菌多糖疫苗(PPSV23)和13价肺炎链球菌结合疫苗(PCV13)。PCV13免疫原性较PPSV23更佳。国内外的研究均发现PPSV23对全因CAP和肺炎链球菌CAP具有保护作用。根据该结果免疫实施顾问委员会(ACIP)建议所有未接种过肺炎链球菌的65岁以上老年人接种1剂PCV13,一年后接种1剂PPSV23,如有慢性肺疾病、慢性心血管疾病(不包括高血压)、糖尿病、肝病或有酗酒吸烟者,5年后再接种1剂PPSV23。我国目前批准用于老年人的肺炎链球菌疫苗为PPSV23,PCV13尚未批准用于老年人。多项研究证实联合接种两种疫苗起协同作用,明显降低肺炎住院率和病死率,且未增加不良反应。

(2) 生活指导:为增强机体的抵抗力,坚持有氧运动、饮食营养均衡、戒烟忌酒、保持口腔清洁卫生、避免受凉和交叉感染、保持良好的手卫生习惯、加强基础疾病的治疗。

(3) 康复训练:老年肺炎病人如合并慢性呼吸衰竭,其呼吸肌疲劳无力,有效通气量不足,此时康复护理尤为重要。教会病人腹式呼吸的方法,并要求每日锻炼3~5次,持续时间因人而异,以不产生疲劳为宜。此外,可配合步行、老年体操等全身运动,以提高老人的通气储备。老年肺炎病人如合并吞咽障碍,需进行吞咽康复训练。每天进餐前进行空吞咽动作,每次10下;进餐时向左右方转头,并同时进行吞咽,每餐3次;进餐后交替后仰和前屈颈部,并在颈部前屈的过程中完成空吞咽,以清理残留于咽部的食物。

5. 延续护理　目前,我国对于老年肺炎出院后的延续照护尚缺乏详细的建议。在规范治疗外,针对老年人出院后的居家延续护理指导十分重要。一方面应加强老年日常生活活动能力延续护理,如进食指导、个人卫生技巧、穿脱衣裤指导、床 - 椅转移指导及心理指导,另一方面应当关注提高老年人的社会支持。良好的社会支持会缓解老年人压力,社会支持持续互动(与家人、亲戚、朋友、组织等)能缓解老年人的情绪问题,满足老年人融入社会的需求。

【护理评价】

1. 排出痰液,咳嗽、咳痰程度减轻,次数减少。
2. 老年人学会了有效呼吸的方法,呼吸功能得到改善。
3. 并发症得到有效预防,或已发生的并发症得到及时发现和处理。

(贾立红)

第四节　老年高血压及其护理

老年高血压(elderly hypertension)是指年龄≥65 岁,在未使用抗高血压药物的情况下,血压持续或非同日 3 次以上收缩压(SBP)≥140mmHg(18.7kPa)和 / 或舒张压(DBP)≥90mmHg(12.0kPa)。其中收缩压≥140mmHg,舒张压 <90mmHg 定义为单纯收缩期高血压(isolated systolic hypertension,ISH)。老年高血压病人中单纯收缩期高血压者超过半数。老年高血压常伴随有心、脑、肾等脏器的损害,是一种排除假性或继发性高血压的全身性疾病,也是导致老年人心血管疾病、脑卒中、肾衰竭和主动脉瘤等疾病的重要发病原因和诱发因素。老年高血压患病率很高,约占 50%,并随着年龄的增长患病率不断提高。高血压在 80 岁及以上人群中患病率高达 75%~90%,是老年人多种疾病的重要发病原因。

【护理评估】

(一) 健康史

1. 内在因素　高血压具有一定的遗传因素,有研究显示父母均有高血压,子女的发病概率可高达 46%,高血压病人中有 60% 有高血压家族史。同时还与各种老化因素有关,如动脉粥样硬化、纤维性硬化、激素反应性减低以及压力感受器敏感性的变化等。

2. 外在因素　环境因素是影响高血压的主要因素,包括各种不良的生活方式,如长期高盐饮食、大量饮酒、缺乏体育锻炼和活动、超重、吸烟、寒冷的气候、在嘈杂环境以及从事紧张度高的职业等。

(二) 身体状况

老年高血压的临床特点,见于以下几方面。

1. 单纯收缩期高血压　多见 65 岁以上高血压病人,多以单纯收缩压升高为主,脉压增大较常见。老年人的收缩压随年龄增长而上升,舒张压降低或不变,从而导致脉压增大。可由心脏射血时不能充分扩张、主动脉硬化、动脉内血流骤增不能缓冲所致。单纯收缩期高血压是动脉损害程度的重要标志,可以更早反应心血管事件的发生。

2. 血压波动性大　老年人血压波动程度较大,特别是收缩压,一天内波动可达 40mmHg。80 岁以上老年人血压的昼夜节律常消失,导致心、脑、肾等器官损害的危险性增加。

3. 并发症多症状不明显　靶器官明显损害之前,多数老年高血压病人无症状,所以缺乏足够重视,老年人高血压并发症多并且严重,例如脑卒中、肾衰竭、心力衰竭等。

4. 多种疾病并存　老年高血压常合并多种并发症,如脑卒中、冠心病、糖尿病、高脂血症、肾功能不全等,增加治疗的复杂性,预后不佳,死亡率高。

5. 直立性低血压　在老年高血压中较多见,尤其常见于降血压治疗过程中。

6. 实验室和其他辅助检查　老年高血压病人在心电图、胸部 X 线、眼底检查等方面表现与一般成人高血压没有太大区别，不同点为：

（1）24h 动态血压检测：老年病人血压波动性较大，有些高龄老年人血压昼夜节律消失。

（2）血脂、血糖检测：老年高血压病人常合并高血脂、高血糖。

（3）内分泌检测：老年高血压多为低肾素型，表现为血浆肾素活性、醛固酮水平、β 受体数目及反应性均低。

（三）心理 - 社会评估

老年高血压患病人情绪激动会进一步加重病情，因此应评估老年人有无对疾病发展、治疗方面的焦虑，有无对终生用药的担心，靶器官受损的程度是否影响到老年人的生活和社交活动及老年人的家庭和社区支持度。

（四）诊断要点

高血压诊断根据诊室测量的血压值，采用核准的汞柱式或电子血压计，在安静休息坐位时测量上臂肱动脉部位血压，血压持续或非同日 3 次以上收缩压≥140mmHg(18.7kPa) 和 / 或舒张压≥90mmHg (12.0kPa) 可诊断为高血压。各国高血压指南对老年人正常血压范围制定不同（表 6-3）。根据 WHO 减少汞污染的倡议，于 2020 年全面废除汞柱式血压计，电子血压计将成为未来主要血压测量工具。

表 6-3　高血压指南中老年人正常血压范围及治疗要点

高血压指南	老年人群	推荐正常血压范围	启动药物治疗血压切点 / 高血压诊断标准	
			<80 岁	≥80 岁
中国老年高血压管理指南 (2019)	≥65 岁	<120/80mmHg	≥140/80mmHg（Ⅰ, A）	≥150/90mmHg（Ⅱa, B）
中国高血压防治指南 (2018)	≥65 岁	<120/80mmHg	≥150/90（Ⅰ, A）；≥140/80mmHg（Ⅱa, B）	SBP≥160mmHg（Ⅱa, B）
欧洲 ESH/ESC 指南 (2018)	>65 岁	<120/80mmHg	≥140/90mmHg	≥160/90mmHg
美国 ACC/AHA 指南 (2017)	≥65 岁	<120/80mmHg	≥130/80mmHg（ASCVD<10%）；≥140/90mmHg（ASCVD>10%）	
美国 ACP/AAFP 指南 (2017)	≥60 岁	—	≥150mmHg；≥140mmHg（有脑卒中和 TIA 病史，CVD 高风险）	

（五）治疗要点

高血压治疗的主要目的是最大限度地降低心脑血管并发症的发生与死亡总体危险。因此，在治疗高血压的同时，应干预所有其他可逆性心血管危险因素、靶器官损害以及各种并存的临床情况。在病人能耐受的情况下，逐步降压达标，老年（≥65 岁）高血压病人，血压应降至 <150/90mmHg，如果能耐受，可进一步降至 <140/90mmHg。

【常见护理诊断 / 问题】

1. 疼痛　头痛与血压升高导致的脑供血不足有关。

2. 活动无耐力　与血压升高导致的心、脑、肾循环障碍有关。

3. 有受伤的危险　与视物模糊、意识障碍、低血压反应有关。

4. 知识缺乏　缺乏高血压的相关知识。

【护理目标】

1. 病人疼痛有效缓解。

2. 病人能够进行日常活动。

3. 病人无受伤事件发生。

4. 病人了解高血压的相关知识。

【护理措施】

1. 一般护理

（1）环境舒适：流行病学调查表明高血压发病受环境因素影响占 60%，不良的环境刺激可加重老年高血压病人的病情，所以应保持良好的生活环境，如干净整洁、温湿度适宜、光线柔和等。护理操作相对集中，动作轻巧，利于老年人充分休息。

（2）适当运动：根据老年高血压病人危险性的分层确定活动量。极高危组病人需要绝对卧床休息；高危组以休息为主，可根据身体耐受情况，指导其做适量运动；中危及低危组病人应选择适合自己运动的方式，坚持运动，运动量及运动方式的选择以运动后自我感觉良好、体重保持理想为标准。

2. 病情观察　老年人的血压波动较大，所以每日需定时、多次测量血压。老年人易发生直立性低血压，测血压时必须强调测量立位血压。同时注意观察有无靶器官损害的征象。让病人关注 24h 血压是否得到有效控制，特别是清晨血压是否达标。告知病人清晨血压控制在 <135/85mmHg 以下，表示 24h 血压得到严格控制，其带来的保护作用远远高于诊室血压的评估结果。如发现病人意识发生改变，要绝对卧床休息，床头抬高 15°~30°，做好病人口腔和皮肤护理，避免口腔溃疡和压疮的发生。

3. 治疗配合　合理的选择降压药物有利于血压控制，更重要的是可以降低病人心血管疾病的发病率与致死致残率，减少靶器官损害以及心血管事件的发生。

（1）老年高血压的治疗指南遵循以下的顺序：①治疗前检查有无直立性低血压。②选择对合并症有益的药，具体选择原则：无并发症者选用噻嗪类利尿药和保钾利尿药；如需第二种药，则使用钙通道阻滞药；除非有强适应证，否则不宜使用 β 受体阻滞药。③从小剂量开始，逐渐递增。④使用长效剂型，每日 1 次。⑤避免药物间的相互作用，尤其是诸如非甾体抗炎药等非处方药。⑥观察药物的副作用：如虚弱、眩晕、抑郁等。⑦防止血压过低，定时监测病人血压。此外，老年高血压合并其他疾病时的降压目标及药物选择见表 6-4。

表 6-4　老年高血压合并其他疾病时的降压目标及药物选择

合并疾病种类	推荐用药
冠心病	血压控制目标为 <140/90mmHg；如无禁忌证，首选 β 受体阻滞药；伴有心绞痛症状者也可首选长效 CCB
慢性心力衰竭	血压控制目标为 <130/80mmHg；如无禁忌证，首选 ACEI、β 受体阻滞药及利尿药治疗；不能耐受 ACEI 时可用 ARB 替代
糖尿病	血压控制目标为 <140/90mmHg，若能耐受，可进一步降低；首选 ARB 或 ACEI，不能耐受或血压不能达标时，可选用长效 CCB
肾功能不全	血压控制目标为 <130/80mmHg；如无禁忌证，首选 ARB 或 ACEI，必要时选髓袢利尿药

注：CCB，钙通道阻滞药；ACEI，血管紧张素转换酶抑制剂；ARB，血管紧张素Ⅱ受体拮抗剂。

（2）药物使用副作用观察：目前用于降压治疗的一线药物主要有 6 大类，老年高血压病人选药受多种因素影响，如危险分层、合并症等，考虑药物作用及老年人自身情况，观察对不同药物适应性以及可能出现的不良反应。

（3）联合两种药物治疗的原则：①小剂量开始，如血压不能达标，可将其中一种药物增至足量，如仍不能达标，可将两种药物增至足量或加用小剂量第三种降压药。②避免使用降压机制相近的药物，如 β 受体阻滞药与 ACEI 或 ARB 联合使用。③选用增加降压疗效、减少不良反应的降压方案，如 β 受体阻滞药与 CCB 联合。

4. 心理护理　老年高血压病人情绪波动会加重病情，应鼓励老年人用正向的调适方法，通过与

Note:

家人、朋友间建立良好的关系得到情感支持,从而获得愉悦的感受。

5. 健康指导

(1) 健康教育:对老年人进行面对面培训,提高其关于高血压的知识、技能和自信心,使老年人明确定期检测血压、坚持长期治疗的重要性,避免出现不愿遵医嘱服药、不难受不服药、不愿服药的三大误区,养成定时定量服药、定时定体位定部位测量血压的好习惯。告知病人及家属降压药的名称、剂量、用法和副作用,并提供知识宣传手册。

(2) 生活指导:①控制体重。通过减少总热量摄入以及增加体力锻炼方法控制体重。老年人超重十分普遍,因此减重对预防以及缓解高血压进展有很大作用。②膳食调节。减少膳食脂肪,补充优质蛋白,增加含钾多、含钙高食物。减少烹饪用盐和含盐量高的调料,少食各种腌制食品。多食蔬菜和水果。提倡戒烟酒,少喝咖啡。③心理调适。保持乐观心态,提高应对突发事件的能力,避免情绪激动。④劳逸结合。生活规律,保证充足睡眠,避免过度脑力、劳动和体力负荷。

(3) 康复训练:美国运动医学会提出了体适能(physical fitness)的概念:“机体在不过度疲劳状态下,能以最大的活力从事体育休闲活动的能力,以及应付不可预测紧急情况的能力和从事日常工作的能力。”适当运动不但利于血压下降,而且可提高心肺功能。

(4) 中医中药:中国传统中药、针灸、推拿、健身气功等对老年高血压病人的康复有一定疗效。如“轻揉腹部”为一种简单的方法:病人取仰卧位,操作者用掌根轻揉、按摩整个腹部,进行顺时针转动,其间病人自然呼吸,每次持续时间约 5min。

(5) 定期检测:家庭最好自备血压计,每天由家人定时测量血压并记录,尤其是在有自觉症状或情绪波动时,应及时测量,发现血压高于正常时应及时就诊。还需定期做尿常规、心电图、血生化及眼底检查等。

(6) 预后:老年高血压病人预后主要取决于血压长期控制情况以及靶器官损害程度。如果病人能够坚持治疗并使血压维持在正常水平,预后一般良好。若不进行降压治疗或血压控制不理想,将会增加冠心病、心力衰竭、心肌梗死、脑卒中、肾功能损害等并发症的发生率,影响预后。

【护理评价】

1. 病人疼痛有效缓解。
2. 病人能够进行日常活动。
3. 病人无受伤事件发生。
4. 病人了解高血压的相关知识。

(张　静)

第五节　老年冠状动脉粥样硬化性心脏病及其护理

冠心病是冠状动脉粥样硬化性心脏病(coronary atherosclerotic heart disease)的简称。冠状动脉粥样硬化,血管腔狭窄或阻塞和/或因冠状动脉功能性改变(痉挛)导致心肌缺血缺氧或坏死而引起的心脏病,是老年人最常见的心脏病。冠心病的发病率和死亡率均随年龄增加而明显增加。

老年冠心病病人的临床特点表现:①病史长、病变累及多支血管,常有陈旧性心肌梗死,且可伴有不同程度的心功能不全,心绞痛的发作与冠状动脉狭窄程度不完全一致,主要取决于侧支循环的形成是否完善。②感受性低,多无典型症状。可表现为慢性稳定型心绞痛,也可以急性冠脉综合征(acute coronary syndrome,ACS)为首发症状。③常伴有高血压、糖尿病、慢阻肺等慢性疾病。④多存在器官功能退行性病变,如心脏瓣膜退行性病变、心功能减退等。因此,老年冠心病病人发生急性冠脉综合征的危险性相对较大。

心绞痛(angina pectoris)是冠心病最常见的类型,而急性心肌梗死(acute myocardial infarction,

AMI)在老年人的发病率较一般成人高,且高龄者 AMI 的病死率较高,故本节重点介绍老年心绞痛和老年心肌梗死的护理。

一、老年心绞痛

老年心绞痛(elderly angina pectoris)是冠状动脉机械性或动力性狭窄致冠状动脉供血不足,心肌急剧、暂时缺血、缺氧所引起的以短暂胸痛为主要表现的临床综合征。90% 的老年心绞痛是因冠状动脉粥样硬化引起,也可由冠状动脉狭窄或两者并存引起。

【护理评估】

(一)健康史

评估时应注意老年心绞痛的诱因一般与成人有所不同。

1. **非疾病因素**　除一般诱因,如饱餐、受寒、炎热外,体力活动和情绪激动是老年人心绞痛的常见诱因。老年人躯体承受能力降低,易受外部环境的影响。老年冠心病的发生与吸烟、精神因素有关,老年女性还与雌激素水平下降有关。此外,肥胖被认为是导致冠心病的最大可变危险因素,肥胖者冠心病发病率较消瘦者高 2~2.5 倍,若能控制体重在正常范围内,冠心病的发病率可以减少 35%~45%。80% 的冠心病与不健康的生活方式有关,如高热量、高脂肪、高胆固醇、高糖饮食等。

2. **疾病因素**　老年冠心病病人的相关疾病危险因素中,高血压、血脂异常、糖尿病被认为是冠心病最重要的危险因素,增加了 50% 以上的患病风险。近年来还发现,局部或系统性炎症,慢性感染在冠心病的发病机制中起重要作用。

(二)身体状况

1. **疼痛部位不典型**　疼痛可以在上颌部与上腹部之间的任何部位,或仅有胸骨后压迫感、窒息感等。发作时间多在夜间,或白天脑力、体力过度,精神刺激也可发病。

2. **疼痛性质不典型**　由于痛觉不敏感,疼痛程度往往感觉较轻,30%~40% 的老年人无典型心绞痛发作,表现恶心、呕吐、腹泻等。此外,如气促、疲倦、喉部发紧、左上肢酸胀、胃灼热等表现较多,少数心前区有针刺样或压榨样疼痛,疼痛持续时间短则数分钟,长则 10min 以上,且会有无症状心肌缺血的发生。

3. **体征少**　大多数老年心绞痛病人可无阳性体征。

4. **并发心律失常**　出现快速心房颤动、室性心动过速、心室颤动、心动过缓等,可导致血流动力学障碍,影响血压、神志。

5. **实验室和其他辅助检查**

(1)心电图:老年心绞痛病人最常见的心电图异常是非特异性 ST-T 段或间期改变,即心绞痛发作时一过性的完全性左束支传导阻滞,常提示有多支冠状动脉病变或左心功能不全。

(2)心电图负荷试验:包括运动负荷、药物负荷以及经食管心房调搏负荷试验。最常用的是运动负荷试验,主要为分级活动平板或踏车。阳性结果虽对冠心病诊断有一定价值,但老年病人可因肺功能差或体力不支而影响结果判断。

(3)放射性核素检查:可早期显示缺血区的部位和范围,结合其他临床资料,对老年心绞痛诊断有较大价值。

(4)冠状动脉造影:有创性检查,目前仍然是诊断冠心病较准确的方法。老年人做冠状动脉造影是安全可靠的。此检查不但可以确诊或排除冠心病,而且对病人是否需行冠状动脉血运重建也是必不可少的检查手段。

(5)超声心动图:心绞痛发作时可出现室壁运动幅度降低、无运动或反向运动,射血分数降低。

(6)冠状动脉内超声:是在冠状动脉造影基础上发展起来的超声技术,可以实时显示血管壁的形态、结构和功能,但价格昂贵,仅用于某些特殊临床情况,特别是对心绞痛反复发作而冠状动脉造影正

Note:

常者,意义较大。

(7) 其他:血糖、血脂检查可了解冠心病危险因素;胸痛明显者需检查血清心肌损伤标志物;血常规注意有无贫血;胸部 X 线有助于了解其他心肺疾病的情况。

(三) 心理 - 社会评估

评估老年病人有无因心肌缺血所引起的恐惧、抑郁,有无因对病情及预后不了解而产生焦虑反应。老年病人的家庭成员能否支持配合医护方案的实施。

(四) 诊断要点

据冠心病的各种危险因素、典型的发作性胸痛和心肌缺血的检查证据,排除其他原因引起的心绞痛,一般即可建立诊断。根据加拿大心血管病学会(CCS)分级,可将心绞痛严重程度分为 4 级(表 6-5)。

表 6-5 心绞痛严重程度分级

分级	分级标准
I级	一般体力活动(如步行和登楼)不受限,仅在强、快或持续用力时发生心绞痛
II级	一般体力活动轻度受限。快步、饭后、寒冷或刮风中、精神应激或醒后数小时内发作心绞痛。一般情况下平地步行 200m 以上或登楼一层以上受限
III级	一般体力活动明显受限,一般情况下平地步行 20m,或登楼一层引起心绞痛
IV级	轻微活动或休息时即可发生心绞痛

(五) 治疗要点

治疗原则是改善冠状动脉血供和降低心肌耗氧,以改善老年病人症状,提高运动耐量,改善生活质量。治疗目标是治疗冠状动脉粥样硬化,预防心肌梗死,延长生存期。

【护理诊断 / 问题】

1. **急性 / 慢性疼痛** 与心肌缺血、缺氧有关。
2. **活动无耐力** 与心肌供血、供氧不足有关。
3. **知识缺乏** 缺乏控制诱发因素及药物应用的知识。
4. **潜在并发症** 心肌梗死。

【护理目标】

1. 病人主诉疼痛程度减轻或消失。
2. 病人主诉活动耐力增强,活动后无不适反应。
3. 病人知晓控制诱发因素及药物应用的知识。
4. 病人未出现并发症,或出现并发症能得到及时的处理。

【护理措施】

1. **一般护理** 心绞痛发作时,立即休息,停止原有活动后症状逐渐消失。有条件者及时给予间歇氧气吸入,调节流量为 2~3L/min。如心绞痛不缓解,舌下含服硝酸甘油 0.5mg,1~2min 起效,必要时间隔 5min 可再次含服。

2. **病情观察** 严密观察胸痛的特点及伴随症状,监测生命体征、心电图的变化,注意有无急性心肌梗死的可能。

3. **治疗配合** 老年心绞痛治疗所使用的药物种类与一般成人相同,要注意结合老年人的特点。

(1) 硝酸酯类药:是老年心绞痛病人的常备药,对缓解心绞痛最有效。针对老年人口干的特点,口服硝酸甘油前应先用水湿润口腔,再将药物粉碎置于舌下,这样有利于药物快速生效,有条件的最好使用硝酸甘油喷雾剂。首次使用硝酸甘油时宜平卧,因老年人易出现血容量降低。注意观察有无头痛、面色潮红、心率反射性加快等不良反应的发生。

(2) β受体阻滞药:应遵循剂量个体化的原则,从小剂量开始,使心率维持在55次/min以上。老年人用药剂量较中年人要小,伴有慢性阻塞性肺疾病、心力衰竭或心脏传导病变的老年人对β受体阻滞药很敏感,易出现副作用,故应逐渐减量、停药。

(3) 钙通道阻滞药:扩张周围血管,降低动脉压,可引起老年人低血压,应从小剂量开始使用。长效制剂氨氯地平血药浓度与肾功能损害无关,故可适用于老年心绞痛合并高血压的病人。维拉帕米有明显的负性肌力和负性传导作用,用于老年心绞痛治疗时应密切观察其副作用。外周水肿、便秘、心悸、面部潮红是所有钙通道阻滞药常见的副作用,其他不良反应还有如头痛、头晕、失眠、虚弱无力等。

(4) 血小板抑制剂:预防心肌梗死,改善预后。在使用血小板抑制剂期间应密切观察有无出血倾向,定期监测出、凝血时间及血小板计数。阿司匹林主要不良反应为胃肠道出血或对阿司匹林过敏,不能耐受的老年病人可以服用氯吡格雷。

(5) 他汀类药物:具有降脂、抗炎、稳定动脉粥样硬化斑块和保护心肌的作用。对于伴有高脂血症的老年人,应坚持使用此类药物。但应注意监测转氨酶及肌酸激酶等生化指标,以及时发现可能引起的肝脏损害。

4. 心理护理　老年人的负性情绪往往来自对疾病的不合理认知,如冠心病是不治之症等,可通过对疾病本质和预后的讲解纠正其错误的理解和认识,也可以指导病人通过自我暗示改变消极心态,减轻精神负担。

5. 健康指导

(1) 健康教育:通过教育和咨询,使病人及家属了解心绞痛的发生机制、常见危险因素、治疗和康复的方法,改善他们在治疗、护理和康复中的配合程度。

(2) 生活指导:生活方式干预可减少或消除危险因素,延缓病程进展,减少心绞痛发作。老年人心脏储备功能差,稍微增加心脏负荷的活动即可诱发心绞痛,防止诱因特别重要。日常生活中指导病人养成少食多餐的习惯,提倡清淡饮食,戒烟限酒,饮酒每日不超过50g;根据老年人的心功能状态合理安排活动;避免过度劳累;保持乐观、稳定的情绪;注意防寒保暖;及时控制各种合并症。

(3) 康复训练:对稳定型心绞痛病人可在全面评估其病情的基础上,结合自身的运动习惯,有针对性地制订运动计划,实施要循序渐进。住院病人的运动康复和日常活动须在指导和监护下进行。通常活动过程从仰卧位到坐位、到站立、再到下地活动。如活动时没有出现不良反应,可循序渐进到病人能耐受的水平。如活动时出现不良反应,无论坐位和站位,都须终止运动,重新从低一个级别运动量开始。

(4) 中医康复:中国传统中医药对心绞痛的康复有一定效果,如适合于老年人的气功强调"放松、入静、意守丹田"和"意到、气到、力到"等原则,可使神经系统的兴奋和抑制得以平衡,对心绞痛老年人十分有益。在心绞痛康复早期应练静气功,病情稳定后可改练动气功。

【护理评价】

1. 病人主诉疼痛程度减轻或消失。
2. 病人主诉活动耐力增强,活动后无不适反应。
3. 病人知晓控制诱发因素及药物应用的知识。
4. 病人未出现并发症或出现并发症能得到及时的处理。

二、老年急性心肌梗死

老年急性心肌梗死(elderly acute myocardial infarction)是在冠状动脉粥样硬化的基础上,冠状动脉内斑块破裂出血、血栓形成或冠状动脉严重持久地痉挛,发生冠状动脉急性阻塞,血供急剧减少或中断,相应心肌严重而持久地缺血,引起部分心肌缺血性坏死。老年急性心肌梗死的发生率明显高于中青年。随着我国人口老龄化和冠心病发病的年轻化,近年来的数据表明心肌梗死的发病率在逐年升高,已经成为威胁我国人民生命健康的主要疾病。年龄是影响急性心肌梗死预后的重要因素。

【护理评估】

(一) 健康史

1. 外部因素　与年轻人不同,缺乏体育锻炼及社交活动是老年人 AMI 的主要危险因素。老年 AMI 发作的诱因少于中青年,常可在休息或睡眠过程中发生,也可由便秘、饱餐、情绪过分激动等引起。此外,发热和感染(大多为呼吸道感染)也是老年人,尤其是高龄老年人的常见诱因。

2. 内在因素　大部分老年 AMI 病人存在多支血管严重病变,90% 以上的病人均有严重的冠状动脉粥样硬化性狭窄,3/4 粥样斑块有破溃出血,继发血栓形成。此外,老年病人因神经体液调节障碍,导致代谢产物血栓素 A_2 增多,可诱发冠状动脉强烈痉挛。

3. 发病特点　老年 AMI 病人发病表现差异较大,1/3 的病人发病急骤,约 1/2 症状轻微,诱发因素不明显。流行病学调查发现,AMI 死亡病人中约 50% 在发病后 1h 内于院外猝死,死因主要是致命性心律失常,因此应做好院前急救,防止延误病情。

(二) 身体状况

半数以上病人在发病前日有乏力、胸痛不适,活动时心悸、气急、烦躁、心绞痛等前驱症状。

1. 症状不典型　有典型临床症状的老年 AMI 病人不到 1/3,高龄老年人更少。胸痛轻微,伴有糖尿病的高龄老年人可无胸痛,有的老年人表现为牙、肩、腹等部位的疼痛或出现胸闷、恶心、休克、意识障碍等。AMI 首发症状中,胸痛随增龄而减少,气促、意识障碍随增龄而增多。

2. 并发症多　老年 AMI 病人各种并发症的发生率明显高于中青年,其中室壁瘤的发生率是中青年的 2 倍。一些严重并发症,如心律失常、全身性血栓等高发。70 岁以上的心肌梗死病人心脏破裂的发生率较中青年高 3 倍,水、电解质紊乱发生率为 56.7%(中青年为 31.3%),院内感染发生率为 20.4%(中青年为 5.7%)。

3. 全身症状　发热多发生于起病后 2~3d,一般在 38℃左右,很少超过 39℃,持续 1 周左右。可伴有血沉增快、心动过速等,与坏死物质吸收有关。疼痛时常伴有频繁恶心、呕吐、上腹胀痛、食欲减退。消化道症状在下壁心肌梗死时较明显。

4. 其他　老年 AMI 病程长,长期慢性缺血有助于侧支循环的建立,因此老年 AMI 病人非 Q 波性心肌梗死(NQMI)较多,且再梗死及梗死后心绞痛发生率高,易发生心肌梗死扩展。

5. 实验室和其他辅助检查

(1) 心电图:诊断 AMI 最有价值的检查方法,可判断心肌梗死的部位、范围和病程演变,估计心肌梗死的预后。除特征性、动态心电图的改变外,老年 AMI 病人的心电图可仅有 ST-T 改变,且无病理性 Q 波。

(2) 血清心肌坏死标志物:老年 AMI 病人心肌梗死的特异性生物标志物为肌钙蛋白(cTn),cTn 的出现和升高表明心肌出现坏死。其他常用的酶学改变为心肌酶,其中肌酸激酶(CK)、天冬氨酸氨基转移酶(AST)及乳酸脱氢酶(LDH)峰值延迟出现,CK 和 AST 峰值持续时间长,CK 峰值低。临床常用心肌梗死时心肌损伤标志物动态演变来判断病情。

(3) 其他:血常规、血沉检查可反映组织坏死和炎症反应情况。冠状动脉造影对判断病变部位、病变程度、侧支循环建立情况及治疗方案的选择具有重要价值。

(三) 心理 - 社会评估

评估老年人及家属有无因发病急骤和病情严重所引起的恐惧和慌乱。病人可表现为语调低沉、不敢活动,担心死亡;家属常常紧张害怕、恐慌。

（四）诊断要点

AMI 的诊断标准，必须至少具备下列 3 条标准中的 2 条：①缺血性胸痛的临床病史。②心电图的动态演变。③血清心肌坏死标志物浓度的动态改变。对老年病人突然发生严重心律失常、休克、心力衰竭而原因未明，或突然发生较重而持久的胸闷或胸痛者，都应考虑本病的可能，并先按 AMI 来处理。

（五）治疗要点

老年 AMI 的治疗护理目标是尽快恢复心肌的血液灌注（到达医院后 30min 内开始溶栓或 90min 内开始介入治疗）以挽救濒死的心肌，防止梗死扩大，保护和维持心脏功能，减少并发症的发生，使老年人渡过急性期。及早发现、及早住院，并加强住院前的就地处理。

【护理诊断 / 问题】

1. **急性疼痛**　与心肌缺血、坏死有关。
2. **活动无耐力**　与心排血量减少有关。
3. **恐惧**　与病情危重有关。
4. **潜在并发症**　心源性休克、心力衰竭、心律失常。

【护理目标】

1. 病人主诉疼痛程度减轻或消失。
2. 病人主诉活动耐力增强，活动后无不适反应。
3. 病人情绪较为稳定，能积极配合治疗与护理。
4. 病人未出现并发症，或出现并发症能得到及时的处理。

【护理措施】

1. 一般护理　发病 12h 内绝对卧床休息，减少探视，保持环境安静，缓解焦虑。但对有严重并发症以及高龄、体弱者应适当延长卧床时间，下床活动需有人照顾。遵医嘱给氧、吗啡或哌替啶镇痛。饮食从流质饮食开始，过渡到低脂、低胆固醇、清淡饮食。

2. 病情观察　在冠心病监护病房进行心电图、血压和呼吸的监测 5~7d，除颤仪应随时处于备用状态，必要时监测血流动力学变化。

3. 治疗配合

（1）溶栓治疗：排除年龄以外导致脑出血的危险因素，对有适应证的老年 AMI 病人应积极、谨慎地开展溶栓治疗。可在 12h 内溶栓，起病 3~6h 内溶栓效果最好，在此过程中，应密切观察有无头痛、意识改变及肢体活动障碍，注意血压及心率的变化，及时发现脑出血的征象。

（2）急性介入治疗：老年 AMI 病人介入治疗的并发症相对较多，应密切观察有无再发心前区疼痛，心电图有无变化，及时判断有无新的缺血性事件发生。

（3）常规药物治疗：①镇痛药：吗啡或哌替啶，老年病人对吗啡的耐受性降低，使用时应密切观察有无呼吸抑制、低血压等不良反应。对伴有阻塞性肺气肿等肺部疾病病人忌用。②抗凝剂：阿司匹林能降低 AMI 的死亡率，70 岁以上老年人受益更大，已成为老年 AMI 的标准治疗。但老年人在使用过程中要注意观察胃肠道反应及有无出血。③β 受体阻滞药：发病 24h 内尽早应用可降低老年 AMI 的死亡率，可选用对心脏有选择性的比索洛尔或美托洛尔，从小剂量开始口服逐渐增量，以静息状态下心率控制在 60 次 /min 为宜。④ACEI：可有头晕、乏力、肾功能损害等副作用，故老年 AMI 病人应使用短作用制剂，从小剂量开始，几天内逐渐加至耐受剂量，且用药过程中要严密监测血压、血清钾浓度和肾功能。⑤钙通道阻滞药和洋地黄制剂：一般不作为心肌梗死的一线用药。

（4）并发症治疗：①心律失常。老年 AMI 窦性心动过缓发生率高于中青年，而老年人多患有前列腺增生或青光眼，用阿托品治疗时易发生尿潴留和青光眼急性发作；用异丙肾上腺素治疗可导致室性心律失常甚至扩大梗死面积,故应慎重并密切观察。②心力衰竭。利尿药对 AMI 伴中度心力衰竭有较好疗效,但老年人过度利尿可引起头晕、心悸等不良反应,故应尽量口服给药。老年人易发生洋地黄中毒,故在选用快速制剂和控制剂量的基础上,还应动态监测肾功能和电解质。老年病人对多巴胺易产生依赖性,不宜长期使用。③心源性休克。有适应证者应立即溶栓或介入治疗,可明显降低死亡率。

4. 心理护理　老年病人入住监护室时要及时给予心理安慰,告知病人医护人员会随时监测其病情变化并及时治疗处理。医护人员工作应紧张有序,避免带给老年人及其家属的不信任和不安全感。

5. 健康指导　老年 AMI 健康指导的大部分内容与老年心绞痛相同,不同点主要体现在健康教育和康复运动 2 个方面。

(1) 健康教育:因为心肌梗死是心脏性猝死的高危因素,应教会老年 AMI 照顾者心肺复苏的技术,以便紧急情况下在家庭实施抢救。

(2) 康复运动:美国学者 Wenger 提出心肌梗死后急性期的康复模式可适用于老年 AMI 病人。Wenger 将心脏康复分为 4 个阶段:第一阶段为急性期,即病人从入院至出院阶段;第二阶段为恢复期,即病人在家延续第一阶段的训练直至心肌梗死瘢痕成熟;第三阶段为训练期,即心肌梗死愈合后的安全有氧训练阶段;第四阶段为维持期,即终生有规律的运动。从第二阶段正规康复训练开始,运动处方要求基本同心绞痛。

【护理评价】

1. 病人主诉疼痛程度减轻或消失。
2. 病人主诉活动耐力增强,活动后无不适反应。
3. 病人情绪较为稳定,能积极配合治疗与护理。
4. 病人未出现并发症,或出现并发症能得到及时的处理。

(张　静)

第六节　老年脑卒中及其护理

脑卒中(stroke)是指急性起病,由于脑局部血液循环障碍所导致的神经功能缺损综合征,持续时间至少 24h 以上,包括脑梗死、脑出血、蛛网膜下腔出血等。脑卒中是危害中老年人身体健康和生命的主要疾病之一,给病人、家庭和社会带来沉重的负担和痛苦。《2019 中国卫生健康统计提要》显示,2018 年我国居民因脑血管病致死比例超过 20%,这意味着每 5 位中至少有 1 人死于脑卒中。老年人是脑卒中的高发人群,由于老年人脑卒中以脑梗死和脑出血为主,本节重点介绍此两种疾病的护理。

一、老年脑梗死

脑梗死(cerebral infarction,CI)又称缺血性脑卒中,是指各种脑血管病变所致脑部血液供应障碍导致局部脑组织缺血、缺氧性坏死,迅速出现相应神经功能缺损的一类临床综合征。脑梗死是脑卒中常见类型,占 70%~80%,是导致老年人致死、致残的主要疾病之一。主要包括脑血栓形成、脑栓塞和血流动力学机制所致的脑梗死,其中脑血栓形成和脑栓塞占全部急性脑梗死的 80%~90%。

【护理评估】

(一) 健康史

最常见的病因是动脉粥样硬化,而高血压、糖尿病、高脂血症、高黏血症、吸烟、冠心病及精神状态异常等可导致动脉粥样硬化,应评估老年人有无此方面的基础疾病,是否遵医嘱正确服用降压、降糖、降脂、抗凝及抗血小板聚集药物。由于脑血栓形成与脑栓塞的机制不同,其病因也有所区别。

1. **脑血栓形成**　动脉炎、血管痉挛、血液成分和血流动力学改变可促进血栓形成。

2. **脑栓塞**　造成老年脑栓塞的栓子最多见于心源性,即心脏附壁血栓脱落。其次为非心源性,老年人非心源性栓子常见为主动脉弓及其发出的大血管的动脉粥样硬化斑块和附着物脱落引起,另有脂肪栓子、气体栓子等。

(二) 身体状况

脑梗死的主要临床表现取决于梗死灶的大小、部位及受损区侧支循环等情况。老年人脑梗死的临床特点有:

1. **脑血栓形成**　约 25% 老年人发病前有短暂性脑缺血发作史,多在睡眠或安静状态下起病。发病时一般神志清楚,局灶性神经系统损伤的表现多在数小时或 2~3d 内达高峰,且因不同动脉阻塞表现各异,其中大脑中动脉闭塞最为常见,可出现典型的“三偏”症状:对侧偏瘫、偏身感觉障碍、同向偏盲;若主干血管急性闭塞,可发生脑水肿和意识障碍;若病变在优势半球常伴失语。

2. **脑栓塞**　多无明显诱因及前驱症状,起病急骤是本病主要特征,在数秒或很短时间内症状达到高峰。意识障碍和癫痫发生率高,且神经系统的体征不典型,严重者可突然出现昏迷、全身抽搐、脑水肿,甚至发生脑疝而死亡。

3. **无症状性脑梗死多见**　在 65 岁以上人群中,无症状性脑梗死的发生率可达 28%。

4. **并发症多**　老年人由于多病并存,心、肺、肾功能较差,常易出现各种并发症,如肺部感染、心力衰竭、肾衰竭、应激性溃疡等,使病情进一步加重。

5. **实验室和其他辅助检查**

(1) 头颅 CT:可识别绝大多数颅内出血。发病 24h 后可显示梗死的部位、大小及数量等,梗死区为低密度影(图 6-1)。

(2) 磁共振成像(MRI):比 CT 更早发现梗死灶,尤其对脑干及小脑梗死的诊断率高(图 6-2)。

(3) 数字减影血管造影(DSA):可显示动脉闭塞或狭窄的部位和程度,还可显示颅内动脉瘤和血管畸形。是脑血

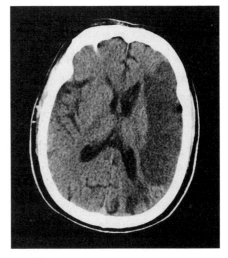

图 6-1　CT 扫描示低密度脑梗死病灶

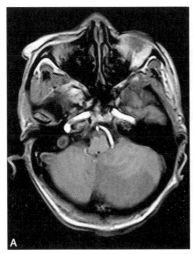
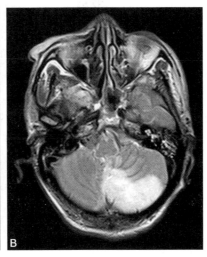

图 6-2　MRI 显示小脑梗死
A. T_1 加权像;B. T_2 加权像。

Note：

管病变检查的"金标准",缺点为有创和存在一定风险。

(4) 经颅多普勒超声检查(TCD):可测定颅底动脉闭塞或狭窄的部位和程度,对血管狭窄引起的短暂脑缺血发作诊断有帮助。

(5) 单光子发射计算机断层扫描 CT(SPECT):是放射性核素与 CT 相结合的一种新技术,可更早发现脑梗死、定量检测脑血流量和反映脑组织的病理生理变化。

(三) 心理 - 社会评估

老年脑梗死病人易发生卒中后抑郁,严重影响病人生活质量,"早期识别,早期干预"极为重要,应在发病 6 周内进行情绪功能筛查,评估是否存在卒中后抑郁及其严重程度;较高的医疗费用和高致残率对家庭成员的照顾能力也提出了更高的要求,应评估家属对疾病相关知识的了解程度,对老年人的关心程度和对治疗的支持情况等。

(四) 诊断要点

详细询问病史和体格检查,病人多具有动脉粥样硬化、高血压等危险因素。脑血栓形成之前大多数病人有非特异性脑供血不足的症状,如头晕、头痛、视物模糊等,1/4 的病人有明确的短暂性脑缺血发作(TIA)。多数病人在睡眠中或安静状态下发病,具体临床表现取决于受累血管的分布和侧支循环的建立程度。结合 CT 或 MRI 可明确诊断。

(五) 治疗要点

脑梗死病人应在卒中中心接受治疗,遵循超早期、个体化和整体化的原则。治疗主要包括溶栓、抗凝、抗血小板聚集和降颅压等。①超早期治疗:发病后争取在治疗时间窗内选用最佳治疗方案。②个体化治疗:根据老年人的年龄、病情严重程度、临床类型及基础疾病等采取适当的治疗。③整体化治疗:采取病因治疗、对症治疗、支持治疗和康复治疗等综合措施,同时对高危因素进行预防性干预。

【护理诊断 / 问题】

1. **躯体移动障碍**　与偏瘫或肌张力增高有关。
2. **言语沟通障碍**　与意识障碍或病变累及语言中枢有关。
3. **有受伤的危险**　与癫痫发作、偏瘫、平衡能力降低有关。
4. **潜在并发症**　肺炎、泌尿系统感染、消化道出血、下肢深静脉血栓、压疮、废用综合征。

【护理目标】

1. 病人能适应卧床或生活自理能力降低的状态,掌握肢体功能锻炼的方法,主动配合康复训练,躯体活动能力能逐渐恢复。

2. 病人能够采取有效的沟通方式表达自己的需求,语言表达能力逐渐增强,掌握语言康复训练的方法。

3. 病人日常生活能力有所提高,无外伤发生。

4. 病人无并发症,或出现并发症能得到及时处理。

【护理措施】

1. **一般护理**

(1) 卧位:可采取平卧位,意识障碍者头偏向一侧,保持呼吸道通畅,促进痰液排出,肢体瘫痪的病人应保持肢体功能位。

(2) 生活护理:维持正常尿、便(排泄)功能。留置导尿病人应保持尿道口及会阴部清洁,锻炼膀胱括约肌功能,定期更换导尿管与引流袋;老年人保证充足的饮水量,增加粗纤维食物,养成规律的排便习惯,便秘者无法自行排出时,可采取粪便嵌塞手法排除。

2. **病情观察**　观察病人的意识、瞳孔、血压、脉搏、呼吸和体温,及时发现脑疝前期的表现,协助医生给予处理;监测血气分析,防止低氧血症的发生;如果病人出现呼吸困难、喘憋、发绀、呼吸暂停等现象时,应立即告知医生,必要时给予气管插管或气管切开。

3. **治疗配合**

(1) 用药护理

1) 溶栓剂:溶栓治疗是目前最重要的恢复血流措施。重组组织型纤溶酶原激活剂(rt-PA)和尿激酶(UK)是我国目前使用的主要溶栓药物。发病 3h 内或 3~4.5h,应按照适应证和禁忌证严格筛选病人,尽快给予 rt-PA 静脉溶栓治疗。如没有条件使用 rt-PA,且发病在 6h 内,对符合适应证和排除禁忌证的病人可考虑静脉给予尿激酶。溶栓治疗时将病人收到卒中中心进行监测,该类药物最严重的副作用是颅内出血,应严格掌握药物剂量,观察有无黑便、牙龈出血、皮肤瘀点瘀斑等出血表现。观察生命体征、瞳孔、意识状态的变化,如病人原有症状和体征加重,或出现严重头痛、血压增高、脉搏减慢、恶心呕吐等,应考虑继发颅内出血,立即停用溶栓药物,给予紧急头颅 CT 检查;观察有无栓子脱落所致其他部位栓塞的表现,发现异常及时处理。

2) 抗凝药:可减少短暂脑缺血发作和防止血栓形成,常用药物为肝素和华法林。用药期间严密监测凝血时间和凝血酶原时间。老年人使用抗凝药物拔针时,应注意延长按压时间,以免出血。

3) 抗血小板聚集药:在急性期使用可降低死亡率和复发率,不可在溶栓或抗凝治疗期间使用。常用药物有阿司匹林、氯吡格雷和替格瑞洛。除了观察有无出血倾向外,长期使用阿司匹林可引起胃肠道溃疡,消化性溃疡病人应慎用。氯吡格雷副作用较小,不引起中性粒细胞减少。长期服用这些药物须监测临床疗效及不良反应。

4) 防治脑水肿药物:大面积梗死可出现脑水肿和颅内压增高,需应用脱水剂降低颅内压。常用药物有甘露醇、呋塞米、甘油果糖等,甘露醇应无结晶。选择粗大静脉穿刺并快速输注,250mL 药液在 15~30min 内滴完,注意观察用药后是否有静脉炎,观察尿液的颜色、量及性质,使用过程中严密监测心、肾功能,记录 24h 出入量。还可使用白蛋白辅助治疗,对低蛋白血症病人更适用。

(2) 营养与饮食:合理进食,选择高蛋白、低盐、低脂的食物,改变不良饮食习惯,避免粗糙、干硬、辛辣等刺激性食物。使用洼田饮水试验评定吞咽障碍程度,洼田饮水试验评定为 3~5 级时,需根据病人病情采取经胃或肠管喂养,维持水与电解质平衡,保证营养需求,做好鼻饲管的护理,避免误吸和窒息,注意器具的消毒,加强口腔护理。

(3) 预防并发症:预防压疮、下肢深静脉血栓、肺部感染及泌尿系统感染、废用综合征等并发症,指导老年人在急性期生命体征平稳时就进行被动运动,鼓励早期下床活动,日常生活活动尽量自己动手,必要时予以协助。对已出现压疮者进行评级、换药护理。已出现下肢深静脉血栓者抬高患肢、制动。

4. **心理护理**　老年人因患病易产生悲观、恐惧、抑郁的心理,应理解老年人的感受,关心开导病人,鼓励其表达内心的情感,指导并帮助老年人正确处理面临的困难,通过心理疏导解除老年人心理压力和不良情绪,增强战胜疾病的信心。同时还要关注家属的心理护理,教会家属照顾老年人的方法和技巧,引导家属为老年人提供宽松和适于交流的氛围。

5. **健康指导**

(1) 健康教育:指导病人和家属了解疾病发生的病因和危险因素、早期主要症状和就诊指征,使病人和家属认识到预防比治疗更重要。控制血压、血脂、血糖,健康的饮食和生活方式是预防疾病的基础。发病后及时就医,积极治疗是促进健康的关键。

(2) 生活指导:训练病人养成定时排便的习惯,为体质虚弱的老年人提供便器椅,减轻排便不适感,并保证安全。可自行如厕者,要有人陪护,协助病人穿脱裤子,防止跌倒发生。指导病人穿宽松、柔软、穿脱方便的衣服,穿衣时先穿患侧后穿健侧,脱衣时顺序相反,不宜穿系带的鞋子。

Note:

(3) 康复训练

1) 语言：早期可针对病人听、说、读、写、复述等障碍给予相应的简单指令训练、口颜面肌肉发音模仿训练、复述训练，口语理解严重障碍或构音障碍病人，可根据老年人的喜好选择合适的图片或读物，从发音开始，按照字、词、句、段的顺序训练其说话，训练时护士应仔细倾听，善于猜测询问，为病人提供述说熟悉的人或事的机会。同时要对家属做必要指导，为老年人创造良好的语言环境。

2) 运动：急性期应重视瘫痪肢体的肌力训练，针对相应的肌肉进行渐进式抗阻训练，等速肌力训练可以改善卒中瘫痪肢体的功能。功能训练要循序渐进，对肢体瘫痪的老年病人在康复早期即开始做关节的被动伸展，并保持肢体功能位的摆放，幅度应由小到大，由大关节到小关节，例如单、双桥式运动是早期床上体位变换训练的重要内容之一（图6-3、图6-4），后期应尽早协助病人下床活动，先借助平衡木练习站立、转身等，逐渐借助拐杖或助行器练习行走。

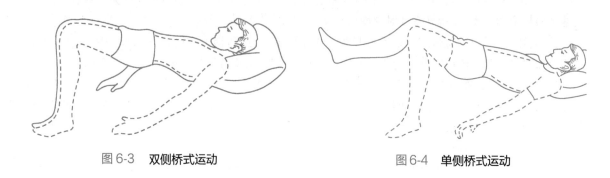

图6-3　双侧桥式运动　　　　　　图6-4　单侧桥式运动

3) 吞咽：吞咽障碍的康复方法包括唇、舌、颜面肌和颈部屈肌的主动运动和肌力训练；先进食糊状或胶冻状食物，少量多餐，逐步过渡到普通食物；进食时取坐位，颈部稍前屈（易引起咽反射）；软腭冰刺激；咽下食物练习呼气或咳嗽，（预防误咽）；构音器官的运动训练（有助于改善吞咽功能）。

【护理评价】

1. 病人能适应卧床或生活自理能力降低的状态，积极配合康复训练，了解并掌握肢体功能锻炼的方法，保证躯体活动能力逐渐恢复。
2. 病人能采取有效沟通方式表达自己的需求，语言表达能力逐渐增强。
3. 病人无外伤发生，日常生活能力有所提高。
4. 病人无并发症，或出现并发症能得到及时处理。

二、老年脑出血

脑出血（intracerebral hemorrhage，ICH）指原发于脑实质内的非外伤性血管破裂出血，近年报道老年人患病率为250/10万，且患病率和病死率随年龄增长而增加，存活者中80%~95%遗留神经功能损害，其中大脑半球出血占80%，脑干和小脑出血占20%，是影响老年人健康的最严重疾病。

【护理评估】

(一) 健康史

1. **基础疾病**　高血压动脉硬化是老年自发性脑出血的主要病因，长期高血压可使脑小动脉管壁呈玻璃样变或纤维素样坏死，弹性降低，脆性增高。长期高血压还可使大脑中动脉深支的豆纹动脉、椎 - 基底动脉的旁正中动脉等形成微动脉瘤，当血压骤升，就会引起小动脉或动脉瘤的破裂出血。其他还包括脑淀粉样血管病、颅内动-静脉畸形、脑动脉炎、血液病等。

2. 诱发因素　寒冷、情绪激动、劳累、用力排便、饮酒过度等因素均可诱发脑出血。

(二) 身体状况

由于老年人脑组织有不同程度的萎缩，脑神经细胞代偿能力也较差，所以出血发生时，其神经系统缺失症状和体征更为严重，意识障碍程度更为突出，且不易恢复。常见于情绪激动或活动中突然发病，发病后常于数分钟至数小时达到高峰。

1. 神经功能缺失严重　老年人因为脑动脉硬化和脑组织萎缩，导致脑部供血不足。一旦脑出血可产生更严重的神经功能缺损，意识障碍多见，癫痫发作率高。据报道，老年人脑出血后 60%~80% 有意识障碍，约 50% 出现昏迷。

2. 局灶性定位表现　取决于出血量和出血部位，可有头痛、呕吐、失语、偏瘫、偏身感觉障碍等。

3. 并发症多　脑出血可引起下丘脑、边缘系统、血管调节中枢受累，同时作为应激反应可使交感神经刺激强化，导致老年人心血管功能紊乱进一步加重，在急性期常出现心肌梗死、心律失常表现。另外，脑出血可影响到内分泌和凝血功能，可出现非酮症高渗性昏迷、血栓性静脉炎、应激性溃疡等并发症。

4. 辅助检查

(1) 头颅 CT：是临床确诊脑出血的首选检查，能清楚、准确地显示血肿的部位、大小、形态及周围组织情况。可显示边界清楚、均匀的高密度影（图 6-5）。

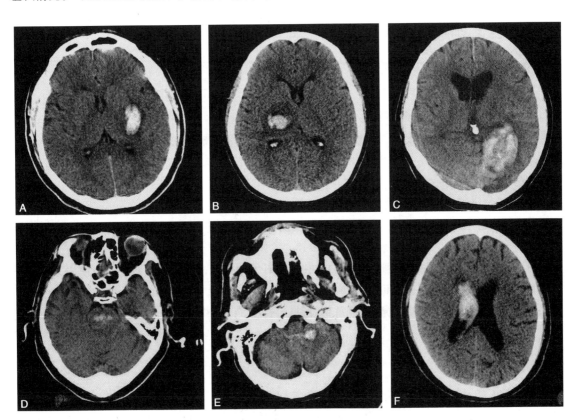

图 6-5　CT 显示不同部位高密度出血灶
A. 左侧壳核出血；B. 右丘脑出血；C. 左侧枕叶出血；D. 脑桥出血；E. 左小脑出血；F. 脑室出血。

(2) 磁共振成像（MRI）：对急性期的幕上及小脑出血诊断价值不如 CT，对脑干出血诊断率高。

(3) 数字减影血管造影（DSA）：适合于怀疑有脑血管畸形、动脉瘤及血管炎的病人。

(4) 脑脊液检查：压力增高，呈均匀血性。因腰椎穿刺检查易诱发脑疝，一般不做该检查，仅适用于不能进行 CT 检查且无颅内压增高的病人。

（三）心理 - 社会评估

同老年脑梗死。

（四）诊断要点

详细询问病史和体格检查,老年脑出血病人在活动中或情绪激动时突然发病,迅速出现局灶性神经功能缺损症状,如头痛、呕吐、意识障碍等高颅压症状,可考虑脑出血可能,结合影像学检查,即可明确诊断。

（五）治疗要点

治疗原则为急性期安静卧床、脱水降低颅内压、调整血压、防止出血再发生及预防和处理并发症。恢复期通过康复训练促进脑功能恢复,提高生存质量。

【护理诊断 / 问题】

1. 急性意识障碍　与脑出血引起的大脑功能缺损有关。

2. 清理呼吸道无效　与意识障碍有关。

3. 潜在并发症　脑疝、上消化道出血、下肢深静脉血栓、肺部感染、压疮。

【护理目标】

1. 病人意识障碍逐渐减轻。

2. 保证病人的呼吸道通畅,防止误吸、窒息的发生。

3. 病人未出现并发症或并发症得到及时处理。

【护理措施】

1. 一般护理

（1）休息与安全:急性期应绝对卧床 2~4 周,避免情绪激动,保持环境安静。抬高床头 15°~30° 以促进脑部静脉回流,减轻脑水肿。恢复期遵医嘱复查 CT,根据血肿的吸收恢复情况,逐渐变换体位,循序渐进避免幅度过大诱发二次出血。有烦躁、谵妄时加用保护性床档,必要时使用约束带适当约束,过度烦躁不安病人可遵医嘱适量应用镇静药。

（2）氧疗与降温:用鼻导管或面罩吸氧,维持动脉血氧饱和度在 90% 以上,保持呼吸道通畅,必要时行气管插管或气管切开术。低温可降低脑代谢率,可在头部放置冰袋或冰帽,以减轻脑细胞耗氧量。

（3）排便:卧床期间保持排便通畅,增加水和膳食纤维的摄入,预防便秘,必要时可使用大便软化剂、肠蠕动刺激剂或缓泻剂,排便时避免屏气用力。

2. 病情观察　密切监测生命体征、意识、瞳孔、尿量、肢体功能等变化,必要时给予持续心电监护,警惕脑疝的发生。

3. 治疗配合

（1）用药护理

1）降颅压药:使用过程中的注意事项同老年脑梗死。

2）降压药:目前对于高血压脑出血的病人血压控制指标尚存争议,血压过高增加再出血的风险,血压控制过低不利于维持颅脑有效灌注,造成继发损害。目前常用的口服降压药物各具特点,适用于不同人群,因此对于高血压脑出血病人依据病情及病人自身情况选择口服降压药种类。静脉用降压药物首选拉贝洛尔、乌拉地尔、利尿药等治疗药物。收缩压在 180mmHg 或舒张压在 105mmHg 以内可观察而不使用降压药,以免影响脑灌注。

3）止血和凝血药:对高血压性脑出血无效,如果是凝血机制障碍可给予止血药物,常见药物有氨甲苯酸、6- 氨基己酸、酚磺乙胺、巴曲酶等,使用过程中防止深静脉血栓的形成。如发生应激性溃疡引起上消化道出血,常用药物有奥美拉唑,还可使用冰盐水加去甲肾上腺素口服或鼻饲。

(2) 营养与饮食:出血期间遵医嘱禁食,消化道出血者应禁食 24~48h。出血停止后给予清淡、易消化、营养丰富的饮食,如面条、蛋羹等。避免刺激、粗糙、干燥的食物。温度适宜,少量多餐,防止损伤胃黏膜。

(3) 预防并发症:做好呼吸道管理,预防肺部感染;通过定期更换体位、保持皮肤清洁等方法预防压疮;密切观察有无消化道出血征象,防止应激性溃疡。

4. 心理护理　意识清楚的病人,护士应重点关注其心理状况,耐心倾听,用心开导,防止病人产生焦虑、抑郁的心理;意识障碍急性期时,护士应安慰并指导其家属,做好家属的心理疏导,通过相关知识和技能的讲解增强其与病人合作战胜疾病的勇气和信心。

5. 健康指导

(1) 健康教育:告知病人及家属避免疾病的各种诱发因素,合理饮食,积极治疗原发疾病,坚持康复锻炼。

(2) 生活指导:同老年脑梗死。

(3) 康复训练:同老年脑梗死。

【护理评价】

1. 病人意识障碍逐渐改善。

2. 病人呼吸道通畅,无误吸、窒息的发生。

3. 病人无并发症,或出现并发症能得到及时处理。

(刘昭君)

第七节　老年糖尿病及其护理

糖尿病(diabetes mellitus,DM)是一组由多病因引起以慢性高血糖为特征的代谢性疾病,是由于胰岛素分泌和/或利用缺陷所引起。长期碳水化合物以及脂肪、蛋白质代谢紊乱可引起多系统损害,导致眼、肾、神经、心脏、血管等组织器官慢性进行性病变、功能减退或衰竭。年龄≥60 岁(WHO 界定≥65 岁)的糖尿病患者被定义为老年糖尿病患者。2019 年国际糖尿病联合会(IDF)公布的数据显示,全球糖尿病病人数量已达 4.63 亿,患病率呈快速上升趋势,65~99 岁糖尿病病人数量估计为 1.356 亿(患病率 19.3%),中国≥65 岁的老年糖尿病病人数约 3 550 万,居世界首位;占全球老年糖尿病病人的 1/4 且呈现上升趋势。约有 420 万(20~79 岁)死于糖尿病或其并发症,约占全球全死因死亡的 11.3%。老年糖尿病的高发病率严重影响生活质量和寿命,并发症是致残致死的主要原因。

【护理评估】

(一) 健康史

老年糖尿病的发病与遗传、免疫、生活方式和生理性老化有关。

1. 生活方式　老年人因基础代谢率低,葡萄糖代谢及在周围组织的利用能力都明显下降,故进食过多和运动不足容易发胖,肥胖使细胞膜上的胰岛素受体减少,加重胰岛素抵抗。

2. 生理老化　国内外研究显示,空腹和餐后血糖均随增龄而有不同程度升高,平均每增 10 岁,空腹血糖上升 0.05~0.11mmol/L,餐后 2h 血糖上升 1.67~2.78mmol/L。另外,衰老所致体内胰岛素作用活性下降,也是导致老年人血糖升高的因素。

(二) 身体状况

老年人糖尿病的临床特点表现为以下几方面。

1. 起病隐匿且症状不典型 多数老年糖尿病患者的临床症状不典型,无明显的"三多一少"症状(即烦渴多饮、多尿、多食及体重减轻),老年糖尿病病人并发症和/或伴发病较多,多数以并发症或伴发病,或在治疗其他疾病为首发表现。由于糖尿病和多种恶性肿瘤相关,尤其是 68% 的胰腺癌病人存在血糖升高,建议对初诊的老年糖尿病病人进行肿瘤筛查。

2. 并发症和伴发病 常并发各种感染,此外,急性并发症易发生糖尿病非酮症高渗性昏迷和乳酸性酸中毒,其中乳酸性酸中毒常见于严重缺氧和肾功能不全的病人。慢性并发症包括微血管病变,动脉粥样硬化性血管疾病(ASCVD)及神经系统并发症。易并存各种慢性非感染性疾病,如心脑血管病、缺血性肾病、白内障等;79% 的老年 2 型糖尿病病人合并高血压和/或血脂异常。

3. 易发生低血糖 年龄、依从性差、糖调节能力减弱、合并多种疾病、多重用药、合并自主神经病变等均是发生低血糖的危险因素。反复发生低血糖会与认知功能下降甚至痴呆是双向的。老年糖尿病病人对低血糖的反应阈值下降,易发生无意识低血糖、夜间低血糖和严重低血糖甚至死亡。

(三)实验室检查

1. 尿糖监测 是诊断糖尿病的重要线索,只是提示血糖值超过肾糖阈,因而尿糖阴性不能排除糖尿病的可能。

2. 血糖测定和口服葡萄糖耐量试验(oral glucose tolerance test,OGTT) 血糖升高是诊断糖尿病的主要依据和判断病情的主要指标。当血糖高于正常范围未达到糖尿病诊断标准时,须进行OGTT。

3. 胰岛素和 C 肽释放试验 胰岛素测定受血清中胰岛素抗体和外源性胰岛素干扰,C 肽测定不受影响。老年人多存在胰岛素功能低下和胰岛素抵抗。

4. 糖化血红蛋白(HbA1c) 可反映病人近 8~12 周平均血糖水平,作为评估长期血糖控制状况的金标准。

(四)心理 - 社会状况

在诊断初期,精神高度紧张;在治疗阶段,会因为症状较轻而对诊断持怀疑态度,拒绝配合治疗和护理;随着各种严重并发症的出现,有些老年人会自暴自弃,甚至悲观厌世。老年糖尿病病人抑郁症的发生率明显增加,应每年进行一次筛查。另外,老年糖尿病病人的注意力、对新知识接受能力均较同年龄组非糖尿病者差,因此需要家属耐心、细致地予以帮助和支持。

(五)诊断要点

根据世界卫生组织(1999 年)糖尿病诊断标准(表 6-6),无糖尿病典型症状者,需改日复查确认。

表 6-6 老年糖尿病诊断标准

诊断标准	静脉血浆葡萄糖或糖化血红蛋白水平
有典型糖尿病症状(烦渴多饮、多尿、多食、不明原因体重下降)加上	
随机血糖	≥11.1mmol/L
或加上空腹血糖	≥7.0mmol/L
或加上葡萄糖负荷后 2h 血糖	≥11.1mmol/L
或加上糖化血红蛋白	≥6.5%
无糖尿病典型症状者,需改日复查确认	

（六）治疗要点

生活方式干预是老年糖尿病的基础治疗,包括营养和运动治疗,保证营养均衡和合适的运动方式;单纯的生活方式治疗不能使血糖达标时,应结合降糖药物治疗;结合老年人特点应选择安全、简便降糖方案,需要胰岛素治疗的老年人注意低血糖的发生。

【护理诊断/问题】

1. **营养失调:低于或高于机体需要量** 与胰岛素抵抗或作用缺陷有关。
2. **有感染的危险** 与血糖高、脂代谢紊乱、循环障碍及营养不良等因素有关。
3. **潜在并发症** 糖尿病足、大血管或微血管病变。
4. **潜在并发症** 低血糖。
5. **潜在并发症** 酮症酸中毒、高渗性昏迷、乳酸性酸中毒。

【护理目标】

1. 病人能保持足够的营养物质摄入,身体营养状况有所改善。
2. 未发生感染或发生得到及时处理。
3. 有效预防低血糖、高血糖危象以及跌倒等急性事件。
4. 学会足部护理,预防糖尿病足的发生或发生得到了及时处理。
5. 体重控制平稳,代谢指标维持理想水平,预防及控制并发症的发生和发展。

【护理措施】

1. **饮食和运动** 饮食是治疗基本方法,为预防低血糖的发生,老年人的饮食可选择一日五餐或六餐分配。老年糖尿病病人肌肉含量较低,适当的增加蛋白质摄入,合理膳食、均衡营养,预防老年人营养不良;健康的老年人需摄入蛋白质 1.0~1.3g/(kg·d),合并急慢性疾病的老年病人需摄入蛋白质 1.2~1.5g/(kg·d),合并肌少症或严重营养不良的老年人至少摄入蛋白质 1.5g/(kg·d)。可选择动物蛋白和优质的植物蛋白。运动应个体化,循序渐进、量力而行、持之以恒是关键,老年糖尿病病人以低、中强度的有氧运动为主,如快走、慢跑、韵律健身操、骑自行车、游泳等。可通过主观疲劳感来评价。运动最佳时间是餐后 1h,每餐后运动 20min,每周 5~7d,最好每天运动。同时,注意关节适度活动,预防跌倒、骨折,在运动前后应常规对鞋袜及足部进行检查。

2. **用药护理**

(1) 双胍类:二甲双胍作为 2 型糖尿病病人的一线用药,极少发生低血糖风险,是老年糖尿病病人是首选用药。用药过程中注意观察有无胃肠道反应,尤其是腹泻的发生率可达 30%。双胍类药物禁用于肝肾功能不全、心力衰竭、缺氧或接受大手术的病人,以避免乳酸性酸中毒的发生。影像学检查使用碘化造影剂时,应暂时停用二甲双胍。

(2) α- 葡萄糖苷酶抑制剂(AGI):通过抑制碳水化合物在小肠部的吸收而降低餐后血糖。包括阿卡波糖、伏格列波糖和米格列醇,尤其适用于以糖类食物为主要能量来源的中国老年糖尿病病人,主要降低餐后血糖,单独使用不会产生低血糖。胃肠道反应为主要不良反应,如腹胀、排气,伴有肠道感染者不宜用。

(3) 胰岛素促泌剂:磺脲类药物属于胰岛素促泌剂,主要是刺激胰岛 β 细胞分泌胰岛素。格列本脲在减少心血管反应方面有优势,但低血糖的风险最大,不宜用于老年病人;格列喹酮95% 由胆汁经粪便排泄,仅 5% 从肾脏排泄,故较适于老年病人,尤其是合并轻度肾功能不全者;缓释(格列齐特)和控释(格列吡嗪)剂型则对糖尿病并发症有一定的防治作用,且作用温和,较适用于老年人。第三代药物格列美脲低血糖事件发生率相对较低,对心血管系统影响小。所有磺脲类药物都能引起低血糖,对于老年糖尿病病人建议使用短效制剂。格列奈类为非磺脲类短效胰岛素促泌剂,主要降低餐后血糖,

Note:

起效快、半衰期较短,需餐前即刻服用。格列奈类药物低血糖的风险较低,受肾功能影响小,用于慢性肾功能不全及糖尿病终末期肾病病人,且无需减量。胰岛素促泌剂除了增加低血糖风险,还可以导致体重增加。

(4)噻唑烷二酮类:包括罗格列酮和吡格列酮,可增加胰岛素敏感性,延缓糖尿病进程和较长时间稳定血糖,单独使用时无发生低血糖的危险。注意对合并心力衰竭、活动性肝病、严重骨质疏松的老年人不宜使用。除老年早期或有特殊需求者外,一般不推荐在老年糖尿病病人中使用。

(5)二肽基肽酶Ⅳ抑制剂:二肽基肽酶Ⅳ(dipeptidyl peptidase Ⅳ,DPP-4)抑制剂通过延长内源性胰高糖素样肽 -1(glucagon-like protein 1,GLP-1)的作用改善糖代谢,主要降低餐后血糖,单独应用不增加低血糖风险,对体重影响小,老年病人有较多获益。

(6)钠 - 葡萄糖共转运蛋白2(SGLT-2)抑制剂:通过抑制近端肾小管管腔侧细胞膜上的 SGLT-2 的作用抑制葡萄糖重吸收,降低肾糖阈、促进尿葡萄糖排泄,除了可以降低血糖,还具有降低体重和血压的作用。由于降糖机制不依赖胰岛素,单独使用不增加低血糖风险。研究中显示,恩格列净和卡格列净可降低 2 型糖尿病病人的心血管不良事件和心力衰竭住院风险,改善病人的肾脏结局,老年亚组与总人群相似。达格列净降低 2 型糖尿病病人的心力衰竭住院风险,老年亚组结果显示,对心肾脏复合结局有所改善。中度肾功能不全的病人可以减量使用,重度肾功能不全病人不建议使用。SGLT-2 抑制剂常见的不良反应为泌尿生殖系统感染、血容量减少等,强调每日至少饮水 2~2.5L,预防尿路感染。

(7)胰岛素:对于 2 种以上口服降糖药联合应用,但血糖、糖化血红蛋白仍未达标的老年糖尿病病人应主张积极、尽早应用胰岛素,推荐白天口服降糖药,睡前注射胰岛素。由于老年人自己配制混合胰岛素容易出错,适合选择单一剂型。考虑到老年人易发生低血糖,加用胰岛素时,务必对病人进行胰岛素注射方法和低血糖预防和治疗的宣教,应从小剂量开始逐步增加并做好血糖监测。血糖控制不可过分严格,空腹血糖宜控制在 9mmol/L 以下,餐后 2h 血糖在 12.2mmol/L 以下即可。

知 识 链 接

老年糖尿病动脉粥样硬化性心血管疾病及危险因素管理

2 型糖尿病病人心血管疾病风险是非糖尿病病人的 2 倍以上,ASCVD 也是 2 型糖尿病病人主要的致残和致死原因。除了年龄本身,吸烟、肥胖、超重、高血压、血脂异常等均为老年糖尿病病人发生 ASCVD 的重要危险因素。多重危险因素的综合控制可显著改善糖尿病病人心脑血管病变和死亡发生的风险。

危险因素管理:①筛查与评估监测血压,每年系统评估 ASCVD 的危险因素。②高血压:收缩压控制目标为 140mmHg 以下,合并 ASCVD 的病人,若能够耐受,收缩压控制在 130mmHg 以下,健康状态差的病人适当放宽至 150mmHg 以下。降压药物首选血管紧张素转换酶抑制药或血管紧张素Ⅱ受体阻滞剂类。③血脂异常:应用他汀类药物将低密度脂蛋白胆固醇(LDL-C)控制在 2.6mmol/L 以下,如合并 ASCVD,LDL-C 控制在 1.8mmol/L 以下,健康状态差病人适当放宽控制目标。④不建议常规应用阿司匹林进行一级预防,建议低剂量(75~150mg/d)阿司匹林用于二级预防。⑤鼓励积极戒烟。⑥体重管理,关注腰围、身体肌肉含量、综合评价体重、身体成分后制定体重管理策略。

3. 心理调适 对疾病早期精神紧张的老年病人可鼓励多参加户外活动,以转移其对疾病的高度关注;对拒绝治疗者可通过真诚交流了解其顾虑,逐步引导老年人正确认知疾病,通过家属互动、病人间交流及案例分析等方式提高治疗依从性;对焦虑、抑郁者,应及时给予心理治疗,帮助病人及早恢复自信。

4. 健康指导

(1) 健康教育:结合老年糖尿病病人的特点进行个体化健康教育,讲解糖尿病的相关知识,采用多样化的教育方式,如语言教育(座谈会和专题讲座等)、非语言教育(文字教育、形象教育、家庭示范教育和同伴教育等),帮助老人掌握相关知识。尤其关注低血糖、骨质疏松、衰弱和心理健康等。

(2) 日常生活指导:糖尿病作为一种慢性病,健康教育如合理饮食、安全有效的运动、血糖监测、胰岛素注射技术、足部护理、心理调适及低血糖的防治方法等应贯穿老年糖尿病治疗的全程。定期复诊随访,对老年糖尿病进行规范管理,提高自我管理能力,有效控制和延缓疾病进程。

(3) 用药指导:向老年病人及家属讲解降糖药的种类、剂量、时间、方法和注意事项。尤其使用胰岛素者,应配合各种教学辅助工具,教会老年人及家属正确的注射方法。

(4) 康复指导:感觉功能的康复可通过经皮神经点刺激疗法、电刺激疗法、磁疗、红外线治疗等物理方法缓解疼痛和促进保护性感觉的恢复。运动功能康复包括平衡训练和耐力训练,平衡训练通过刺激足底触觉感和本体感觉达到改善平衡障碍的目的,中等强度的耐力训练可改善周围神经病变。综合运动训练包括热身训练、有氧运动、抗阻运动、平衡训练、伸展训练等,是 1 种简便有效的居家运动康复方案,能改善或延缓老年病人的衰弱状态,通过提高上下肢肌力和平衡能力,提高其躯体功能水平。

【护理评价】

1. 能按照要求摄入均衡的营养。
2. 老年人掌握饮食及运动控制血糖的方法,良好的用药依从性,血糖控制理想。
3. 心理状态良好,无焦虑抑郁发生。
4. 有效预防急、慢性并发症的发生和发展,或及时发现并发症,得到有效处理。

(贾立红)

第八节　老年骨质疏松症及其护理

骨质疏松症(osteoporosis,OP)是一种以低骨量和骨组织微结构破坏为特征,导致骨质脆性增加和易于骨折的代谢性疾病。骨质疏松症按照病因可分为三大类型:原发性骨质疏松症、继发性骨质疏松症、特发性骨质疏松症。老年骨质疏松症属于原发性骨质疏松症Ⅱ型,占发病总数的 85%~90%,多见于 60 岁以上的老年人,女性发病率约为男性的 3 倍。患骨质疏松症的老年人极易发生骨折,是机体衰老在骨骼方面的一种特殊表现,主要累及的部位是脊柱和髋骨,发生髋部骨折一年内可有 15% 死亡、50% 残疾,因此骨质疏松症是引起老年人卧床率和伤残率增高的主要因素。

【护理评估】

(一) 健康史

正常成熟骨的代谢主要以骨重建形式进行。老年人随着年龄的增长,骨代谢中骨重建处于负平衡状态,骨质的丢失过快及破骨细胞和成骨细胞失衡是导致骨质疏松症发生的重要因素。此外,老年骨质疏松的发生还与多种因素有关。

1. **遗传因素**　遗传因素对年轻时骨峰量的峰值高低、随后的骨质丢失速度及骨质疏松症的形成有重要影响。多种基因(如维生素 D 受体、雌激素受体、β_3 肾上腺素能受体的基因)的表达水平和基因多态性可影响骨代谢,另外,基质胶原和其他结构成分的遗传差异与骨质疏松性骨折的发生有关。

2. **性激素**　性激素在骨生成和维持骨量方面起着重要的作用。老年人随着年龄的增长,性激素功能减退,激素水平下降,骨的形成减慢,吸收加快,导致骨量下降。

3. **甲状旁腺素(PTH)和细胞因子**　PTH 作用于成骨细胞,通过其分泌的细胞因子(如 IL-6)促

Note:

进破骨细胞的作用。随着年龄的增加,血 PTH 逐年增高,骨髓细胞的护骨因子(osteoprotegerin,OPG)表达能力下降,导致骨质丢失加速。

4. 营养成分　钙是骨矿物中最主要的成分,青少年时钙的摄入与成年时的骨量峰值直接相关。钙的缺乏导致 PTH 分泌和骨吸收增加,低钙饮食者易发生骨质疏松,维生素 D 可促进骨细胞的活性,磷、蛋白质及微量元素可维持钙、磷比例,有利于钙的吸收。这些物质的缺乏都可使骨的形成减少。

5. 生活方式　骨质疏松的危险因素很多,如吸烟、酗酒、营养不良、大量饮用咖啡,体力活动过少、光照减少等均是老年人骨质疏松的易发因素。

6. 废用因素　由于老年人活动减少、肌肉强度减弱、协调障碍使老年人较易跌倒和发生骨折而卧床,长期卧床不活动,会导致骨量丢失,易出现骨质疏松。此外,各种原因的废用,如石膏固定、瘫痪或严重关节炎等也会引起骨质疏松的发生。

（二）身体状况

疼痛是骨质疏松最常见的症状,评估病人疼痛部位是否固定,疼痛类型,有无脊柱畸形及骨折,以及使病人疼痛加剧和减轻的因素。

1. 骨痛和肌无力　是骨质疏松症出现较早的症状,表现为腰背疼痛或全身骨痛,疼痛为弥漫性,无固定部位,劳累或活动后加重,导致负重能力下降或不能负重。

2. 身长缩短　骨质疏松非常严重时,可因椎体骨密度减少导致脊椎椎体压缩变形,每个椎体缩短 2mm,身长平均缩短 3~6cm,严重者伴驼背。

3. 骨折　是导致老年骨质疏松症病人活动受限、寿命缩短的最常见和最严重的并发症。常因轻微活动或创伤诱发,如打喷嚏、弯腰、负重、挤压或摔倒等。老年前期以桡骨远端最为多见,老年期以后以腰椎和股骨上端多见。脊柱压缩性骨折可导致胸廓畸形,使肺活量、肺最大通气量下降,心血管功能障碍,引起胸闷、气短、呼吸困难,甚至发绀等表现。

4. 实验室和其他辅助检查

(1) 生化检查:老年人发生改变的主要指标有 3 项。①骨钙素(BGP),是骨更新的敏感指标,可有轻度升高。②尿羟赖氨酸糖苷(HOLG),是骨吸收的敏感指标,可升高。③血清镁、尿镁,均有所下降。

(2) X 线检查:当骨量丢失超过 30% 时才能在 X 线片上显示出骨质疏松,表现为皮质变薄、骨小梁减少变细,骨密度减低、透明度加大,晚期出现骨变形及骨折。其中锁骨皮质厚度下降至 3.5~4.0mm 时易伴有椎体压缩性骨折。

(3) 骨密度检查:可采用单光子骨密度吸收仪(SPA)、双能 X 线吸收仪(DEXA)、定量 CT 检查等测定骨密度,若骨密度低于同性别峰值量的 2.5 个标准差以上可诊断骨质疏松。

（三）心理 - 社会评估

老年人因机体疼痛不适,身体外形改变导致心理负担加重,身体活动不便或担心骨折而拒绝锻炼,从而影响机体功能的改善。应评估病人的性格特征、心理反应;评估病人和家属对疾病的了解程度、家庭人员结构、知识文化程度、经济状况、对病人的关心程度;评估骨折的老年人是否出现术后抑郁。

（四）诊断要点

详细询问病史和体检是临床诊断的基本依据,骨密度检查是确诊骨质疏松症的重要依据,骨质疏松性骨折的诊断主要根据年龄、外伤骨折史、临床表现以及影像学检查。

（五）治疗要点

强调综合治疗、早期治疗和个体化治疗,合适的治疗可减轻症状,改善预后,降低骨折发生率。补充钙和维生素 D 是骨质疏松症的重要治疗措施。疼痛明显者可用降钙素迅速镇痛,同时可减少骨吸收。严重骨质疏松者或不宜用激素代替疗法者可选用双膦酸盐。雌激素代替疗法主要用于治疗和预防绝经后骨质疏松,疗效好,但应注意适应证。骨质疏松性骨折治疗原则包括复位、固定、功能锻炼和抗骨质疏松治疗。

【护理诊断 / 问题】

1. **慢性疼痛** 与骨质疏松、骨折及肌肉疲劳、痉挛有关。
2. **躯体移动障碍** 与骨痛、骨折引起的活动受限有关。
3. **情境性低自尊** 与椎体压缩引起的身长缩短或驼背有关。
4. **潜在并发症** 骨折。

【护理目标】

1. 病人使用药物或非药物的方法减轻或解除疼痛,舒适感增加。
2. 病人能够根据个人情况适当运动,进行有效的关节训练。
3. 病人情绪较为稳定,焦虑缓解,逐步适应形象的改变,无社交障碍。
4. 病人未出现并发症,或出现并发症能得到及时处理。

【护理措施】

1. 一般护理

(1) 休息与活动:老年人应依个体的年龄、性别、健康状况、体能等特点及运动史选择有针对性的运动项目。对能运动的老年人,每天进行适当的体育活动以增加和保持骨量;对因为疼痛活动受限的老年人,指导其维持关节的功能位,每天进行关节的活动训练,同时进行肌肉的等长等张收缩训练,以保持肌肉的张力;对因为骨折而做固定或牵引的老年人,要求每小时尽可能活动身体数分钟,如上下甩动臂膀、扭动足趾,做足背屈和跖屈等。

(2) 营养与饮食:良好的营养对于预防骨质疏松症具有重要意义,包括足量的钙、维生素 D、维生素 C 以及蛋白质。与骨营养有关的每日营养素的推荐量:钙摄入量成人为 800~1 000mg,绝经后妇女 1 200~1 500mg,65 岁以后男性以及其他具有骨质疏松症危险因素的病人,推荐钙的摄入量为 1 500mg/d。维生素 D 的摄入量为 400~800U/d。因此,要特别鼓励老年人多摄入含钙和维生素 D 丰富的食物,含钙高的食品有奶类、鱼、虾、海产品、豆类及其制品,富含维生素 D 的食品有鱼类、禽类、蛋类等。应提倡低钠、高钾、高钙和非饱和脂肪酸饮食,适量摄取蛋白质,避免酗酒、吸烟、饮过量的浓茶、咖啡及碳酸饮料。

知 识 链 接

绝经后骨质疏松症药物治疗的疗效监测

骨质疏松症是慢性疾病,治疗的主要目标是减少总体人群的脆性骨折发生率,但就每个病人个体而言,难以用"骨折率下降"或"骨折风险降低"来评价疗效。给病人制订抗骨质疏松药物治疗后,建议观察:①症状的改善,包括疼痛、活动能力、步行速度和距离、是否再发骨折等;②骨代谢指标的变化,是否符合药物作用机制;③骨密度变化,一般而言在使用抗骨质疏松药物后的前半年上升速度最快,此后速度减缓但仍可稳定上升。用药 3 年以上的病人,骨密度往往维持在平台期,很难再有进一步增高,此时,维持骨密度不下降即可。

---

2. 病情观察 观察疼痛程度及治疗后缓解情况;卧床或营养不良者注意观察皮肤情况,做好压疮的风险评估,采取相应措施;脊柱损伤者宜采用轴式翻身,观察病人的生命体征及肢体情况;有肢体包扎或固定者注意观察患侧肢体的血液循环、包裹松紧度,牵引减轻疼痛的效果,指导老年人每小时活动身体数分钟。

Note:

3. 治疗配合

(1) 用药护理

1) 钙制剂:分无机钙和有机钙两类。注意不可与绿叶蔬菜一起服用,防止因钙螯合物形成降低钙的吸收,使用过程中要增加饮水量,通过增加尿量减少泌尿系统结石形成的机会,并防止便秘。

2) 钙调节剂:包括降钙素、维生素 D、雌激素和雄激素。降钙素使用过程中要监测老年人有无面部潮红、恶心、腹泻和尿频等副作用,若出现耳鸣、眩晕、哮喘和便意等表现应停用,长期用药者还需观察有无低钙血症和继发性甲状腺功能减退;维生素 D 可通过多晒太阳或应用维生素 D 制剂获得,在服用维生素 D 的过程中要监测血清钙和肌酐的变化;对使用雌激素的老年女性病人,应详细了解家族中有关肿瘤和心血管方面的病史,严密监测子宫内膜的变化,注意阴道出血情况,定期做乳房检查,防止肿瘤和心血管疾病的发生;雄激素用于男性骨质疏松症的治疗。雄激素对肝有损害,并常导致水、钠潴留和前列腺增生,在治疗过程中要定期监测体重、肝功能、前列腺等。

3) 双膦酸盐:如依替膦酸二钠、阿仑膦酸钠。此类药物可引起皮疹或暂时性的低钙血症,且口服引起食管病变较多见,故应晨起空腹服用,同时饮清水 200~300mL,至少半小时内不能进食或喝饮料,也不能平卧,以减轻对食管的刺激。静脉注射要注意血栓性疾病的发生,同时应监测血钙、磷和骨吸收生化标志物。

(2) 疼痛护理:骨质疏松引起疼痛的原因主要与腰背部肌肉紧张及椎体压缩性骨折有关,故通过卧床休息,使腰部软组织和脊柱肌群得到松弛,可显著减轻疼痛。休息时应卧于加薄垫的木板或硬棕床上,仰卧时头不可过高,在腰下垫一薄枕。必要时可使用背架、紧身衣等限制脊柱的活动度,也可通过洗热水浴、按摩、擦背促进肌肉放松。同时,应用音乐治疗、暗示疏导等方法对缓解疼痛也是很有效的。对疼痛严重者可遵医嘱使用镇痛药、肌肉松弛剂等药物,对骨折者应通过牵引、介入或手术方法最终缓解疼痛。

(3) 预防并发症:提供安全的生活环境,日常用品放在容易取到之处,衣服和鞋穿着要合适,防止跌倒及骨折的发生,如果发生骨折应给予牵引、固定、复位或手术治疗,同时辅以物理康复治疗,及早恢复运动功能。

4. 心理护理

与老年人倾心交谈,鼓励其表达内心的感受,明确其忧虑的根源。指导老年人穿宽松的上衣掩盖形体的改变。加强对老年病人的宣教,使其了解疾病的程度,减轻病人的焦虑、紧张心理,介绍疾病康复病例,增强其治疗信心,鼓励他们在积极配合治疗的同时,通过各种方式保持良好心态,多参加各种交往活动、增加亲情互动的机会、创造良好的家庭氛围。

5. 健康指导

(1) 健康教育:讲解疾病相关知识,让病人了解疾病的原因、相关治疗知识及疾病预后情况,告知老年人预防更重要,做到尽早预防、长期预防,教会老年人观察各种药物的不良反应,明确不同药物的使用方法及疗程。

(2) 生活指导:指导每日适当运动和进行户外日光照晒。加强预防跌倒的宣传教育和保护措施,指导病人维持良好姿势,改变体位时动作应缓慢。必要时可指导老年人使用手杖和助步器,以增加其活动时的稳定性。

(3) 康复训练:康复训练应尽早实施,在急性期应注意卧、坐、立姿势,卧位时应平卧、低枕、背部尽量伸直,坚持睡硬板床;坐位或立位时应伸直腰背,收缩腰肌和臀肌,增加腹压。在慢性期应选择性对骨质疏松症好发部位的相关肌群进行运动训练,如通过仰卧位抬腿动作做腹肌训练,采用膝胸卧位做背肌训练等。同时可配合有氧运动增强体质,通过翻身、起坐、单腿跪位等动作训练维持和增加老年人的功能水平。

【护理评价】

1. 病人疼痛减轻或解除,舒适感增加。

2. 病人能根据个人情况适当运动,进行有效的关节训练。

3. 病人焦虑缓解,逐步适应形象的改变,无社交障碍。

4. 病人无并发症或并发症得到及时发现和处理。

(刘昭君)

第九节　老年退行性骨关节病及其护理

退行性骨关节病(degenerative osteoarthritis)又称骨关节炎,是由于关节软骨发生退行性变,引起关节软骨完整性破坏以及关节边缘软骨下骨板病变,继而导致关节症状和体征的一组慢性退行性关节疾病。此病好发于髋、膝、脊椎等负重关节以及肩、指间关节等,高龄男性髋关节受累多于女性,手骨性关节炎则以女性多见。其发病率随年龄的增加而升高,65 岁以上的老年人患病率达 68%,该病的致残率高达 53%,是老年人致残的主要原因之一。本病的发生是多种因素联合作用的结果,如软骨基质中的黏多糖含量减少、纤维成分增加、软骨的弹性降低、软骨下骨板损害等使软骨失去了缓冲作用而导致关节内出现局灶性炎症。

【护理评估】

(一) 健康史

临床上骨关节炎常分为原发性和继发性。原发性骨关节炎与一般易感因素和机械因素有关。前者包括遗传因素、生理性老化、肥胖、性激素、吸烟等;后者包括长期不良姿势导致的关节形态异常,长期从事反复使用关节的职业或剧烈的文体活动对关节的磨损等。应评估病人有无家族遗传史,既往有无免疫性疾病、是否肥胖、有无吸烟史,是否长期从事反复使用关节的职业、是否经常剧烈活动造成关节磨损。评估病人有无长期不良姿势导致的关节形态异常。对于继发性骨关节炎应评估老年人有无关节先天性畸形、关节创伤、关节面的后天性不平衡及其他疾病等。老年人退行性骨关节病绝大部分为原发性,应重点评估引起关节发生以上改变的原因。

(二) 身体状况

评估病人疼痛部位、类型、程度、有无晨僵及诱发因素;评估关节有无肿胀和畸形。

1. 关节疼痛　开始表现为关节酸痛,程度较轻,多出现于活动或劳累后,休息后可减轻或缓解。随着病情进展,疼痛程度加重,表现为钝痛或刺痛,关节活动可因疼痛而受限,最后休息时也可出现疼痛。其中膝关节病变在上下楼梯时疼痛明显,久坐或下蹲后突然起身可导致关节剧痛;髋关节病变疼痛常自腹股沟传导至膝关节前内侧、臀部及股骨大转子处,也可向大腿后外侧放射。

2. 关节僵硬　关节活动不灵活,特别在久坐或清晨起床后关节有僵硬感,不能立即活动,要经过一定时间后才感到舒服。这种僵硬和类风湿关节炎不同,时间较短暂,一般不超过 30min。但到疾病晚期,关节不能活动将是永久性的。

3. 关节内卡压现象　当关节内有小的游离骨片时,可引起关节内卡压现象。表现为关节疼痛、活动时有响声和不能屈伸。膝关节卡压易使老年人摔倒。

4. 关节肿胀、畸形　膝关节肿胀多见,因局部骨性肥大或渗出性滑膜炎引起,严重者可见关节畸形、半脱位等。手关节畸形可因指间关节背面内、外侧骨样肿大结节引起,位于远端指间关节者称 Heberden 结节,位于近端指间关节者称为 Bouchard 结节,部分病人可有手指屈曲或侧偏畸形,第一腕掌关节可因骨质增生出现“方形手”。

5. 功能受限　各关节可因骨赘、软骨退变、关节周围肌肉痉挛及关节破坏而导致活动受限。此外,颈椎骨性关节炎脊髓受压时,可引起肢体无力和麻痹,椎动脉受压可致眩晕、耳鸣、复视、构音障碍或吞咽障碍,严重者可发生定位能力丧失或突然跌倒。腰椎骨性关节炎腰椎管狭窄时,可引起下肢间歇性跛行,也可出现大小便失禁。

6. 实验室和其他辅助检查

（1）生化检查：血沉、C反应蛋白大多正常或轻度升高，类风湿因子（RF）和自身抗体阴性。关节液为黄色，黏度正常，凝固试验阳性，白细胞数低于2×10^6/L，葡萄糖含量很少或低于血糖水平一半，继发性骨关节炎病人可出现原发病的实验室检查异常。

（2）放射学检查：放射学检查对本病诊断十分重要，典型X线表现为受累关节间隙狭窄，关节面硬化和变形，软骨下骨质硬化及囊性变，关节边缘骨赘形成，关节内游离骨片。严重者关节面萎缩、变形和半脱位；CT用于椎间盘病的检查，效果明显优于X线；MRI不但能发现早期的软骨病变，而且能观察到半月板、韧带等关节结构的异常，有利于早期诊断。

（三）心理-社会评估

退行性骨关节病主要表现为反复或持续的关节疼痛、功能障碍和关节变形，给老年人日常生活及心理健康带来危害。功能障碍使老年人的无能为力感加重，产生自卑心理；疼痛和关节变形使老年人不愿意过多走动，产生消极悲观的情绪；疾病的迁延不愈使老年人对治疗失去信心。应评估老年人的性格特征、心理反应，病人和家属对疾病的了解程度，家庭人员结构、知识文化程度、经济状况以及对病人的社会支持程度。

（四）诊断要点

详细询问病史，有无特异的实验室检查指标，放射学检查对本病诊断十分重要，一般依据临床表现和X线检查，并排除其他炎症性关节疾病而诊断。

（五）治疗要点

本病的治疗要点包括减轻或消除症状，延缓关节结构改变，维持关节功能，提高生存质量。退行性骨关节炎的治疗方法可以分为两大类，一是保守治疗，二是手术治疗。前者包括减轻体重、药物、理疗和适当的功能锻炼等。后者包括截骨、软骨移植、关节镜和人工关节置换手术等。

【护理诊断/问题】

1. 慢性疼痛　与关节退行性病变引起的关节软骨破坏及骨板病变有关。

2. 躯体移动障碍　与关节疼痛、畸形或脊髓压迫所引起的关节或肢体活动困难有关。

3. 有成人跌倒的危险　与关节破坏所致的功能受限有关。

4. 无能为力感　与躯体活动受限及自我贬低的心理压力有关。

【护理目标】

1. 病人使用药物或非药物的方法减轻或解除疼痛，舒适感增加。

2. 病人关节功能状态改善，日常生活基本能够自理。

3. 病人能采取防止跌倒的措施，无跌倒发生。

4. 病人情绪稳定，积极乐观，无社交障碍。

【护理措施】

1. 一般护理

（1）急性发作期：限制关节的活动，以不负重活动为主，症状严重时可适当卧床休息，用支架或石膏托固定患肢，防止畸形。

（2）症状缓解期：可进行适当的运动，尽量选择运动量适宜、能增加关节活动的运动项目，如游泳、做操、打太极拳等，以防止肌萎缩，增加关节周围肌力，改善关节的稳定性。减少爬山、骑车等剧烈活动，加强运动中的自我保护，防止运动中出现机械性损伤。肥胖老年人应坚持运动锻炼，同时注意饮食调节，控制体重，以减轻关节负担。

2. 病情观察　观察病人的关节运动情况，给予必要的辅助用具及安全保护措施；观察关节肿胀、

Note:

疼痛、活动受限的程度;关节置换术后的病人注意观察皮肤及牵引情况,保证老年人在牵引状态下的舒适和功能;石膏固定者注意观察患侧肢体的血液循环、包裹松紧度,做好石膏固定及病人的护理。

3. 治疗配合

(1) 用药护理

1) 非甾体抗炎药:主要起镇痛作用。指导老年人遵医嘱正确用药,药物剂量和种类选择注重个体化。建议使用吡罗昔康、双氯芬酸、舒磷酸硫化物等副作用小的药物,尽量避免使用阿司匹林、水杨酸、吲哚美辛等副作用大且对关节软骨有损害作用的药物;应使用最低有效剂量,在炎症发作期使用,症状缓解后立即停止;对应用按摩、理疗等方法可缓解疼痛者,最好不服用镇痛药;长期服用非甾体抗炎药者,还应注意药物对胃肠道的损害,饭后服用。

2) 透明质酸:通过关节内注射,可较长时间缓解症状和改善关节功能。主要用于膝关节,尤其适用于 X 线表现轻度至中度的病例,注射后密切观察关节外观是否肿胀、青紫,有无出血、疼痛、感染。抬高患肢,放松关节肌肉,穿刺点 6h 内不能沾水,48h 内不能外用药物,用药期间应加强临床观察,注意监测 X 线片和关节积液情况。

3) 氨基葡萄糖:不但能修复损伤的软骨,还可以减轻疼痛,常用药物有硫酸氨基葡萄糖(维骨力)、氨糖美辛片、氨基葡萄糖硫酸盐单体(傲骨力)等。硫酸氨基葡萄糖最好吃饭时服用,氨糖美辛片饭后即服或临睡前服用效果较好。

知 识 链 接

时辰药理学

人体的生理变化具有生物周期性,在生物钟的控制调解下,人体的基础代谢、体温变化、血糖含量、激素分泌等功能都具有节律性。

时辰药理学又称时间药理学,作为时辰生物学与药理学的分支学科而诞生于 20 世纪 50 年代,它是依据生物学上的时间特性,研究药物作用的时间函数规律(包括药理效应、药物代谢动力学和机体敏感度等依时间不同而发生变化的规律)来选择合适的用药时机,以达到最小剂量、最佳疗效、最小毒性,提高病人用药效果。时辰药理学是确定最佳给药时间,引导临床合理用药的重要依据。

---

(2) 疼痛护理:对患髋关节骨关节炎的老年人来说,减轻关节的负重和适当休息是缓解疼痛的重要措施,疼痛严重者可采用卧床牵引限制关节活动;膝关节骨关节炎的老年人除适当休息外,可通过上下楼梯时抓扶手、坐位站起时手支撑扶手的方法减轻关节软骨承受的压力,膝关节积液严重时,应卧床休息。另外,局部理疗与按摩综合使用,对任何部位的骨关节炎都有一定的镇痛作用。

(3) 手术护理:对于膝关节明显外翻或内翻者,可以进行力线调整手术;对症状严重、关节畸形明显的晚期骨关节炎老年人,多行人工关节置换术,能有效缓解疼痛、恢复关节功能。髋关节置换术后患肢需皮牵引,应保持有效牵引,同时要保证老年人在牵引状态下的舒适和功能;膝关节置换术后患肢用石膏托固定,应做好石膏固定及患肢的护理。

4. 心理护理

关节变形和活动受限导致老年人的自理能力下降,应关心和帮助老年人,鼓励病人正确看待疾病,使其认识到关节软骨组织随着年龄的增长而老化是自然规律,以积极的心态对待;鼓励老年人多参与社会活动;减少并消除老年人的依赖心理,使其逐步主动参与肢体功能锻炼,提高自理能力。

5. 健康指导

(1) 健康教育:结合老年人的自身特点,用通俗易懂的语言介绍本病的病因、治疗及预防措施、药物及手术治疗的注意事项,并告知药物可能的不良反应,教会老年人监测方法。

Note:

（2）生活指导：学会正确的关节活动姿势，尽量应用大关节而少用小关节，动作幅度不宜过大，可以使用手把、手杖、助行器以减轻受累关节的负重，防止外伤。对于肢体活动受限的老年人，应根据其自身条件及受限程度，运用辅助器具或特殊的设计以保证或提高老年人的自理能力，注意防潮保暖，多做关节部位的热敷，防止关节受凉受寒，避免从事可诱发疼痛的工作或活动。

（3）康复训练：进行各关节的康复训练，通过主动和被动的功能锻炼，可以保持病变关节的活动，防止关节粘连和功能活动障碍。不同关节的锻炼根据其功能有所不同。①髋关节：早期练踝部和足部的活动，鼓励老年人尽可能做股四头肌的收缩，除去牵引或外固定后，床上练髋关节的活动，进而扶拐下床活动。②膝关节：早期练股四头肌的伸缩活动，解除外固定后，再练伸屈及旋转活动。③肩关节：练习外展、前屈、内旋活动。④手关节：主要锻炼腕关节的背伸、掌屈、桡偏屈、尺偏屈。还可指导患颈椎病的老年人于症状缓解后做颈部的运动体操。具体做法：先仰头，侧偏头颈使耳靠近肩，再使头后缩转动。每个动作后头应回到中立位，再做下一个动作，且动作宜慢。

【护理评价】

1. 病人减轻或解除疼痛，舒适感增加。
2. 病人关节功能状态改善，日常生活基本能够自理。
3. 病人采取防止跌倒的措施，加强自身保护措施，预防跌倒发生。
4. 病人情绪积极乐观，有战胜疾病的信心，无社交障碍。

（刘昭君）

第十节　老年胃食管反流病及其护理

胃食管反流病（gastroesophageal reflux disease，GERD）是一种慢性消化系统疾病，是指由于防御机制减弱或受损，导致胃、十二指肠内容物通过松弛的食管下括约肌反流到食管引起的一系列症状和体征，以及侵蚀咽、喉、气管等食管以外组织损害的并发症。根据有无组织学改变分为两类。①反流性食管炎：食管有炎症组织学改变，由于胃食管反流引起的食管黏膜损伤，发病机制主要为食管抗反流机制减弱，包括反流屏障，食管对反流物的清除及黏膜对反流物攻击的抵抗力。②症状性反流：客观方法证实有反流，但未见组织学改变。发生原因有食管裂孔疝、胃酸分泌增多、胃排空延迟及消化功能紊乱等。老年人因膈肌、韧带松弛，食管裂孔疝的发生率较高，所以 GERD 的发生率明显升高，发病率随年龄增加而增加。

【护理评估】

（一）健康史

1. 消化系统及相关疾病病史　老年人 GERD 继发于食管裂孔疝者较多，老年人 GERD 并存胃溃疡者较多。在老年人 GERD 中，有些常见伴随病的治疗药物，可加重 GERD。

2. 并发症　糖尿病并发神经病变致胃肠自主神经受累，进行性系统硬化症使食管平滑肌受累，均可引起食管、胃肠道蠕动减弱，导致 GERD 的发生。在 GERD 病人中常见的其他合并症还有代谢综合征、心血管疾病和睡眠呼吸暂停等。

3. 危险因素　①年龄：一般认为 GERD 的发病随年龄的增加而增长，老年人 GERD 患病率增高的原因与随年龄增长的退行性改变相关。尤其是女性，40~60 岁为发病高峰年龄。②吸烟、浓茶及有些饮料：可降低食管下括约肌的压力，而碳酸饮料是 GERD 病人在睡眠期间出现胃灼热的一个风险因素。③超重和肥胖：GERD 及糖尿病等合并症的常见风险因素；有研究发现 BMI 与 GERD 症状发生的频率有显著的正相关性。④高脂肪的摄入：可延缓胃的排空，会带来 GERD 和反流性食管炎的较高风险。⑤某些药物：如钙通道阻滞药、抗胆碱药和非甾体抗炎药（NSAIDs）可能负面影响 GERD 及其治疗；抗生素、钾补充剂等可能引起上消化道损伤并加重反流样症状或反流诱导的损伤。⑥其他：体力劳动、饱餐、家族史、心身疾病、社会因素等均与 GERD 的发生有关。

（二）身体状况

症状评估是 GERD 诊断的关键，胃灼热和反流是 GERD 最常见、最主要的症状，对于诊断 GERD 有很高的特异性。具体症状如下：

1. **胸骨后烧灼感或疼痛**　多在进食后 1h 发生，常在弯腰、咳嗽、用力排便、头低仰卧位或侧卧时诱发。疼痛部位在胸骨后或剑突下，可放射至颈、肩背、耳部和上肢，由反流物刺激食管引起。常与心绞痛难以区别，应予重视。

2. **反流症状**　表现为反酸、反食、反胃、嗳气等。反酸常伴胃烧灼感，多在胸骨后烧灼感或烧灼样疼痛之前出现。餐后症状明显或加重。

3. **吞咽困难**　初期因食管痉挛，出现间歇性吞咽困难。后期因食管瘢痕形成狭窄，出现永久性吞咽困难。严重食管炎或食管溃疡者可有咽下疼痛。

4. **食管以外的症状**　表现为咳嗽、哮喘、声嘶，咳嗽多在夜间，呈阵发性，伴有气喘。

5. **严重者可致食管糜烂出血**　胃液反流可引起误吸，长期胃食管反流也可致食管黏膜上皮肠化生。

6. **实验室和其他辅助检查**

（1）X 线钡餐检查：食管钡餐造影检查可作为食管反流病的初始检查。对不能接受内镜检查者行此检查有一定的意义，但敏感性低。

（2）内镜检查及活组织病理检查：内镜检查是诊断反流性食管炎最准确的方法，是评价内膜损伤的最佳方法，可判定反流性食管炎的严重程度，同时结合病理活检，可明确是否为巴雷特食管（barrett esophagus）；同步检查胃和十二指肠，以排除引起胃内压升高的因素。按 Kahrilas 分型，内镜下反流性食管炎分为 4 级。1 级：一至数个充血渗出的非融合性病变；2 级：充血、糜烂、渗出、融合，但未环周一圈；3 级：环周一圈；4 级：食管病变可为溃疡、狭窄、Barrett 食管，局部组织增生，息肉形成。

（3）其他：①24h 食管 pH 监测，是唯一可以评估反流症状相关性的检查，可确定胃食管反流的程度、食管清除反流物的时间及胸痛与反流之间的关系，有助于持续症状（典型或不典型）的病人确诊 GERD。②食管酸灌注（Bernstein）试验，可区分胸痛为食管源性还是心源性。③食管测压试验，可确定食管下括约肌的基础压力及动态变化。④其他，还有多通道食管腔内阻抗（MII）技术、PPI（泵离子抑制剂）试验（经验治疗）等。

与年轻人相比，GERD 老年病人症状可不典型（表 6-7），胃灼热或反酸发生率降低；而厌食、消瘦、贫血、呕吐和吞咽困难等症状，发生率却随年龄增长而显著升高。

表 6-7　GERD 的症状

典型症状	非典型症状
胃灼热（白天或夜间）	呕吐
反流、反食或反胃（白天或夜间）	胸痛（心前区）
反酸	呼吸道症状（咳嗽、喘息、慢性鼻窦炎）
恶心，嗳气（呃逆）*	耳、鼻、喉症状（声音嘶哑、咽部疼痛）
消化缓慢，早饱 *	早醒
上腹疼痛 *，腹胀 *	夜间觉醒、噩梦

注：* 可以认为是与 GERD 相关的症状，对 PPI（泵离子抑制剂）治疗有效并症状有所改善。

（三）心理 - 社会状况

GERD 老年人由于进食及餐后的不适，会对进餐产生恐惧；同时老年人也害怕癌变，会产生焦虑情绪。评估老年人的心理反应,是否对进食有恐惧情绪;进食具有选择性,同时会因在食物选择方面的有限性而减少与家人、朋友共同进餐的机会,减少正常的社交活动;评估家属对老年人治疗疾病的态度、心理支持和照顾程度;了解老年人治疗疾病的经济承受力等。

（四）诊断要点

如果病人反流症状轻微,每周出现≥2次反流症状影响病人生活质量;或不频繁的中至重度症状,每周<2次发生尽管不足以影响生活质量;同时内镜检查表明食管内膜损伤,同时结合病理活检,都可考虑GERD诊断。

（五）治疗要点

治疗主要目的是减轻症状,阻止胃液的反流,缓解或阻止食管黏膜损伤,改善GERD的生活质量。主要措施有药物治疗,如质子泵抑制剂(如奥美拉唑、雷贝拉唑等)、H_2受体拮抗剂(如雷尼替丁、法莫替丁等)、促胃动力药(如莫沙必利、伊托必利等)、抗酸药(如铝、镁、铋等碱性盐类及其复合制剂)。对确诊由反流引起的严重呼吸道疾病的病人,质子泵抑制剂疗效欠佳者,可考虑手术治疗。

知 识 链 接

巴雷特食管

巴雷特食管(Barrett esophagus)内镜下的表现为正常呈现均匀粉红带灰白的食管黏膜出现胃黏膜的橘红色,分布可为环形、舌形或岛状。巴雷特食管可发生在反流性食管炎的基础上,亦可不伴有反流性食管炎。巴雷特食管是食管腺癌的癌前病变,其腺癌的发生率较正常人高30~50倍。

【护理诊断/问题】

1. **疼痛** 与反酸引起的烧灼及反流物刺激致食管痉挛有关。
2. **营养失调:低于机体需要量** 与厌食和吞咽困难导致进食减少有关。
3. **有孤独的危险** 与进餐不适引起的情绪恶化及参加集体活动次数减少有关。
4. **潜在并发症** 食管狭窄、消化道出血、癌变。

【护理目标】

1. 老年人学会了正确控制疼痛的方法。
2. 老年人能选择符合饮食计划的食物,保证每日摄入足够的营养成分,体重有所增加。
3. 老年人情绪稳定,无社交障碍发生。
4. 老年人未发生食管狭窄、出血等并发症。

【护理措施】

GERD的治疗采用循序渐进的方法,核心原则是生活方式干预,对一般老年人通过内科保守治疗就能达到治疗目的,对重症病人经内科治疗无效者,可采用抗反流手术治疗。治疗的主要目标是缓解症状,改善病人生活质量,治愈食管炎以及防止或治疗GERD相关的并发症。具体护理措施如下:

（一）控制疼痛,保证舒适

餐后散步或采取直立位,睡眠时可将头侧床垫垫高15~20cm,这对平卧反流是行之有效的方法。将枕头垫在背部以抬高胸部,这样借助重力作用,促进睡眠时食管的排空和饱餐后胃的排空。避免睡前饱食和右侧卧位,避免反复弯腰及抬举动作。

（二）饮食护理

为减轻老年人与进餐有关的不适,保证营养物质的摄入,需要从以下几方面进行护理。

1. 进餐方式　协助老年人采取高坐卧位,给予充分的时间,并告诉老年人进食速度要慢,注意力要集中,每次进少量食物,且在一口咽下后再给另一口。应以少量多餐取代多量的三餐制。

2. 饮食要求　常规给予低脂肪饮食,出现吞咽困难给予半流质或流质饮食,必要时禁食。为防止呛咳,食物的加工宜软而烂,可将食物加工成糊状或肉泥、菜泥、果泥等。另外,应根据个体的饮食习惯,注意食物的色、香、味、形等感观性状,刺激食欲,食物的搭配宜多样化,主副食合理,粗细兼顾。

3. 饮食禁忌　胃容量增加能促进胃反流,因此应避免进食过饱。高酸性食物可损伤食管黏膜,应限制柑橘汁、西红柿汁等酸性食品。刺激性食品可引起胃酸分泌增加,应减少酒、茶、咖啡、糖等摄入。

（三）胃灼热、反酸的护理

1. 指导病人调整饮食结构、戒烟酒、肥胖病人减肥。

2. 改变不良睡姿,如避免将两上臂上举或枕于头下,因为这样可引起膈肌抬高,胃内压力增加,从而使胃液反流而上。

3. 穿着宽松舒适衣物。

4. 加强口腔护理,反流后及时漱口,防止口腔溃疡发生。

（四）用药护理

抑酸是 GERD 治疗的主要手段。治疗 GERD 最常用的药物包括:①抑制胃酸分泌药,如雷尼替丁、西咪替丁;质子泵抑制剂,如奥美拉唑和兰索拉唑。如需要服用其他药物,应在服用抗酸药 1~2h 后再服。②促胃动力药,如西沙必利、甲氧氯普胺、多潘立酮。③胃黏膜保护剂,如硫糖铝。

在用药过程中要注意观察药物的疗效,同时注意药物的副作用,如服用西沙必利时注意观察有无腹泻及严重心律失常的发生;甲氧氯普胺可出现焦虑、震颤和动作迟缓等反应,应避免应用;对于多潘立酮,由于可引起心电图上 QTc 间期延长等安全性问题,不推荐使用;服用硫糖铝时应警惕老年人便秘的发生。

避免应用降低食管下括约肌压力的药物,如抗胆碱药、肾上腺能抑制剂、地西泮、前列腺素 E 等。对合并心血管疾病的老年人应适当避免服用硝酸甘油制剂及钙通道阻滞药,合并支气管哮喘则应尽量避免应用茶碱及多巴胺受体激动药,以免加重反流。慎用损伤黏膜的药物,如阿司匹林、非甾体抗炎药等。提醒老年人服药时须保持直立位,适当饮水,防止因服药所致的食管炎及其并发症。

（五）心理调适

耐心细致地向老年人解释引起胃部不适的原因,教会老年人及照护者减轻胃部不适的方法和技巧,减轻其恐惧心理。与家人协商,为老年人创造参加各种集体活动的机会,如家庭娱乐、朋友聚会等,增加老年人的归属感。

（六）健康指导

1. 健康教育　根据病人的文化程度、接受能力和知识需求对疾病相关知识选择不同的教育内容。告知老年人胃食管反流病的原因、主要的临床表现及并发症、实验室检查结果及意义,使老年人明确自己的疾病类型及严重程度。

2. 生活指导　改变生活方式及饮食习惯是保证治疗效果的关键。指导老年人休息、运动、饮食等各方面的注意事项,避免一切增加腹压的因素,如腰带不要束得过紧、注意防止便秘、肥胖者要采用合适的方法减轻体重等。

3. 用药指导　①指导老年人掌握促胃肠动力药、抑酸药的种类、剂量、用法及用药过程中的注意事项。②老年人服药时需保持直立位,至少饮水 150mL。③服用前仔细阅读说明书或详细咨询,尤其是容易造成食管黏膜损伤的药物,如非甾体类抗炎药、氯化钾、四环素、奎尼丁等。④避免使用降低食管下段压力的作用,如阿托品、异丙基肾上腺素、地西泮、二羟丙茶碱等。

【护理评价】

1. 老年人能保证身体舒适,无反酸等症状。

2. 老年人能保证营养充分,体重有所增加。

3. 老年人情绪稳定,无社交障碍发生。

4. 老年人未发生食管狭窄、出血等并发症。

(郭 红)

第十一节 老年良性前列腺增生及其护理

良性前列腺增生(benign prostatic hyperplasia,BPH)是男性老年人常见疾病之一,其导致的排尿困难等下尿路症状及相关并发症严重影响老年男性的生活质量。BPH 的发病率随着老年男性年龄的增长而增加,60 岁时发病率超过 50%,80 岁以上可达 95.5%。

前列腺增生症的自然病史可分为两个时期,即病理期和临床期。前者又分为镜下和肉眼可见的BPH,几乎所有男性均有出现镜下 BPH 的可能,其中约 1/2 将发展为肉眼可见的 BPH。在肉眼可见的 BPH 中,约 1/2 成为临床期 BPH。BPH 的发生、发展与人均寿命延长及动物蛋白摄入量有关。

【护理评估】

(一)健康史

前列腺增生的发病机制研究较多,但病因至今尚未阐明,目前已知必须具备"有功能的睾丸"和"年龄增长"两个条件。性激素、前列腺间质 - 上皮细胞的相互作用、生长因子、炎症细胞及因子均参与 BPH 的发病。

(二)身体状况

1. 临床症状 一般在 50 岁以后出现症状。随着下尿路梗阻加重,症状逐渐明显。由于病程进展缓慢,病人常不能回忆起病的确切时间。BPH 临床上主要有如下症状:

(1)尿频:尿频是 BPH 最常见的早期症状,夜尿更为明显。早期是因增生的前列腺充血刺激引起。随着梗阻加重,残余尿量增多,膀胱有效容量减少,尿频更加明显,可出现急迫性尿失禁等症状。当夜尿次数在 3 次以上时,表示膀胱出口梗阻已达到一定程度。

(2)排尿困难:进行性排尿困难是前列腺增生最主要的症状,但发展缓慢。轻度梗阻时排尿迟缓、断续、尿后滴沥。严重梗阻时排尿费力、射程缩短、尿线细而无力,终成滴沥状。严重者需用力并增加腹压以帮助排尿,常有排尿不尽感。

(3)尿失禁、尿潴留:当梗阻加重到一定程度时,膀胱逼尿肌受损,收缩力减弱,残余尿量逐渐增加,继而发生慢性尿潴留。膀胱过度充盈时,使少量尿液从尿道口溢出,称充盈性尿失禁。在前列腺增生的任何阶段,可因气候变化、劳累、饮酒、便秘、久坐等因素,使前列腺突然充血、水肿导致急性尿潴留。

(4)并发症表现:长期梗阻可引起严重肾积水、肾功能损害;长期排尿困难导致腹压增高,还可引起腹股沟疝、内痔或直肠脱垂等。

2. 体征 直肠指诊可触及增大的前列腺,表面光滑、质韧、有弹性,中间沟消失或隆起。

3. 实验室和其他辅助检查 以下尿路症状(lower urinary tract symptoms,LUTS)为主诉就诊的 50 岁以上男性病人,首先应该考虑 BPH 的可能。为明确诊断,需进行初始的临床评估。

(1)尿常规:了解是否合并泌尿系统感染。

(2)肾功能检测:了解肾功能状态、膀胱残余尿量和肾积水。

(3)B 超:了解前列腺大小、形态、突入膀胱内情况及膀胱内病变。

(4)尿流动力学检查:尿流率测定可初步判断梗阻的程度:最大尿流率 <15mL/s,提示排尿不畅;<10mL/s 提示梗阻严重。评估最大尿流率时,尿量必须超过 150mL 才有诊断意义。应用尿动力测定压力—流率等可鉴别神经源性膀胱功能障碍,逼尿肌和尿道括约肌功能失调以及不稳定膀胱逼尿肌

引起的排尿困难。

（5）膀胱镜检查：可判断尿道内的狭窄或者堵塞情况。

（6）前列腺特异抗原：是检测前列腺癌最具有临床价值的肿瘤标志物。

（7）肾脏造影检查：主要用于肾脏疾病的诊断，对良性前列腺增生也具有一定的诊断价值。

（三）心理 - 社会状况

评估老年人有无因疾病所引起的恐惧、抑郁，有无因对病情及预后不了解而产生焦虑反应。老年人的家庭成员能否支持配合医护方案的实施。前列腺增生是一种进行性加重的疾病，应对病人给予特别的关注。准备手术的老年人，应重视对其进行术前、术后的心理评估。

（四）诊断要点

男性 50 岁以后出现尿频、尿急、排尿困难、尿失禁、尿潴留等症状，随着下尿路梗阻加重，症状逐渐明显。严重者可造成肾积水、肾功能损害等，通过 B 超和膀胱镜检查可以确诊良性前列腺增生疾病。

（五）治疗要点

针对 BPH 病人，治疗主要目的是减轻症状，阻止 BPH 的发展，改善生活质量。主要措施有药物治疗和手术治疗等。药物治疗有 α 受体拮抗药（多沙唑嗪、特拉唑嗪、坦索罗辛等）、5α- 还原酶抑制剂（非那雄胺、度他雄胺等）、M 受体拮抗剂、植物制剂、中药等。目前经典的外科手术方法有经尿道前列腺切除术（transurethral resection of the prostate，TURP）、经尿道前列腺切开术（transurethral incision of the prostate，TUIP）以及开放性前列腺切除术。目前 TURP 仍是治疗前列腺增生的首选手术方式。

【护理诊断 / 问题】

1. **排尿障碍**　与前列腺增生引起尿路梗阻有关。
2. **睡眠型态紊乱**　与尿频、夜尿多有关。
3. **焦虑**　与患病时间长、影响睡眠与活动有关。
4. **潜在并发症**　直立性低血压、出血、膀胱痉挛等。

【护理目标】

1. 老年人排尿正常。
2. 老年人保证足够的睡眠。
3. 焦虑情绪缓解或者没有焦虑。
4. 老年人未发生出血、感染等并发症。

【护理措施】

临床症状轻者以内科药物治疗为主，可遵医嘱给予 α 受体阻滞药、激素、降低胆固醇药物等；梗阻较重又不适宜手术者可使用激光治疗、射频治疗或支架治疗等，必要时行前列腺切除术。

治疗护理的主要处理原则包括内科药物治疗与手术治疗。经过治疗和护理，老年人尿频、排尿困难等症状缓解或解除；睡眠好转；尿路感染发生率下降；焦虑、恐惧感消除且情绪稳定；减少并发症发生。

1. 一般护理

（1）老年人居住的房间设计合理，卧室要靠近卫生间，地面防滑，最好设有扶手，夜间尿频的老年人可在床旁放便器。

（2）生活规律，加强锻炼，提醒老年人尽量不要憋尿，训练其排尿能力。

（3）饮食宜清淡，不宜在短时间内大量饮水，避免膀胱急剧扩张而引起紧张度丧失；避免饮酒及刺激性饮料。

2. 对症护理

（1）排尿困难提供适宜的环境，安置适当的体位利于其轻松排尿。可热敷下腹部或用手按摩刺激

Note：

膀胱逼尿肌收缩,促进排尿,必要时导尿。留置导尿老年人应随时观察有无导尿管相关尿路感染,以及时处理。

(2) 尿潴留可用温水冲洗会阴部或听水流声音诱导其排尿,必要时给予导尿。

(3) 尿频睡前应限制饮水,以免影响睡眠。

3. 治疗相关护理

(1) 等待观察:良性前列腺增生症的症状在一段时间内可能不会发生明显变化。BPH 指南均建议轻度前列腺增生(国际前列腺症状评分≤7)至中度下尿路症状、生活质量未受明显影响可以等待观察,不予治疗,但必须密切随访,如病情加重,再选择适宜的治疗方法。

(2) 药物治疗与护理:药物治疗适用于刺激期和代偿早期的前列腺增生病人,治疗前列腺增生的药物主要有三类:α 受体拮抗药、5α- 还原酶抑制剂、植物类药。目前最常用的 α 受体拮抗药,应注意服药后先在床上躺 10~20min,防止发生直立性低血压。目前应用最广的 5α- 还原酶抑制剂是非那雄胺,该药起效较慢,但优势是长期治疗,一般服药 3 个月可使前列腺缩小,改善排尿功能,长期服用可减少急性尿潴留、肾积水等远期并发症的发生,减少手术率,有抑制前列腺增生疾病发展进程的作用。

(3) 围术期护理:术前多食粗纤维易消化的食物,以防便秘;忌饮酒及辛辣食物;鼓励病人多饮水,勤排尿;残余尿量多或有尿潴留致肾功能不全者,应留置导尿持续引流,改善膀胱逼尿肌和肾功能。术后密切观察呼吸及泌尿系统感染的征象、引流管的引流情况等;做好膀胱冲洗的护理,预防尿路感染和输精管感染。术后 6h 无恶心、呕吐者,可进流食,1~2d 后无腹胀即可恢复正常饮食。做好并发症预防与护理,如出血、尿失禁等。

4. 心理护理　维护老年人的自尊,多关心老年人,鼓励其正常社交,解除不良情绪。向老年人说明药物治疗的重要性和手术治疗的必要性,帮助其树立战胜疾病的信心。

知 识 链 接

经尿道前列腺切除术(TURP)

手术原理:TURP 是采用一个薄的环状电极通过变换电流波形、电压峰值及电流能量来实现的,由电切和电凝两个步骤组成。切割时发生器被设定在高能状态,发射持续变化的正弦波射频,电极通过前列腺组织时细胞被迅速加热、汽化形成一个腔道;而电凝时发生器是在低能状态下发射断续的正弦波,两方面结合导致凝血。

手术方式:充分的术前准备和术中对前列腺沟和膀胱的良好冲洗,是 TURP 非常重要的步骤。检查膀胱和后尿道后开始切割。切除顺序一般为切除中叶及切出标志沟、切除两侧叶及腹侧组织、切除前列腺尖部。

经尿道前列腺切除综合征(TURS):主要原因是术中冲洗液被快速大量吸收所致。临床表现为血压的变化、肺水肿、脑水肿、肾水肿、血钠降低及血浆渗透压下降。治疗措施:利尿、纠正低渗、低钠血症、吸氧、抗心力衰竭、抗感染,有脑水肿时,要进行脱水治疗。

5. 健康指导

(1) 指导病人防止受寒:寒冷往往会使病情加重。因此,病人一定注意防寒,预防感冒和上呼吸道感染等。

(2) 禁忌酒饮:酒可使前列腺及膀胱颈充血水肿而诱发尿潴留。少食辛辣、刺激性食物,避免引起性器官充血,压迫前列腺,加重排尿困难。

(3) 不可憋尿:憋尿会造成膀胱过度充盈,使膀胱逼尿肌张力减弱,排尿发生困难,容易诱发急性尿潴留,因此,一定要做到有尿就排。

(4) 适量饮水:饮水过少不但会引起脱水,也不利排尿对尿路的冲洗作用,还容易导致尿液浓缩而形成结晶。故除夜间适当减少饮水,以免睡后膀胱过度充盈,白天应多饮水。

(5) 定期随访:3 个月到半年复查一次。BPH 随访的目的是评估疗效、尽早发现和治疗相关的不良反应或并发症。目前 BPH 随访的主要内容:国际前列腺症状评分(I-PSS)(表 6-8)、直肠指诊、尿流率、超声(包括残余尿)和血清 PSA 测定。

表 6-8　国际前列腺症状评分(I-PSS)和生活质量指数

在最近 1 个月内,您是否有以下症状?	无	少于 1/5	少于 1/2	大约 1/2	大于 1/2	几乎总是	症状评分
1. 是否有排尿不尽感?	0	1	2	3	4	5	
2. 是否有排尿后 2h 内又要排尿的现象?	0	1	2	3	4	5	
3. 是否排尿时中断多次?	0	1	2	3	4	5	
4. 是否有排尿不能等待的现象?	0	1	2	3	4	5	
5. 是否有感觉尿线变细的现象?	0	1	2	3	4	5	
6. 是否需要使劲才能排尿?	0	1	2	3	4	5	
7. 从入睡到早起一般需要起来排尿几次?	无	1 次	2 次	3 次	4 次	5 次或 5 次以上	
	0	1	2	3	4	5	
I-PSS=							
症状对生活质量的影响							
假如按照现在的排尿情况,你觉得今后生活质量如何?	非常好	好	多数满意	满意和不满意各半	多数不满意	不愉快	很痛苦
	0	1	2	3	4	5	6
生活质量指数 QOL=							

注:I-PSS 评分 0~7 分为轻度,8~19 分为中度,20~35 分为重度。

【护理评价】

1. 老年人排尿趋于正常。
2. 老年人保证足够的睡眠。
3. 老年人未发生出血、感染等并发症。
4. 老年人未发生 TUPR 术后相关并发症。

(郭　红)

第十二节　老年性阴道炎及其护理

老年性阴道炎(senile vaginitis)又称老年性萎缩性阴道炎,是因卵巢功能衰退,雌激素水平降低,阴道内环境抵抗力下降,导致病菌入侵繁殖引起的炎症。国内报道绝经后的妇女中老年性阴道炎发生率为 26.3%~31%。患病妇女出现外阴瘙痒和灼热感、阴道分泌物增加等不适,不同程度地影响了老年妇女的健康,因此应采取措施积极治疗和预防。

【护理评估】

(一) 健康史

老年妇女卵巢功能衰退,雌激素水平降低,阴道黏膜失去雌激素的支持作用而逐渐萎缩、变薄,皱襞消失,弹性减退,上皮细胞内糖原含量减少,乳酸形成亦随之降低,阴道内的酸性环境遭到破坏,局部抵抗力降低,致病菌易繁殖、入侵而引起炎症。

（二）身体状况

1. 临床症状 阴道分泌物增多及外阴瘙痒、灼热感。阴道分泌物稀薄、呈淡黄色,严重者呈脓血性白带。可伴有性交痛或肛门憋坠感,甚至出现尿频、尿急、尿痛等泌尿系统症状。

2. 体征 妇科检查可见阴道黏膜呈老年萎缩性改变,上皮萎缩变薄,皱襞消失,黏膜充血,有散在小出血点或点状出血斑。有时可见浅表溃疡,溃疡面可与对侧粘连,严重时造成狭窄甚至闭锁,炎症分泌物引流不畅形成阴道积脓或管腔积脓。白带为黄色水样、脓性,如有出血可为脓血性。

3. 实验室和其他辅助检查

（1）阴道分泌物涂片检查:是诊断老年性阴道炎最直观且简单易行的检查方法。老年性阴道炎病人的涂片中可见大量白细胞及少量基底层细胞,背景杂乱,无滴虫及假丝酵母菌。

（2）阴道细胞学检查:对阴道有血性分泌物或少量不规则出血者,取阴道分泌物或宫颈刮片排除宫颈或子宫的恶性肿瘤,必要时行病理检查。

（3）阴道细菌培养:结合药物敏感试验,有利于针对致病菌选用最敏感的抗生素治疗。

（4）B超检查:可排除输卵管及卵巢恶性肿瘤。

（三）心理 - 社会状况

患老年性阴道炎的老年人因病症具有隐私性而不愿谈及病情,或贻误诊断和治疗。评估老年人有无因疾病所引起的羞耻感和抑郁情绪,有无因对病情及预后不了解而产生的焦躁反应。老年人的家庭成员能否支持配合医护方案的实施,应对老年阴道炎病人给予特别的关注。

（四）诊断要点

老年女性病人阴道分泌物增多及外阴瘙痒、灼热感。阴道分泌物稀薄、呈淡黄色,严重者呈脓血性白带。可伴有性交痛或肛门憋坠感,甚至出现尿频、尿急、尿痛等泌尿系统症状。阴道分泌物的涂片检查可见大量白细胞及少量基底层细胞,背景杂乱,无滴虫及假丝酵母菌,可诊断为老年性阴道炎。

（五）治疗要点

局部外用雌激素软膏,常用雌三醇乳膏,也可选择中成药,如保妇康栓;如果合并尿道炎要考虑全身用药。补充雌激素,有口服或外用制剂,如急性炎症期可配合使用康妇凝胶或者保妇康栓等外用制剂,不建议反复冲洗。多数绝经后女性表现为肝肾阴亏、阴虚火旺,可根据病人不同体质,配合内服药物,进行内在体质调理,提高疗效。

【护理诊断 / 问题 】

1. 舒适的改变:瘙痒 与阴道内致病菌感染有关。

2. 睡眠型态紊乱 与阴部瘙痒有关。

3. 知识缺乏 缺乏特定的老年性阴道炎相关知识。

4. 潜在并发症 阴道溃疡、粘连、闭锁等。

【护理目标】

1. 老年人保持身体舒适,无瘙痒。

2. 老年人保证足够的睡眠。

3. 老年人能够了解老年性阴道炎相关知识

4. 老年人未发生阴道溃疡、粘连、闭锁等并发症。

【护理措施】

1. 一般护理 注意个人卫生,保持外阴清洁、干燥,尽量避免搔抓外阴部致皮肤破溃,告知病人取分泌物前 24~48h 避免性交、阴道灌洗或局部用药。分泌物取出后应及时送检。

2. 用药护理　老年性阴道炎病人常需阴道内局部用药,护士应做好正确的用药指导。告知病人每晚睡觉前洗净双手,用 1% 乳酸或 0.5% 醋酸溶液冲洗外阴或坐浴,然后将雌激素置于阴道深部以保证疗效。自己用药有困难者,指导其家属协助用药或由医护人员帮助使用。甲硝唑口服后偶见胃肠道反应,如食欲减退、恶心、呕吐。此外,偶见头痛、皮疹、白细胞减少等,一旦出现上述情况应及时告知医师。

3. 心理护理　老年性阴道炎是老年女性常见病,但有部分病人由于缺乏医学知识,不愿就诊,贻误了诊断和治疗时机。应告知病人发生阴道炎是由于体内雌激素水平降低造成的,不必害羞或惊慌,应及时就诊。在医师指导下正确用药和治疗,并减轻病人焦虑抑郁心理。鼓励病人表达自己的不适,耐心倾听病人的主诉,并给予安慰和支持。

4. 健康指导

(1) 个人卫生指导:①保持会阴部清洁与卫生,每天 1~2 次用温水清洗外阴。②指导病人养成多饮水的习惯,起到冲洗尿路、减少细菌繁殖的作用;每日饮水量按照上午、下午、晚上的时间段合理安排。③大便后应自前向后擦拭清洁,以免粪便污染阴道口。④采用淋浴,禁用盆浴。有炎症时,可用 1∶5 000 的高锰酸钾溶液温水坐浴。坐浴时间以 15~20min 为宜。坐浴过程中若出现眩晕、心悸、乏力等症状应随时中止,坐浴完成应慢慢站立,防止头晕跌倒。⑤嘱病人着宽松易透气的棉质内裤,勤换内裤,内裤应煮沸消毒 5~10min 以消灭病原体,避免交叉和重复感染。治疗期间禁止性生活。

(2) 外阴瘙痒的处理:①指导病人掌握治疗方法,如在医生指导下正确补充雌激素,改善因卵巢功能减退而产生的症状。②告知病人洗浴水不宜过热,不宜用碱性香皂,以免将体脂去掉后皮肤更加干燥,而使致病菌更容易侵入。③叮嘱病人将指甲剪短,不要因过度搔抓而造成外阴破溃,引起继发感染。

(3) 用药指导:告知各种剂型阴道用药的使用方法,局部用药前注意洗净双手及会阴,以减少感染。强调酸性药液冲洗阴道后再放药的原则。

(4) 就诊指导:有条件者每年体检 1 次,做到早发现、早治疗。

【护理评价】

1. 老年人保持身体舒适,无瘙痒。
2. 老年人能保证足够的睡眠。
3. 老年人了解老年性阴道炎相关知识。
4. 老年人未发生阴道溃疡、粘连、闭锁等并发症。

(郭　红)

第十三节　老年肾衰竭及其护理

老年人的肾脏功能随着增龄呈现生理性进行性衰退,同时合并其他疾病,加重了肾脏排泄和调节功能的不足,使得老年人更易发生肾衰竭(renal failure)。老年肾衰竭分急性和慢性,其中急性肾衰竭(acute renal failure,ARF)更名为急性肾损伤(acute kidney injury,AKI)。

一、老年急性肾损伤

急性肾损伤(acute kidney injury,AKI)是由各种病因引起短时间内肾功能快速减退导致的临床综合征,表现为肾小球滤过率(GFR)下降,伴有氮质产物如肌酐、尿素氮等潴留,水、电解质和酸碱平衡紊乱,重症出现多系统并发症。

【护理评估】

(一) 健康史

老年急性肾损伤的发生原因同样可分为肾前性、肾性和肾后性。

1. 肾前性 细胞外液量减少是导致老年人 ARF 的主要原因,占 ARF 的 38%~60%。

2. 肾性 肾实质性 AKI 的病因包括急性肾小管坏死(acute tubular necrosis,ATN)、急性间质性肾炎、急性肾小球肾炎和肾血管疾病。引起老年人肾实质性肾衰竭最常见的原因是急进性肾小球肾炎。

3. 肾后性 梗阻性肾衰竭是老年 AKI 的重要原因之一,占 AKI 的 5%。老年人常见梗阻的原因包括良性前列腺增生、前列腺癌、腹膜后或骨盆内新生物。

(二) 身体状况

老年人 ATN 所致的 AKI 病情较重,少尿期较长,老年人约 2 周,肾功能不易完全恢复。老年 AKI 病人体格检查通常无异常发现,真性血容量不足常表现为直立性低血压。

(三) 实验室和其他辅助检查

1. 尿钠浓度和尿钠排泄分数 一般采用尿钠浓度和尿钠排泄分数鉴别肾前性肾损伤和肾小管坏死,如尿钠排泄分数 <1 提示肾前性肾损伤、>3 提示肾小管坏死。诊断肾前性肾损伤最可靠的指标是在老年人不存在容量负荷过重的情况下,补足血容量后病情得到逆转。

2. 超声影像学检查 超声检查可以非常有效地诊断尿路梗阻、肾结石或肾内肿块。CT 扫描只用于肾脏显示不良的老年人。

3. 肾活组织检查 老年人 AKI 肾活检的指征:①持续少尿 3~4 周;②与全身系统性疾病相关的 AKI,如血管炎;③由急进性肾小球肾炎引起者;④由急性肾小管间质肾炎引起者;⑤没有尿路梗阻的无尿。

知 识 链 接

老年人急性肾损伤的易感因素

老年人是急性肾损伤的高发人群,特别是重症监护病房的老年病人。老年人更易发生急性肾损伤的易感因素,主要包括:①肾脏衰老引起结构与功能改变。体积变小,质量减轻,肾皮质变薄。②肾脏储备功能减退。功能肾单位减少,肾脏固有细胞出现细胞衰老表型、端粒缩短,发生损伤后肾脏再生能力减弱。③老年人合并基础慢性疾病。老年人常见的慢性疾病包括糖尿病、高血压、慢性心力衰竭、尿路梗阻等,这些疾病的持续存在累及肾脏。④老年人服用部分药物或特殊治疗。部分口服药物如非甾体抗炎药(NSAIDs)、肾素-血管紧张素系统(RAS)阻滞药、利尿药、质子泵抑制剂等具有肾毒性;行介入性治疗使用造影剂,可能会造成造影剂肾病。

(四) 心理 - 社会状况

在症状明显且严重的少尿期,老年人及其家属会因疾病可能危及生命而恐惧不安,紧张无助;在较长的恢复期内担心预后而焦虑。透析治疗需要的花费较大,老年人及家属也会因为经济承受能力有限而烦闷。

(五) 诊断要点

老年急性肾损伤的诊断依据肾小球滤过功能指标的变化,目前常用血清肌酐(Scr)和尿量。AKI 的定义标准:①48h 内 Scr 上升≥26.5μmol/L;或②7d 内 Scr 升至≥1.5 倍基线值;或③连续 6h 尿量 <0.5mL/(kg·h)。随着年龄增加,肌肉组织逐渐减少,肌酐易受饮食和体液容积的影响,部分老年人血肌酐并未随肾功能下降而升高,因此应动态监测老年病人血肌酐水平。

（六）治疗要点

老年人急性肾损伤治疗原则主要是去除诱因,维持水、电解质及酸碱平衡,防治和控制并发症,处理合并症,积极开展透析或预防性透析。

【护理诊断/问题】

1. **体液过多**　与急性肾衰竭所致的少尿有关。
2. **营养失调:低于机体需要量**　与食欲下降、限制蛋白质摄入、透析和原发疾病有关。
3. **有感染的危险**　与机体抵抗力下降及侵入性操作有关。
4. **焦虑、恐惧**　与起病急、病情重、恢复慢有关。

【护理目标】

1. 病人水肿程度减轻或消失。
2. 病人能保持足够的营养物质的摄入,身体营养状况有所改善。
3. 无感染发生,能及时发现并控制感染。
4. 焦虑、恐惧病人情绪较为稳定,焦虑、恐惧缓解。

【护理措施】

老年人特征性的护理措施如下:

1. **饮食护理**　早期适当限制钠、钾、磷和蛋白质的摄入对 AKI 老年病人有益。限制蛋白质摄入为 0.6~0.8g/(kg·d),有利于未透析者保持氮平衡、控制代谢性酸中毒和磷的正常排泄。

2. **用药护理**　对老年人必须使用的药物,应严格按照肌酐清除率调整药物用量,并定期检测尿常规和肾功能,严密观察病人的反应,发现肾中毒迹象时立即告知医生停用或更换药物。

3. **透析护理**　老年 AKI 病人透析治疗采取个体化方案,根据其容量状态和溶质清除情况判断。对心血管功能不稳定的老年人,连续性肾脏替代治疗可以实现平稳超滤和中小分子有效清除。透析病人蛋白质摄入可适当放宽,血液透析者为 1.0~1.2g/kg,腹膜透析病人为 1.2~1.4g/kg。

4. **健康指导**

（1）预防指导:老年 AKI 重在预防。在做大手术前后、进行造影剂检查前均应预防和治疗失水,禁食前通过静脉补液,术后根据中心静脉压进一步补液。要慎用或禁用肾毒性药物。

（2）恢复期指导:老年人容易发生感染,要做好环境、营养、卫生等方面的护理,如对卧床和虚弱的病人,应定时翻身拍背、保持皮肤清洁、做好口腔护理等。同时遵医嘱定期门诊随诊观察。

【护理评价】

1. 病人全身水肿程度减轻。
2. 能按照要求摄入均衡的营养。
3. 无感染发生。
4. 焦虑、恐惧减轻。

二、老年慢性肾衰竭

慢性肾衰竭(chronic renal failure,CRF)指各种原发性或继发性慢性肾脏病进行性进展引起肾小球滤过率下降和肾功能损害,以代谢产物潴留、水、电解质和酸碱平衡紊乱为主要表现的临床综合征。

【护理评估】

(一) 健康史

老年 CRF 的病因以继发性肾脏疾病引起者为主。

1. 继发性肾脏疾病 主要原因是糖尿病肾病和原发性高血压性肾动脉硬化症。其他继发性原因包括梗阻性肾病、淀粉样变性、骨髓瘤肾病、药物相关性肾病等。

2. 原发性肾脏疾病 链球菌感染性肾小球肾炎因为年龄增长和免疫力下降的原因,在老年人群也出现第二高峰。寡免疫复合物坏死型肾小球肾炎在 65 岁以上老年人群中也较为常见。此外,肾动脉硬化、肾动脉狭窄均可导致老年 CRF 的发生。

(二) 身体状况

1. 症状不典型 起病多较隐匿,症状、体征常不典型,很多病人仅有乏力、食欲缺乏、头晕等非特异性症状。

2. 并发症多 主要表现为消化系统、心血管系统、血液系统、呼吸系统及水、电解质紊乱等改变。

(1) 消化系统:消化系统症状是最早和最常见的症状,主要表现为食欲缺乏、恶心、呕吐、腹胀、腹泻,严重者伴有消化道出血。

(2) 心血管系统:心血管系统并发症多见,症状较重。其中高血压是肾衰竭的常见并发症之一,血压控制差可加重肾功能的损害,形成恶性循环。

(3) 血液系统:贫血是尿毒症的必有症状,营养不良导致贫血较重,可加重老年人的心力衰竭和心绞痛症状。

(4) 水、电解质紊乱:老年人体液容量占体重的 45%~59%,口渴感减退,肾小管对血管升压素反应性降低。肾小管的浓缩稀释功能减退,易出现电解质紊乱。

(5) 神经、肌肉系统:精神神经症状突出,突出表现为性格改变,幻视幻觉,严重者出现谵妄、昏迷、癫痫样发作。晚期常有周围神经病变,最常侵犯下肢远端,呈现肢端袜套样分布的感觉丧失。

(6) 呼吸系统:肺部 X 线检查典型者表现为 "尿毒症肺"。

(7) 肾性骨病:老年 CRF 病人的 1α 羟化酶活性下降,使得 1,25- 二羟维生素 D_3 生成明显减少,钙吸收不足,骨质丢失,可致骨质疏松、骨软化、纤维性骨炎或骨硬化等。若出现继发性甲状旁腺功能亢进,可加重肾性骨营养不良。

(8) 代谢性酸中毒:由于肾脏酸化功能和排泄酸性代谢产物障碍,常发生代谢性酸中毒,多表现为恶心、呕吐,严重时出现呼吸深大甚至昏迷。

3. 尿毒症识别困难 行为改变、无法解释的痴呆、头发 / 指甲生长停滞、无法解释的充血性心力衰竭的加重、对健康感知的改变等可能是老年病人尿毒症的表现。

4. 实验室和其他辅助检查

(1) 血肌酐水平:与年龄、性别等有关。特别对于消瘦的 CRF 老年病人,一旦血浆肌酐超过 1.5mg/dl $(133\mu mol/L)$,则提示有明确的肾功能受损。

(2) 尿液检查:最早表现为肾浓缩功能下降,常表现为多尿及夜尿增多,尿比重降低,24h 尿量常大于 1 500mL,尿比重多在 1.016 以下,常固定在 1.010 左右。

(三) 心理 - 社会评估

老年 CRF 并发症多、病情重、治疗费用昂贵且预后不佳,对老年人及家属造成较大的心理压力,表现恐惧、抑郁、绝望等心理问题。因此,应对老年人所面临的主要应激源、心理反应、个人认知、应对方式、社会支持等进行全面评估。

(四) 诊断要点

病人具有慢性肾脏病史,出现泌尿系统障碍、肾性骨病、营养不良、水及电解质紊乱及代谢性酸中毒症状,并行肾功能检查后,诊断一般没有困难。

（五）治疗要点

1. **去除肾功能恶化的因素**　主要包括血容量不足、感染、严重的高血压、前列腺肥大等原因引起的尿路梗阻、慢性心力衰竭和严重心律失常、肾毒性药物的使用、处于急性应激状态及高钙血症、高磷血症或转移性钙化症。

2. **营养治疗**　非透析病人宜摄取高热量、优质低蛋白、低磷食物。一般蛋白质需要量为 $0.6g/(kg \cdot d)$，加服 α-酮酸或必需氨基酸。透析治疗者不严格限制蛋白质摄入量。水肿、高血压病人应低盐饮食。

3. **控制高血压**　严格控制血压是延缓老年 CRF 进行性恶化的重要措施之一。

4. **纠正水、电解质紊乱与代谢性酸中毒**　少尿、水肿要严格限制钠盐和水分摄入，同时大剂量使用髓袢利尿药；出现严重脱水和低钠血症者，适当补液或纠正低钠血症；钙磷代谢紊乱者，补充钙剂，以碳酸钙为宜。早期出现酸性代谢产物蓄积应早期口服碳酸氢钠，以 3~10g/d 为宜。

5. **纠正贫血**　应用促红细胞生成素同时补充铁剂和叶酸，确保血红蛋白水平在 100g/L 左右。

6. **替代治疗**　主要包括血液透析（hemodialysis，HD）、腹膜透析（peritoneal dialysis，PD）和肾移植。

【护理诊断／问题】

1. **营养失调：低于机体需要量**　与食欲下降、消化吸收功能紊乱、限制蛋白质摄入等因素有关。
2. **活动耐力下降**　与并发高血压、心力衰竭、心肌病、心包炎、贫血、电解质和酸碱平衡紊乱有关。
3. **有皮肤完整性受损的危险**　与皮肤水肿、瘙痒，凝血机制异常，机体抵抗力下降有关。
4. **潜在并发症**　贫血、水、电解质、酸碱平衡失调。
5. **有感染的危险**　与机体免疫力低、透析等有关。

【护理目标】

1. 病人能保持足够的营养物质摄入，身体营养状况有所改善。
2. 增强活动耐力。
3. 水肿减轻或消退，皮肤清洁完整。
4. 维持水、电解质、酸碱平衡。
5. 规范治疗期间未发生感染。

【护理措施】

治疗原发病和去除导致肾功能恶化的因素是预防和治疗的重要措施；营养干预是预防和治疗的首要措施；针对性用药和肾脏的替代疗法可减轻各种并发症并提升生活质量。

1. **饮食护理**　在保证足够热量、优质低蛋白、必要时加用必需氨基酸或 α-酮酸、限盐限水等。

（1）蛋白质的限制不宜太严格：应以保证足够的营养，避免出现严重的营养不良，使得病情恶化。

（2）水、钠的摄入应注意个体化原则：过度限水、限盐易造成血容量不足或低钠血症，应给予老年病人实行个性化的调整。

2. **用药护理**

（1）导泻剂：从小剂量开始，逐渐增加，以免出现水、电解质和酸碱平衡紊乱。

（2）血管紧张素转换酶抑制药（ACEI）：使用 ACEI 治疗高血压时应慎重，在非透析治疗阶段，若血肌酐 >300μmol/L 或在短期内上升大于原来的 50%，最好停用 ACEI，对血肌酐未达标而使用 ACEI 的老年人，应加强肾功能监测。

（3）抗组胺药：因瘙痒可能用到苯海拉明等抗组胺药，注意药物引起老年人嗜睡和认知功能损害。

3. **肾脏替代疗法护理**

（1）适应证：对老年人透析指征较为宽松，目前倾向于在疾病的中早期开始透析治疗。肾移植也是治疗的最佳选择,老年肾移植受者急性排斥反应发生率相对较低,并且可从合适的免疫抑制剂治疗中受益。

(2) 禁忌证:CRF 老年病人肾脏替代治疗的绝对禁忌证很少,有学者建议严重痴呆、转移癌和严重的肝脏疾病者慎用肾脏替代治疗,但进展性痴呆容易和严重肾功能异常所致的精神错乱相混淆,此时给予试验性血液透析是合理的,精神症状经过透析没有改善,则不宜继续进行肾脏替代治疗。对于老年人认知和行为上的禁忌证比医疗上的禁忌证更为重要。

(3) 相关并发症:老年人 CRF 肾脏替代治疗出现相关并发症时应密切监测并采取措施。①血液透析:包括疼痛、乏力、抑郁、缺乏自由、饮食限制等。②腹膜透析:容易出现后背疼痛、腹膜炎、高血糖、肥胖及疝等问题。③肾移植:感染、心血管事件及恶性肿瘤的发生率高,药物的不良反应多。

4. 心理护理　是否接受肾脏替代疗法,应该由老年人及家属成员参与,由肾脏病相关的医护专家共同指导并提前告知治疗相关的优缺点,共同商讨后,尊重他们的选择。治疗过程中说服家属尽量给予支持,增加与老年人交流。当决定退出透析后要做好临终关怀,尽量减轻疼痛和痛苦。

5. 健康指导

(1) 饮食指导:饮食干预在推迟透析、提高生存率和生活质量方面均有重要的意义,应指导老年人严格按照饮食原则摄取营养。

(2) 就诊指导:应该尽早到肾病专科就诊,以便早期识别 CRF 的晚期改变,尽快选择合适的肾脏替代治疗方案。

(3) 用药指导:老年人发生 CRF 后,避免经肾脏排泄的药物在体内蓄积,应遵医嘱调整。常用的肾毒性药物包括氨基糖苷类、万古霉素、环孢素、非甾体抗炎药等,要教会老年人及其家属识别目前治疗用药的不良反应,如促红细胞生成素治疗可导致铁缺乏、高血压和血栓形成等。

【护理评价】

1. 老年 CRF 病人的营养状况得到改善。
2. 活动耐力有所增强。
3. 未出现水、电解质、酸碱平衡紊乱或平衡紊乱得到纠正。
4. 家庭应对能力增强。

(贾立红)

思 考 题

1. 护士如何指导慢性阻塞性肺疾病病人实施家庭长期氧疗?
2. 护士如何指导老年人预防肺炎?
3. 老年高血压病人应遵循用药的基本原则是什么?
4. 心绞痛与心肌梗死的主要区别有哪些?
5. 护士如何指导老年糖尿病病人进行血糖的自我管理?
6. 为预防脑出血病人发生脑疝应重点观察什么?
7. 如何预防老年脑梗死病人发生卒中后抑郁?
8. 如何预防老年骨质疏松病人发生骨折?
9. 如何为老年退行性骨病病人进行日常运动指导?
10. 老年慢性肾衰竭替代疗法的护理措施是什么?

Note:

URSING

第七章

老年人的心理卫生与精神护理

07章　数字内容

学 习 目 标

认知目标:

1. 定义离退休综合征、空巢综合征、老漂族、老年期抑郁症、认知症、谵妄。
2. 陈述老年人心理变化特点、老年心理健康标准、常见心理问题的主要表现、老年期抑郁症特有临床表现。
3. 区别阿尔茨海默病与血管性认知症、阿尔茨海默病临床分期及表现、老年谵妄与认知症。
4. 解释老年人心理变化的影响因素,导致老年人常见心理问题和精神障碍的原因。

情感目标:

1. 坚持爱老、敬老、耐心、责任心、恒心。
2. 具有团队协作精神、临床评判思维和创新思维能力。

技能目标:

1. 完成老年人主要心理问题的综合评估并制订维护与促进老年人心理健康的护理计划。
2. 运用护理程序评估老年人的抑郁状况并制订用药、预防自杀、心理及生活护理计划。
3. 完成老年人认知功能的综合评估并制定相应的认知症老年人照护及照顾者支持计划。

张某,男性,72岁,已婚,汉族,工人,小学文化。4年前家人发现病人经常丢三落四,东西放下即忘。近2年来忘事更严重,外出买菜忘记将菜带回家。在小区散步,竟找不到回家的路。近1年来开始忘记原来很熟练的钳工技术。经常上完厕所返回时走错房间。在家反复无目的地东摸摸西摸摸。不会穿衣,常将双手插入一个衣袖中,或将衣服穿反,或将内衣扣与外衣扣扣在一起,家人纠正,他反而生气。不知主动进食,或光吃饭,或光吃菜。常呆坐呆立,从不主动与人交谈,不关心家人。入院前3d无目的地外出走失,被家人找回送入医院。体格检查未发现神经系统定位征,CT检测提示轻度脑萎缩。

请思考:

1. 该老年人的主要护理诊断/问题有哪些?

2. 如何保护该类老年病人的安全?

进入老年期,各种生理功能逐渐衰退,并常常面临社会角色的改变、疾病、丧偶等生活事件,老年人必须努力面对和适应这些事件。如果适应不良,常可导致一些心理问题,甚至出现严重的精神障碍,损害老年人的健康,降低生命质量。随着老龄化和高龄化的快速发展,应高度关注老年人的心理精神卫生,以促进健康老龄化。

第一节 老年人的心理卫生

一、老年人的心理特点及影响因素

(一) 老年人的心理特点

1. **感知觉的变化** 出现"老花眼"、听力下降、味觉减退等。这些都会给老年人的生活和社交活动带来诸多不便。例如,由于听力下降,容易误听、误解他人的意思,出现敏感、猜疑甚至有心因性偏执观念。知觉一般尚能保持,只是易发生定向力障碍,影响其对时间、地点、人物的辨别。

2. **记忆的变化** 神经递质乙酰胆碱影响着人的学习记忆,老年人可能是由于中枢胆碱能递质系统的功能减退,导致记忆能力减退。老年人记忆变化特点:有意记忆为主,无意记忆为辅;近事容易遗忘,而远事记忆尚好;再认能力可,回忆能力相对较差,有命名性遗忘;机械记忆不如年轻人,在规定时间内速度记忆衰退,但理解性记忆、逻辑性记忆常不逊色。记忆与人的生理因素、健康精神状况、记忆的训练、社会环境等相关。

3. **智力的变化** 智力分为流体智力和晶体智力两大类。流体智力是指获得新观念、洞察复杂关系的能力,如知觉速度、机械记忆、识别图形关系等,主要与人的神经系统的生理结构和功能有关。晶体智力指对词汇、常识等的理解能力,与后天的知识、文化和经验的积累有关。随着年龄增长,老年人的流体智力呈逐渐下降的趋势,高龄后下降明显;而晶体智力则保持相对稳定,随着后天的学习和经验积累,有的甚至还有所提高,到高龄后才缓慢下降。大量研究证实,智力与年龄、受教育程度、自理能力等密切相关。

4. **思维的变化** 思维是人类认知过程的最高形式,是更为复杂的心理过程,但由于老年人记忆力的减退,无论在概念形成、解决问题的思维过程,还是创造性思维和逻辑推理方面都受到影响,而且个体差异较大。

5. **人格的变化** 人到了老年期,人格(即人的特性或个性,包括性格、兴趣、爱好、倾向性、价值观、才能和特长等)也逐渐发生相应改变,如由于记忆减退,说话重复唠叨,再三叮嘱,总怕别人和自己一样忘事;学习新事物的能力降低、机会减少,故多根据老经验办事,保守、固执、刻板,因把握不住现状而易产生怀旧和发牢骚等;对健康和经济的过分关注与担心易产生不安与焦虑。

6. **情感与意志的变化**　老年人的情感和意志因社会地位、生活环境、文化素质的不同而存在较大差异。老化过程中情感活动是相对稳定的,即使有变化也是生活条件、社会地位变化所造成的,并非年龄本身所决定。

（二）老年人心理变化的影响因素

1. **各种生理功能减退**　随着年龄的增加,各种生理功能减退,出现老化现象,如神经组织,尤其是脑细胞逐渐发生萎缩并减少,神经递质分泌减少,同时神经递质本身的活性可能减退,导致精神活动减弱,反应迟钝,记忆力减退,尤其表现在近期记忆方面。视力及听力也逐渐减退,感知觉随之降低。

2. **社会地位的变化**　由于社会地位的改变,可使一些老年人发生种种心理上的变化,如孤独感、自卑、抑郁、烦躁等。

3. **家庭人际关系**　离退休后,老年人主要活动场所由工作单位转为家庭。家庭成员之间的关系,对老年人影响很大,如子女对老年人的态度、代沟产生的矛盾、相互间的沟通理解程度等,对老年人的心理会产生影响。

4. **营养状况**　当营养不足时,尤其是神经组织及细胞缺乏营养时,常可出现精神不振、乏力、记忆力减退、对外界事物不感兴趣,甚至发生抑郁及其他精神神经症状。

5. **体力或脑力过劳**　体力及脑力过劳均会使记忆减退、精神不振、乏力、思想不易集中,甚至产生错觉、幻觉等异常心理。

6. **睡眠障碍**　研究表明,绝大多数老年人存在入睡困难、觉醒次数多与早醒等睡眠问题,严重者导致睡眠障碍,容易引起注意力不能集中、记忆下降、烦躁、焦虑、易怒、抑郁,甚至引发心理障碍和精神疾病。

7. **疾病**　有些疾病会影响老年人的心理状态,如脑动脉硬化症,导致脑组织供血不足,脑功能减退,促使记忆力减退加重,晚期甚至会发生认知症等。脑卒中等可使老年人卧床不起,生活不能自理,以致产生悲观、孤独等心理状态。因此,应积极防治各种疾病,使老年人保持良好的心理状态。

（三）老年人心理发展的主要矛盾

1. **角色转变与社会适应的矛盾**　角色适应问题是老年人离退休伴随的矛盾。离休、退休本身是一种正常的角色变迁,但不同职业群体的人,对离退休的心理感受是不同的。

据对北京市离退休干部和退休工人的对比调查,工人退休前后的心理感受变化不大。他们退休后摆脱了沉重的体力劳动,有更充裕的时间料理家务、消遣娱乐和结交朋友,并且有足够的退休金和公费医疗,所以内心比较满足,情绪较为稳定,社会适应良好。

但离退休干部的情况则不同,这些老干部在离退休之前,有较高的社会地位和广泛的社会联系,其生活的重心是机关和事业,离休、退休以后,从昔日紧张有序的工作中突然松弛下来,生活的重心变成了家庭琐事,广泛的社会联系骤然减少,并因无所事事的现状与他们强烈的社会责任感发生冲突而使他们感到很不习惯、很不适应。

2. **老有所为与身心衰老的矛盾**　具有较高价值观念和理想追求的老年人,通常在离退休之后,都不甘于清闲。他们渴望在有生之年,能够再为社会多做一些工作,退而不休、老有所为。然而,很多年高志不减的老年人,身心健康状况并不理想。他们有的机体衰老严重,有的身患多种疾病,有的感知、记忆、思维等心理能力衰退明显。以上情况使得这些老年人在志向与衰老之间形成了矛盾,有的人还为此陷入深深的苦恼和焦虑之中。

3. **老有所养与经济保障不充分的矛盾**　根据国外的一些研究,缺乏独立的经济来源或可靠的经济保障,是导致老年人心理困扰的重要原因。一般来说,由于缺乏经济收入,社会地位不高,因而使得这类老年人容易产生自卑心理。他们的心情也比较郁闷,处事小心,易于伤感。如果受到子女的歧视或抱怨,自尊心很强、性格偏强的老年人,常常会滋生一死了之的念头。所以,老有所养与经济保障不充分的矛盾,既是社会矛盾也是社会心理矛盾。

4. 安享天伦之乐与空巢家庭的矛盾 家庭是老年人生活的主要场所,是其情感和精神的重要寄托。但目前家庭结构小型化、城市化进程加快以及传统家庭观念的改变都造成了空巢老年人数量的快速增长,使老年人过去那种儿孙绕膝、享受天伦之乐的观念受到严重冲击,导致老年人深感孤独、寂寞,有的还发生抑郁自杀。

5. 安度晚年与生活变故的矛盾 老年人都希望平平安安、幸福美满地度过晚年,健康长寿,但这种美好愿望与实际生活中的意外打击、重大变故,往往形成强烈的对比和深刻的矛盾。当老年人突然遇到丧偶的打击,若是缺乏足够的社会支持,会很快垮掉,甚至导致早亡。除丧偶之外,夫妻争吵、亲友亡故、婆媳不和、突患重病等生活事件,对老年人心理打击严重。

二、老年人常见的心理问题与护理

由于老化导致的生理、心理和社会环境等改变,再加常伴各种慢性疾病、生活事件增加,老年人如不能很好适应这些改变,常会产生一系列的心理问题,其中常见的抑郁情绪因与后述老年期抑郁症的病因、主要表现等相似,故本节不作介绍。

(一)焦虑

焦虑是一种很普遍的现象,几乎人人都有过焦虑的体验。适度的焦虑有益于个体更好地适应变化,有利于个体通过自我调节保持身心平衡等。但持久过度的焦虑则会严重影响个体的身心健康。

1. 原因 造成老年人焦虑的可能原因:①体弱多病,行动不便,力不从心;②疑病性神经症;③各种应激事件,如离退休、丧偶、丧子、经济窘迫、家庭关系不和、搬迁、社会治安以及日常生活常规的打乱等;④某些疾病,如抑郁症、老年认知症、甲状腺功能亢进、低血糖、直立性低血压等,以及某些药物副作用,如抗胆碱药、咖啡因、β受体阻滞药、皮质激素、麻黄碱等均可引起焦虑反应。

2. 表现 焦虑包括指向未来的害怕不安和痛苦的内心体验、精神运动性不安以及伴有自主神经功能失调表现3方面症状,分急性焦虑和慢性焦虑两类。

急性焦虑主要表现为惊恐发作(panic attack)。老年人发作时突然感到不明原因的惊慌、紧张不安、心烦意乱、坐卧不安、失眠或激动、哭泣,常伴有潮热、大汗、口渴、心悸、气促、脉搏加快、血压升高、尿频尿急等躯体症状。严重时,可以出现阵发性气喘、胸闷,甚至有濒死感,并产生妄想和幻觉。急性焦虑发作一般持续数分钟到数小时,之后症状缓解或消失。

慢性焦虑表现为持续性精神紧张。慢性焦虑老年人表现为经常提心吊胆,有不安的预感,平时比较敏感,处于高度的警觉状态,容易激怒,生活中稍有不如意就心烦意乱,易与他人发生冲突,注意力不集中,健忘等。

持久过度的焦虑可严重损害老年人的身心健康,加速衰老,增加失控感,损害自信心,并可诱发高血压、冠心病。急性焦虑发作可导致脑卒中、心肌梗死、青光眼、失明、头痛以及跌伤等意外发生。

3. 预防与护理 必须积极防治、护理老年人的过度焦虑。

(1)评估焦虑程度:可用汉密尔顿焦虑量表和焦虑状态特质问卷对老年人的焦虑程度进行评定。

(2)针对原因处理:指导和帮助老年人及其家属认识分析焦虑的原因和表现,正确对待离退休问题,设法解决家庭经济困难,积极治疗原发疾病,尽量避免使用或慎用可引起焦虑症状的药物。

(3)指导老年人保持良好心态:学会自我疏导和自我放松,建立规律的活动与睡眠习惯。

(4)子女理解尊重:帮助老年人的子女学会谦让和尊重老年人,理解老年人的焦虑心理,鼓励和倾听老年人的内心宣泄,真正从心理精神上去关心体贴老年人。

(5)重度焦虑用药治疗:重度焦虑应遵医嘱使用抗焦虑药物如地西泮、氯氮䓬等进行治疗。

(二)孤独

孤独(loneliness)是一种心灵的隔膜,是一种被疏远、被抛弃和不被他人接纳的情绪体验。

孤独感在老年人中常见。在《英国医学委员会公共健康》(*BMC Public Health*)(2020年8月)上的一项研究指出,50岁以上者孤独报告率最高,为48.2%。上海市一项调查发现,我国60~70岁的

Note:

人中有孤独感的占 1/3 左右,80 岁以上者占 60% 左右。因此,解除老年人孤独感是不容忽视的社会问题。

1. 原因　导致老年人孤独的可能原因有:①离退休后远离社会生活;②无子女或因子女独立成家后成为空巢家庭;③体弱多病,行动不便,降低了与亲朋来往的频率;④性格孤僻;⑤丧偶。

2. 表现　孤独寂寞、社会活动减少会使老年人产生伤感、抑郁情绪,精神萎靡不振,常偷偷哭泣,顾影自怜,如体弱多病,行动不便时,上述消极感会明显加重,久之,机体免疫功能降低,容易导致躯体疾病。孤独也会使老年人选择更多的不良生活方式,如吸烟、酗酒、不爱活动等,不良的生活方式与心脑血管疾病、糖尿病等慢性疾病的发生和发展密切相关。有的老年人会因孤独而转化为抑郁症,有自杀倾向。

3. 预防与护理

(1) 社会予以关注和支持:对离开工作岗位而尚有工作能力和学习要求的老年人,各级政府和社会要为他们创造工作和学习的机会。社区应经常组织适合于老年人的各种文体活动,如跳广场交谊舞、打腰鼓、书画剪纸比赛等,鼓励老年人积极参加;对于卧病在床、行动不便的老年人,社区应派专门负责对接的工作人员定期上门探望。

(2) 子女注重精神赡养:子女必须从内心深处诚恳地关心父母,充分认识到空巢老年人在心理上可能遭遇的危机,和父母住同一城镇的子女,与父母房子的距离最好不要太远;身在异地的子女,除了托人照顾父母,更要注重对父母的精神赡养,尽量常回家看望老年人,或经常通过电话等与父母进行感情和思想的交流。丧偶的老年人独自生活,易感到寂寞,子女照顾也非长久,别人代替不了老伴的照顾,如果有合适的对象,子女应该支持老年人的求偶需求。

(3) 老年人需要再社会化:老年人应参与社会活动,积极而适量地参加各种力所能及的有益于社会和家人的活动,在活动中扩大社会交往,做到老有所为,既可消除孤独与寂寞,更从心理上获得生活价值感的满足,增添生活乐趣,也可以通过参加老年大学的学习以消除孤独,培养广泛的兴趣爱好,挖掘潜力,增强幸福感和生存的价值。

(三) 离退休综合征

离退休综合征(retirement syndrome)是指老年人由于离退休后不能适应新的社会角色、生活环境和生活方式的变化而出现焦虑、抑郁、悲哀、恐惧等消极情绪,或因此产生偏离常态行为的一种适应性的心理障碍。这种心理障碍往往还会引发其他生理疾病,影响身体健康。

离退休综合征经过心理疏导或自我心理调适大部分在一年内可以恢复常态,个别需较长时间才能适应,少数病人可能转化为严重的抑郁症,也有的并发其他身心疾病,极大地危害了老年人健康。

1. 原因　离退休综合征产生的原因有:①离退休前缺乏足够的心理准备;②离退休前后生活境遇反差过大,如社会角色、生活内容、家庭关系等的变化;③适应能力差或个性缺陷;④社会支持缺乏;⑤失去价值感。

研究表明,离退休综合征与个性特征、个人爱好、人际关系、职业性质和性别有关。事业心强、好胜而善辩、拘谨而偏激、固执的人离退休综合征发病率较高;无心理准备突然退下来的人发病率高且症状偏重;平时活动范围小、兴趣爱好少的人容易发病;离退休前为领导干部者比工人发病率高;男性比女性适应慢,发病率较女性高。

2. 表现　离退休综合征是一种复杂的心理异常反应,主要体现在情绪和行为方面,具体表现为坐卧不安,行为重复或无所适从,有时还会出现强迫性定向行走;注意力不能集中,做事常出错;性格变化明显,容易急躁和发脾气,多疑,对现实不满,常常怀旧,可存有偏见。大多数当事者有失眠、多梦、心悸、阵发性全身燥热等症状。心理障碍的特征可归纳为无力感、无用感、无助感和无望感。

3. 预防与护理

(1) 正确看待离退休:老年人到了一定的年龄,由于职业功能的下降,退休是一个自然的、正常的、不可避免的过程。

（2）做好离退休心理行为准备：快到离退休年龄时，老年人可适当地减少工作量，多与已离退休人员交流，主动及早地寻找精神依托；退休前积极做好各种准备，如经济上的收支、生活上的安排，若能安排退休后即做一次探亲访友或旅游有利于老年人的心理平衡。培养一至几种爱好，根据自己的体力、精力及爱好，安排好自己的活动时间或预先寻找一份轻松的工作，使自己退而不闲。

（3）避免因退休而产生的消极不良情绪：老年人离开工作岗位，常常有"人走茶凉"的感觉，由此造成心理上的失落、孤独和焦虑。老年人应该勇于面对诸如此类的消极因素，不妨顺其自然，不予计较。对涉及个人利益的事，尽可能宽容。刚刚退休下来，不妨多与亲朋好友来往，将自己心中的郁闷、苦恼通过交谈等方式进行宣泄，及时消除和转化不良情绪，求得心理上的平衡和舒畅。

（4）营造良好环境：要为老年人营造坦然面对离退休的良好环境。家人要热情温馨地接纳老年人，尽量多陪伴老年人；单位要经常联络、关心离退休的老年人，发挥离退休党支部桥梁作用，有计划组织离退休人员学习、外出参观，从而减少心理问题。

（5）建立良好的社会支持系统：作为老年人退休后的第二活动场所，社区要及时建立离退休老年人的档案，并组织各种有益于老年人身心健康的活动，包括娱乐、学习、体育活动或老有所为的公益活动，如帮助照顾那些因父母工作繁忙而得不到照顾的孩子、陪伴空巢老年人等，让老年人感到老有所用、老有所乐。此外，还要为社区中可能患有离退休综合征，其他疾病或经济困难的老年人提供特殊帮助。

（四）空巢综合征

空巢家庭是指家中无子女或子女成人后相继分离出去，只剩下老年人独自生活的家庭。生活在空巢家庭中的空巢老年人常由于人际疏远、缺乏精神慰藉而产生被疏离、舍弃的感觉，出现孤独、空虚、寂寞、伤感、精神萎靡、情绪低落等一系列心理失调症状，称为空巢综合征（empty nest syndrome）。

据统计，目前我国空巢老年人数已超老年人口的一半，大中城市空巢家庭率已达70%。因"空巢"引发的老年人身心健康问题突出，必须引起高度重视。

1. 原因　产生空巢综合征的原因，一是对离退休后的生活变化不适应，从工作岗位上退下来后感到冷清、寂寞；二是对子女情感依赖性强，有"养儿防老"的传统思想，到老年正需要儿女做依靠的时候，儿女却不在身边，不由得心头涌起孤苦伶仃、自卑、自怜等消极情感；三是本身性格方面的缺陷，对生活兴趣索然，缺乏独立自主、振奋精神、重新设计晚年美好生活的信心和勇气。

2. 表现

（1）精神空虚，无所事事：子女离家之后，父母原来多年形成的紧张有规律的生活被打破，突然转入松散的、无规律的生活状态，他们无法很快适应，进而出现情绪不稳、烦躁不安、消沉抑郁等状况。

（2）孤独、悲观、社会交往少：长期的孤独使空巢老年人情感和心理上失去支柱，对自己存在的价值表示怀疑，陷入无趣、无欲、无望、无助状态，甚至出现自杀的想法和行为。

（3）躯体化症状：受"空巢"应激影响产生的不良情绪可导致一系列的躯体症状和疾病，如失眠、早醒、睡眠质量差、头痛、食欲减退、心慌气短、消化不良、高血压、冠心病、消化性溃疡等。

3. 预防与护理　为避免空巢综合征的侵袭，可采取以下措施：

（1）未雨绸缪，正视"空巢"：随着人们寿命的延长，人口的流动性和竞争压力的增加，年轻人自发地选择离开家庭来应对竞争，从前那种"父母在，不远游"的思想已经不再适用于今天的社会。做父母的要做好充分的思想准备，计划好子女离家后的生活方式，有效防止"空巢"带来的家庭情感危机。

（2）夫妻扶持，相惜相携：夫妻之间可通过重温恋爱时和婚后生活中的温馨时刻，感受、珍惜对方能与自己风雨同舟、一路相伴，促进夫妻恩爱；并培养一种以上共同的兴趣爱好，一同参与文娱活动或公益活动，建立新的生活规律，相互给予更多的关心、体贴和安慰，增添新的生活乐趣。

（3）回归社会，安享悠闲：患空巢综合征的老年人一般与社会接触少，因此面对"空巢"时茫然无助，精神无所寄托。治疗空巢综合征的良药就是走出家门，体味生活乐趣。许多老年人通过爬山、跳舞、下棋或其他文娱活动结识了朋友,体会到老年生活的乐趣。

(4) 对症下药,心病医心:较严重的空巢综合征会存在严重的心境低落、失眠,有多种躯体化症状。有自杀念头和行为者,应及时寻求心理或精神科医生的帮助,接受规范的心理或药物治疗。

(5) 子女关心,精神赡养:子女要了解老年人容易产生不良情绪,常与父母进行感情和思想交流。子女与老年人居住距离不要太远;在异地工作的子女,除了托人照顾父母,更要"常回家看看",注重父母的精神赡养。

(6) 政策扶持,社会合力:随着老龄化的加剧和生育率降低,传统文化中主要靠子女来照料老年人,几乎是不可能的。政府应在全社会加强尊老爱幼、维护老年人合法权益的社会主义道德教育,深入贯彻《中华人民共和国老年人权益保障法》,提供有效权益支持,切实维护空巢老年人合法权益;依托社区,组织开展兴趣活动,组织人员或义工定期电话联系或上门看望空巢老年人,转移排遣空巢老年人的孤独寂寞情绪。建立家庭扶助制度,制订针对空巢困难老年人的特殊救助制度,把帮扶救助重点放在空巢老年人中的独居、高龄、女性、农村老年人等弱势群体上。

(五) 老漂族心理

老漂族指为支持儿女事业、照顾第三代而主动或被动地背井离乡,来到子女工作城市生活的老年人。随着全球化、城镇化、女性职业化,越来越多的老年人成为这种新的特殊群体,年龄大多50~70岁。由于不适应新的环境和生活,容易产生一系列心理问题。

1. 原因　老漂族心理问题产生的原因主要有:①由于语言和文化等差异,心理弹性降低,难以适应新的环境和生活;②领悟感受到的社会支持减少;③儿女关注不够,生活习惯、孩子教育、性格等方面存在冲突;④社会对该人群帮扶举措不足。

2. 表现

(1) 孤独:表现见本节"孤独"所述,有"异乡客"的感觉,觉得自己像是"被人遗忘了"。离开熟悉的亲朋好友和环境,气候、习惯、语言和文化存在差异,儿女工作忙、交流少,生活重复枯燥,精神上缺乏慰藉,尤其有些还与老伴异地而居的老年人,孤独寂寞会油然而生。

(2) 焦虑:表现见前述内容,主要与担心儿孙工作学习、与子女辈育儿观念不一致、牵挂异地老伴儿的健康和生活、担心生病和异地医保报销问题等有关。

(3) 抑郁:主要为心境低落,常表现为躯体症状,但检查往往无阳性结果,对症处理效果不佳,可致抑郁症,甚至自杀。不能很好适应新环境生活、缺乏儿女关注理解、缺乏休闲娱乐、身体疾病、经济拮据等容易引发、加重抑郁。

3. 预防与护理

(1) 老漂族自身努力适应:①主动与儿女沟通交流。表达出自己对新环境和生活方式的不适感受,说出对教育第三代的不同理念、婆媳矛盾等的顾虑烦恼,让儿女更好地理解老年人的感受、感激其艰辛付出,达成求同存异的协作。②主动融入周边环境、结交新朋友。通过与周围的年龄相仿的邻居们一起买菜、聊天、锻炼、串门,热心参与社区居委会的各种活动,逐渐建立新的朋友圈,排遣孤独情绪。③多联系分居异地的老伴儿。通过打电话、视频等方式互通彼此的情况,互相说说心里话、互相开导,预防或减轻负性情绪。④培养新的兴趣爱好。根据自己的兴趣爱好选择参加社区开办的老年书画班、舞蹈班、摄影班等,在日常空闲时做些自己感兴趣的事,认识投缘的新朋友,增加生活的乐趣,提升心理弹性和社会支持的领悟与感受,减少孤独和抑郁。

(2) 儿女多加理解关心:儿女的关心是引领老漂族父母走出孤寂的关键环节。儿女需要做到以下几点。①营造和谐的家庭氛围。牢记尊老、孝老、赡养的伦理责任,少指责,多理解,深怀感恩。②事业积极进取,闲时分担家务。儿女事业有成是父母默默付出的最大安慰,得闲时分担家务可让父母适当休息。③关注父母心理。主动与父母聊天交心,利用电话和网络让老年人能随时与老朋友进行视频聊天,了解家乡情况,利用假期陪老人"回家看看",以解思乡之苦;同时带父母多到周边走走,旅游观光、餐饮娱乐,以疏解心情,使老年人感受儿女的一片孝心。④鼓励父母多参加老年活动,介绍邻里老人相识,带老人参加社会活动,培养新爱好,努力走出人际孤岛。

(3) 国家建立健全服务保障制度:①开通福利和医保全国联网,解决困扰老漂族异地看病就医的经济难题。②大力弘扬尊老、敬老、养老的社会优良风尚,针对特殊情况可制定养老量化制度和群众监督制度。③社区多组织老年人活动,主动邀请从外地来的老年人加入。④开设老年心理咨询热线服务,方便老年人获得心理咨询、得到心理疏解。⑤完善幼儿托管、调整小学作息时间:建立公共的托儿所,配备专业的育婴师、生活料理师、幼教,调整小学的作息时间至与父母的上下班时间相适应,从根本上减轻年轻父母的压力,缩短老漂族"漂"的时间。

三、老年人心理健康的维护与促进

(一) 老年人的心理健康

1. 心理健康的定义 第三届国际心理卫生大会将心理健康(mental health)定义为在身体、智能以及情感上与他人的心理健康不相矛盾的范围内,将个人心境发展成最佳状态。基于以上定义,心理健康包括两层含义:一是心理功能正常,无心理疾病;二是能积极调节自己的心理状态,顺应环境,建设性地发展完善自我,充分发挥自己的能力,过有效率的生活。也就是说,心理健康不仅意味着没有心理疾病,还意味着个人的良好适应和充分发展。

2. 老年人心理健康的标准 国内外尚没有统一的心理健康的标准。我国著名的老年心理学专家许淑莲教授把老年人心理健康概括为五条:①热爱生活和工作;②心情舒畅,精神愉快;③情绪稳定,适应能力强;④性格开朗,通情达理;⑤人际关系适应强。

国外专家则针对老年人心理健康订出了 10 条参考标准:①有充分的安全感;②充分了解自己,并能对自己的能力作出恰当的估计;③有切合实际的目标和理想;④与现实环境保持接触;⑤能保持个性的完整与和谐;⑥具有从经验中学习的能力;⑦能保持良好的人际关系;⑧能适度地表达与控制自己的情绪;⑨在不违背集体意识的前提下有限度地发挥自己的才能与兴趣爱好;⑩在不违反社会道德规范的情况下,能适当满足个人的基本需要。

综合国内外心理学专家对老年人心理健康标准的研究,结合我国老年人的实际情况,老年人心理健康的标准可从以下 6 个方面进行界定。

(1) 认知正常:认知正常是人正常生活的最基本的心理条件,是心理健康的首要标准。老年人认知正常体现在:感觉、知觉正常,判断事物基本准确,不发生错觉;记忆清晰,不发生大的遗忘;思路清楚,不出现逻辑混乱;在平时生活中,有比较丰富的想象力,并善于用想象力为自己设计一个愉快的奋斗目标;具有一般的生活能力。

(2) 情绪健康:情绪是人对客观事物的态度体验,是人的需要是否得到满足的反映。愉快而稳定的情绪是情绪健康的重要标志。能否对自己的能力作出客观正确的判断,能否正确评价客观事物,对自身的情绪有很大的影响。如过高地估计自己的能力,勉强去做超过自己能力的事情,常常会得不到想象中的预期结果,而使自己的精神遭受失败的打击;过低的估计自己的能力,自我评价过低,缺乏自信心,常常会产生抑郁情绪;只看到事物的消极面也会产生不愉快甚至抑郁情绪。心理健康的老年人能经常保持愉快、乐观、开朗而又稳定的情绪,并能适度宣泄不愉快的情绪,通过正确评价自身及客观事物而较快稳定情绪。

(3) 关系融洽:人际关系的融洽与否,对人的心理健康影响较大。融洽和谐的人际关系表现:乐于与人交往,能与家人保持情感上的融洽并得到家人发自内心的理解和尊重,又有知己的朋友;在交往中保持独立而完整的人格,有自知之明,不卑不亢;能客观评价他人,取人之长补己之短,宽以待人,友好相处;既乐于帮助他人,也乐于接受他人的帮助。

(4) 环境适应:老年人能与外界环境保持接触,虽退休在家,却能不脱离社会。通过与他人的接触交流、电视广播网络等媒体了解社会变革信息,并能坚持学习,从而锻炼记忆和思维能力,丰富精神生活,正确认识社会现状,及时调整自己的行为,使心理行为能顺应社会改革的进步趋势,更好地适应环境,适应新的生活方式。

(5) 行为正常:能坚持正常的生活、工作、学习、娱乐等活动,其一切行为符合自己年龄特征及在各种场合的身份和角色。

(6) 人格健全:人格健全主要表现为以下几方面。①以积极进取的人生观为人格的核心,积极的情绪多于消极的情绪。②能够正确评价自己和外界事物,能够听取别人意见,不固执己见,能够控制自己的行为,办事盲目性和冲动性较少。③意志坚强,能经得起外界事物的强烈刺激:在悲痛时能找到发泄的方法,而不至于被悲痛所压倒;在欢乐时能有节制地欢欣鼓舞,而不是得意忘形和过分激动;遇到困难时,能沉着地运用自己的意志和经验去加以克服,而不是一味地唉声叹气或怨天尤人。④能力、兴趣、性格与气质等各个心理特征和谐而统一。

(二) 老年人心理健康的维护与促进

1. 维护和增进心理健康的原则

(1) 适应原则:心理健康强调人与环境能动地协调适应。环境包括自然环境和社会环境,环境中随时都有打破人与环境协调平衡的各种刺激,尤其是社会环境中的人际关系能否协调对心理健康有重要意义。人对环境的适应、协调,不仅仅是简单的顺应、妥协,而更主要的是积极、能动地对环境进行改造以适应个体的需要或改造自身以适应环境的需要。因而,需要积极主动地调节环境和自身,减少环境中的不良刺激,学会协调人际关系,发挥自己的潜能,以维护和促进心理健康。

(2) 整体原则:每个个体都是一个身心统一的整体,身心相互影响。因此,通过积极的体育锻炼、卫生保健和培养良好的生活方式以增强体质和生理功能,将有助于促进心理健康。

(3) 系统原则:人是一个开放系统,人无时无刻不与自然、社会文化、他人之间等相互影响、相互作用。如生活在家庭或群体之中的个体会影响家庭或群体,同时也受到家庭或群体的影响,个体心理健康的维护需要个体发挥积极主观能动性作出努力,也依赖家庭或群体的心理健康水平,要促进个体的心理健康,创建良好的家庭或群体心理卫生氛围也很重要。所以,只有从自然、社会文化、人际关系等多方面、多角度、多层次考虑和解决问题,才能达到系统内外环境的协调与平衡。

(4) 发展原则:人和环境都在不断变化和发展,人在不同年龄阶段、不同时期、不同身心状况下和不同或变化的环境中,其心理健康状况不是静止不变的,而是动态发展的,所以要以发展的观点动态地把握和促进心理健康。

2. 维护和促进老年人心理健康的措施

(1) 帮助老年人正确认识和评价健康、衰老和死亡

1) 生老病死是自然规律:每个物种都有其生命周期,人也不例外。古往今来,没有人可以长生不老,也没有让人长生不老的药。如果总处于一种年龄增长、生命垂暮、死亡将至的心理状态,就会加速心理及生理的衰老;若能以轻松自如的平常心态接受生老病死,则可能延缓衰老。

2) 年老并不等于无为、无用:老年人阅历丰富、知识广博,很多老年人为家庭、为社会继续发挥余热,实现其老有所为、老有所用的理想,获得心理的满足和平衡。

3) 树立正确的健康观:研究表明,老年人往往多病,并对自己的健康状况持消极评价,对疾病过分忧虑。不能实事求是地评价自己的健康状况,过度担心自己的疾病和不适,会导致神经性疑病症、焦虑、抑郁等心理精神问题,加重疾病和躯体不适,加速衰老,对健康十分不利;只有正确对待疾病,才能采取适当的求医行为,顽强地与疾病抗争,促进病情稳定和康复。正确的老年健康观为能保持生活自理,有社会功能,并最大限度地发挥自主性,但不需要没有疾病。

4) 树立正确的生死观:死亡是生命的一个自然结果,衰老与死亡相邻。当死亡的事实不可避免时,若不能泰然处之,就可能没有足够时间、精力处理未尽心愿。只有树立正确的生死观,克服对死亡的恐惧,才能以无畏的勇气面对将来生命的终结,也才能更好地珍惜生命,使生活更有意义和乐趣,提高生命质量。

（2）做好离退休的心理调节：培养对生活的新兴趣，转移离退休后孤独、忧郁、失落的情绪，是避免患离退休综合征的重要措施。

（3）鼓励老年人适当用脑：坚持适量的脑力劳动，使脑细胞不断接受信息刺激，对于延缓脑的衰老和脑功能的退化非常重要。研究表明，对老年人的视、听、嗅、味、触的器官进行适当的刺激，可增进其感知觉功能，提高记忆力、智力等认知能力，减少认知症的发生。老年人应坚持学习，活到老学到老，通过书报、电视、网络等不断获得新知识。

（4）妥善处理家庭关系：家庭是老年人晚年生活的主要场所。处好与家人的关系，尤其是处理好与两代或几代人的人际关系显得十分重要。因为家庭关系和睦，家庭成员互敬互爱则有利于老年人的健康长寿；相反，家庭不和，家庭成员之间关系恶劣，则对老年人的身心健康极其有害。

1）面对"代沟"，求同存异，相互包容：首先，要在主观上认识到社会在发展，时代在前进，青年一代与老年人之间存在一些思想和行为的差别是自然的。其次，家庭成员应多关心和体谅老年人，遇事主动与老年人商量，对于不同意见，要耐心听取，礼让三分，维护老年人的自尊；老年人也应有意识地克服或压制自己的一些特殊性格，不必要求晚辈事事顺应自己，对一些看不顺眼又无法改变的事情，则尽量包容，不要强行干涉。

2）促进老年人与家庭成员的情感沟通：①鼓励老年人主动调整自己与其家庭成员的关系，在老有所为、老有所乐的同时多关心下一代，家庭成员要为老年人的衣、食、住、行、学、乐等创造条件，为老年人提供便利和必要的情感、经济和物质上的帮助，共同建立良好的亲情。②空巢家庭中，老年人应正确面对子女成家立业离开家的现实，不过高期望和依赖子女对自身的照顾，善于利用现代通信与子女沟通，并及早由纵向的父母与子女的关系转向横向的夫妻关系，子女则应经常看望或联系父母，让父母得到天伦之乐的慰藉。③夫妻恩爱有助于老年人保持舒畅的心理状态，有利于双方的健康监护，老年夫妻间要相互关心、相互照顾、相互宽容、相互适应，还要注重情感交流和保持和谐、愉悦的性生活。④为老年人提供表达情感的机会，促进老年人与家庭成员的沟通理解。⑤鼓励老年人与家人或其他老年人共同居住。

3）支持丧偶老年人再婚：加拿大心理学家塞奥考曾对4 489名55岁以上的鳏夫进行长达9年的调查，发现约5%的人在丧妻后半年内去世，其死亡率是同龄有妇之夫死亡率的26倍，可见老年丧偶对人的身心健康是很大的摧残。老年人丧偶以后，只要有合适的对象，一方面是老年人自身要冲破习俗观念，大胆追求；另一方面子女要理解、支持老年人再婚，使老年人晚年不再孤寂。

（5）注重日常生活中的心理保健

1）培养广泛的兴趣爱好：对老年人而言，广泛的兴趣爱好不仅能开阔视野，扩大知识面，丰富生活，陶冶性情，充实他们的晚年生活，而且能有效地帮助他们摆脱失落、孤独、抑郁等不良情绪，促进生理及心理的健康。因此，老年人要根据自己的情况，有意识地培养一两项兴趣爱好，如书法、绘画、下棋、摄影、园艺、烹调、旅游、钓鱼等，用以调节情绪，充实精神，稳定生理节奏，让老年人的晚年生活充实而充满朝气。

2）培养良好的生活习惯：饮食有节，起居有常，戒烟限酒，修饰外表，装饰环境，多参与社会活动，增进人际交往，多与左邻右舍相互关心往来，有助于克服消极心理、振奋精神、怡然自得。

3）坚持适量运动：坚持适量运动有益于老年人的身心健康。适量运动有助于改善老年人的体质，增强脏器功能，延缓细胞代谢和功能的老化，并增加老年人对生活的兴趣，减轻老年生活的孤独、抑郁和失落的情绪。老年人可根据自己的年龄、体质、兴趣爱好及锻炼基础选择合适的运动项目，散步、慢跑、钓鱼、游泳、骑自行车、打太极拳、气功等都是非常适合老年人的运动项目。老年人的体育锻炼，运动量要适度，时间不宜过长，且贵在坚持、循序渐进。

（6）营造良好的社会支持系统

1）进一步树立和发扬尊老、敬老的社会风气：尊老、敬老是中华民族的传统美德，也是我国老年人保持心理健康的良好社会心理环境。但随着社会的变革、人口老龄化的到来、家庭结构和年轻一代

Note:

赡养压力的改变,敬老养老的社会风气正面临着新的挑战。在我国未富先老的国情下,应加强宣传教育,继续大力倡导养老敬老,促进健康老龄化,促进社会和谐稳定发展。

2) 尽快完善相关立法:现行的《中华人民共和国老年人权益保障法》在维护老年人权益中个别条款操作性还不够强,新法正在修订中。加强老龄问题的科学研究,为完善立法提供依据,尽快完善相关法律,为增强老年人安全感、解除后顾之忧、安度晚年提供社会保障。

(7) 心理咨询和心理治疗:常用的方法有心理疏导、暗示疗法、转移疗法、行为疗法和想象疗法等。

第二节　老年期常见精神障碍与护理

一、老年期抑郁症及其护理

老年期抑郁症(geriatric depression)泛指存在于老年期(≥60岁)这一特定人群的重性抑郁(major depression),包括原发性抑郁(含青年或成年期发病,老年期复发)和见于老年期的各种继发性抑郁。严格而狭义的老年期抑郁症是指首次发病于60岁以后,以持久(时间持续至少两周)的抑郁心境为主要临床表现的一种精神障碍。老年期抑郁症的临床症状多样化,趋于不典型,其主要表现为情绪低落、焦虑、迟滞和躯体不适等,常以躯体不适的症状就诊,且不能归于躯体疾病和脑器质性病变。具有缓解和复发的倾向,缓解期间精神活动保持良好,一般不残留人格缺损,也无精神衰退指征,部分病例预后不良,可发展为难治性抑郁症。

抑郁症是老年人最常见的精神疾病之一。国外65岁以上老年人抑郁症患病率在社区为8%~15%,在老年护理机构约为30%。我国老年人抑郁症患病率可达7%~10%,在患有高血压、冠心病、糖尿病甚至癌症等疾病的老年人群中,抑郁症发病率高达50%。因抑郁症反复发作,病人丧失劳动能力和日常生活功能,导致精神残疾。相关研究发现,老年人的自杀和自杀企图有50%~70%继发于抑郁症。所以老年期抑郁症已构成全球性的重要精神卫生保健问题,被世界卫生组织列为各国的防治目标之一。

【护理评估】

1. **健康史**　多数病人具有数月的躯体症状,如头痛、头昏、乏力,全身部位不确定性不适感,失眠、便秘等。有些病人患有慢性疾病,如高血压、冠心病、糖尿病及癌症等,或有躯体功能障碍。另外,老年期抑郁症的发病与下列因素有关:

(1) 遗传因素:早年发病的抑郁症病人,具有明显的遗传倾向。

(2) 生化异常:增龄引起中枢神经递质改变如5-羟色胺(5-HT)和去甲肾上腺素(NE)功能不足以及单胺氧化酶(MAO)活性升高,影响情绪的调节。

(3) 神经-内分泌功能失调:下丘脑-垂体-肾上腺皮质轴功能失调导致昼夜周期波动规律紊乱。

(4) 心理社会因素:心理社会因素对抑郁症的发病有一定的影响。

2. **临床表现**　老年期抑郁症的临床症状群与中青年的相比有较大的临床变异,症状多样化,趋于不典型。老年期抑郁症病人更易以躯体不适的症状就诊,而不是抑郁心境。

(1) 疑病性:病人常从一种不太严重的身体疾病开始,继而出现焦虑、不安、抑郁等情绪,由此反复去医院就诊,要求医生予以保证,如要求得不到满足则抑郁症状更加严重。疑病性抑郁症病人疑病内容常涉及消化系统症状,便秘、胃肠不适是此类病人最常见也是较早出现的症状之一。

(2) 激越性:激越性抑郁症最常见于老年人,表现为焦虑、恐惧,终日担心自己和家庭将遭遇不幸,大祸临头,搓手顿足,坐卧不安,惶惶不可终日,夜晚失眠或反复追念着以往不愉快的事,责备自己做错了事导致家人和其他人的不幸,对不起亲人,对环境中的一切事物均无兴趣,可出现冲动性自杀行为。

Note:

（3）隐匿性：抑郁症的核心症状是心境低落，但老年期抑郁症病人大多数以躯体症状作为主要表现形式，常见的躯体症状有睡眠障碍、头痛、疲乏无力、胃肠道不适、食欲下降、体重减轻、便秘、颈背部疼痛、心血管症状等，情绪低落不太明显，因此极易造成误诊。隐匿性抑郁症常见于老年人，以上症状往往查不出相应的阳性体征，服用抗抑郁药可缓解、消失。

（4）迟滞性：表现为行为阻滞，通常以随意运动缺乏和缓慢为特点，肢体活动减少，面部表情减少，思维迟缓、内容贫乏、言语阻滞。病人大部分时间处于缄默状态，行为迟缓，重则双目凝视，情感淡漠，对外界动向无动于衷。

（5）妄想性：约 15% 的病人抑郁比较严重，可以出现妄想或幻觉，看见或听见不存在的东西；认为自己犯下了不可饶恕的罪恶，听见有声音控诉自己的不良行为或谴责自己，让自己去死。由于缺乏安全感和无价值感，病人认为自己被监视和迫害。这类妄想一般以老年人的心理状态为前提，与他们的生活环境和对生活的态度有关。

（6）自杀倾向：自杀是抑郁症最危险的症状。抑郁症病人由于情绪低落、悲观厌世，严重时很容易产生自杀念头，且由于病人思维逻辑基本正常，实施自杀的成功率也较高。据统计，抑郁症病人的自杀率比一般人群高 20 倍。自杀行为在老年期抑郁症病人中很常见，而且很坚决，部分病人可以在下定决心自杀之后，表现出镇定自若，不再有痛苦的表情，进行各种安排，如会见亲人等，寻求自杀的方法及时间。因此，常由于病人所表现出的这种假象，而使亲人疏于防范，很容易使自杀成为无可挽回的事实。由于自杀是在疾病发展到一定的严重程度时才发生的，所以及早发现疾病，及早治疗，对抑郁症的病人非常重要。

（7）抑郁症性假性认知症：抑郁症性假性认知症常见于老年人，为可逆性认知功能障碍，经过抗抑郁治疗可以改善。

（8）季节性：有些老年人具有季节性情感障碍的特点。抑郁常于冬季发作，春季或夏季缓解。

3. 辅助检查　可采用标准化评定量表对抑郁的严重程度进行评估，如老年抑郁量表（GDS）、流调中心用抑郁量表（CES-D）、汉密尔顿抑郁量表（HAMD）、Zung 抑郁自评量表（SDS）、Beck 抑郁问卷（BDI），其中 GDS 较常用。CT、MRI 显示脑室扩大和皮质萎缩。

4. 心理 - 社会状况　老年期遭遇到的生活事件如退休、丧偶、独居、家庭纠纷、经济窘迫、躯体疾病等对老年期抑郁症产生、发展的作用已被许多研究所证实。此外，具有神经质性格的人比较容易发生抑郁症。老年人的抑郁情绪还与消极的认知应对方式如自责、回避、幻想等有关，积极的认知应对有利于保持身心健康。

【常见护理诊断 / 问题】

1. 应对无效　与不能满足角色期望、无力解决问题、认为自己丧失工作能力成为废人、社会参与改变、对将来丧失信心、使用心理防卫机制不恰当有关。

2. 无望感　与消极的认知态度有关。

3. 睡眠型态紊乱　与精神压力有关。

4. 有自杀的危险　与严重抑郁悲观情绪、自责自罪观念、有消极观念、自杀企图和无价值感有关。

【护理计划与实施】

治疗护理的总体目标：老年期抑郁症病人能减轻抑郁症状，减少复发的危险，提高生活质量，促进身心健康状况，减少医疗费用和死亡率。治疗原则：采取个体化原则，及早治疗，一般为非住院治疗，但对有严重自杀企图或曾有自杀行为、身体明显虚弱或严重激越者须住院治疗，以药物治疗为主，配合心理治疗、电休克治疗。具体护理措施如下：

1. 日常生活护理

（1）保持合理的休息和睡眠：生活要有规律，鼓励病人白天参加各种娱乐活动和适当的体育锻炼，按摩安眠、神门、内关、三阴交等穴位促进睡眠;晚入睡前喝热饮、热水泡脚或洗热水澡,避免看过于兴奋、激动的电视节目或会客、谈病情。为病人创造舒适安静的入睡环境,确保病人充足睡眠。

(2) 加强营养:饮食方面既要注意营养成分的摄取,又要保持食物的清淡。多吃高蛋白、富含维生素的食品,如牛奶、鸡蛋、瘦肉、豆制品、水果、蔬菜,少吃糖类、淀粉食物。

2. 用药护理

(1) 密切观察药物疗效和可能出现的不良反应,及时向医生反映:目前临床上应用的抗抑郁药主要有:①三环类和四环类抗抑郁药。以多塞平、阿米替林、氯丙嗪、马普替林、米安色林等为常用,这些药物应用时间较久,疗效肯定,但可出现口干、便秘、视线模糊、直立性低血压、嗜睡、心动过速、无力、头晕、心脏传导阻滞、皮疹、诱发癫痫等副作用,对老年病人不作首选药物。②选择性 5- 羟色胺再摄取抑制剂(selective serotonin reuptake inhibitors,SSRIs)。主要应用的有氟西汀、帕罗西汀、氟伏沙明、舍曲林、西酞普兰及艾司西酞普兰六种。常见副作用有头痛、影响睡眠、食欲减退、恶心等,症状轻微,多发生在服药初期,之后可消失,不影响治疗的进行。其中,艾司西酞普兰禁与非选择性、不可逆性单胺氧化酶抑制剂(MAOIs)(包括异烟肼)合用,以免引起如激越、震颤、肌阵挛和高热等 5- 羟色胺综合征的危险;如果病人用药要由单胺氧化酶抑制剂改换成艾司西酞普兰则必须经 14d 的清洗期。③5- 羟色胺和去甲肾上腺素再摄取抑制剂(serotonin‐norepinephrine reuptake inhibitors,SNRIs)。目前所用的 SNRIs 药物主要有文拉法辛、米那普仑、度洛西汀、左旋米那普仑等。SNRIs 比使用更广泛但只能单独作用于 5- 羟色胺的 SSRIs 作用更多,是一种用来治疗重度抑郁症和其他精神障碍的抗抑郁药,主要用于对当前抗抑郁药治疗无效或不能耐受时。其中近年上市的左旋米那普仑安全性、耐受性较好,但对其过敏者、正在使用单胺氧化酶抑制剂的病人、尿路梗阻病人(如前列腺疾病病人)以及哺乳期妇女禁用。④单胺氧化酶抑制剂(monoamine oxidase inhibitor,MAOIs)和其他新药物。因前者不良反应大,后者临床应用时间不长,可供选用,但不作为一线药物。

(2) 坚持服药:因抑郁症治疗用药时间长,有些药物有不良反应,病人往往对治疗信心不足或不愿治疗,可表现为拒药、藏药或随意增减药物。要耐心说服病人严格遵医嘱服药,不可随意增减药物,更不可因药物不良反应而中途停服。另外,由于老年期抑郁症容易复发,因此强调长期服药,对于大多数病人应持续服药 2 年,而对于有数次复发的病人,服药时间应该更长。

3. 严防自杀 自杀观念与行为是抑郁病人最严重而危险的症状。病人往往事先计划周密,行动隐蔽,甚至伪装病情好转以逃避医护人员与家属的注意,并不惜采取各种手段与途径,以达到自杀的目的。

(1) 识别自杀动向:首先应与病人建立良好的治疗性人际关系,在与病人的接触中,应能识别自杀动向,如在近期内曾经有过自我伤害或自杀未遂的行为,或焦虑不安、失眠、沉默少语,或抑郁的情绪突然"好转",在危险处徘徊,拒餐、卧床不起等,给予心理上的支持,使他们振作起来,避免意外发生。

(2) 环境布置:病人住处应光线明亮,空气流通、整洁舒适,墙壁以明快色彩为主,并挂上壁画,摆放适量的鲜花,以利于调动病人积极良好的情绪,焕发对生活的热爱。

(3) 专人守护:对于有强烈自杀企图的病人要专人 24h 看护,不离视线,必要时经解释后予以约束,以防意外。尤其夜间、凌晨、午间、节假日等人少的情况下,要特别注意防范。

(4) 工具及药物管理:自杀多发生于一刹那间,凡能成为病人自伤的工具都应管理起来;妥善保管好药物,以免病人一次性大量吞服,造成急性药物中毒。

4. 心理护理

(1) 阻断负向的思考:抑郁病人常会不自觉地对自己或事情保持负向的看法,护理人员应该协助病人确认这些负向的想法并加以取代和减少。其次,可以帮助病人回顾自己的优点、长处、成就来增加正向的看法。此外,要协助病人检视其认知、逻辑与结论的正确性,修正不合实际的目标,协助病人完成某些建设性的工作和参与社交活动,减少病人的负向评价,并提供正向增强自尊的机会。

(2) 鼓励病人抒发自己的想法:严重抑郁病人思维过程缓慢,思维减少,甚至有虚无罪恶妄想。在接触语言反应很少的病人时,应以耐心、缓慢以及非语言的方式表达对病人的关心与支持,通过这些活动逐渐引导病人注意外界,同时利用治疗性的沟通技巧,协助病人表述其看法。

(3) 怀旧治疗:怀旧治疗是通过引导老年人回顾以往的生活,重新体验过去的生活片段,并给予新的诠释,协助老年人了解自我,减轻失落感,增加自尊及增进社会化的治疗过程。怀旧治疗作为一种心理社会治疗手段在国外已经被普遍应用于老年期抑郁症、焦虑及老年性认知症的干预,在我国也得到初步运用,其价值已经得到肯定。也有研究显示,怀旧功能存在个体差异,某些个体不适应怀旧治疗。

(4) 学习新的应对技巧:为病人创造和利用各种个人或团体人际接触的机会,以协助病人改善处理问题、人际互动的方式、增强社交的技巧。并教会病人亲友识别和鼓励病人的适应性行为,忽视不适应行为,从而改变病人的应对方式。

5. 健康指导

(1) 不脱离社会,培养兴趣:老年人要面对现实,合理安排生活,多与社会保持密切联系,常动脑,不间断学习;参加一定限度的力所能及的劳作;按照自己的志趣培养爱好,如种花、钓鱼、跳舞、书法、摄影、下棋、集邮等。

(2) 鼓励子女与老年人同住:子女对于老年人,不仅要在生活上给予照顾,同时要在精神上给予关心,提倡精神赡养。和睦、温暖的家庭和社交圈,有助于预防和度过灰色的抑郁期。避免或减少住所的搬迁,以免老年人不易适应陌生环境而感到孤独。

(3) 社会重视:社区和老年护理机构等应创造条件让老年人进行相互交往和参加一些集体活动,针对老年期抑郁症的预防和心理健康促进等开展讲座,有条件的地区可设立网络和电话热线进行心理健康教育和心理指导。

【护理评价】

通过护理,病人能面对现实,认知上的偏差得以纠正,应对应激的能力得到提高,自信心和自我价值感增强,能重建和维持人际关系和社会生活,自杀念头或行为消除。

二、老年认知症及其护理

认知症,原称老年期痴呆(senile dementia),属于《精神障碍诊断与统计手册》,DSM-5 中描述的重度神经认知障碍(major neurocognitive disorder),是指发生在老年期由于大脑退行性病变、脑血管性病变、感染、外伤、肿瘤、营养代谢障碍等多种原因引起的,以认知功能缺损为主要临床表现的一组综合征。为防止产生病耻感,根据多个国家和地区命名情况,此处采用认知症。认知症主要包括阿尔茨海默病(Alzheimer's disease,AD)、血管性认知症(vascular dementia,VD)、混合性认知症和其他类型认知症,如额颞叶变性、路易体病、人类免疫缺陷病毒(HIV)感染、帕金森病、酒精依赖、外伤等引起的认知症。其中以 AD 和 VD 为主,占全部认知症的 70%~80%。

阿尔茨海默病(Alzheimer's disease,AD)是一种起病隐袭、呈进行性发展的神经退行性疾病,临床特征主要为认知障碍、精神行为异常和社会生活功能减退。AD 起病可在老年前期,但老年期的发病率更高。在神经细胞之间形成大量以沉积的 β 淀粉样蛋白(β-amyloid protein,Aβ)为核心的老年斑(senile plaque,SP)和神经细胞内存在神经原纤维缠结(neurofibrillary tangle,NFT)是 AD 最显著的组织病理学特征。

VD 是指由各种脑血管病导致脑循环障碍后引发的脑功能降低所致的认知症。VD 大都在 70 岁以后发病,在男性、高血压和 / 或糖尿病病人、吸烟过度者中较为多见。如能控制血压和血糖、戒烟等,一般能使进展性 VD 的发展有所减慢。

据世界卫生组织报告,目前全球约有 5 000 万认知症病人,平均每 3s 世界上就增加 1 名认知症病人;我国已有超过 600 万认知症病人,认知症患病率为 5.56%。多项研究还表明,AD 患病率随增龄而增长,老年人每增长 5 岁其 AD 患病率约增长一倍。认知症已成为老年人健康的第三大杀手,其发病率和致残率仅次于肿瘤和心脑血管病,死亡率占疾病死亡的第 5 位。认知症给老年人带来不幸、给家庭带来痛苦、给社会带来负担,已引起广泛关注,AD 和 VD 成为目前的研究热点。

【护理评估】

1. 健康史

(1) 了解老年人有无脑外伤、心脑血管疾病、糖尿病、既往卒中史、吸烟等。

(2) 评估老年人有无 AD 发病的可能因素。①遗传因素:早发家族性 AD(familial alzheimer disease,FAD)与第 1、14、21 号染色体存在基因异常有关,65%~75% 散发 AD 及晚发 FAD 与第 19 号染色体载脂蛋白 ε4(ApoE ε4)基因有关;②神经递质乙酰胆碱减少,影响记忆和认知功能;③免疫系统功能障碍:老年斑中淀粉样蛋白原纤维中发现有免疫球蛋白存在;④慢性病毒感染;⑤高龄;⑥文化程度低等。

2. 临床表现　AD 和 VD 在临床上均有构成认知症的记忆障碍和精神症状的表现,但两者又在多方面存在差异(表 7-1)。

表 7-1　阿尔茨海默病与血管性认知症的鉴别

内容	阿尔茨海默病	血管性认知症
起病	隐袭	起病迅速
病程	缓慢持续进展,不可逆	呈阶梯式(stepwise)进展
认知功能	可出现全面障碍	有一定的自知力
人格	常有改变	保持良好
神经系统体征	发生在部分病人中,多在疾病后期发生	在认知症的早期就有明显的脑损害的局灶性症状体征

此外,VD 的临床表现除了构成认知症的记忆障碍及精神症状外,还有脑损害的局灶性神经精神症状,如偏瘫、感觉丧失、视野缺损等,并且 VD 的这些临床表现与病损部位、大小及发作次数关系密切。

AD 则根据病情严重程度,一般分为三期。

第一期:轻度,遗忘期,早期。①首发症状为近期记忆减退;②语言能力下降,找不出合适的词汇表达思维内容,甚至出现孤立性失语;③空间定向不良,易迷路;④日常生活中高级活动,如做家务、管理财务等出现困难;⑤抽象思维和判断能力受损;⑥情绪不稳,情感较幼稚或呈童样欣快,情绪易激惹,出现抑郁、偏执、急躁、缺乏耐心、易怒等;⑦人格改变,如主动性减少、活动减少、孤僻、自私、对周围环境兴趣减少、对人缺乏热情,敏感多疑。病程可持续 1~3 年。

第二期:中度,混乱期,中期。①完全不能学习和回忆新信息,远事记忆力受损但未完全丧失;②注意力不集中;③定向力进一步丧失,常去向不明或迷路,并出现失语、失用、失认、失写、失计算;④日常生活能力下降,出现日常生活中基本活动困难,如洗漱、梳头、进食、穿衣及大小便等需别人协助;⑤人格进一步改变,如兴趣更加狭窄,对人冷漠,甚至对亲人漠不关心,言语粗俗,无故打骂家人,缺乏羞耻感和伦理感,行为不顾社会规范,不修边幅,不知整洁,将他人之物据为己有,争吃抢喝类似孩童,随地大小便,甚至出现本能活动亢进,当众裸体,甚至发生违法行为;⑥行为紊乱,如精神恍惚,无目的性翻箱倒柜,爱藏废物,视作珍宝,怕被盗窃,无目的徘徊、出现攻击行为等,也有动作日渐少、端坐一隅、呆若木鸡者。本期是本病护理照管中最困难的时期,该期多在起病后的 2~10 年。

第三期:重度,晚期。①日常生活完全依赖,大小便失禁;②智能趋于丧失;③无自主运动,缄默不语,成为植物人状态。常因吸入性肺炎、压疮、泌尿系统感染等并发症而死亡。该期多在发病后的

8~12 年。

知 识 拓 展

人工智能(AI)工具有望更快、更准确地诊断阿尔茨海默病

通过检测阿尔茨海默病病人使用语言方式的细微差异,史蒂文斯理工学院(Stevens Institute of Technology)的研究人员开发了一种人工智能算法,有望在不需要昂贵的扫描或现场测试的情况下准确诊断阿尔茨海默病。该软件不仅可以极低成本地诊断阿尔茨海默病,准确率达到95%以上,而且还可以解释其结论,让医生可以反复检查诊断的准确性。

---

3. 辅助检查

(1) 影像学检查:对于 AD 病人,CT 或 MRI 显示有脑萎缩,且进行性加重;PET 可测得大脑的葡萄糖利用和灌流在某些脑区(在疾病早期阶段的顶叶和颞叶,以及后期阶段的额前区皮层)有所降低。对 VD 病人,CT 或 MRI 检查发现有多发性脑梗死或多发性腔隙性脑梗死,多位于丘脑及额颞叶,或有皮质下动脉硬化性脑病表现。

采用 Hachinski 缺血量表(Hachinski ischemia scale, HIS)可对 AD 和 VD 进行鉴别。

知 识 链 接

AD 与 VD 的量表鉴别

临床表现	分数	临床表现	分数
1. 突然起病	2	8. 情感脆弱	1
2. 病情逐步恶化	1	9. 高血压病史	1
3. 病程有波动	2	10. 卒中发作史	2
4. 夜间意识模糊明显	1	11. 合并动脉硬化	1
5. 人格相对保存完整	1	12. 神经系统局灶症状	2
6. 情绪低落	1	13. 神经系统局灶体征	2
7. 躯体性不适的主诉	1		

注:HIS 评定满分为 18 分,≤4 分为 AD,≥7 分为 VD。

---

(2) 心理测验:MMSE、长谷川痴呆量表可用于筛查认知症;韦氏记忆量表和临床记忆量表可测查记忆;韦氏成人智力量表可进行智力测查。国际认知症研究小组最新研制的10/66诊断程序是一个不受教育程度影响、敏感度较高的诊断工具。

4. 心理 - 社会状况

(1) 心理方面:认知症病人大多数时间限制在家里,常感到孤独、寂寞、羞愧、抑郁,甚至有自杀行为。

(2) 社会方面:认知症病人患病时间长、自理缺陷、人格障碍,需家人付出大量时间和精力进行照顾,常给家庭带来很大的烦恼,也给社会添加了负担,尤其是付出与效果不成正比时,有些家属会失去信心,甚至冷落、嫌弃老年人。

【常见护理诊断/问题】

1. **记忆功能障碍**　与记忆进行性减退有关。
2. **自理缺陷**　与认知行为障碍有关。

3. **睡眠型态紊乱**　与白天活动减少有关。

4. **语言沟通障碍**　与思维障碍有关。

5. **照顾者角色紧张**　与老年人病情严重和病程的不可预测及照顾者照料知识欠缺、身心疲惫有关。

【护理计划与实施】

治疗护理的总体目标:认知症病人能最大限度地保持记忆力和沟通能力,提高日常生活自理能力,减少问题行为,能较好地发挥残存功能,提高生活质量,家庭应对照顾能力提高。防治原则:重在预防,早期发现,早期诊治,积极治疗已知的血管病变和防止卒中危险因素。具体护理措施如下:

1. **日常生活护理**

(1) 认知症病人的日常生活护理及照料指导

1)穿着:①衣服按穿着的先后顺序叠放;②避免太多纽扣,以拉链取代纽扣,以弹性裤腰取代皮带;③选择不用系带的鞋子;④选用宽松的内裤,女性胸罩选用前扣式;⑤说服病人接受合适的衣着,不要与之争执,慢慢给予鼓励,例如告诉病人这条裙子很适合她,然后再告知穿着的步骤。

2)进食:①定时进食,最好是与其他人一起进食;②如果病人不停地想吃东西,可以把用过的餐具放入洗涤盆,以提醒病人在不久前才进餐完毕;③病人如果偏食,注意是否有足够的营养;④允许病人用手拿取食物,进餐前协助清洁双手,亦可使用一些特别设计的碗筷,以减低病人使用的困难;⑤给病人逐一解释进食的步骤,并作示范,必要时予以喂食;⑥食物要简单、软滑,最好切成小块;⑦进食时,将固体和液体食物分开,以免病人不加咀嚼就把食物吞下而可能导致窒息;⑧义齿必须安装正确并每天清洗;⑨每天安排数次喝水时间,并注意水不可过热。

3)睡眠:①睡觉前让病人先上洗手间,可避免半夜醒来;②根据病人以前的兴趣爱好,白天尽量安排病人进行一些兴趣活动,不要让病人在白天睡得过多;③给予病人轻声安慰,有助病人入睡;④如果病人以为是日间,切勿与之争执,可陪伴病人一段时间,再劝说病人入睡。

(2) 自我照顾能力的训练:对于轻、中度认知症病人,应尽可能给予自我照顾的机会,并进行生活技能训练,如鼓励病人洗漱、穿脱衣服、用餐、如厕等,以提高老年人的自尊。应理解老年人的动手困难,鼓励并赞扬其尽量自理的行为。

(3) 病人完全不能自理时应专人护理:注意翻身和营养的补充,防止感染等并发症的发生。

2. **用药护理**　目前治疗认知症的药物主要有两大类:一类为改善认知功能的药物,包括拟胆碱药、促智药、钙通道阻滞药、神经生长因子等;另一类药物可能防止或延缓病程的发展,主要有抗炎药、抗氧化剂、抗 β 样淀粉蛋白抗体药物等。另外,须积极治疗脑血管疾病以预防和缓解 VD 症状。照料老年认知症病人服药应注意以下几点。

(1) 全程陪伴:失智老年人常忘记吃药、吃错药,或忘了已经服过药又过量服用,所以老年人服药时必须有人在旁陪伴,帮助病人将药全部服下,以免遗忘或错服。失智老年人常不承认自己有病,或者因幻觉、多疑而认为给的是毒药,所以他们常常拒绝服药。需要耐心说服,向病人解释,可以将药研碎拌在饭中吃下。对拒绝服药的病人,一定要看着病人把药吃下,让病人张开嘴,观察是否咽下,防止病人在无人看管时将药吐掉。

(2) 重症老年人服药:吞咽困难的病人不宜吞服药片,最好研碎后溶于水中服用;昏迷的病人由胃管注入药物。

(3) 观察不良反应:失智老年人服药后常不能诉说不适,要细心观察病人有何不良反应,及时报告医生,调整给药方案。

(4) 药品管理:对伴有抑郁症、幻觉和自杀倾向的失智老年人,一定要把药品管理好,放到病人拿不到或找不到的地方。

3. **智能康复训练**

(1) 记忆训练:鼓励老年人回忆过去的生活经历,帮助其认识目前生活中的人和事,以恢复记忆并减少错误判断;鼓励老年人参加一些力所能及的社交活动,通过动作、语言、声音、图像等信息刺激,提高记忆力。对于记忆障碍严重者,通过编写日常生活活动安排表、制订作息计划、挂放日历等,帮助记忆。对容易忘记的事或经常出错的程序,设立提醒标志,以帮助记忆。

(2) 智力锻炼:如进行拼图游戏,对一些图片、实物、单词做归纳和分类,进行由易到难的数字概念和计算能力训练等。

(3) 理解和表达能力训练:在讲述一件简单事情后,提问让老年人回答,或让其解释一些词语的含义。

(4) 社会适应能力的训练:结合日常生活常识,训练老年人自行解决日常生活中的问题。

4. 安全护理

(1) 提供较为固定的生活环境:尽可能避免搬家,当病人要到一个新地方时,最好能有他人陪同,直至病人熟悉了新的环境和路途。

(2) 佩戴标志:病人外出时最好有人陪同或佩戴写有联系人姓名和电话的卡片或手镯,有助于迷路时被人送回。

(3) 防意外发生:老年认知症病人常可发生跌倒、烫伤、烧伤、误服、自伤或伤人等意外。应将老年人的日常生活用品放在其看得见找得到的地方,减少室内物品位置的变动,地面防滑,以防跌伤骨折。病人洗澡、喝水时注意水温不能太高,热水瓶应放在不易碰撞之处,以防烫伤。不要让病人单独承担家务,以免发生煤气中毒或因缺乏应急能力而导致烧伤、火灾等意外。有毒、有害物品应放入加锁的柜中,以免误服中毒。尽量减少病人的单独行动,锐器、利器应放在隐蔽处,以防认知症老年人因不愿给家人增加负担或在抑郁、幻觉或妄想的支配下发生自我伤害或伤人。

(4) 正确处理病人的激越情绪:当病人不愿配合治疗护理时,不要强迫病人,可待片刻,等病人情绪稳定后再进行。当病人出现暴力行为时,不要以暴还暴,保持镇定,尝试引开病人的注意,找出导致暴力表现的原因,针对原因采取措施,防止类似事件再发生。如果暴力表现变频,与医生商量,给予药物控制。

5. 心理护理

(1) 陪伴关心老年人:鼓励家人多陪伴老年人,给予老年人各方面必要的帮助,多陪老年人外出散步,或参加一些学习和力所能及的社会、家庭活动,使之祛除孤独、寂寞感,感到家庭的温馨和生活的快乐。

(2) 开导老年人:多安慰、支持、鼓励老年人,遇到病人情绪悲观时,应耐心询问原因,予以解释,播放一些轻松愉快的音乐以活跃情绪。

(3) 维护老年人的自尊:注意尊重老年人的人格;对话时要和颜悦色,专心倾听,回答询问时语速要缓慢,使用简单、直接、形象的语言;多鼓励、赞赏、肯定病人在自理和适应方面做出的任何努力。切忌使用刺激性语言,避免使用呆傻、愚笨等词语。

(4) 不嫌弃老年人:要有足够的耐心,态度温和,周到体贴,不厌其烦,积极主动地关心照顾老年人,以实际行动关爱老年人。

6. 照顾者的支持与指导

教会照顾者和家属自我放松方法,合理休息,寻求社会支持,适当利用家政服务机构、社区卫生服务机构、医院和专门机构的资源,组织有老年认知症病人的家庭进行相互交流,相互联系与支持。

7. 健康指导

(1) 及早发现:大力开展科普宣传,普及有关认知症的预防知识和认知症前驱期症状,即轻度认知障碍知识。全社会参与防治认知症,让公众掌握认知症早期症状的识别。重视对认知症前驱期的及时发现,鼓励凡有记忆减退主诉的老年人应及早就医,以利于及时发现介于正常老化和早期认知症之间的轻度认知损害(mild cognitive impairment, MCI),对认知症做到真正意义上的早期诊断和干预。

(2) 早期预防

1) 认知症的预防要从中年开始做起。

2) 积极合理用脑,劳逸结合,保护大脑,保证充足睡眠,注意脑力活动多样化。

3) 培养广泛的兴趣爱好和开朗性格。

4）培养良好的卫生饮食习惯，多吃富含锌、锰、硒、锗类的健脑食物，如海产品、贝壳类、鱼类、乳类、豆类、坚果类等，适当补充维生素 E，中医的补肾食疗有助于增强记忆力。

5）戒烟限酒。

6）积极预防和治疗高血压、脑血管病、糖尿病等慢性疾病。

7）按摩或灸任脉的神阙、气海、关元，督脉的命门、大椎、膏肓、肾俞、志室，胃经的足三里穴（双），均有补肾填精助阳、防止衰老和预防认知症的效果，并且研究表明按摩太阳、神庭、百会、四神聪等穴位可有效提升认知功能或延缓认知功能的衰退。

8）许多药物能引起中枢神经系统不良反应，包括精神错乱和倦怠，尽可能避免使用镇静剂如苯二氮䓬类药物、抗胆碱药、某些三环类抗抑郁药、抗组胺药、抗精神病药物等。

【护理评价】

经过预防、治疗和护理干预后，老年人的认知能力有所提高或衰退有所延缓，并能最大限度地保持社交能力和日常生活自理能力，生活质量有所提高。

三、老年谵妄及其护理

谵妄（delirium）是由多种原因导致的急性脑病综合征，为一种意识异常状态，认知功能普遍受损，尤其是注意力和定向力受损，通常伴有知觉、思维、记忆、精神运动、情绪和睡眠 - 觉醒周期的功能紊乱。

谵妄多见于住院老年人，美国综合医院老年病人中谵妄的发生率为 29%~64%；中国则为 30%~50%，在 ICU 中大于 65 岁伴内科疾病或手术后的病人谵妄发病率高达 70%~87%。

谵妄表现主要在起病急、核心症状为注意障碍和意识障碍、可逆转这几点上与老年认知症有不同，诊断时可予以区别（表 7-2）。

有关谵妄的评估、护理诊断与护理措施等详见其他有关章节。

表 7-2　谵妄和认知症的区别

特点	谵妄	认知症
起病	急性	隐性
病程	波动性，夜间加重，通常可逆	慢性进展
病期	数小时到数周	数月到数年
病因	多数以其他发病条件为基础（如：感染、脱水、特定药物的使用或撤药）	通常为慢性大脑功能障碍（如阿尔茨海默病，路易体认知症，血管性认知症等）
意识	受损	当病情较严重时才受损
注意力	严重受损	当病情较严重时才受损
定向力	一般时间定向力受损	受损
知觉	紊乱	紊乱不常见
记忆	瞬时记忆受损，近事记忆受影响	丧失，尤其近事记忆
思维	凌乱	贫乏
语言	缓慢、不连贯、使用不当	有时找词困难、失语
警觉性	受损	正常
核心症状	意识障碍	智力受损
医疗需要	立即	需要治疗，而非急迫

注：总体而言以上区别正确有助于诊断，但例外也不少见。例如，突发的脑外伤可以导致永久的重度认知症；甲状腺功能减退可能导致慢性进展性的认知症，但治疗后仍能痊愈。

（曾　慧）

思 考 题

1. 李某，女性，66岁。时常感到心慌或提心吊胆，同时伴有紧张性不安、心烦意乱，常常感到就要大祸临头了。

（1）请问该老年人的主要心理问题是什么？

（2）哪个量表最适合用来对该老年人进行评估？

2. 王某，男性，70岁。丧偶2年，独居，不爱出门，不愿与人交往，沉默寡言，对外界动向无动于衷，有时偷偷流泪，睡眠质量差，靠催眠药维持。

（1）该病人最可能的诊断是什么？

（2）可采用的最佳辅助检查工具是什么量表？

（3）护理该病人需要关注的最严重的问题是什么？

3. 李奶奶，72岁，文盲。丧偶3年，独居于儿子家附近，早年以卖菜为生。2年前，儿子发现她经常丢三落四。近半年来这些情况变得更加糟糕，经常忘带钥匙将自己锁在门外。最近好几次还将社区路旁摆放的花盆搬回家，儿子发现后告诉她这是社区的东西要送回去，她就跟儿子急。几天前无目的地外出走失，被儿子找回送入医院。体格检查未发现神经系统定位征，CT检测提示轻度脑萎缩，测查MMSE，得分为6分。

（1）该老年人最可能的诊断是什么？

（2）该老年人目前所患疾病处于何种程度？

（3）对该老年人应如何护理？

第八章

老年人安全与环境护理

08章 数字内容

───── 学 习 目 标 ─────

认知目标：

1. 陈述适老化环境的创设原则。

2. 说明适老化环境的创设要点。

3. 复述老年人常见意外伤害的预防。

4. 举例说明老年人常见意外伤害的处理。

5. 陈述老年人用药原则。

6. 复述老年人常见药物不良反应。

7. 举例说明老年人用药观察要点。

8. 运用跌倒、误吸的评估方法，判断跌倒、误吸的风险。

9. 运用老年人用药健康指导相关内容，为老年人提供安全用药宣教。

情感目标：

1. 能够重视安全对老年人的重要性。

2. 能够感受老年人与环境之间的冲突、矛盾并体现共情。

3. 能够尊重并接纳发生意外事件的老年人。

技能目标：

1. 完成老年人环境安全、居家安全、用药安全的相关护理指导。

2. 制订老年人意外伤害的预防护理措施，并对老年人进行相关指导。

第一节 适老化环境

———————————————— 导入情境与思考 ————————————————

张某,女性,82 岁。独自在卫生间如厕后跌倒,主诉左侧髋部及骶尾部剧烈疼痛,无法移动。家属发现后立即送医。

既往病史:高血压、帕金森病 20 余年,长期服用降压药,糖尿病眼病严重影响双眼视力,家属较忙无法时刻陪伴身旁,半年内已有一次居家跌倒史。

体格检查:体温 36.5℃,脉率 74 次/min,呼吸频率 22 次/min,血压 158/94mmHg。

辅助检查:X 线检查示左侧股骨头脱位,尾骨骨折。

请思考:

1. 导致张某跌倒的危险因素有哪些?

2. 跌倒后应该如何处理?

3. 护士可以采取哪些措施预防跌倒再次发生?

环境与人的关系密不可分,人与环境的互动依赖于人的感官功能。在老化过程中,视觉、听觉、触觉、嗅觉的改变使老年人必须重新适应周围环境。在适应环境的过程中,又以乔迁新居和初次住院的老年人最需要良好的准备和协助,未加改造及新环境都可能引发老年人的安全问题。居家适老化改造主要是根据老年人群的生理特点及生活习惯,对住宅及周边的社区环境进行改造,让老年人能够在自己熟悉的环境中更安全、舒适地度过晚年。具体说来是对老年人家庭的通道、居室、厨房、卫生间等生活场所,以及家具配置、细节保护等进行一定的调整或改造,以便老年人通行、洗浴、如厕、休息等日常生活,缓解老年人因生理功能变化导致的生活不适应,避免老年人受到身体伤害,延长老年人的健康寿命。2020 年 7 月 15 日,民政部、国家卫生健康委员会、全国老龄工作委员会办公室等 9 部委联合印发《关于加快实施老年人居家适老化改造工程的指导意见》,提出居家适老化改造项目和老年用品配置"推荐清单",明确了地面、房门、卧室、如厕洗浴设备、厨房设备和物理环境改造及老年用品配置 7 大类别,共包括 7 项基础类项目和 23 项可选类项目。

一、适老化环境的评估

老年人所处的环境需符合适老化要求,应具有以下特质:能满足老年人的需要、有治疗性的功能、容易操作、能鼓励身体活动及社交活动、能刺激积极心理活动等。评估是一个动态的过程,不是一次评估结束即可,随着老年人身心状况的改变,环境评估要动态进行,并根据评估结果进行环境设计的合理调整。所有调整都应以保证老年人安全为目标。

(一)评估方式

从老年人基本信息、健康状况、居家环境自评、改造意愿和目标、居家环境实测、照护信息 6 个方面进行评估。评估者为康复师、社区护士、个案管理师等,但评估者仅起到信息采集的作用,结果判定及改造方案制定需要改造专家完成。

1. **基本信息** 包括老年人基本信息(姓名、地址、联系方式)和一位联系人的基本信息。此外,还需要填写评估者基本信息、协同完成评估的专业人员身份等信息。

2. **健康状况** ①老年人基本情况:包括年龄、身高、体重、性别等。②老年人的健康状况、既往患病史及功能障碍情况。③辅助器具使用:包括使用辅具的类型、型号、尺寸等。④老年人自评:让老年人自评完成某项动作的困难程度,并填写完成该动作是否需要辅助器具。

3. 居家环境自评 让老年人自评在居家各个区域进行各项日常生活活动时,有无困难,是否需要协助以及辅具使用情况。

4. 改造意愿和目标 ①根据居家环境自评结果,明确住宅中存在问题的区域。②在问题区域里,让老年人自评改造的急迫程度,分别为"立刻改造""尽快改造""待改造"及"不需改造"。③根据老年人给出的改造急迫程度排序,并进行居家环境实测。

5. 居家环境实测 由评估者对老年人选出的"立刻改造"和"尽快改造"区域进行实地测量。对每一个区域都用图片的形式,对测量什么、如何测量进行详细、"简洁"地指导和规范。即使是完全没有建筑学背景的人,也能一眼看懂。这样不仅降低了对评估者资质、学科背景等方面的要求,也保证了测量的标准化程度,为改造专家进一步根据评估中所采集的信息制订合理科学的适老化改造方案打下坚实基础。如果居家环境仅需要小改造(例如安装扶手等),居家环境实测部分可以适当省略。

6. 照护信息评估 主要评估老年人的主要照顾者情况、医护人员对老年人环境改造的建议和要求,以及将为老年人提供的专业服务,例如功能训练、辅具配置、医疗器械使用等方面的需求。

(二)评估要点

安全评估的范围以老年人的活动范围为主,无障碍环境应该是基本的要求。全面的安全评估:①水电的安全性。老年人居家水电开关设计要简单,便于操作,过于智能化反而会带来不便。开关上设置清晰标记,方便老年人使用。②室内光线与照明强度要合适,过暗或过强都会产生安全风险。③居家地面要用防滑材质,尤其厨房、卫生间等容易湿滑的地面。④家具摆放合理,圆形棱角。桌椅、沙发等家具的高度、硬度符合老年人生理特点。⑤居家装饰颜色,宜选用有对比度的素色,方便老年人区分内、外和高、低变化等。⑥评估老年人使用的辅助用具是否合适和便捷安全。居家环境安全评估可借助评估量表进行,根据评估结论进行相关的适老化环境改造。

1. 健康状况 记录老年人的自理能力、行走情况、患病情况和是否有跌倒史,并判断是否存在高龄、失能、失智等情况。

2. 整体环境 ①日常活动路线是否合理,沿途是否安全?有没有高度差?②室内照明是否强度适中,柔和且明亮?是否安装双联双控开关和夜间感应照明?③空间的通过性是否满足老年人借助辅具或搀扶行走?④是否整洁卫生,有足够的收纳空间,物品收纳有序?⑤各房间是否有防跌防撞保护措施,地面是否防滑?⑥是否有紧急呼叫报警设备?⑦供暖期前、后两周是否具备有效取暖措施?⑧现有装修是否达标?⑨有没有空气净化装置和水净化设备?⑩家中是否种植绿色植物?

3. 卫生间 ①洗浴空间是否有干湿空间分隔?②洗浴空间、马桶及洗手盆是否设有扶手?③沐浴如需帮助是否有足够空间?④是否坐式马桶?是否方便老年人日常如厕?

4. 卧室 ①是否隔音、通风良好?②床的摆放位置是否恰当?③床的高度、硬度是否适合?有没有扶手?④床头是否安装呼叫系统?

5. 厨房餐厅 ①操作台高度是否适中?②橱柜把手以及吊柜高度是否适合?③橱柜分隔是否合理,餐厨用品是否分类收纳?④餐厅是否有适老化桌椅,高度尺寸是否合理?

6. 起居室 ①与厨房、阳台、卧室、卫生间是否保持视线畅通、声音传导清晰、老人活动时能满足节力要求,减少重复路线,以加强视线交流与声音穿透?②玄关是否可以坐下来换鞋,是否有组合鞋柜以放置鞋子、雨具、手袋、大衣等物品?③储物空间设置是否合适,动线及分隔是否合理,是否能够分类收纳杂物?④阳台内外是否没有高度差,是否有合理的晾晒空间和设备?

二、适老化环境的创设原则

老年人日常活动的居家内环境包括客厅、卧室、厨房、卫生间,无论空间大小,设计上要符合老年人生理和心理特征,配置有相应的辅助设施,以老年人居住生活为核心,力求从生理、心理和人体工学方面满足老年人的需求,实现安全、舒适的养老环境。

（一）预先评估原则

在进行适老化改造之前，要对住宅进行现场调研和改造前评估，包括测量空间尺寸，采集老年人及家人的基本信息，了解其改造意愿，分析居家危险因素等。另外也要判断老年人的生活能力。评估后得出的结论，即可以为老年人创造一个安全又方便的无障碍居家养老活动空间。

（二）安全经济原则

适老化改造设计须确保老年人日常生活的安全需要。须注意：①防跌倒，避免跌倒引起病痛或死亡。②遇险情可以及时报警。③如厕洗浴安全。④居家环境安全。⑤适老家具、辅助器具安全。⑥其他。经济性原则就是要求既能把造价控制在既定范围内，又能取得满意的使用效果。要根据自己的经济情况量力而行，科学合理，杜绝铺张浪费。

（三）舒适便利原则

适老化改造要把满足老年人生活、休息、工作、娱乐等要求置于首位，以创造良好的室内外环境。改造时要充分考虑老年人的活动规律，处理好空间关系和比例；合理配置家具与陈设，妥善解决室内通风、采光与照明，注意室内色调的总体效果。科学的色彩处理有利于愉悦老年人的情绪、心理。可以利用绿化连接室内外环境、扩大室内空间感及美化空间。

（四）科技智能原则

科技的进步为居家养老提供了技术支持，智能设备在不同的空间保障老年人的健康。在门厅、厨房等可以设置可视对讲，不仅与访客进行通话，也可以让家人及时了解情况。安装智能指纹锁避免忘带钥匙、视力下降带来的开门难等问题；安装智能空调、灯光系统，进行智能的温度与光线调节，营造舒适环境；在床头、淋浴间、马桶等存在安全隐患的地方设置紧急呼叫器和报警装置，使老年人在空间使用中避免意外的发生；安装烟雾探测、煤气探测装置，跌倒探测装置等触发报警机制，向老人和家人发出报警信息。

（五）满足差异原则

适老化改造设计要注重老年人情感需求。中国人的家庭价值观较牢固，一般都愿意生活在自己熟悉的环境中，年龄的增长使得老年人对环境的依赖性增强，居住环境的改变易使老年人缺乏与环境的交流，产生孤独、无助感。改造设计时应注意对原有环境的保留，增强熟悉感，制造回忆点，满足老年人使用和心理上的需求。老年人身体、心理需求和生活经历不同，他们的改造需求存在个体差异，针对不同文化背景、经济状况和实际情况的家庭应该制订不同的适老化改造方案。同时装修材料的色彩和取材也要考虑地域特色，对原有室内空间进行个性化改造。

三、适老化环境的创设要点

（一）客厅设计原则

客厅的设计应方便老年人日常活动和交往。

1. 客厅作为老年人经常使用的区域，家具的选择和摆放要方便老年人。沙发可面对大门方向，方便了解门口情况，增加安全感。老年人的沙发应保持一定的硬度，同时保持适合的高度，方便坐下和起身。茶几不宜过低，防止磕绊。常用物品放在老年人可随手接触的地方。家具线条宜简单流畅，防止绊脚。注意电视与窗户的位置关系，不要产生刺眼光亮。家中物品收纳，尽量使用抽屉式或明格设计，方便老年人寻找物品。

2. 照明开关设计简洁明显，如贴荧黄色条。室内保持足够的自然光，避免强烈照明。

3. 为保证安全，开门方向宜向外，门框设计要考虑老年人是否使用轮椅，尽量不设门槛。

4. 房间地面做好防滑处理。

（二）门厅设计原则

门厅设计便于老年人出门时拿取物品、更换衣物鞋子，并可安全、方便地与来访者交流。

1. 门厅设置衣帽架、鞋柜或鞋架　老年人的鞋柜尽量选择 L 型，方便取、放鞋子。鞋柜高度以 850mm 左右为宜。单扇柜门宽度不要大于 300mm。鞋凳长度不宜小于 450mm,高度不宜低于 300mm,保证老年人能坐稳、站起。

2. 使用轮椅的老年人需要考虑轮椅进出占用的空间。门厅不要堆放物品,视线通达。

(三) 卫生间及卫浴设施设计原则

卫生间设计应以防滑、防跌倒为基本原则。

1. 为照顾需要使用轮椅的老年人,卫生间的水盆及马桶旁边宜安装稳定牢固的扶手,帮助老年人支撑。宜使用适合高度的坐式马桶,同时加装扶手,方便老年人坐下和站起。

2. 浴室花洒的位置不宜过高,且可调节 采用冷热水分开的水龙头,方便老年人调节水温,防止烫伤。浴室应加装扶手,方便移动身体,可能的话应安装沐浴座椅。地面有防滑设计,老年人沐浴用的拖鞋应具有较好的防滑效果。沐浴所需物品应便于取用。

(四) 厨房设施设计原则

厨房设计应以便捷、安全、简单为基本原则。

1. **厨房操作台宜简单** 根据老年人情况设计站位或座位操作的高度。光线充足。操作台应加装局部照明,可安装多个灯源祛除阴影。杂物柜不宜过高、过深。吊柜高度根据老年人身高具体设计。厨房地面容易湿滑,且不易安装扶手,因此地面材质的选择,最好为可以吸水,并且防滑效果好的材料。

2. **选择安全性能好的灶具** 老年人记忆力减退容易忘记关闭阀门,加上嗅觉、视觉衰退,很难发现气体泄漏的情况,因此宜采用安全的燃气设备并设有煤气泄漏报警装置,以保证安全。尽量使用没有明火的电磁厨房器具。

3. **老年人进餐的位置尽量靠近厨房** 方便上菜、取放餐具,避免老年人手持餐具行走过长距离,同时在餐厅可以看到厨房的情况最为适宜。餐桌高度要考虑到使用轮椅老年人的需求。

四、居室环境的调整与安排

老年人的体温调节能力降低,室温应以 22~24℃较为适宜,湿度 50%~60% 为宜。老年人通常畏冷喜阳,卧室尽量朝南,保证良好的采光,光线尽量能照射到床上,老年人卧床期间也可以享受充足的阳光。如果卧室不止一扇窗户,要考虑到室内进入光线的量,可以通过百叶窗、遮光帘等方便调整室内光线。卧室空气清新十分重要,应确保良好的通风。在确定卧室门窗开启方向时应考虑通风的顺畅性,避免形成通风死角。同时需要注意通风之前做好老年人的保暖,避免较强的空气对流造成感冒。

老年人的居住环境要注意隔音处理。老年人通常都有睡眠的问题,比如空调外机的声音、楼道里嘈杂的声音都可能影响老年人休息,在选择卧室位置的时候都要仔细考虑。

居室无论大小,白天或者夜间,老年人活动的区域要保证良好的自然光线,光线不能过强直射眼睛或有很强的反光;如果自然光线不能满足活动需求,要补充光源。但注意灯光的位置和角度,所产生的阴影不能过浓,可适当调低灯源的位置。一定要保持适当的夜间照明,如可在走廊和厕所安装声控灯,或在不妨碍睡眠的前提下安装地灯等。

五、社区文化环境建设

(一) 社区物理环境建设

住宅小区的适老化应遵循易识别、易到达、无障碍、安全性、易交往、生态化原则。社区应为老年人在小区的道路两旁或是转角处设置石凳、木凳,以供老人休息。社区设备设施的适老化改造必须充分照顾老年人的生理、心理特征,具体包括以下方面:①多层住宅的电梯化改造。②小区车行道路系统改造。③道路无障碍化改造。④公共区域增加休息设施。⑤强化道路和环境的可识别性。

(二) 社区人文环境建设

中国为礼仪之邦,倡导尊老爱幼。老年人的社会参与离不开社区对老年人的帮助。社区的邻居能够经常见面,彼此了解,是彼此信赖的人。社区活动更是老年人参与社交的机会。许多老年人退休后继续为社区进行志愿服务,为居住地的社区做出贡献也是参与社会的一种好方式。社区树立敬老、助老、养老的文化氛围,弘扬敬老、助老、养老的社会风尚是老年宜居社区构建软实力的重要一环,老年宜居社区要满足老年人积极向上的多样化精神、情感和心理需求,发现和创造老年生活的趣味和价值,让人们度过有品质、有意义、有尊严的老年生活。

(三)养老文化建设

"乐老"是养老文化的核心思想和关键所在。根据不同的地域风俗因地制宜,用丰富多彩的养老文化氛围满足老年人积极向上、多样化的情感和心理需求。此外,还要发展社区多文化体系,通过丰富的社区活动激发老年人的兴趣,倡导特有的、健康的民风民俗,增强社区老年人的幸福感和归属感。通过多种体验文化活动维系老年人良好的沟通交流的渠道,提高老年人的生活质量和幸福指数。

知 识 链 接

科技助力养老

利用医疗、通讯等现代科技和信息系统,为老年人及其家庭提供实时、快捷、高效、智能化养老服务,如智能家居系统、紧急呼叫救援系统、远程监控系统、物联网健康管理等。如老年人卧室紧急报警装置,该装置和物业、社区或卫生服务站连接,一旦发出警报,老人可以及时得到救助。卫生间内安装紧急呼叫或自动感应装置,老年人长时间不活动,系统也会自动报警等。

(郭 娜 金锦珍)

第二节 老年人常见意外事件与预防

老年意外伤害是指突发的、非疾病的、使老年人身体受到的伤害。由于生理功能衰退、心理状态变化和社会功能减弱,老年人成为伤害发生的高危人群。常见的老年人意外伤害事件包括跌倒/坠床、误吸、烫伤、走失、自杀等。

一、跌倒

跌倒(fall)是指突发的、不自主的、非故意的体位改变,倒在地上或更低的平面上。国际疾病分类(ICD-10)将跌倒分为两类。①从一个平面至另一个平面的跌落。②同一平面的跌倒。

跌倒的发生随着年龄的增加而增加,根据《中国城乡老年人生活状况调查报告(2018)》的研究,中国老年人的跌倒率为16.0%,其中农村地区达到18.9%。在我国老年住院病人中,跌倒发生率高达30%。另外,有文献报道,住院病人男女跌倒比例为1:1.37,分析原因主要有:第一,由于老年女性病人的健康状况整体较男性差;第二,老年女性骨质疏松发生率较高;第三,老年女性病人合并2种以上慢性疾病比例较高;第四,老年女性病人怕麻烦他人心理明显。

(一)跌倒的紧急处理

老年人跌倒后,不要急于扶起,要视情况进行跌倒后的现场处理。

1. 检查确认伤情

(1)意识模糊:①意识丧失,立即拨打急救电话或启动院内急救流程。②有呕吐者,将头偏向一侧,清理口腔、鼻腔呕吐物,保证呼吸道通畅。③有抽搐者,身体下垫软垫,防止碰、擦伤,必要时使用牙垫,防止舌咬伤。注意保护抽搐肢体,防止肌肉、骨骼损伤。④如发生呼吸、心跳停止,应立即进行胸外心脏按压、口对口人工呼吸等急救措施。

(2)意识清楚:①询问老年人跌倒情况及对跌倒过程是否有记忆,如不能记起跌倒过程,提示可能为晕厥或脑血管意外,需要行 CT、MRI 等检查确认。②询问是否有剧烈头痛,观察是否口角歪斜、言语不利、手脚无力等,如发生上诉情况提示可能为脑卒中,处理过程中注意避免加重脑出血或脑缺血。③检查有无骨折,查看有无肢体疼痛、畸形、关节异常、肢体位置异常、感觉异常及大小便失禁等,以确认骨折情形,适当处置。

2. 如果老年人试图自行站起,评估无特殊情况,可协助其缓慢起立,坐位或卧位休息,确认无碍后方可放手,并继续观察。

3. 有外伤、出血者,立即止血包扎并进一步观察处理。

4. 正确搬运　如需搬运应保证平稳,尽量保持平卧姿势。若跌倒时发生脊柱损伤,注意搬运过程保持脊柱轴线的稳定,避免脊柱扭曲、转动。可将病人原位固定在硬木板担架上转运,或两名以上护理人员分别托住病人头、肩、臀和下肢,动作一致将其抬起,平放在硬板或担架上转运。

5. 查找跌倒危险因素,评估跌倒风险,进一步制订防治措施及方案。

(二) 发生跌倒的主要因素

跌倒是老年人伤残和死亡的重要原因之一。2014 年全国疾病监测系统死因监测数据显示我国 65 岁以上老年人跌倒死亡率为 50.02/10 万,是该人群因伤害致死的第一位原因。跌倒不仅会导致机体部位的损伤,造成日常活动能力下降,而且会影响老年人的心理,使其由于害怕跌倒,导致活动时注意力不能合理分配,无法随时注意到周围的环境,从而进一步增加跌倒的风险,同时因为害怕心理而产生焦虑、抑郁情绪,丧失独立行走的信心,进而限制其日常活动,产生依赖、退缩心理,同时也加重照顾者身心负担和社会负担。因此跌倒的最重要环节在于预防,作为护理人员要清晰地了解导致跌倒发生的因素,才能有的放矢地做好健康教育和预防。

1. **导致跌倒发生的生理、心理因素**　主要包括步态特征与平衡功能、感觉系统、中枢神经系统和骨骼肌系统等方面。随着年龄的增长,老年人的前庭功能、视觉、本体觉、深度觉均在减退,中枢神经系统和周围神经系统的控制能力下降,反应迟缓,肌力减弱,平衡功能下降,夜尿增多、直立性低血压、饮酒、药物、营养不良等因素使跌倒的危险性明显上升。老年人精神状态和认知能力与机体对环境、步态及平衡的控制能力有关。当判断能力受损或对周围的环境陌生时,跌倒的危险性增加。跌倒与焦虑、抑郁、阿尔茨海默病等也有关。研究表明,社区中能独自活动,但遇事急躁、性格固执的老年人跌倒的危险较高。另外,诸多心理因素中又以害怕跌倒的心理为主。害怕跌倒是指在进行某些活动时为了避免跌倒而出现的自我效能或信心降低,在此心理的作用下,老年人的害怕程度越高,跌倒的发生概率就越高。

2. **导致跌倒发生的疾病因素**　包括心肺功能受损:充血性心力衰竭、心律不齐、冠心病、慢性肺疾病;神经功能受损:帕金森病、脑血管疾病、晕厥或癫痫发作;骨髓肌肉疾病:下肢关节病变和 / 或足畸形、肌肉疾病、骨质疏松症;认知功能改变等。其中阿尔茨海默病病人的执行功能、注意力、定向力的损害能增加跌倒风险。帕金森病病人由于姿势步态异常,典型表现为"慌张步态",平衡性差,文献报道这种病患跌倒发生率为 46%。脑卒中导致的肢体偏瘫、平衡功能障碍及患肢移动能力障碍,使跌倒的危险性增加。近年有研究发现:进行血液透析的糖尿病病人,其并发症往往包括视网膜病变、视力下降、自主神经病变等,也增加了老年病人跌倒的风险。

3. **导致跌倒发生的药物因素**　很多老年人同时患多种慢性疾病,导致联合使用多种药物,用药种类越多,跌倒的风险越大。有文献报道,服用 5 种及以上药物的老年人跌倒发生率为 44.12%,跌倒致中度以上伤害的占 66.67%。镇痛催眠药、抗抑郁药,尤其是阿片类药物会降低警觉或对中枢抑制;抗高血压药、抗心律失常药、利尿药会减少大脑的血供;氨基糖苷类抗生素、大剂量利尿药可引起前庭功能异常;噻嗪类药物导致锥体外系反应增多等,均增加老年人跌倒的风险。

4. **导致跌倒发生的环境因素**　光线昏暗或过强;地面过滑、不平、潮湿、多障碍物;家具位置摆放不当、稳定性差或位置改变;床铺和座椅过高或过低,楼梯、浴室及房间内缺少扶手,台阶过高或边界不清晰;存在影响感官的设置,如花纹过多的地毯等。另外环境的变换,如老年人住院或入住养老机

Note：

构,适应新环境的压力也会增加老年人跌倒的危险。

5. 导致跌倒发生的主观因素　穿戴不适:裤腿过长、穿拖鞋或尺码不合适的鞋,鞋底不防滑;配戴度数不适合的眼镜;行动不便,没使用助行器或助行器不合适等都会导致跌倒的风险增加。

6. 导致跌倒发生的客观因素　住院老年病人所在病区护理人力不足、人员安全意识淡薄、责任心不强、交接班不仔细、宣教不到位、临床经验欠缺;管理者未制订行之有效的预防跌倒管理制度或制度不健全、薄弱环节监管力度不够,缺乏对跌倒不良事件的分析及跟踪等均是跌倒的危险因素。家庭和社会因素也可能增加老年人跌倒的风险。如家庭主要照顾者缺乏照护老年人的责任心,高估老年人自理能力而对其疏于照护或缺乏预防跌倒相关知识,也是导致老年病人跌倒的重要因素。

（三）跌倒的预防

跌倒的护理重在预防。准确的护理评估、全面的护理预防措施是重点。

1. 准确全面的跌倒风险评估　评估内容包括一般身体情况及疾病、药物、心理因素。评估方式可根据病人具体情况,选择合适的跌倒评估工具。根据评估结果,筛选出容易跌倒的危险病人并进行等级标记,在病历和床头做好标识。重点病人床旁挂"跌倒/坠床风险"警示标识。对住院的跌倒高危老年人,应加强巡视,及时提供帮助。

2. 加强病人和家属的安全教育　病人和家属一般是根据观察或照护经验,判断病人是否存在跌倒的可能,但跌倒的发生有很多潜在风险因素,不是客观的观察可以发掘的,因此一定要加强对病人及家属的跌倒安全教育,使其重视安全风险,正确认识自身的活动能力,取得配合并鼓励参与预防跌倒的康复运动。老年人症状不同,可能发生跌倒的危险因素也不同,护理人员应针对疾病及症状对老年人及家属进行针对性宣教,使病人和家属掌握防止跌倒、坠床的措施。教会病人使用呼叫器,需要协助时随时呼叫护士,切勿跨越床栏下床。在医院等专业机构,有护理人员的随时观察与指导,跌倒的发生会大幅下降,但病人出院回家后,在家庭、社区等大范围的活动空间中,跌倒的发生率显著升高,因此出院后的延续护理、定期随访指导,都是预防跌倒的重要内容。护士可以根据病人的具体情况,制订随访计划,动态评估病人可能发生跌倒的各项因素,根据评估结果继续制订防跌倒计划。

3. 鼓励老年人参与体育锻炼　坚持力所能及的、规律的体育锻炼。老年人随着年龄的增长,生理功能出现不可逆的下降,临床中通过康复训练能够改善老年病人的身体功能,提高肌力、平衡功能和移动能力,预防跌倒的发生。可选择散步、练太极拳、快走等运动,针对性地进行转移训练、步态训练、平衡训练、关节活动训练等,并协助训练使用辅助用具或助行器。

4. 重视适老化环境建设　老年人所处的生活环境,室内光线充足柔和,照明开关方便使用。地面平整、干爽、防滑,避免地面打蜡,行人通道不可有障碍物,水池附近应有防滑砖或防滑垫,卫生间及楼道增设扶手,为行动不便的老年人提供沐浴椅。

5. 有针对性的跌倒预防措施　①组织灌注不足所致的跌倒高风险,应积极控制血压,预防直立性低血压的发生。老年人一旦出现不适症状应马上就近坐下或由他人搀扶其上床休息。在由卧位转为坐位、坐位转为立位时,速度要缓慢,离床前双腿悬空2min,或改变体位后先休息1~2min。②平衡功能差所致的跌倒风险,借助合适的助行器能部分降低跌倒的危险。对平衡功能差的老年人还应加强看护。在床尾和护理病历上做醒目的标记并建立跌倒预防登记表。③药物因素引起的跌倒风险,对服用可能增加跌倒危险的药物,应减少用药剂量和种类,睡前床旁放置便器,帕金森病病人遵医嘱按时服用多巴胺类药物,患骨关节炎的老年人可采取镇痛和物理治疗。使用镇静、镇痛、降压等药物及步态不稳的病人,嘱其避免快速更换体位,下床行走时必须有人在旁陪伴。④精神异常引起的跌倒风险,应密切关注老年人的精神及心理变化,对于烦躁不安的老年人及意识障碍的病人,使用床栏保护,与家属沟通,必要时可考虑使用身体约束,但必须做好约束的护理。鼓励家人陪伴,密切观察病人神志、活动及约束部位的皮肤情况。

二、误吸

误吸(aspiration)是指进食或非进食时,在吞咽过程中有液体或固体食物(还可能包括分泌物或血液等)进入声门下的气道。根据老年人误吸后是否有明显临床症状,可将误吸分为显性误吸和隐匿性误吸。

研究表明,包括隐性误吸在内,正常人睡眠中的误吸发生率可达45%,有意识障碍病人则高达70%。有学者对老年人社区获得性肺炎进行研究发现,其中70%由误吸引起。

误吸在老年人群中发生频繁,并可导致严重并发症,影响老年人生活质量及疾病的预后。显性误吸发生后老年人即刻出现刺激性呛咳、呼吸急促甚至发绀、窒息等表现,继而发生急性支气管炎、支气管哮喘、吸入性肺炎等并发症。已行气管切开术的老年人可从气管切口处或经气管套管咳出胃内容物或食物。隐匿性误吸发生后,不会即刻出现刺激性呛咳和呼吸急促等症状,但长期反复发生隐匿性误吸可导致慢性咳嗽、慢性复发性咽喉炎、慢性支气管炎、肺间质纤维化等。

(一) 误吸的紧急处理

膈下腹部冲击法:①意识清醒者。头略低,嘴张开,以便异物吐出;站在老年人身后,双臂围绕老年人腰部;以一手握拳,拳头的拇指顶在老年人的上腹部(肚脐上方两横指),另一手握住握拳的手;向上向后猛烈挤压老年人的上腹部,挤压动作要迅速,挤压后随即放松,重复5~6次。②意识清醒且肥胖者。用胸部推压法取代腹部推压法。头部略低,嘴张开,以便异物吐出;站在老年人身后,两臂从老年人的腋窝抱住前胸;一只手握拳放在胸骨中央,手掌侧对着胸骨侧,另一只手包住握拳,向后猛烈挤压老年人胸部。③意识不清者。就地仰卧在地板上,头转向一侧并后仰,充分开放气道;跪于老年人一侧,一手掌根置于老年人腹部脐和剑突之间,另一手置于其上,迅速有力向内上方冲击5~6次。④其他特殊情况。腹部俯于凳子上、上半身悬空。猛压腹部,迫使膈肌上移压迫肺部,使肺内气体外冲,将气管内食物冲出,重复5~6次。

(二) 发生误吸的主要因素

1. 客观因素　主要包括年龄、意识状态、自理能力、口腔状况和食物性质等。高龄、卧床、意识障碍、生活部分自理或不能自理、口腔卫生状况差都会增加误吸的风险。误吸与老年人进食的体位有密切关系,改变进食的姿势能有效减少误吸的发生。食物性质也是导致误吸的因素之一,例如体积大、质稀的食物容易发生误吸,而干硬的食物及糯米等黏性较大的食物,则容易发生哽噎。吃饭速度过快、一口饭量较大、进食密度大、进食过程中看电视或说话等不良习惯都可能增加误吸的风险。

2. 疾病因素　吞咽动作是一系列复杂的神经肌肉反射过程,正常的吞咽过程需口腔、咽、喉和食管共同参与,其中任何一个部位发生功能障碍,或吞咽反射路径中的任何一个环节受损,都可能导致误吸。常见误吸高发疾病为:神经系统疾病(如脑卒中、阿尔茨海默病),消化系统疾病(如胃癌、胃潴留、反流性食管炎),糖尿病,呼吸道感染等。

3. 药物因素　导致食管下段括约肌松弛的药物均可引起误吸,例如茶碱类、钙通道阻滞药、麻醉镇静药物等。

(三) 误吸的预防

1. 指导正确进餐　指导有自主进餐能力、经协助可经口进食、吞咽功能3级以上的老年人正确进餐。进餐环境安静,老年人处于觉醒、精力集中状态,使用便捷的餐具。选择高度适宜的餐桌椅,尽量保持直立体位或身体前倾15°。老年人尽量坐在椅子上进餐,如确实无法下床,宜采用双90°方式(床头抬高90°,头偏向一侧90°)进食,能预防大部分误吸的发生。如无法满足,可抬高床头60°进食,餐后至少20min才可放低床头。指导老年人把食物放在口腔最能感觉食物的位置,如健侧舌后部或健侧颊部,有利于食物的吞咽,这种做法不仅适合部分或全部舌、颊、口、面部有感觉障碍的病人,也适合所有面舌肌力量弱的病人。一般正常人每口量:流质1~20mL,果冻5~7mL,糊状食物3~5mL,肉团平均为2mL。协助病人进食时,应从少量开始,一般流质1~4mL比较合适,逐渐酌情增加。为减少误吸的危险,应调整合适的进食速度,确认前一口已经吞咽干净,再进行下一口进食,避免两次食物重叠进入。

2. 正确的准备食物　容易吞咽的食物特点是密度均匀、黏性适当、不易松散,通过咽和食管时容易变形且很少会黏附在食管上。临床中为防止误吸,应首选糊状食物。必要时可使用食物增稠剂调节食物性状。注意食物的合理营养搭配。如有治疗饮食需求,要遵医嘱进行饮食准备。

3. 管饲病人误吸的预防　临床常见的管饲方式有鼻胃管、经鼻空肠管、胃造瘘管、空肠造瘘管等。管饲进食方式并不能消除误吸,甚至是误吸的高发人群。胃管置入的长度,是影响误吸的因素之一,需要根据病人的身高及胃肠道情况,选择合适的置入深度,原则是保证胃管的所有开口到达胃底部,才能较好地预防误吸。如果是空肠管或胃/空肠造瘘,需要定期评估消化道情况如胃排空、肠蠕动、有无胃食管反流等。喂养速度应控制在 80~150mL/h,食物保持 38~40℃,避免过冷或过热,喂养过程中始终保持床头抬高 30°以上。长期管饲病人要做好口腔护理,不限次数,以保持口腔清洁为原则。还要做好日常管路护理。①管道固定:对于置管注食病人确保管路位置正确,避免因置管误入气管导致的误吸。②胃残余量判断:胃残余量过多可增加反流和误吸的危险,可通过回抽胃内容物来确定胃残余量。③体位:注食或进食时尽量选择坐位或半卧位,床头抬高至少 30°以上。④及时清除口腔内分泌物,避免口腔残留物导致再次误吸或下行感染。

4. 重视病人及照顾者的健康教育　针对病人及家属或长期照顾者给予详细的健康指导。讲解吞咽过程与原理、引起误吸的相关因素、食物准备、良好的进餐习惯、营养搭配、治疗饮食、防止误吸的方式、发生误吸或窒息的紧急处理方式等。健康教育的形式多样化,可采用文字、图片、视频、微课、情景模拟等形式,让病人及照顾者能更加直观地了解吞咽的过程及误吸的预防方法。在康复治疗过程中,护士要监督病人定期、按时、按量完成康复训练,如面部肌肉锻炼,包括皱眉、鼓腮、露齿、吹哨、张口、咂唇等。伸舌可以锻炼舌肌,利用舌尖在口腔内左右用力顶两颊部,并沿着口腔前庭沟做环转运动等。

三、烫伤

(一)烫伤的定义及基本情况

烫伤是由高温液体、固体或蒸汽等所致的皮肤损伤。在现实生活中,人们都知道高温是导致烫伤的因素,常忽视长时间作用的较低温度也可导致烫伤。这是因为长时间与热原接触,虽然温度不很高,表层组织脱水较慢,但热容量大,使热能积蓄向深部传导引起深部组织烧伤。近年来热水器、理疗器、电热毯、热水袋等小家电广泛使用,它们的热度虽然不高,但若长时间接触也可产生烫伤。统计显示,低温烫伤约占冬季烫伤的 1/3。老年人由于身体各器官生理功能逐渐衰退,感觉及反应比较迟钝,对温度的敏感性降低,一旦感觉皮肤疼痛或有烧灼感时,往往已经造成了烫伤。特别是一些患有糖尿病或脑卒中后遗症的老年病人,因其末梢循环障碍,神经功能受损,对热和痛觉不敏感,因此老年人对低温刺激反应低,照顾者更应关注低温下深部组织烫伤的发生。

(二)烫伤的紧急处理

发生烫伤后,根据烫伤程度给予相应的处理措施,尽量减轻烫伤导致的损伤。Ⅰ度烫伤是指烫伤只损伤皮肤表层,局部轻度红肿,无水疱,疼痛明显。可选择用冷水冲洗或冷敷,迅速降低皮肤表面温度,避免局部疼痛和水疱出现。对于不能冲或泡的位置,如面部或私密处,可以用凉毛巾湿敷较长时间直到疼痛缓解。Ⅱ度烫伤是指烫伤导致真皮损伤,局部红肿疼痛,有大小不等的水疱。迅速使用冷水持续冲洗,如果皮肤表面有衣物覆盖,用剪刀把衣服剪开,烫伤出现的水疱在烫伤早期有保护创面的作用,能够减轻疼痛,减少渗出,所以禁止撕破水疱。经简单处理后尽快到医院做进一步处理,防止二次损伤。Ⅲ度烫伤是指烫伤到达皮下,脂肪、肌肉、骨骼都有损伤,并呈灰或红褐色。出现严重烫伤,不要撕扯表面衣物,会导致皮肤大面积脱离,出现严重并发症,应保护创面,迅速就医。

（三）烫伤的预防

老年人认知功能受损是发生意外事件的重要因素之一，正确判断老年人认知功能，对预防意外烫伤有重要意义。目前临床比较常用的是简易智能精神状态检查表（MMSE）（详见第三章）。

发现老年人认知功能下降，无论程度，都要警惕意外事件，尤其是烫伤的发生。老年人群中，低温烫伤最为常见。为了避免发生低温烫伤，老年人不可长时间接触温度超过体温的物品。患有糖尿病或脑卒中后遗症、长期卧床的老年人尤需特别注意，使用时应有专人看管。①用电热毯，温度不要设得过高，不宜整夜使用。②使用热水袋时，水温不宜过高，热水袋外面用布包裹隔热，或放于两层毯子中间，使热水袋不直接接触皮肤。热水袋装70%左右热水即可，赶尽袋内的空气，禁止挤压热水袋，拧紧盖子，防止漏水。使用热水袋取暖的时间不宜过长，最好是睡觉前放进被子里，睡觉时取出来，避免整夜置于身旁。③对于生活部分自理或认知功能障碍的老年人，禁止自行使用加热装置。

四、走失

走失（wander away）常发生在阿尔茨海默病病人中。一项历时5年的研究指出，40%的社区阿尔茨海默病病人发生走失，并需要第三方来帮助他们安全回家。阿尔茨海默病病人走失的后果往往是严重的，这些不良后果主要包括跌倒、车祸、受伤、住院甚至死亡等。走失的紧急处理、预防等相关内容详见第七章认知症病人护理。

五、自杀

自杀（idioctonia；suicide）是指任何由死者自己完成并知道会产生这种结果的某种蓄意或消极的行动所直接或间接地引起的死亡。老年人口是人群中自杀率最高的群体。自杀者给家庭带来无尽的痛苦和自责，给一家人带来终生难以弥补的心理创伤。自杀者的家人和子女出现心理问题、心理疾病和自杀行为的概率要远远高于正常家庭，此外也对社会产生了负面影响，带来悲观主义情绪，从而影响到人们的人生观、价值观和世界观，尤其是对涉世不深的青少年影响更大。自杀的紧急处理、预防等相关内容详见第七章认知症病人护理。

第三节 老年人安全用药

药物不良反应（adverse drug reaction，ADR）是指在常规剂量下，由于药物或药物相互作用而发生与预防和治疗目的无关的、不利或有害的反应，包括药物副作用、毒性作用、变态反应、继发反应和特异性遗传因素有关的反应等。老年人由于药物动力学改变，各系统、器官功能及代偿能力逐渐衰退，耐受性降低，患病率上升，对药物的敏感性改变，药物不良反应发生率增高。

一、老年人常见药物不良反应

1. **精神症状** 中枢神经系统，尤其大脑最易受药物作用的影响。老年人中枢神经系统对某些药物的敏感性增高，可导致神经系统的毒性反应，如吩噻嗪类、洋地黄、降压药和吲哚美辛等可引起老年期抑郁症；中枢抗胆碱药苯海索，可致精神错乱；阿尔茨海默病使用中枢抗胆碱药、左旋多巴或金刚烷胺，可加重相关症状。长期使用咖啡因、氨茶碱等可导致精神不安、焦虑或失眠。长期服用巴比妥类镇静催眠药可导致惊厥，产生身体及精神依赖性，停药会出现戒断症状。

2. **直立性低血压** 老年人血管运动中枢的调节能力减低，即使没有药物的影响也会因为体位改变而易发生直立性低血压。因此在使用降压药、三环类抗抑郁药、利尿药、血管扩张药时要特别注意。

3. **耳毒性** 老年人由于内耳毛细胞数量减少，听力下降，易受药物影响产生前庭症状和听力下降。前庭损害的主要症状有眩晕、头痛、恶心和共济失调；耳蜗损害的症状有耳鸣、耳聋。由于毛细胞损害后难以再生，因此可产生永久性耳聋。老年人应用氨基糖苷类抗生素和多黏菌素可导致听神经

Note:

损害。此类药物使用时应考虑减量或更换其他可替代药物。

4. 尿潴留　三环类抗抑郁药和抗帕金森病药物有副交感神经阻滞作用,老年人使用这类药物可引起尿潴留,特别是伴有前列腺增生及膀胱颈纤维病变时。所以在使用此类药物时,宜从小剂量开始,逐渐加量。患有前列腺增生的老年人,在使用呋塞米、依他尼酸等强效利尿药也可引起尿潴留,使用时要加以注意。

5. 药物中毒　老年人生理功能减退,60 岁以上老年人的肾脏排泄毒物的功能比 25 岁时下降20%,70~80 岁时下降 40%~50%。60 岁以上老年人肝脏血流量比年轻时下降 40%,解毒功能也相应下降。老年人出现心功能减退,心排血量减少,窦房结内起搏细胞数目减少,心脏传导系统障碍等。因此,老年人用药容易产生肝脏毒性反应、肾毒性反应及心脏毒性反应等。

二、老年人发生药物不良反应的原因

1. 同时接受多种药物治疗　老年人接受多种药物治疗,容易发生药物相互作用。表现为加强或减弱药物的效果,增加药物不良反应。现已证实老年人药物不良反应的发生率与所用药物种类呈正相关。据统计,同时用药 5 种及以下者,药物不良反应发生率为 6%~8%,同时用 6~8 种时升至 40%,同时用 15~20 种以上时,发生率升至 60%~80%。

2. 药动学和药效学改变　老年人的药物代谢动力学发生改变,药物在老年人血液和组织内的浓度改变,导致药物作用增加或减弱。在药效欠佳时,临床医师常加大剂量,造成药物不良反应发生率增高。此外,老年人机体内环境稳定性减退,中枢神经系统对某些药物敏感,镇静药物易引起中枢过度抑制;老年人免疫功能下降,使药物变态反应发生率增加。

3. 滥用非处方药　有些老年人缺乏医学知识,擅自服用、滥用营养保健品、抗衰老药和维生素,用药次数和剂量不当,容易导致药物不良反应。

三、老年人用药原则

合理用药(rational administration)是指根据疾病种类、病人状况和药理学理论选择最佳的药物及制剂,制订或调整给药方案,以期有效、安全经济地防治和治愈疾病的措施。老年人慢性疾病的发病率高,其用药种类约为年轻人的 3 倍,而几种药物同时服用大大增加了药物相互作用和不良事件的发生风险。由于药动学和药效学的年龄相关性变化,很多药物应用于老年人需特别谨慎。某些药物表观分布容积增加(如地西泮)或药物清除率减少可能导致老年病人血浆药物浓度高于年轻病人。衰老引起的药效学变化可能使老年人对某些药物(如阿片类药物)的敏感性增强。

(一)受益原则

首先,老年人用药要有明确的指征。其次,要求用药的受益 / 风险比值 >1。只有治疗好处 > 风险的情况下才可用药,同时选择疗效确切而不良反应小的药物。选择药物时要考虑到既往疾病及各器官的功能情况,对有些病症不要急于用药,如失眠、多梦,首先可通过改变生活习惯来改善。

(二)5 种药物原则

1. 老年人人均服用药物数量为 7.5 种,多重用药比例高达 64.8%。过多使用药物会增加药物相互作用。40% 非卧床老年人处于药物相互作用的危险之中,其中 27% 的老年人处于严重危险。联合用药种类越多,药物不良反应发生的可能性越高。可以单用药物时绝不联用多种药物,用药种类尽量简单,最好 5 种以下,治疗时分轻重缓急,注意药物间潜在的相互作用。

2. 同时以提高老年人护理质量的名义而肆意简化药物的行为也是不对的。例如,心肌梗死病人会被处方三种必需药物:美托洛尔、血管紧张素转换酶抑制药和阿司匹林。如果这个病人同时患有高脂血症和糖尿病,也许需要三种或更多其他药物。因此,很多老年人可能得益于使用 6 种或更多的必需药物。如果老年人的有益治疗药物使用不足,可能导致发病率和死亡率增加以及生活质量下降。这表明我们不能简单计算病人正在接受的不同药物的数量,需要结合具体情况统筹考虑。

（三）小剂量原则

1. 老年人用药量在中国药典规定为成人量的 3/4；一般开始用成人量的 1/4~1/3，然后根据临床反应调整剂量，直至出现满意疗效而无不良反应为止。老年人用药要遵循从小剂量开始逐渐达到适宜于个体的最佳剂量。有学者提出，从 50 岁开始，每增加 1 岁，剂量应比成人药量减少 1%，60~80 岁应为成人量的 3/4，80 岁以上为成人量的 2/3 即可。只有把药量掌握在最低有效量，才是老年人的最佳用药剂量。

2. 老年人用药剂量的确定，要遵守剂量个体化原则，主要根据老年人的年龄、健康状况、治疗反应等进行综合考虑。

（四）择时原则

择时原则即根据时间生物学和时间药理学的原理，选择最合适的用药时间进行治疗，以提高疗效和减少不良反应。因为许多疾病的发作、加重与缓解都具有昼夜节律的变化，例如夜间容易发生变异型心绞痛、脑血栓和哮喘，类风湿关节炎常在清晨出现关节僵硬等；药动学也有昼夜节律的变化。因此，进行择时治疗时，主要根据疾病的发作、药动学和药效学的昼夜节律变化来确定最佳用药时间。

（五）暂停用药原则

密切观察老年人的用药反应，一旦出现新的症状，应考虑为药物的不良反应或是病情进展。前者应停药，后者则应调整用药。对于服药的老年人出现新的症状，停药收益可能多于加药收益。因此，暂停用药是现代老年病学中最有效的干预措施之一。

四、老年人安全用药护理

（一）定期全面评估老年人用药情况

1. 可避免的药物不良事件（adverse drug event，ADE）是给药不当的最严重后果。在评估老年病人时尤其应注意到其发生 ADE 的可能性。年老、体弱、药物使用种类增多等因素使病人发生 ADE 的风险增加。在养老院 ADE 发生率较高，每 100 个住院日中有 10 例 ADE 而其中半数以上是可避免的。28% 的老年病人因药物相关问题住院治疗，这些病人中高达 70% 存在 ADE。随着非处方药的大量使用，如保健品、某些中草药等，也是老年人用药评估的重要内容。老年人发生 ADE 的高危因素：①服用多种药物或有不恰当的自我治疗史；②认知障碍或文盲；③身体原因，如耳聋、关节炎或双手无力；④既往服药依从性差；⑤缺乏药物相关知识、缺乏支持系统；⑥经济困难、家中存放过期药物或借用他人药物等。

2. 定期药物核对是帮助病人梳理、核对目前所用药物、保健品、中药制品的使用方法是否得当的护理措施之一。责任护士应定期与病人或家属一起梳理目前服用药物的种类、剂量、方法和时间。这种定期核查是为了避免诸如漏服、重复服用、剂量错误或产生药物相互作用等用药不当。同时避免老年人私自停用、加用药物。病人从医院到回家治疗的过渡时期易出现用药不当和用药混乱。因此在病人出院宣教中，对每一种药物的核查与用药指导是非常重要的，同时出院后的延续护理更应该关注病人回家后服药的依从性、正确性。

3. 密切观察和预防药物不良反应

（1）密切观察药物不良反应：如使用降压药的老年人要特别注意直立性低血压的发生，要做好跌倒的预防工作。

（2）注意观察药物矛盾反应：老年人用药后出现与治疗效果相反的特殊不良反应为药物矛盾反应。如使用硝苯地平治疗心绞痛，反而导致心绞痛加重，甚至诱发心律失常。所以用药后要细心观察，一旦出现此类不良反应要及时停药、就诊，根据医嘱改用其他药物。保留剩余药物。

（3）用药从小剂量开始：一般从成人的 1/4 开始，逐渐增加剂量。要注意个体差异，治疗过程中要连续观察，一旦发生不良反应，及时通知医生处理。

（4）选择便于老年人服用的药物剂型：口腔黏膜干燥的老年人，服用片剂、胶囊制剂时要给予充

Note：

足的水送服。胃肠功能不稳定的老年人不宜服用缓释剂,因为胃肠功能的改变影响缓释药物的吸收。有吞咽困难的老年人不宜选用片剂、胶囊制剂,应该尽量选择液体剂型,如口服液、冲剂等,必要时也可选用注射给药。老年人在注射给药后,要适当延长按压时间。由于体温下降、血液循环减慢,老年人使用栓剂药物需要更长的融化时间。接受静脉治疗时要预防循环超负荷,特别注意观察出现血压升高、呼吸加快、气喘等情况。

(5) 规定适当的用药时间和用药间隔:疗效相似时,采用口服给药。由于多种药物或食物同时服用会导致相互作用而干扰药物的吸收,如含有钠基或碳酸钙的抑酸药不可与牛奶或其他富含维生素D 的食物一起服用,以免刺激胃液过度分泌或造成血钙或血磷过高。此外,如果给药间隔过长则达不到治疗效果,而频繁给药又容易引起药物中毒。因此,在安排用药时间和用药间隔时,既要考虑老年人的作息时间,又应保证有效的血药浓度。

(6) 其他预防药物不良反应的措施:老年人因种种原因容易出现用药依从性较差,因此当药物未达到预期疗效时,要仔细询问病人是否按医嘱用药。对长期服用某一药物的老年人,要注意检测血药浓度。对老年人所用的药物剂量要认真记录并保存。

知 识 链 接

药物不良反应(ADR)和药物不良事件(ADE)的区别

根据世界卫生组织的定义,ADR 是指正常剂量的药物在预防、诊断、治疗疾病或调节人体生理功能的过程中所发生的任何与作用目的无关的有害的反应。ADR 排除了那些因药物治疗错误(medication errors,ME)所造成损伤的事件。而 ADE 指药物治疗中所发生的任何不幸的事件,但这种事件不一定与药物治疗有因果关系,其范围更广。ADE 既包括可预防的事件,由于药物的性状本身所造成的 ADR,又包括不可预防的事件,即人为因素造成的用药错误。

(二) 提高老年人用药依从性

老年人由于记忆力减退,容易忘记用药或用错药;经济收入减少,生活相对拮据;担心药物副作用;社会家庭的支持不够等原因,导致其用药依从性差。提高老年人用药依从性的护理措施有以下几点:

1. 加强给药护理

(1) 对住院的老年人,护士应严格执行给药操作规程,按时将早晨空腹服、餐前服、餐中服、餐后服、睡前服的药物分别送到病人床前,并照护其服下。

(2) 护士要通过口头和书面的形式,向出院带药的老年人和照顾者解释药物名称、剂量、用药时间、作用和副作用。用清晰字体的标签注明用药剂量和时间,以便老年人识别。

(3) 对于空巢、独居的老年人,护士可将老年人每天需要服用的药物放在专用的药盒内,盒子有分隔的小格,每个小格标明用药的时间,并将药品放置在醒目的位置,帮助老年病人养成按时用药的习惯。此外,社区护士定期到老年人家中清点剩余药片数目,也有助于提高老年人的用药依从性。

(4) 对于精神异常或不配合治疗的老年人,护士需协助和督促病人用药,并确定其是否将药物服下。病人若在家中,可请照顾者配合做好协助督促工作,通过电话追踪,确定病人的用药情况。

(5) 对于吞咽障碍与神志不清的老年人,一般需要鼻饲给药。对神志清楚但有吞咽障碍的老年人,可将药物加工制作成糊状物后服用。

(6) 外用药物:护士应向老年人详细说明外用药的名称、用法及用药时间,在盒子外贴红色标签,注明外用药不可口服,并告知家属。

2. 随时进行服药依从性评估 目前 Morisky 评价量表在慢性病人用药依从性评估中被广泛使用。量表包括四个问题:您是否有忘记用药的经历? 您是否有时不注意用药? 当您自觉症状改善时,是否曾停药？当您用药自觉症状更坏时,是否曾停药？量表的评价标准:四个问题的回答均为"否",表示依从性佳;四个问题只有一个或一个以上的回答"是",可以判断服药依从性差。

（三）加强用药的健康指导

1. **加强老年人用药解释工作**　护士要以老年人能够接受的方式,向其解释药物的种类、名称、用药方式、药物剂量、药物作用、不良反应和期限等。必要时以书面的形式,用醒目的颜色标明用药的注意事项。此外,要反复强调正确用药的方法和意义。

2. **提升老年人安全用药意识**　鼓励老年人尽可能使用非药物改善机体症状,通过各种可能的途径阅读药物的相关文献或药物指南;认识到老年人虽然服用同种药物,但其剂量可能不同;未经医生允许,禁止服用任何新药物。

3. **提醒老年人定期向医生汇报身体情况**　提醒老年人定期与医生或护士检查药物的剂量,确认是否需要减少药物剂量;尽可能减少用药种类,与医生或护士讨论症状的改善情况,确定是否可以减少药物种类;认识到经常使用且从未出现任何问题的药物也可能发生不良反应,要向医生或护士及时报告自身症状。

4. **指导老年人不随意购买及服用药**　一般健康老年人不需要服用补药、保健药、抗衰老药和维生素,只要调节好日常饮食,注意营养均衡,保持积极心态,就可以达到保持健康的目的。

5. **加强照顾者的安全用药教育**　对老年人进行健康指导的同时,还要重视对其照顾者进行有关安全用药知识的教育,使他们学会正确协助和督促老年人用药,防止发生用药不当造成的意外。

（郭　娜）

思　考　题

1. 病人,男性,78岁,糖尿病、高血压20余年。长期服用降压、降糖药,同时自行服用保健品,定期中药调理。主诉常有胃部不适、腹泻。血压控制较好,血糖控制不佳。

(1) 此案例中的病人,可能出现哪些药物不良反应,应该如何预防？

(2) 病人服药方面,为保证服药安全,护士应给予哪些指导？

2. 病人,女性,82岁,诊断阿尔茨海默病。家属喂食时突然出现进食停止,神情紧张,无法言语,呼吸困难,一手捂着颈前喉部。

(1) 病人发生了什么情况？可能的原因有哪些？

(2) 护士到达现场后应该进行哪些处理？

(3) 如何进行健康宣教,预防此类情况再次发生？

NURSING

第九章

老年人健康保健与健康养老

09章 数字内容

--- 学习目标 ---

认知目标：

1. 解释老年保健与健康促进的概念、重点人群。

2. 复述老年健康保健的基本原则、目标和策略。

3. 分析老年人群对医疗保健与健康促进的需求。

4. 举例说明什么是社区居家养老模式、医养结合养老模式、智慧养老模式。

5. 区分社区居家养老服务的供给方式、医养结合养老模式的类型。

6. 简要说明智慧养老模式所用的关键技术。

7. 分析社区居家养老模式、医养结合养老模式和智慧养老模式现存的问题并提出合理的发展
建议。

情感目标：

1. 培养学生尊重、关爱老年人群的职业素养。

2. 培养学生在解决老年人健康养老问题上开阔的视野，以人为中心的理念和勇于创新的职业
精神。

技能目标：

1. 能够分析不同老年人群对医疗保健与健康促进的需求。

2. 能够针对老年保健服务对象的特点，制订老年人群的健康保健计划。

3. 针对老年人个体的情况提出适合的养老方式和建议。

王某,男性,78岁,与老伴儿一起生活在某小区,儿子在国外定居。半年前因突发脑梗死导致右侧肢体偏瘫,伴有运动性失语住院治疗。1个月后病情稳定转入康复中心进行肢体康复和语言康复训练,3个月后肢体功能障碍程度减轻出院回家,但行走仍有困难,语言功能无明显恢复。王某的老伴儿尚能自理,但是照顾他时心有余而力不足。儿子想让老两口去养老院,但是老两口不愿离开自己的家。他们小区附近有一个养老驿站、一个社区日间照料中心、一个社区卫生服务中心。

请思考:

1. 王某夫妇可能有哪些健康保健需求?

2. 王某夫妇如果在家养老,可以利用哪些社区服务?

3. 针对王某的生活和健康现状,如何整合资源为其提供照护服务?

4. 王某是否适合利用智慧养老方式辅助养老?请帮他制订一份智慧养老方案。

第一节 老年人健康保健与健康促进

一、老年健康保健与健康促进的概念

随着年龄的增长,老年人的身体功能逐渐衰退,多病共存、失能、失智等问题严重影响老年人的生活质量。做好老年健康保健与健康促进工作,对于提高老年人的健康水平,改善老年人的生活质量,实现健康老龄化具有重要意义。

(一) 老年健康保健的概念

健康保健(health care)是指为保持和增进人们的身心健康而采取的有效措施。世界卫生组织(WHO)认为,老年健康保健(health care in elderly)是指在平等享用卫生资源的基础上,充分利用现有的人力、物力,以维护和促进老年人健康为目的,发展老年保健事业,使老年人得到基本的医疗、护理、康复、保健等服务。

(二) 老年健康促进的概念

健康促进(health promotion)是指运用行政或组织手段,广泛协调社会各相关部门以及社区、家庭和个人,使其履行各自的健康责任,共同维护和促进健康的一种社会行为和社会战略。老年健康促进(health promotion in elderly)是指直接针对影响老年人健康的行为或危险因素,通过激发老年个体、家庭、社区和社会的功能,改善老年人的生活环境、健康态度,激发老年人对自身健康的责任感,掌握健康相关知识和自我护理技能,尽可能让其精神和身体保持在最佳状态,保持健康的生活方式和行为。

二、老年健康保健与健康促进的重点人群

(一) 高龄老年人

高龄老年人是指年龄在80岁以上的老年人。随着人均预期寿命的延长,高龄老年人口数量的增长呈不断加剧的趋势,重度老龄化和高龄化问题将愈发突出。未来80岁及以上高龄老年人将成为我国老年人口中增长最快的群体,高龄老年群体中女性占比较高,约占高龄老年人的60%。预计到2050年高龄老年人将保持在1亿人左右,占老年人口总数的25%左右。高龄老年群体中60%~70%有慢性疾病,常同时患有多种疾病,高血压、糖尿病、心脏病等慢性疾病的比例逐年升高。高龄还常常与失能相伴,数据显示将近一半的高龄老年人存在不同程度的失能,同时心理健康状况也令人担忧。高龄老年人需要经常性生活照料的比例是65~79岁老年人的5倍左右。高龄和疾病使其在老年照料方面处于"双重弱势"困境。因此,高龄老年人对医疗、护理、健康保健、生活照料等方面的需求明显

Note:

增多,是家庭、社区、政府重点保健的人群。

(二) 失能老年人

失能是指由于年老、疾病、伤残等原因导致的机体结构和功能、活动、社会参与等出现障碍,从而引起个体生活自理能力或社交能力的丧失。目前,我国半失能和失能老年人口约 4 063 万人,占老年人口总数的 18.3%。失能老年人的数量随着年龄的增长而递增,85 岁及以上老年人的失能比例最高。预计到 2050 年,失能老年人数将达到 9 140 万人,城市失能老年人的增速快于农村。失能老年人的长期照护需求增加,是社会及老年照护机构应重点关注的人群。

(三) 精神障碍的老年人

精神障碍的老年人包括功能性精神障碍和器质性精神障碍的老年人。功能性精神障碍指精神分裂症、情感性精神障碍、偏执性精神障碍及应激因素所致的精神障碍等。器质性精神障碍包括各种疾病引起的脑部损伤后精神障碍。随着我国老龄化和高龄化程度的不断加深,有精神功能障碍的老年人数量仍在快速增加,使老年人生活失去规律,严重时生活不能自理,且常伴有营养障碍,从而加重原有的躯体疾病。因此,有精神功能障碍的老年人需要的医疗和护理服务明显高于其他人群,社会应建立和完善有精神功能障碍老年人长期照护服务体系,充分整合居家、社区和机构照护功能,并为其提供完整、持续的照护服务。

(四) 患病的老年人

老年人患病后,身体状况差,生活自理能力下降,需要全面系统的治疗,因而加重了老年人的经济负担。为缓解经济压力,部分老年人会自行购药、服药,易导致延误诊断和治疗。因此,应重点关注患病的老年人,做好老年人健康检查、健康教育、保健咨询,配合医生治疗,促进其康复。

(五) 新近出院的老年人

近期出院的老年人因身体未完全康复,常需要继续治疗,如遇到影响康复等不利因素,疾病易复发甚至恶化导致死亡。因此,医疗护理、社区健康保健人员,应依据出院老年人的身体状况,开展延续性治疗与护理,定期随访,根据老年病人的身体情况,及时调整治疗方案,提供健康指导等。

(六) 独居老年人

独居老年人指 60 岁以上由于离异、丧偶、未婚等原因而独自一人居住的老年人。随着社会的发展和人口老龄化、高龄化及我国推行计划生育政策所带来的家庭结构变化,以及子女数的减少,家庭已趋于小型化,"纯老家庭"比例逐渐增高。特别是我国农村,老年人单独生活的现象比城市更加严重。独居老年人因子女不在身边,缺乏沟通交流易产生心理问题,如固执、急躁、怪癖、不爱交际,还可能发生孤独、压抑感、自卑、多疑、焦虑、抑郁等,使其情感日渐脆弱。独居老年人是比空巢老年人更弱势的群体,因此,社会、社区、老年机构或公益团体应重点关注并帮助独居老年人购置生活必需品,定期巡诊,提供健康咨询等老年保健服务。

(七) 丧偶老年人

随着年龄的增加,丧偶老年人数量逐渐增多。丧偶对老年人的生活影响较大,特别是在精神上会造成沉重的打击,使多年夫妻生活所形成的互相关爱、互相支持的平衡状态突然被打破,使夫妻中的一方失去了关爱和照顾,会让人感到生活无望、乏味,甚至积郁成疾或丧失生活的勇气。据世界卫生组织报告,丧偶老年人的孤独感和心理问题发生率均高于有配偶者。此外,丧偶老年人一般年龄较大,健康状况恶化、经济状况下降及社交网络萎缩等因素将严重影响其身心健康,尤其是近期丧偶者,常导致疾病发生或原有疾病复发。因此,家庭及社会应关爱丧偶老年人,鼓励其参与社会活动,改善老年人的健康状况。

三、老年人对医疗保健与健康促进的需求

国家统计局第七次全国人口普查数据显示,我国 60 岁及以上人口为 26 402 万人,占总人口总数的 18.7%,65 岁及以上人口占 13.5%。我国老年人口规模呈持续扩大,人口老龄化程度进一步加深,

呈现出老龄人口数量多、增长快、高龄化等特点。

了解老年人的健康服务需求,分析其影响因素,建立符合我国国情的老年健康服务体系,完善相关对策,提供适合老年人需要的医疗保健、健康管理、健康教育、生活照顾及养老服务,可满足老年人日益增长的健康服务需求,有利于促进老年人健康养老和健康社会的和谐发展。

(一) 老年人对医疗卫生服务与保健需求增加

老年人健康状况是卫生服务与保健需求的直接体现。卫生服务与保健需求是指个体感到身体不适时采取的各种诊疗和健康保健措施,包括到各级卫生医疗和健康保健机构就医、咨询或接受健康教育等情况。老年人卫生服务与健康保健需求受老年人年龄及健康状况、健康危险因素、医疗费用支出、经济状况、文化程度等因素的影响。

随着年龄的增长,老年人机体生理功能衰退,抵抗力下降,患病率和发病率增高,不仅影响老年人的身心健康,也增加了对医疗卫生服务与健康保健的需求。有研究显示,我国≥18 岁成年居民慢性病患病率为 43.30%,≥60 岁居民 75.8% 患 1 种及以上慢性病,随着年龄的增加患病率增加。城乡中老年人的共病的患病率为 46.5%,其中城市老年人共病的患病率为 48.3%,这使老年人对健康服务的需求量远远高于其他年龄人群。一些健康危险因素,如老年人肥胖使心血管疾病、糖尿病等慢性疾病发生率增高,也增加了医疗卫生服务与健康保健的需求。此外,老年人医疗费用支出远高出一般人群,医疗费用支出的增加也体现了对医疗卫生服务的需求增加。在美国医疗费用增长中,7% 是由人口老化所致,日本 65 岁以上老年人的医疗费用是一般人群的 4.6 倍。我国每位 60 岁以上老年人所支付的医药费用占其一生医药费的 80% 以上;65 岁以上人口的人均医疗费用大约是 65 岁以下人口的3~5 倍。据预测,在医疗服务价格不变的情况下,人口老龄化导致医疗费用负担每年将以 1.54% 的速度递增。老年人经济状况、文化程度对医疗卫生服务与健康保健的需求有一定影响。经济状况较好的老年人对医疗卫生服务与健康保健有需求和购买意愿,并有一定的支付能力。文化程度越高的老年人对疾病的发生发展以及健康保健知识了解的越全面,在患病时,越能够主动地寻求医疗服务,卫生服务的利用率较高。

(二) 老年人对社会福利与设施需求增加

老年人由于老化、疾病和伤残导致失能或半失能状态,降低了活动或独立生活的能力,妨碍其正常的社会交往;老年人退休后,参与社会活动的机会减少,可能导致情感空虚,出现孤独感、多余感,希望通过社会福利填补在社会和经济快速发展过程中造成的差距,使自己在家庭、社团或其他环境中有所作为,自我实现,尽快从困境中解脱出来。另外,老年人由于身体状况的变化会对住房和环境产生新的需求,希望能通过社会福利来满足其改善住房和环境的需求。政府相关部门也常通过以下政策或方法满足老年人对社会福利与设施的需求:①个人或家庭有责任照顾老年人,国家有法律法规对老年人进行保护,并提供有限的资金和服务;②民政部门有责任对无家庭抚养的老年人进行照顾;③国家相关部门对老年人的照顾组织给予相应的政策和资金支持;④国家和社区应当组织提供老年人的福利服务,加大社区和居家环境的适老化设施建设和改造。

(三) 高龄或失能对生活照顾需求增加

高龄或失能使老年人日常生活自理能力下降,甚至生活不能自理,对家庭和社会的依赖性明显增加。失能使自身活动受限,生活不能自理的高龄老年人或失能老年人占老年总人口的 3.9%~8.4%。高龄可使老年人发生不同程度的认知功能障碍,当病情发展到一定阶段,生活多不能自理,照顾需求增加,难度增大,已引起社会的广泛重视。老龄事业发展规划也强调应加强居家养老服务,为老年人提供必要的生活照料,特别要满足高龄或失能老年人的生活照料、精神慰藉方面的需求。

(四) 老年慢性病人对延续性健康管理的需求

《“健康中国 2030” 规划纲要》明确指出:促进健康老龄化,建立老年医疗卫生服务体系,将居家、社区、机构养老与慢性疾病防治管理结合起来,加强老年慢性病人的综合干预与健康管理。延续性健康管理(transitional health management)又称过渡期健康管理,是通过健康服务体系的设计,使患病老年人能够在医院、社区、家庭等不同的健康照护场所接受整合连续性照护,是医院医疗护理服务走向社区健康管理的延伸。有调查显示,老年慢性病人有延续性健康管理需求,包括"疾病治疗型"和"健康促进型"健康管理需求。"疾病治疗型"健康管理需求包括安全用药指导、疾病监测、随访指导、并发症健康管理等;"健康促进型"健康管理需求包括合理运动指导、饮食营养指导、心理疏导等。延续性健康管理可提高治疗依从性,降低再住院率,改善病人的生活质量,有利于合理配置医疗资源,降低医疗费用,提高医疗资源的利用率。

（五）老年人对健康教育的需求

健康教育是公认的卫生保健战略措施,对老年慢性疾病防控具有重要作用。健康教育是通过有计划、有组织、有系统的社会教育活动,使人们自觉地采纳有益于健康的行为和生活方式,消除或减轻影响健康的危险因素,预防疾病,促进健康,提高生活质量。随着医疗水平的不断提高,老年人对健康日益重视,对健康教育的需求也不断提升。有调查显示,社区老年人健康教育需求度普遍较高,由高到低依次为身体活动、营养、安全管理、健康问题和压力管理方面的需求。

针对老年人普遍存在的共性问题,通过开展群体健康教育讲座,选择电视、广播、报纸、杂志、宣传栏等传播媒介进行健康教育,可帮助老年人更便捷、更准确地获得健康教育知识和技能,预防疾病,促进健康。此外,也可在老年社区活动中心、居家养老服务驿站或老年大学等场所为老年人举办有关老年营养、运动、疾病防控、心理调适、社会适应和参与等促进老年健康的专题讲座,并针对老年人个体进行个性化健康教育。有效的健康教育可以满足老年人健康教育的需求,有利于增强老年人自我健康认知、转变态度、改善老年人健康相关行为,树立科学的健康观。

四、老年健康保健的基本原则

（一）老年保健的基本原则

老年保健原则是开展老年保健工作的行动准则,为老年保健工作提供指导。

1. 全面性原则　老年人健康包括身体、心理和社会 3 个方面的健康,故老年保健也应该是多维度、多层次的。全面性原则包括:①老年人的躯体、心理及社会适应能力和生活质量等方面的问题。②疾病和功能障碍的治疗、预防、康复及健康促进。因此,建立统一的、全面的老年保健计划是非常有益的。许多国家已经把保健服务和计划纳入不同的保健组织机构中,保健机构与社会服务统一协调,更好地适应老年人的健康需求。

发达国家更加重视以支持家庭护理为特色的家庭保健计划项目,执行项目的医护人员或其他服务人员可以为居家老年人提供诊疗、护理、康复指导及心理咨询等一系列支持性服务,受到老年人的欢迎。

2. 区域化原则　老年保健的区域化原则是指为了使老年人能方便、快捷地获得保健服务,服务提供者能更有效地组织保健服务,提供以社区为基础的老年保健。重点是针对老年人独特的需要,确保在要求的时间、地点,为真正需要服务的老年人提供社会援助。为此,保健服务机构的医生、护士、社会工作者、健康教育者、保健计划设计者等应接受老年学和老年医学方面的训练,能为服务区域的老年人进行疾病的早期预防、早期发现和早期治疗,并能进行营养、意外事故、安全和环境问题及精神障碍的识别。

3. 费用分担原则　由于日益增长的老年保健需求和紧缺的财政支持,老年保健的费用应采取多渠道筹集社会保障基金的办法,即政府承担一部分、保险公司的保险金补偿一部分、老年人自付一部分。这种"费用分担"的原则越来越为大多数人所接受。

4. 功能分化原则　老年保健的功能分化是随着老年保健的需求增加,在对老年保健的多层次性有充分认识的基础上,对老年保健的各个层面有足够的重视,在老年保健的计划、组织和实施及评价方面有所体现。由于老年人的疾病有其特征和特殊的发展规律,再如老年人可能会存在特殊的生理、心理和社会问题,因此,不仅要有从事老年医学研究的医护人员,还应当有精神病学家、心理学家和社会工作者参与老年保健,在老年保健的人力配备上也显示明确的功能分化原则。

(二) 联合国老年政策原则

1. 独立性原则

(1) 老年人应通过收入、家庭和社会支持以及自助,享有足够的衣、食、住、行和保健。

(2) 老年人应有继续工作的机会或其他收入的机会。

(3) 老年人应参与决定退出劳动力队伍的时间和方式。

(4) 老年人应有机会获得适宜的教育和培训。

(5) 老年人应生活在安全且适合个人选择及适应能力变化的环境中。

(6) 老年人应尽可能长期在家居住。

2. 参与性原则

(1) 老年人应保持融入社会,积极参与制订、实施与其健康直接相关的政策和措施,并与年轻人分享他们的知识和技能。

(2) 老年人应寻找和创造为社区服务的机会,在适合他们兴趣和能力的位置做志愿服务者。

(3) 老年人应建立自己的协会或组织。

3. 保健与照顾原则

(1) 老年人应享有与其社会文化背景相适应的家庭及社区照顾和保护。

(2) 老年人应享有卫生保健护理服务,以维持或重新获得最佳的生理、心理与情绪健康水平,预防或推迟疾病的发生。

(3) 老年人应享有社会和法律服务,以提高自主能力,并得到更好的照顾和保护。

(4) 老年人应利用适宜的服务机构,获得政府提供的保障、康复、心理和社会性服务及精神支持。

(5) 老年人居住在任何住所,均应享受人权和基本自由,包括充分尊重他们的尊严、信仰、利益、需求、隐私,以及对其自身保健和生活质量的决定权。

4. 自我实现或自我成就原则

(1) 老年人应追求充分发展他们潜力的机会。

(2) 老年人应享受社会中的教育、文化、精神和娱乐资源。

5. 尊严性原则

(1) 老年人生活应有尊严和保障,避免受到剥削和身心虐待。

(2) 所有老年人都应被公正对待,并尊重他们对社会的贡献。

五、老年健康保健的任务、策略和措施

(一) 老年保健的任务

开展老年保健工作的目的是运用老年医学知识开展老年病的防治工作,加强老年病的监测,控制慢性疾病和伤残的发生;开展健康教育,指导老年人日常生活和健身锻炼,提高健康意识和自我保健能力,延长健康期望寿命,提高生活质量,为老年人提供满意的医疗卫生与健康保健服务。

老年保健工作应通过医养结合实现老年医疗服务和养老服务的无缝衔接,社区卫生服务中心、老年医疗服务机构和综合医院的老年病科,与社区居家的养老服务机构进行合作,使老年人在养老机构和医疗机构之间享受医疗、健康保健等服务,需要依赖完善的医疗保健服务体系,充分利用社会资源,做好老年保健工作。

1. 医院的保健服务　目前各三级综合医院、专科医院和老年医院等都可提供老年病急性期的医疗服务。临床医护人员应掌握老年病人的临床特征,运用老年医学和护理知识配合医生有针对性地做好住院老年病人的治疗、护理和健康教育工作。

2. 养老服务机构的保健服务　介于医院和社区家庭中间的老年服务保健机构,如老年疗养院、日间老年护理站、养(敬)老院、老年公寓等,通过督促老年人每日按时服药、康复训练、健康指导等开

Note:

展老年保健护理,满足老年人健康保健及生活需要,增进老年人对自身健康问题的了解,增强对健康问题的解决能力。

3. 社区卫生服务中心的保健服务　社区卫生服务中心是老年医疗保健和护理的重要工作场所,是方便老年人医疗服务的主要形式,可以降低社会的医疗负担,有利于满足老年人不脱离社区和家庭环境的心理需求,并能解决老年人基本的医疗、护理、健康保健、康复服务等需求。

(二) 老年保健的策略和措施

由于文化背景和社会经济条件的差异,不同国家老年保健制度和体系也不尽相同。我国在现有的经济和法律基础上,建立符合我国国情的老年保健制度和体系是老年保健事业的关键,也关系到我国经济发展和社会稳定,需要引起高度重视,并将总体部署和具体措施紧密结合。

1. 老年保健策略　总体战略部署:构建完善的多渠道、多层次、全方位,即政府、社区、家庭和个人共同参与的老年保障体系,进一步形成老年人口寿命延长、生活质量提高、代际关系和谐、社会保障有力的健康老龄化社会的老年服务保健网络。根据老年保健目标,针对老年人的特点和权益,可将我国的老年保健策略归纳为六个"有所",即老有所医、老有所养、老有所乐、老有所学、老有所为、老有所教。

(1) 老有所医:老有所医是指老年人的医疗有保障,解决老年人的健康问题,提高老年人的生活质量。大多数老年人的健康状况随着年龄的增长而下降,健康问题和疾病逐渐增多,导致老年人生活质量下降。要改善老年人口的医疗状况,就必须首先解决好医疗保障问题,通过深化医疗保健制度的改革,逐步实现社会化的医疗保险,运用立法的手段和国家、集体、个人合理分担的原则,将大多数的公民纳入这一体系当中,才能改变目前支付医疗费用的被动局面,真正实现"老有所医"。

(2) 老有所养:老有所养是老年人的生活有保障。家庭养老仍然是我国老年人养老的主要方式,但是由于家庭养老功能的逐渐弱化,养老必然由家庭转向社会,特别是社会福利保健机构。建立完善的社区老年服务设施和机构,增加养老资金的投入,确保老年人的基本生活和服务保障,将成为老年人安度幸福晚年的重要方面。

(3) 老有所乐:老有所乐是指老年人要有丰富的文化娱乐生活。老年人在离开工作岗位之前,奉献了自己的一生,因此有权继续享受生活的乐趣。国家、集体和社区都有责任为老年人的"所乐"提供条件,积极引导老年人正确和科学地参与社会文化活动,提高身心健康水平和文化修养。"老有所乐"的内容十分广泛,如社区内可建立老年活动站,开展琴棋书画、阅读欣赏、体育文娱活动,饲养鱼虫花草、组织观光旅游、参与社会活动等。

(4) 老有所学和老有所为:是指老年人的发展与成就。老年人虽然在体力和精力上不如青年人和中年人,但老年人在人生岁月中积累了丰富的经验和广博的知识,是社会的宝贵财富。因此,老年人仍然存在着一个继续发展的问题。"老有所学"和"老有所为"是两个彼此相关的不同问题,随着社会的发展,老年人的健康水平逐步提高,这两个问题也就越加显得重要。①老有所学。自 1983 年第一所老年大学创立以来,老年大学为老年人提供了一个再学习的机会,也为老年人的社会交往创造了有利条件。老年学员通过一段时间的学习,精神面貌发生了很大改观,生活变得充实而活跃;身体健康状况也有明显改善,因此,受到老年人的欢迎。老年人可根据自己的兴趣爱好,选择学习内容,如医疗保健、少儿教育、绘画、烹调、缝纫等,这些知识又给"老有所为"创造了条件,有助于其潜能的发挥。②老有所为。可分为两类,一是直接参与社会发展,将自己的知识和经验直接用于社会活动中,如从事各种技术咨询服务、医疗保健服务、人才培养等;二是间接参与社会发展,如献计献策、社会公益活动、编史或写回忆录、参加家务劳动、支持子女工作等。在人口老化日益加剧的今天,不少国家开始出现了劳动力缺乏的问题,老有所为将在一定程度上缓和这种矛盾;同时,老有所为也为老年人增加了个人收入,对提高老年人在社会和家庭中的地位及进一步改善自身生活质量起到了积极作用。

(5) 老有所教:老有所教是指老年人的教育及精神生活。一般来说,老年群体是相对脆弱的群体,

Note:

经济脆弱、身体脆弱、心理脆弱。由于经济上分配不公、政治上忽视、情感上淡漠、观念上歧视等都可能造成老年人的心理不平衡,从而不利于代际关系的协调,不利于社会的发展,甚至会造成社会的不安定因素。国内外研究表明:科学的、良好的教育和精神文化生活是老年人生活质量和健康状况的前提和根本保证。因此,社会有责任对老年人进行科学的教育,帮助老年人建立健康的、丰富的、高品位的精神文化生活。

2. 老年保健措施　老年保健包括自我保健和由健康保健人员等提供的心理健康保健、营养保健、运动保健、睡眠保健等方面的内容和措施。本节主要介绍老年自我保健的概念及具体措施。

（1）自我保健（self-health care）:是指人们为保护自身健康所采取的一些综合性保健措施。

（2）老年自我保健（self-health care in elderly）:是指健康或罹患某些疾病的老年人,利用自己所掌握的医学知识、科学的养生保健方法和简单易行的治疗、护理和康复手段,依靠自己、家庭或周围的资源进行自我观察、诊断、预防、治疗和护理等活动。通过不断地调适和恢复生理和心理的平衡,逐步养成良好的生活习惯,建立适合自身健康状况的保健方法,达到促进健康,预防疾病,提高生活质量,推迟衰老和延年益寿的目标。

自我保健活动应包括两部分。①个体不断获得自我保健知识,并形成机体内在的自我保健机制。②利用学习和掌握的保健知识,根据自己的健康保健需求自觉地、主动地进行自我保健活动。具体措施包括:

1）自我观察:是通过看、听、嗅、摸等方法观察身体的健康状况,及时发现异常或危险信号,做到疾病的早期发现和早期治疗。自我观察内容包括观察与生命活动有关的重要生理指标、观察疼痛的部位和特征、观察身体结构和功能的变化等。通过自我观察,掌握自身的健康状况,及时寻求医疗保健服务。

2）自我预防:建立健康的生活方式,养成良好的生活、饮食、卫生习惯,坚持适度运动,调整和保持最佳的心理状态,是预防疾病的重要措施。

3）自我治疗:指老年人对慢性疾病的自我治疗,如患有心肺疾病的老年人可在家中用氧气袋、小氧气瓶等氧疗,糖尿病病人自己皮下注射胰岛素,常见慢性疾病的自我服药等。

4）自我护理:增强生活自理能力,运用护理知识进行自我照料、自我调节、自我参与及自我保护等护理活动。

六、老年健康保健与健康促进现状与发展

欧美等国家进入老龄化社会比较早,已经建立了规范、完善的老年保健制度和方法。我国由于经济发展与人口老龄化进程不平衡,以及老年人口众多等因素,使老年保健工作起步晚,发展缓慢,还需要逐步建立正规、全面、系统的老年保健模式,我国老年保健及服务体系面临着严峻的挑战。

（一）我国老年保健的发展

我国对老年工作十分关注,为加速发展老年医疗保健事业,国家颁布和实施了一系列的法律法规和政策。我国老年保健的发展可分为四个阶段。

第一阶段:萌芽期（1949—1981 年）

这一阶段虽然没有"老龄政策"这一概念,但在中华人民共和国成立后,国家颁布了《农村五保供养工作条例》,20 世纪 60 年代又实施了农村合作医疗制度以及城市职工养老和公费医疗政策等。该阶段标志着国家和社会对老龄工作和老年保健工作开始重视。

第二阶段:形成期（1982—1998 年）

1982 年,成立中国老龄问题全国委员会;1995 年,经国务院批准,更名为中国老龄协会;1996 年颁布实施了《中华人民共和国老年人权益保障法》,对老年人的赡养与抚养、社会保障、参与社会发展及法律责任等做出了明确的法律规定;各省、自治区、直辖市制定了维护老年人合法权益的地方性法规。该阶段确立了老龄工作和老龄政策在政府工作中的位置,老龄问题被政府和社会逐步

接受。

第三阶段:初步发展期(1999—2015年)

1999年10月,为进一步加强全国老龄工作的领导,先后成立了全国老龄工作委员会、地方各级老龄工作委员会;与此同时,建立了老龄协会及老年学研究会、老年大学、老年体育、老年书画、老年法律、老年科技、老年保健等非政府群众组织;在农村建立了村老年人协会;目前已形成了政府与非政府老龄工作组织网络。

中共中央国务院发布了《中共中央国务院关于加强老龄工作的决定》,确定了老龄工作和老龄事业发展的指导思想、基本原则、目标任务,切实保障老年人的合法权益,完善社会保障制度,逐步建立国家、社会、家庭和个人相结合的养老保障机制。制定了《中国老龄事业发展"十五"计划纲要》,把老龄事业纳入国民经济和社会发展计划。

2005—2008年,全国老龄工作委员会办公室等部门联合发表了《关于加强老年人优待工作的意见》《关于加快发展养老服务业意见的通知》《关于全面推进居家养老服务工作的意见》等,为老年人提供各种形式的经济补贴、照顾和优先、优惠服务;发展老年社会福利事业和社会养老服务机构,营造老年人居家养老服务的社会环境。依托社区,从老年人实际需求出发,开展老年护理服务,为老年人提供方便、快捷、高质量、人性化的服务。《中国人口老龄化发展趋势百年预测》《中国老龄事业的发展》白皮书及第二次全国老龄工作会议的召开,都充分体现了国家对人口老龄化问题的高度重视和关注。

2011年9月,国务院明确了中国老龄事业在老年社会保障、老年医疗卫生保健、老年家庭建设、老龄服务、老年人生活环境改善、老龄产业、老年人精神文化生活和老年社会管理、老年人权益保障、老龄科研及国际交流与合作等方面的发展任务。国务院还颁布了《社会养老服务体系建设规划(2011—2015年)》,积极应对人口老龄化,建立与人口老龄化进程相适应、与经济社会发展水平相协调的社会养老服务体系。

2013年国务院颁发了《国务院关于加快发展养老服务业的若干意见》《关于促进健康服务业发展的若干意见》,明确加快发展健康养老服务,指出要发展社区健康养老服务,提高社区为老年人提供日常护理、慢性疾病管理等服务能力。

2014年9月,国家发展改革委、民政部、财政部等印发《关于加快推进健康与养老服务工程建设的通知》,要求并行发展健康、养老、体育健身等事业,加强健康服务体系建设。

2015年《中华人民共和国老年人权益保障法》再次修订,明确积极应对人口老龄化是国家的一项长期战略任务,对老年人社会服务、老年人参与社会发展等多项内容进行了法律规定,成为老年权益维护最重要、最有力的工具。

2015年民政部发布了《民政部 国家开发银行关于开发性金融支持社会养老服务体系建设的实施意见》等政策性文件,有力地促进了我国老年保健事业的发展,促进了老年医疗、保健、康复、护理及健康教育等服务的开展。

这一阶段标志着对老龄工作的重要性和制订完善老龄政策紧迫性的认识上升到了新的高度,老龄政策体系的研究和制订工作开始进入实质性的阶段。

第四阶段:深化发展与拓展期(2016年及以后)

2016年是老年健康体系建设进程中具有里程碑意义的一年。国务院印发《"健康中国2030"规划纲要》阐明了促进健康老龄化的具体措施。

国务院办公厅《关于全面放开养老服务市场提升养老服务质量的若干意见》提出总体要求:积极应对人口老龄化,培育健康养老意识,加快推进养老服务业供给侧结构性改革,保障基本需求,繁荣养老市场,提升服务质量,让广大老年群体享受优质养老服务,切实增强人民群众获得感。

为改善老年人生活环境,提升老年人生活生命质量,增强老年人幸福感、获得感,全国老龄工作委员会办公室、国家发展改革委等部门联合印发了《关于推进老年宜居环境建设的指导意见》,这个文件指出,要加强"住、行、医、养"等设施的适老化改造,为广大老年人提供支持性环境,构建健康社会。

2017 年《"十三五"全国健康促进与教育工作规划》强调向社会宣传倡导积极老龄化、健康老龄化的理念,为老年人及其家庭开展符合其特点的健康素养促进活动,提高老年人群健康素养。《全民健康生活方式行动方案(2017—2025 年)》《国民营养计划(2017—2030 年)》明确开展老年人群营养状况监测和评价,采取满足不同老年人群需求的营养改善措施,组织实施"三减三健"、适量运动、控烟限酒和心理健康等专项行动,建立老年人群营养健康管理与照护制度等以促进"健康老龄化"。2017 年《关于促进"互联网 + 医疗健康"发展的意见》要求,加快构建健康医疗大数据产业链,推进健康医疗与养老服务业协同发展,加强老年慢性病在线服务管理。

《智慧健康养老产业发展行动计划(2017—2020 年)》与 2018 年《智慧健康养老产品及服务推广目录(2020 版)》,明确要充分发挥信息技术对智慧健康养老产业的提质增效支撑作用,加ströng老年产品智能化和智能产品适老化,推进智能健康管理,促进现有医疗、健康、养老资源优化配置和使用效率提升。

2018 年国家卫生健康委成立老龄健康司,整合了老龄相关工作职责,为老年健康服务体系建设提供了强有力的组织管理保障。同年,对《中华人民共和国老年人权益保障法》进行第三次修订,进一步放开养老服务市场,强化养老服务综合监管。国务院先后出台了《国务院办公厅关于全面放开养老服务市场提升养老服务质量的若干意见》《关于推进养老服务发展的意见》《关于建立健全养老服务综合监管制度促进养老服务高质量发展的意见》等基础性政策文件。鼓励社会力量参与养老服务,其他有关部门出台了《关于金融支持养老服务业发展的实施意见》《民政部关于进一步扩大养老服务供给 促进养老服务消费的实施意见》《关于加强规划和用地保障支持养老服务发展的指导意见》等多项实施性政策措施。为推动养老服务发展、提高养老服务质量,针对设施建设、服务质量、服务安全、等级评定等方面,有关方面制定出台了《养老机构服务质量基本规范》《养老机构服务安全基本规范》《养老机构等级划分与评定》等多个国家和行业标准。

2019 年 7 月国务院印发《国务院关于实施健康中国行动的意见》,其中老年健康促进作为 15 个重大专项行动之一,将健康老龄化落实到行动层面。国家卫生健康委员会等部门联合发布《关于建立完善老年健康服务体系的指导意见》,提出构建健康教育、预防保健、疾病诊治、康复护理、长期照护、安宁疗护六位一体的综合连续、覆盖城乡的老年健康服务体系,成为我国首部建设老年健康服务体系的指导性文件,明确了老年健康服务体系的顶层设计,整体推动服务体系完善和服务水平提升。

2020 年,民政部等发布《全国老龄办关于加快实施老年人居家适老化改造工程的指导意见》:"十四五"期间,继续实施特殊困难老年人家庭适老化改造,创新工作机制,加强产业扶持,激发市场活力,加快培育居家适老化改造市场,有效满足城乡老年人家庭的居家养老需求。

2020 年国务院办公厅印发《国务院办公厅印发关于切实解决老年人运用智能技术困难实施方案的通知》,聚焦老年人日常生活涉及的出行、就医、消费、文娱、办事等 7 类高频事项和服务场景,提出了具体举措要求。修订《养老机构管理办法》,对养老机构服务活动进行规范,明确生活照料、康复护理等养老机构服务活动的内容,养老机构内部运营管理,诸如消防安全、食品安全、人员配备等提出要求。

国家卫生健康委员会发布《关于开展医养结合机构服务质量提升行动的通知》明确自 2020 年起开展为期 3 年的医养结合机构服务质量提升行动,重点解决影响医养结合机构医疗卫生服务质量的突出问题。到 2022 年底,医养结合服务质量标准和评价体系基本建立,医养结合机构医疗卫生服务能力和服务质量显著提升。

这一阶段标志我国政府统筹协调各类养老资源,加快发展养老服务,建立完善老年健康服务体系,通过优化资源配置,保障养老的"顶层设计"和完善基层养老服务功能,使我国养老事业健康高质量发展。

（二）国外老年保健的发展

以英国、美国、日本老年保健制度的建立和发展为例,介绍国外老年保健事业的发展情况。

1. **英国**　老年保健最初源于英国。当时在综合性医院内住院的一部分高龄老年人,患有多器官系统疾病,常伴有精神障碍,同时还存在一些社会和经济问题。这部分病人由于反复入院或不能出院,住院时间长,需要的护理多,治疗上的特殊性,促使国家或地区开始兴建专门的老年病医院。目前,英国有专门的老年医院,对长期患病的老年人实行"轮换住院制度"。为利于老年人的心理健康和对老年病人的管理,又建立了以社区为中心的社区老年保健服务机构,并且有老年病专科医师,有健全的老年人医疗保健网络。

2. **美国**　在1915—1918年美国提出了老年保健问题。1934年,建立了经济保障咨询委员会,起草了社会保障法,即保障老年人、失业者、盲人、鳏寡者及其子女最基本收入的法律。美国老年保健事业经历了长期的发展,目前在长期护理方面比较完善。老年服务机构有护理之家、日间护理院、家庭养护院等。美国政府主要致力于在医院和老年机构之间建立协作关系,解决长期保健的筹资问题。但美国一直面临着三大问题未解决:需要训练有素的专业人员提供保健服务、需要筹措足够的经费和伦理道德问题。

3. **日本**　日本是世界有名的长寿国。20世纪70年代以后,日本的老年保健制度逐步建立和完善起来,目前已形成了一套比较完整的体系。建立多元化的养老服务体系是日本社区老年保健的主要特点,老年保健机构把老年人在疾病的预防、治疗、护理、功能训练及健康教育等方面结合起来,对保持老年人的身心健康起了很大作用。1982—1993年3次制订、修改并推行老年保健事业发展计划,配合实施"老年人保健福利十年战略"。日本的老年保健事业对不同老年人有不同的对策:

（1）健康老年人:①建立"生机勃勃"推进中心,以促进老年人"自立、参与、自护、自我充实、尊严"为原则,为老年人提供各种信息和咨询,如法律、退休金、医疗、心理社会等方面的问题。②建立"银色人才"中心,为老年人再就业提供机会。③提供专用"银色交通工具",鼓励老年人的社会参与等。

（2）独居、虚弱老年人:①建立完善的急救情报系统。②建立市镇村老年人福利推进事业中心,以确保老年人的安全、解除老年人的孤独、帮助老年人的日常生活、促进老年人健康为服务内容。

（3）长期卧床老年人:①设置老年人服务总站,提供保健、医疗、福利相联合的综合性服务,制订适合每个老年人的个体化保健护理计划并实施。②建立家庭护理支持中心,接受并帮助解答来自老年照顾者的各种咨询和问题,为其提供最适当的保健、医疗、福利等综合信息,代为老年人申请利用公共保健福利服务,负责介绍和指导护理器械的具体使用方法等。③建立老年人家庭服务中心:在中心开展功能康复训练、咨询等各种有意义的活动。④设置护理站,为老年人提供治疗、护理、疗养上的照料、健康指导等。⑤设置福利器械综合中心,促进老年人的自立和社会参与、减轻家庭及照顾者的负担,免费提供或租借日常生活必须用具和福利器械,并负责各种用具使用方法的咨询、指导、训练等。

（4）失智老年人:①设置失智老年人日间护理站,为白天家庭照顾有困难的失智老年人提供饮食、沐浴等日间照顾服务。②建立失智老年人小组之家,让失智老年人生活在一个大家庭里,由专业人员提供个体化的护理,以延缓失智进程,使老年人有安定的生活。③建立失智老年人综合护理联合体系,及早发现并收治、护理失智老年人。发现并保护走失的身份不明的失智老年人,并与老年医院、老年保健机构联合,提供以咨询、诊断、治疗、护理、照顾为一体的服务。

（邹继华）

第二节　健康养老

一、概述

1. **人口老龄化和社会发展对健康养老的需求及影响**　随着我国老龄化程度的持续加深,空巢、

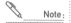

高龄、失能、失智老年人数量剧增,老年群体对健康服务的需求也愈发迫切,在健康中国战略"共建共享,全民健康"的理念倡导下,让老年人享有健康幸福的高质量晚年生活,是社会共同的责任与期盼。

老年人对健康的追求是为了改善带病生存的状态,延长健康寿命。传统以生活照料为主的养老服务和以急救治疗为主的医疗服务很难再满足老年群体的健康养老需求,老年群体日益增长的健康需求与供给不足或失衡之间的矛盾日益突出。在老年健康服务有效供给不足,发展不平衡不充分的现状下,亟须完善老年健康服务体系。

2019年11月,国家卫生健康委员会等八部门联合印发了《关于建立完善老年健康服务体系的指导意见》,按照老年人健康特点和老年人健康服务需求,强调要建立包含老年人健康教育、预防保健、疾病诊治、康复护理、长期照护、安宁疗护六个环节的综合连续、公平可及的老年健康服务体系,为我国老年人健康服务的建设和发展指明了方向。

2. 健康养老模式　以居家为基础、社区为依托、机构为补充、医养相结合的养老服务体系为目前我国养老体系的主要建设方向。2019年10月,第十九届中央委员会第四次全体会议指出应对人口老龄化问题过程中,要加快建设居家社区机构相协调、医养康养相结合的养老服务体系。在加快建设养老服务体系过程中,要形成推动养老事业多元化、多样化发展的新格局,还需要开辟养老事业多元化、多样化发展的有效途径,更好满足老年人养老服务需求。

目前我国的健康养老模式有多种类型,不同的角度分类方法各异。从养老地点来分类,可分为家庭养老模式、社区居家养老模式和机构养老模式。根据老年人的需求,结合我国的养老政策,社区居家养老是当前重要的发展模式之一。在养老方式上,为了有效地整合资源,给老年人提供完整连续的服务,我国提出了医养结合的养老模式,这也是近些年来满足老年人医和养的两大重要需求的热点政策。

科技的发展促进了技术在养老中的应用,因此智慧养老也成为当今发展的主流趋势之一。除此之外,随着健康产业的不断发展,互助养老、以房养老、候鸟式养老、乡村田园养老等多元化养老模式也开始涌现。接下来将详细叙述各种养老模式。

二、社区居家养老模式

(一) 社区居家养老模式

人口老龄化的背景下,很多地区提出了"9073"的养老居住政策,即90%的老年人接受居家或社区养老,7%的老年人接受社区日间照料和托老服务,3%的老年人入住养老机构。其中居家养老和社区养老将占到97%的比重,因此中国大部分老年人的养老问题将依托家庭和社区来解决,这种背景下,社区居家养老模式应运而生。

1. 模式的概念　社区居家养老模式(community-based home care model)是指政府和社会力量依托社区,为居家的老年人提供生活照料、家政服务、康复护理和精神慰藉等服务的一种养老模式。重点是以家庭为核心,以社区为依托,以专业化服务为手段,为居住在家的老年人提供生活照料、医疗保健和精神文化生活等为主的社会化养老服务。

2. 模式的优势　按照中国人的传统习惯,社区居家养老也是大多数老年人首选的养老方式,这种模式既可以满足老年人在家享受专业照护的需求,又可以解决子女外出工作无法全身心照顾的后顾之忧,还可以缓解政府养老支出压力。同时,也是加快发展服务业,扩大就业渠道和促进经济增长的重要途径,是对传统家庭养老模式的补充与更新,是发展社区服务,建立养老服务体系的一项重要内容。相对机构养老,这种模式具有成本低、覆盖广,服务方式灵活等优点,并且易普及、推广。

3. 模式的供给主体和供给内容

(1) 供给主体:社区居家养老模式同社区机构养老不同,也有别于传统的家庭养老,从养老资源提供的主体看,社区居家养老服务的供给主体主要有政府、社会组织、社区、企业、基层医疗单位、家庭、家族、邻里等。其中政府在推进居家养老服务中起主导作用,在居家养老服务政策、法规的制定,养老服务体系的发展规划,购买养老服务,落实养老服务的扶持政策等方面扮演着重要的角色;社会组织在居家养老服务提供服务人才的培养等方面发挥着作用;社区在居家养老服务资格遴选、服务组织的协调等方面担负重任;企业、基层医疗单位则是居家养老服务的直接提供主体,根据老年人的需求提供相应的养老服务;家庭、家族、邻里等则是互助式养老的核心主体。

(2) 供给内容:关于社区居家养老服务的供给内容或项目,各地各有特色。如北京、上海针对多样化的养老服务需求,重点发展以"六助",即助餐、助洁、助急、助浴、助行、助医为主要内容的服务。南京市为居家老年人提供生活保障服务、医疗卫生服务、法律援助服务、精神陪护服务、安全保障服务、特殊求助服务等。成都市将老年人的居家养老服务项目划分为生活照料、家政服务、活动陪护、康复保健、精神慰藉、临终关怀、信息服务等方面。总体而言,现阶段各地所提供的居家养老服务主要集中在家政服务、医疗护理、文化娱乐等方面,居家老年人的精神慰藉、社会参与等方面的服务还有待加强。

除此以外,近年也出现了其他多种社区居家的护理服务形式。如新设立的护理站,嵌入在社区,通过市场化运营方式,为居家老年人提供上门护理服务,如伤口换药、管路维护、健康指导、陪同就医等,除了线下服务,护理站线上预约的方式也给失能老年人的健康服务提供了极大的便利,丰富和补充了居家护理的人力资源和护理服务。还有部分医院开展的延续护理和个案管理等服务,也为居家的老年人提供了连续性的健康服务,体现了整合照料的理念。

(二) 社区居家养老模式存在的问题

社区居家养老模式较大程度上解决了老年人居家照护的问题,但目前在满足老年人需求方面仍有较大提升空间,存在下述困难和问题:

1. 评估不到位,供需不匹配 社区居家养老服务供给应以老年人的需求为导向。在实施养老服务前首先应该进行精准专业的需求评估,目的是确定服务对象需要哪些服务,以便依据其需求来提供服务。然而,我国居家养老服务的需求评估做得并不到位,目前在评估中多数还只是使用相对简单的评估工具确定失能等级,并没有借助专业评估确定老年人的个性化需求,各地和各单位的评估工具也五花八门。

需求评估不到位,供给服务就难以精准,而且我国居家养老服务的体系现在仍处在发展建设阶段,导致现在的供需不能有效对接。目前的供给服务项目和内容比较单一。例如,上门做卫生、送餐等生活服务供给较多,但是专业化的康复护理、精神慰藉等供给较少;文体娱乐、棋牌麻将等大众化的服务较多,但是老年教育、心理咨询等个性化的养老服务较少,无法满足老年人多样化和个性化的需求。

2. 养老服务设施不健全 社区是居家养老服务的重要载体或依托,社区养老服务设施的建设和完善对于居家养老服务的发展具有重大意义。为老年人提供居家养老服务,需要充分考虑老年人生理功能衰退,行动迟缓,体力下降等问题,社区应建设适宜老年人生活的无障碍设施。比如,建设无障碍通道,安装电梯,方便老年人通行;在楼道内安装扶手,防止老年人摔倒;在社区公共厕所铺设防滑垫,避免老年人滑倒摔伤;安装智能化呼叫系统,为有需要的老年人提供及时的救助和服务。然而,目前我国很多社区没有同步规划建设适老化的居家养老服务设施。

3. 专业人才缺乏 缓解老龄化压力,需要建立专业的养老服务人才队伍。然而我国养老服务人才供给不足,专业素质整体不高。表现为以下几方面。①社区的养老服务管理人才缺乏。目前社区中养老服务管理人员大多是社区居委会干部,他们承担着大量的社区行政工作,事务繁忙,在居家养老服务方面投入的时间和精力有限。②专业的老年社会工作者缺乏。受过专业培训具有丰富实践经验的社工人才远远不足,缺口较大,从事老年社会工作的社工则更少。③养老服务人员文化素质低,缺乏专业的知识和技能。由于没有经过专业的技能培训,缺乏必要的老年沟通、健康管理、老年护理等技能,一些养老从业人员只能从事简单的家政服务,无法胜任医疗护理、精神慰藉等专业化的服务工作。而高层次的护理人员很难下沉到基层社区和居家进行服务。

4. 资金缺乏保障,分配不均衡 居家养老服务的发展有赖于政府的财政支持,我国各级政府都很重视老龄事业和养老服务,不过政府财政资源大多投向养老机构和养老服务设施建设上,居家养老的投入相对较少。从财政补贴的地区和对象看,财政资源较多用于城市居家养老服务,农村的投入相对较少,居家养老服务补贴对象主要是城市老年人,农村老年人较少享有。另外,享受补贴的老年人以高龄老年人和特殊群体老年人为主,这只占居家养老服务老年人很小的比例,大部分老年人不能享受此待遇。

5. 医养未能有效融合 社区居家环境中的老年人存在养老和健康照护的双重需求,但目前在社区居家环境中,生活照料服务相对较多,专业的医疗护理和康复服务相对较少。虽然多年来一直在提倡医养结合,但是在社区和居家层面,仍缺少完善的健康服务提供体系,健康服务提供的机构和人员都不足以满足居家老年人的健康需求,医与养服务割裂,未能以老年人为中心有机整合,服务需进一步完善。

(三) 社区居家养老模式的发展建议

作为国家积极应对人口老龄化的重要战略举措,社区居家养老模式将成为应对人口老龄化的最佳选择,其未来的发展趋势如下。

1. 整合资源,发展社区养老生活共同体 要整合社区资源,为居家养老的老年人提供高品质、多样化的服务,构建"社区养老生活共同体"。如针对老年人建立一站式功能复合型社区综合体,包括社区公共服务、基层党建、便民服务、居民文化娱乐、社区健康诊疗、养老等多种功能于一体,方便一站式满足老年人各种需求。专业和便捷的服务是社区居家养老服务的核心。最近国家住建部等六部委出台的政策文件《住房和城乡建设部等部门关于推动物业服务企业发展居家社区养老服务的意见》也是基于整合资源的思路,物业是社区中与居民接触最为密切的单位,利用物业开展社区居家养老无疑也是一种较为可行的思路。

2. 增强社区居家服务中的健康服务供给 充分挖掘基层社区卫生服务中心在居家养老和健康服务提供中的作用,完善管理和激励机制。通过社会办医的途径增加社区居家健康服务供给,大力发展互联网+护理,建立延续护理的长效管理机制,充分利用护理人力资源,借助市场进行资源配置,使优质护理资源能够延伸到社区和居家中。

3. 精准聚焦服务对象 高龄、患慢性疾病、失能、失智老年人的照护问题是当今社会的突出问题,要通过详细专业的评估,精准聚焦真正需要照护的对象。"没有评估就没有精准",要把各类资源、力量都聚焦到发展专业的照护服务上,大力扶持和发展专业照护机构和组织。

4. 补齐养老服务设施短板 社区居家养老服务设施与公立医院、公立学校一样应当是公共服务设施,要明确社区养老服务设施的属性定位,作为公共设施应当由政府来提供,由专业机构来运营,只有这样才能实现社区居家养老服务"老年人买得起、企业能赢利、服务可持续"的目标。养老设施的发展可充分利用当前正在进行的城市更新、老旧小区改造、乡村振兴的契机,增加养老服务设施,补齐养老服务设施的短板。

5. 培育专业化养老服务人才 鼓励各种途径培养社区的养老服务管理人才、老年社会工作者、养老服务人员及复合型医养结合护理人才。规范资格考核和岗位职责,提供职业晋升途径,提升岗位待遇,提高岗位吸引力,增强服务人员的积极性。

三、医养结合模式

(一) 医养结合模式简介

任何国家和社会对人口老龄化问题的解决都会有一个逐渐适应的过程。我国人口老龄化发展迅速,社会保障和福利制度、管理和应对机制略有滞后,为老年人提供服务的机构和配套设施仍在建设中。多年来,为满足老年人多样化的养老需求,在政府大力支持下,养老机构迅速增加,多元化、多层次的机构养老体系基本建立,社区居家养老服务体系也开始逐步完善,一定程度上满足了老年人生活

Note:

照护的需要。但针对老年健康需求的医疗卫生服务体系尚未建立,养老机构与医疗机构相互独立,老年人一旦患病,就不得不往返于医院与养老机构之间,既影响治疗,又增加家属负担。医疗和养老的分离,也致使许多患病老年人把医院当成养老院,加剧了医疗资源的紧张。目前,面对老年人同时存在的健康服务需求、生活照料需求及医疗卫生和养老服务资源相对独立的客观现实,我国开始实施医养结合政策。

1. 医养结合养老模式的概念　医养结合养老模式(old-age care combined with medical care),简称为医养结合,是指医疗资源与养老资源相结合,实现社会资源利用最大化的一种养老模式。其中,"医",包括医疗、康复、保健护理服务,具体有预防保健、疾病诊治、健康管理、护理和康复、长期照护以及临终关怀服务等;"养",包括生活照护服务、精神心理服务、文化娱乐服务等。医养结合基于资源整合理论,利用"医养一体化"的发展模式,把老年人的健康服务放在了首要位置。

2. 医养结合的内涵　医养结合实质上就是融入健康理念,以医疗服务为支撑的社会养老服务体系,实质是一种整合照料。医养结合的内涵包括 5 个方面,即服务对象、责任主体、服务内容、资金来源和管理机制。

(1) 服务对象:医养结合的服务对象主要基于以下两大类型。第一大类型:突出"医 + 养"模式,主要针对因疾病或残障导致独立生活能力受损的老年人,需要以医疗为主,同时还需要配合中长期生活照料。第二大类型:突出"养 + 医"模式,主要针对因高龄导致身心功能障碍或不足者,需要社会化养老服务,但同时伴有卫生医疗保健需要。

(2) 责任主体:医养结合的责任主体是多元的,在不同的医养结合模式中有不同的责任主体。在实践中,医疗机构及其分设或下属的养老单位,与医疗机构合作的养老院、福利院以及社区卫生服务中心等都可能成为医养结合的责任主体。

(3) 服务内容:医养结合提供的主要服务内容包括预防保健、健康管理、诊断和治疗服务、康复和护理服务、临终关怀、转诊等服务,还包括日常生活照料、精神慰藉和社会参与等。医养结合服务不仅在于治疗,更要注重预防和康复,延长老年人生活自理期,降低老年人患病失能的发生率。因此,分清"医"和"养"的层次,依据不同层次老年人的不同需求去制定医养结合的顶层设计,划分"医""养"的服务范畴,是医养结合服务有效实施的前提。

(4) 资金来源:目前,我国医疗保险制度的资金来源存在多种形式,有医保基金内直接划拨或直接支付的,也有独立于医保,个人、政府、企业责任分担的。不同的医养结合模式筹资来源不同,如长护险,目前主要来自医保基金,也有地区在探索其他筹资方式,如按照单独险种,由个人和单位共同出资筹集。

(5) 管理机制:从医养结合的业务范围和管理机构上来看,按照我国现行部门行政管理体制,养老保障业务所涉及的主管部门是民政部及国家人力资源和社会保障部,各类型的养老机构一般隶属于民政部门管辖;医疗保障业务所涉及的主管部门主要是各级卫生管理部门,各类型医疗机构隶属于卫生管理部门管辖,涉及医疗保险费用报销事宜又由各地医疗保障局主管。除此以外,还有国务院主管的全国老龄工作委员会,是全国老龄工作的议事协调机构。由此可见,医养结合的业务和管理涉及多个部门。为了让机构设置更加合理,2018 年,按照党和国家机构改革方案规定的机构设置需要,全国老龄工作委员会办公室由民政部调整到国家卫生健康委员会。同时,国家卫生健康委员会设立老龄健康司,组织拟订并协调落实应对老龄化的政策措施,组织拟订医养结合的政策、标准和规范,建立和完善老年健康服务体系,承担全国老龄工作委员会的具体工作。

3. 医养结合模式的分类　医与养模式的结合类型多样,从基本模式上分析,医养结合有四种模式。

(1) 从医延养:一般是指以医院为主体,本质上是从医疗机构往下游的养老护理领域延伸,主要是面向刚需客户。在医院内设置老年床位,以医疗机构为主成立养老机构;在医疗机构内增加成立专门科室提供养老服务,将医疗机构转型、转变成能够提供医疗服务和养老服务的康复和护理机构。由于医疗机构的市场接受度普遍都高,因此较容易切入养老护理领域。

(2) 由养添医:一般是指规模较大的养老机构,留出部分楼栋或区域,用以配置护理院、门诊部或一级甚至二级综合性医院等医疗服务机构。此为最普遍的医养结合模式,在养老机构中设置老年病医院、康复医院、医务室以及护理院等医疗机构。医疗机构的设置,既可以增加养老项目对老年人的健康保障,又可以为项目拓宽收入渠道,缓解运营压力。

(3) 医养协同:是指养老与医疗通过合作的形式,向老年人提供医疗卫生服务。目前市场上存在较多的签约合作模式,即养老机构与医疗机构签订合作协议,由医疗机构定期派医护人员到养老机构巡诊并提供医疗服务,而养老机构负责治疗后的康复和恢复期的护理服务。

(4) 医院延伸服务:延续性医疗和护理服务,也是目前针对急性期出院回家的老年人提供的一种居家照护服务形式。利用医院的优质医疗护理人力资源,通过各种途径和载体,对出院的老年人进行健康指导、上门等服务。也有的三级和二级医院与社区的基层卫生服务中心利用联动方式,共同管理出院后或长期居家老年人的健康问题。

国家卫生健康委员会公布的数据显示,截至 2020 年底,全国共有两证齐全的医养结合机构 5 857 家,比 2017 年底增加了 59.4%,医疗卫生机构与养老服务机构建立签约合作关系的有 7.2 万对,是 2017 年底的 6.1 倍。两证齐全的医养结合机构床位数达到 158.5 万张,超过 90% 的养老机构都能为入住的老年人提供医疗卫生服务。

(二) 医养结合养老模式存在的问题

1. 医养结合相关政策需要进一步衔接,管理机制有待完善　医养结合工作涉及国家卫生健康委员会、民政部、国家发展和改革委员会、国家人力资源和社会保障部、国家医疗保障局等多个部门,相关政策分散于各部门之间,老年人的基本信息、保险信息、健康信息、就医信息等也分散在不同的部门中,难以对老年人的综合情况进行评估分析与应用。各部门间的政策出台还需加强统筹和衔接,需要解决具体落地问题。在医养协同过程中,如何建立有效激励协同机制,增加双方的合作意愿,尤其是医疗方的意愿,仍需深入研究。

2. 医养结合服务供需矛盾突出,人力资源难以满足服务需求　随着老年人口数量的不断增多,照护服务内容也不断增加,对养老服务供给提出较高的要求。但目前老年人的需求与服务供给之间并不匹配,医养结合机构床位仍不充足,提供的服务相对单一,服务价格高,老年人支付能力低,缺乏标准化和专业的需求评估等,这些因素均会影响服务供给。

目前,我国护理人员多倾向于在各级医院就业,医养结合机构难以招聘到各层次的专业护理人员,有的机构甚至因为缺乏人力造成床位的闲置。根据 WHO 最新数据,中国护理人员为 1.655‰,与日本 (10.797‰)、美国 (9.884‰)、英国 (8.436‰) 等发达国家差距较大,护理人员仍有较大缺口。

3. 医养结合服务有待进一步规范　目前各地虽都在探索医养结合的可行模式,但是缺乏相关行业规范与标准。一是医养结合机构缺乏完善的入院健康评估、机构准入、医疗护理质量评估等,监管难度大;二是医疗护理员的资质认证不统一;三是很多医养结合机构没有纳入医保;四是长期护理保险仍未全面落地,长期护理保险的工作项目清单、定点服务机构标准和管理规范、床位分类登记、现有医保体系与长期护理保险体系衔接过渡,以及信息化的对接等方面都需要进一步完善和探讨。

(三) 医养结合模式的发展建议

1. 医养结合工作的持续发展需借助多方力量,完善政策体系并有效落实　建议各地政府层面主导,整合相关行政部门优势资源,共同完善医养结合政策体系。调整制约医养结合工作推进的关键政策,包括服务定价政策、相关机构标准认定审批政策、医保报销政策以及对社会资本和民营养老机构的支持优惠政策等。2019 年国务院建立养老服务部际联席会议,由 21 个部门和单位组成,民政部牵头,强化统筹养老工作,一定程度上改善了养老工作条块分割的现状,但仍需进一步从根本上解决统筹协调问题。

Note:

2. 建立多元筹资机制,完善相关标准体系,促进长期护理保险制度落实　建立长期护理保险制度,保障老年人长期护理需求已成为国际共识。探索建立长期护理保险制度,是应对人口老龄化、促进社会经济发展的战略举措,是实现共享发展改革成果的重大民生工程,是健全社会保障体系的重要制度安排。建议以率先探索长期护理保险地区的有效机制为基础,鼓励有条件的地方探索建立长期护理保险制度,并逐步将经验推广到全国各地。根据地区情况建立多种筹资来源、有效筹资方式,根据政府、社会、个人的支付能力进行精确测算,明确合理的筹资机制,以保障长期护理保险的稳定发展。

3. 逐步推广长期护理保险试点经验,建立并实施统一的老年人健康及照护评估体系　老年人照护需求评估是长期护理保险分梯度保障的基础,同时也可以提高有限的养老、医疗资源的利用效率。为全面开展评估工作,可借鉴上海、青岛等地的经验,一是确定评估标准的维度,可以从老年人家庭经济状况、自理能力、疾病严重程度等方面进行评估。二是制定评估指南,选拔符合条件的评估员,并根据指南对评估员进行培训,使得评估能够尽快在地区内逐步推广。三是将照护需求评估结果与长期护理保险制度进行有机结合,明确各类老年人享受服务的类型以及支付标准,为长期护理保险制度的实施奠定基础。

4. 加强培养医养结合服务人才,规划行业服务人员职业发展体系　医养结合专门人才的匮乏已经成为医养结合服务发展的重要问题。建议从人才培养、职业发展、薪酬待遇等方面解决。一是以老年人需求为导向,建立分级分类的养老服务专业人才培养模式,明确各级护理专业人才的资质标准,着力构建系统化和专业化的人才教育培训体系。通过职业教育机构加强医疗护理员培训,以及在高等院校设置相关专业,共同培养不同层次的养老和老年护理服务人才。二是规划养老服务人员的职业发展体系,形成科学合理的人员职业资格认证标准、职业培训体系、职业发展和晋升路径,并形成与之相对应的薪酬增长制度。三是完善薪酬福利待遇体系,从整体上提高养老从业人员尤其是医疗护理人员的待遇水平和社会地位,设立相应的岗位补贴,提高一线护理人员的待遇水平。

5. 发挥社区卫生服务机构核心作用,构建以社区为基础的医养结合服务体系　社区卫生服务中心无论是直接提供服务,如慢性疾病管理、居家护理、家庭病床和安宁疗护,还是作为供需双方之间的协调者购买第三方服务,对于社区老年人获得适宜的医养结合服务均发挥了重要作用。今后应加强居家社区健康养老政策的设计和支持力度,借助家庭医生签约服务,建立并完善居家养老和社区养老的医疗服务支持系统。加强家庭医生团队服务能力建设,扩充基层卫生人才队伍,提高居家养老医养结合服务水平,为居家养老的老年人提供有效的医疗护理和健康管理服务。完善经费投入和激励机制,保障医护人员开展社区医养结合服务的动力和积极性。确切掌握社区老年人需求,通过个案管理以及系统的健康评估,为老年人制订合理的护理及康复方案。借助医联体建设,社区卫生服务中心与上级医院建立良好的协作机制,通过方便、快捷的双向转诊为老年人提供有效的医疗服务。

四、智慧养老模式

(一) 智慧养老模式

我国人口老龄化程度不断加重,形势日益严峻。传统养老模式已经无法适应当前的养老形势,寻求一种新型多元复合的手段满足老年人的生活和健康需求成为必然趋势。随着"互联网+"的广泛兴起,以互联网、物联网为主要特征和手段的智慧经济、智慧管理的快速发展,使老年人的养老和健康管理也开始变为越来越依赖于信息化手段的智慧养老,智慧养老模式为缓解养老难题提供了一种崭新的视角,国家也越来越重视。2019年中共中央、国务院发布的《国家积极应对人口老龄化中长期规划》中提出强化应对人口老龄化的科技创新能力,是应对人口老龄化的重要工作任务,要求提高老年服务科技化、信息化水平,加大老年健康科技支撑力度。《国务院办公厅关于推进养老服务发展的意见》(国办发〔2019〕5号)中明确指出,实施"互联网+养老"行动,是促进养老服务高质量发展的重要举措,要持续推动智慧健康养老产业发展,拓展信息技术在养老领域的应用,开展智慧健康养老应用试点示范。由此可见,智慧养老已经上升到国家战略层面,智慧养老势必给养老发展带来革命性的改变。

1. 智慧养老模式的概念　智慧养老模式(smart elderly care model)是新一代信息技术驱动的养老新模式,是指利用信息技术等现代科技技术,如大数据、人工智能、移动计算、物联网、云计算、雾计算、区块链等,围绕老年人的生活起居、安全保障、医疗卫生、保健康复、娱乐休闲、学习分享等各方面支持老年人的生活服务和管理,对老年人的健康信息自动监测、预警,甚至主动处置,实现技术与老年人的友好、自主式、个性化智能交互。智慧养老以老年人实际需求为出发点和落脚点,通过信息化手段,合理满足养老对象的健康需求、生活需求和社会需求,并通过供需匹配,可视化的分析和多方位的决策管理,达到服务的个性化、多样化和精细化。

2. 智慧养老的优势和作用

(1) 可以提供有针对性和全面快捷的养老服务:智慧养老中借助便捷的终端设备和整合资源平台,使养老服务更具有针对性、方便性、快捷性等特点,如通过手环可实现定位、求助、监测、数据收集等养老医疗保健服务。大数据下的智慧居家养老模式不仅可以缓和养老需求与社会所提供的有限服务之间的矛盾,还可以提升服务质量,使照护过程更加精细化,满足了老年人生理和心理的双重需求。

(2) 促进社会资源的有效整合:大数据背景下的智慧养老服务体系,利用现代科学技术尤其是互联网,整合老年人的各项需求信息,实现了社会需求与社会资源之间的有效整合。居家养老为老年人提供了舒适的养老环境,但地域差异与空间阻隔对于养老服务质量和水平的提高都是瓶颈,而智慧养老正在改变这一劣势。信息化、数字化的智能服务系统为社会资源与需求之间搭建起桥梁,信息数据的汇集便于企业有针对性地参与到养老行业中,减少了无谓的资源消耗,为我国养老行业的发展注入新的活力,有效促进和协调了养老行业中政府、企业、社会组织及个人之间的深度分工与合作。

(3) 政府公共职能得以完善:养老工程是政府社会服务的重要组成部分。智慧居家养老模式建立在数据系统和互联网科技基础之上,通过信息化手段对整个养老服务过程予以监控,能够全方位把握老年人的生理健康状况和现实需求,为政府更好地实施养老服务提供信息参考,促进部门工作效率的提升及方法的改进。智慧养老帮助政府由被动服务转向主动服务,有效提升了政府的公信力及群众的满意度。

(二) 智慧养老的分类和关键技术

1. 分类　目前,智慧养老主要分为产品类和服务类。产品类如智能穿戴设备、自助检测设备、智能养老监控设备等;服务类如智慧养老移动应用、智慧养老服务平台等,具有保障体系智能化、选择模式多元化等传统养老不具备的特点和优势。

2. 关键技术　智慧养老的实施离不开关键技术的应用,目前护理人员作为老年健康的守护者,在智能养老模式实施过程中,应该对所用技术和应用场景有所了解,才能更好地进行团队合作协调,提供高质量的服务。关键技术包括物联网技术、互联网 + 技术、云计算、大数据、可穿戴设备等。

(1) 物联网技术

1) 物联网(internet of things, IoT):是基于互联网等传统信息载体,通过各类感知设备,全面获取环境设施、人员信息并进行自动化处理,以实现"人 - 机 - 物"一体融合、智能管控的互联网络。简单说就是把所有物品通过信息传感设备与互联网连接起来,进行信息交换,即物物相息,以实现智能化识别和管理。

在物联网应用中有三项关键,分别是感知层、网络传输层和应用层。感知层相当于人体的皮肤和五官,主要识别物体、采集信息。感知层要解决的重点问题是感知、识别物体,通过射频识别标签、传感器、智能卡、识别码、二维码等大规模分布式地采集信息,并进行智能化识别,最后通过接入设备将获取的信息与网络中的相关单元进行资源共享与交互。网络层相当于人体的神经中枢和大脑,负责传递和处理信息。网络层作为纽带连接着感知层和应用层,由私有网络、互联网、有线通信网、无线通信网组成。应用层相当于人的社会分工,与行业需求相结合,实现广泛的智能化,是物联网与行业专用技术深度融合的产物。应用层完成信息的分析处理和决策,以及特定的智能化应用和服务等任务,

Note:

以实现物与物、人与物之间的识别与感知。

2）物联网技术在老年人中的应用：物联网技术打破了时空限制，给老年人的生活与护理带来了全新的变化，如可以进行远程看护、智能化识别、生活辅助、健康监测等。

远程看护系统：是一种针对老年人、儿童等特殊人群日常生活的实时视频远程观看，提供智能电视互动体验的新型系统。远程看护系统包括网络摄像机、各种无线传感器、报警系统、控制系统和客户端等。养老机构或家庭借助无线网络摄像机和传感器可建立远程看护系统，可以让子女和监护人及时了解老年人的生活和活动状态，并将现场采集的视频图像、语音信息及其他数据经过数字压缩后，将其存储到本地并通过网络进行传输。另外，为了保证老年人安全，看护系统中有的还会在老年人房间地板中植入电子芯片、在灶台上安装温度传感器、在厨房安装无线烟雾探测器等，第一时间收到危险信息并做处理。

智能化识别：如智能医药箱。智能医药箱由传感器、无线通信、射频识别（radio frequency identification，RFID）阅读器、控制系统、人 - 机交互等模块和箱体组成。传感器模块提供可用于测量体温、心率、血压的常规传感器，还可根据需要选配其他的专用传感器。无线通信模块将传感器模块采集的体征信息传送到医院或社区护理中心，减少了老年人的体力和经济支出。老年人在医院就诊后，医生所开的每一种药品均被配上一个 RFID 标签，标签中除了包括药品名称、用法、用量和服用时间外，还包括检测体征和下次复诊的时间、要求等医嘱信息。老年人回家后，将 RFID 标签和药品放入智能医药箱中，RFID 阅读器读取并存储 RFID 标签中的信息。当到达医生要求的服药或检测时间时，智能药箱发出语音通知，同时人 - 机交互屏幕上显示要服用的药品名称、检测体征项目等信息。老年人拿取药品后，RFID 阅读器可再次读取药品所附的 RFID 标签，如果老年人拿错药，则智能医药箱给予提醒。

再如智能食品采购系统，老年人年迈体弱，有时老年人采购米、面等较重物品时会比较困难。智能食品采购系统有助于为老年人解决生活中的这一难题。智能食品采购系统包括智能冰箱、智能米桶和采供系统等子系统。智能冰箱内置了 RFID 阅读器、处理器和触摸显示器等部件。RFID 阅读器首先读取食品的 RFID 标签，获知其品名、数量和保质期，然后将其传送到显示器，最后，显示器上显示这些食品信息。智能冰箱系统根据冰箱中的食材，从内置菜谱和营养学的角度推荐相关菜谱。老年人也可通过触摸显示器查询食品的烹饪方法。智能米桶可以根据老年人的需要自动计量出大米，还可以自动显示米桶中剩余大米的总量。采供系统发出采购信息，超市供货人员收到信息后主动将食品送到老年人家中。当食品的数量不足时，智能冰箱和智能米桶可根据老年人的需要自动向超市发出指令，提示供货人员送货。

健康监测：物联网技术还可用于老年人健康监测或活动轨迹监测等。如通过智能手环可以随时监测老年人的心率、血压，监控每天的运动情况，包括运动距离、步数等。另外，有些养老机构会给院内每位老年人佩戴智能手环或胸牌，监护人员可在后台或 APP 端查看每位老年人的活动轨迹，分析老年人的活动特征等。

（2）"互联网 +"技术

1）"互联网 +"：是指以互联网为主的一整套信息技术（包括移动互联网、云计算、大数据技术等）在经济、社会生活中的扩散、应用过程。

"互联网 +"中的"+"可以看作连接与融合，互联网与传统企业之间的所有部分都包含在这个"+"中。"互联网 + 居家养老"实际上就是互联网与传统居家养老服务的融合，但不是简单的相加。两者融合是指运用互联网信息技术为居家老年人提供全面的、快捷的、灵活的、低成本的多种多样的居家养老服务。"互联网 +"计划的目的在于充分发挥互联网的优势，将互联网与传统产业深入融合，以产业升级提升经济生产力，最后实现社会财富的增加。

2）"互联网 +"技术在老年人中的应用："互联网 +"居家养老是真正以老年人为中心，通过运用互联网信息技术，发掘出更多具有实际意义的养老服务方式，实现养老服务供需信息的及时、无障碍传递与对接,最大限度地满足老年人的各种养老需求,以促进居家养老服务持续健康发展。如"互联网+"护理服务,依托共享平台,通过预约护士上门服务,为居家的老年人提供上门护理服务,促进了供需的平衡,满足了老年人的居家护理需求。

（3）定位技术

1）定位技术:是一种使用某种技术对指定物体或人进行准确定位的技术。定位按照使用场景的不同,一般分为室外定位和室内定位两大类,由于场景的不同,定位所需要满足的需求也不同,因此采用的技术也不一样。

室外定位较多使用全球定位系统(global positioning system,GPS),即是通过接收卫星提供的经纬度坐标信号来进行定位,GPS 基本能满足人们在室外场景中对位置服务的需求,如人员搜索、位置查找、导航及路线规划等。室外定位技术应用成熟,覆盖面积广、信号稳定,基本能满足人们在导航中的定位需求,但其精度也受到天气、建筑、位置等的影响。

GPS 定位系统无法获取室内空间的位置信息,因此只能精确到具体的街区、楼宇,无法识别具体某一栋楼的某一层,更无法区分不同房间。需要专门的室内定位技术。室内定位即通过技术手段获知人们在室内所处的实时位置或者行动轨迹。基于这些信息能够实现多种应用。室内定位面临很多挑战,如室内的环境动态性很强,多种多样,不同的楼宇会有不同的室内布局,室内的环境更加精细,由此也需要更高的精度来分辨不同的特征。目前主流的室内定位技术种类较多,包括 Wi-Fi、RFID、红外线、蓝牙、超声波、惯性导航、超宽带定位等技术。在室内定位技术中,还会用到一种 ZigBee 技术,它是通信技术之一,在中国被译为"紫蜂",是一种应用于短距离和低速率下的无线通信技术,主要用于距离短、功耗低且传输速率不高的物物之间进行数据传输以及各种数据传输的应用。

2）定位技术在老年人中的应用:在养老领域中,较多使用定位技术帮助监护人了解老年人所处位置,防止走失。养老服务平台与 GPS 对接,结合老年人手持的终端设备,如智能腕表、手机等,可以实时定位老年人所在的地理位置,为老年人的精细化服务提供有力支撑。如老年人来电时,相关人员通过窗口弹屏看到老年人当前的位置,还可以通过平台查询老年人姓名、身份证号或联系方式等对老年人进行定位,也可以查看最近老年人的活动轨迹。该应用主要针对一些失能、失智的老年人,当老年人发生意外时通过一键呼救的方式,相关人员可以快速找到老年人所在的位置。如果老年人走出所设置的电子围栏,平台就会自动报警,客服窗口出现弹屏,同时给亲属发送提醒信息。

（4）云计算技术

1）云计算:是指将系统资源池里的数据集中起来,并可在无人的情况下自动管理,让用户在使用时可以自动调用资源。云计算的核心理念是在资源池里进行运算。核心内容:网络资源的共享和海量信息数据的整合以实现用较低的成本来解决海量数据的处理问题。云计算可以通过物联网和互联网的连接,及各种硬件和软件资源,随时帮助养老企业有效地获取和分析海量信息,进而做出更加明智的决策。

2）云计算在老年人中的应用:云计算可以使用户在无需服务提供者介入的情况下能够以自行服务的方式实现资源的使用。针对目前我国养老信息呈现爆炸式增长的现状,利用云计算可以高效处理海量信息,降低养老成本。同时可以进行资源的共享和整合,通过整合居家老年人的全部资料,利用云计算技术分类汇总和有效整合这些信息,并利用不同的云终端进行实时监控处理老年人复杂化、海量的服务需求,最大限度地方便老年人及其家庭,使他们能够准确地获取信息,方便日常照护。

（5）大数据技术

1）大数据技术:大数据是由数量巨大、结构复杂、类型众多的数据构成的数据集合。大数据分析是基于云计算应用模式,通过多源融合和数据挖掘技术,形成有价值的信息资源和知识服务。大数据体量巨大、伴随社交网络、物联网、移动计算等新的渠道和技术不断涌现,除了结构化数据,也在不断产生大量半结构化或者非结构化数据。随着技术的发展,数据产生、处理和分析的速度也在持续加快,数据流量也越来越大。

2）大数据在老年人中的应用：大数据为我国养老模式的发展带来新的变革，大数据应用市场不断与养老服务相结合，挖掘老年人的生活数据、医疗数据，充分整合数据，定期进行数据分析，总结其行为规律，可以提供更具个性化的服务，满足个性化需求，提高养老质量。如通过养老卡的消费数据，分析老年人生活照料服务、购物服务、健康服务等使用情况，并可以分析环境、天气、时间等对消费行为的影响，也可为养老设施、健康设施能否满足老年人需求提供参考。

（6）可穿戴设备

1）可穿戴设备：可穿戴设备是一种可以安装在人、动物和物品上，并能感知、传递和处理信息的计算设备。传感器是可穿戴设备的核心元器件，可以借助传感器采集人体的生理数据，如血糖、血压、心率、血氧含量、体温、呼吸频率等，并将数据无线传输至中央处理器（如小型手持式无线装置等，可在发生异常时发出警告信号），中央处理器再将数据发送至医疗中心，以便医护人员进行全面、专业、及时的分析和处理。

2）可穿戴设备在老年人中的应用：可穿戴设备可通过生物传感器，如血糖传感器、血压传感器、心电传感器、肌电传感器、体温传感器、脑电波传感器等对用户身体数据进行追踪和监测，分析提炼出医学诊断模型，预测用户的健康发展状况，即进行健康预警、病情监控，进而为用户提供个体化健康管理方案，同时也帮助家人了解老年人的健康状况。也可以通过运动传感器随时随地测量、记录和分析人体的活动情况，用户可以知道跑步步数、游泳圈数、骑车距离、能量消耗和睡眠时间，甚至分析睡眠质量等。还有其他，如心率传感器、环境传感器、皮电传感器等，分别监测心率、环境和皮肤电信号等。

（7）射频识别技术（RFID）

1）RFID 技术：RFID 是一种非接触式的自动识别技术，通过射频信号自动识别目标对象并获取相关数据，识别工作无需人工干预。RFID 是一种通信技术，也是物联网最核心的技术之一，可以快速读写和长期跟踪管理。一个典型的 RFID 系统通常包括 RFID 标签、阅读器和信息处理系统。当一件带有 RFID 标签的物品通过特殊的信息阅读器时，标签就会被阅读器激活，标签内的信息就会通过无线电波传输给阅读器和信息处理系统，这样就完成了信息的采集工作。

2）RFID 技术在老年人中的应用：RFID 技术在养老领域应用广泛，如养老服务机构可以通过 RFID 技术定位老年活动路线，为老年人提供更为宽松的养老环境；医院救助机构可以通过 RFID 技术快速查看老年人的身份和病例，减少医疗事故，缩短诊断时间；老年人社区使用 RFID 技术为老年人提供社区一卡通，方便老年人在社区内出行和消费；社区的安保人员也可以通过 RFID 技术，管理来访人员，并为来访人员快速准确的联系到老年人。老年人通过 RFID 技术，判别个人物品、安排提醒日程、归档运动记录。RFID 技术与智能视频联动后，将第一时间为医疗人员提供现场画面，计算出直通现场的最佳关键路径等。

3. 智慧养老综合应用举例介绍　智慧养老的综合解决方案往往由街道，社区或公司根据老年人群或个体的需求进行定制，如北京某街道实施"智能产品 + 智能服务"多模式的智慧养老服务。其中智慧养老模式之一，是由街道与某健康公司等机构联合成立居家养老服务中心，以智能健康手表为终端，以智慧医养服务站为线下载体，以公司的医疗平台为线上依托，为老年人提供慢病管理、网络医疗、远程会诊、健康咨询、健康管理、云医院等智慧医养服务。另外一种模式，街道与公司共同构建零距离养老服务平台。该平台通过电脑端网站和移动端 APP 为街道老年人提供综合性的养老服务，通过微信公众号发布养老服务信息。服务内容包括配送服务、健康养护、家政服务、维修服务、日间照料等。再者，该街道下属某养老服务机构与某公司合作共同建立人工智能 AI"爱老驿站"，通过智能音箱语音交互的形式提供助餐、养生、老年资讯等各类养老服务，通过线下展厅展示基于智能家居的适老化改造，包括电动窗帘滑轨、智能插座、智能灯泡等。这一系列的智慧养老方案让该街道老年人的晚年生活更加便利。

（三）智慧养老模式存在的问题

智慧养老产品和服务为解决传统养老方式在医疗健康、生活照料、精神娱乐等方面的难题，提供

了很好的解决方案,老年人的晚年生活将更加自主、健康、有尊严,但是仍存在以下问题:

1. 智慧养老的产品和技术在实际应用过程中,常常面临着老年人接受度不高、不会用、不实用,供给方突出表现为重技术、轻需求,重产品、轻服务,重概念、轻场景的现象,需求方和供给方匹配不合理,有效供给能力不合理、老年人需求尚未完全释放。

2. 目前市场上的可穿戴产品同质化倾向严重,照搬技术,造成智慧养老产品适老化不足,老年人体验感不好。

3. 智慧养老产品缺乏后续服务,"最后一公里"落地难。

4. 智慧养老产品和系统缺乏统一的标准和规范,互联互通不畅。

5. 由于科技鸿沟、消费观念和支付能力的限制,相关产品触达老年市场的阻力较大。

(四)智慧养老模式的发展建议

智慧养老具有较好的产业发展前景,未来发展还需切中要害、有的放矢。

1. 智慧养老的本质是现代科技与人文关怀的结合,要有温度　从根本上解决智慧养老存在的问题,必须从老年人的需求出发,不断探索服务和模式的创新,实现科技与服务的有效链接。

2. 探索智慧养老服务场景　上海市近些年曾发布老年人防跌倒场景、紧急救援场景、认知障碍老年人防走失场景、卧床护理场景等多个智慧养老应用场景需求,迈出了破解智慧养老"叫好不叫座"的关键一步。发布的智慧养老应用场景需求,可以帮助企业准确抓住养老痛点,更好地推进智慧养老产品应用,让老年人有更多获得感和更好的体验。

3. 除了贴近老年人需求以外,智慧养老的健康发展还需要在升级产品和服务、形成整体解决方案、促进实体服务融合、培育产业发展环境等方面发力。

4. 当前市场上的大多数智慧养老产品主要面向老年人的医疗和生活需求提供服务,未来不仅要重视精神养老科技产品,而且要对产品功能进行细化分类,针对不同年龄阶段、不同身体情况、不同教育背景做出调整。

五、其他健康养老模式

除以上养老模式外,还有很多其他类型的养老模式,如互助养老、以房养老、候鸟式养老、乡村田园养老等。

(一)互助养老

互助养老是指将不同年龄段、不同身体状况的老年人作为养老服务的提供者和受益者,以自愿为原则,通过老年人之间的互相照顾和帮助,使他们在日常生活中得到照顾的同时,也能得到精神慰藉的新型养老模式。互助养老是家庭、社区、政府多方相结合的一种新型养老模式。该模式鼓励老年人发挥余热,充分实现人生价值,符合老年人情感需求;同时养老成本低,有助于减轻养老压力。

互助养老包括老年人通过以血缘地缘为基础的亲友式互助养老、出行方便的多人据点式互助养老、一对一组队的结对式互助养老、防患于未然的储蓄式互助养老等多种方式。众多的分类中,储蓄式互助养老是近几年较为流行的方式,也称"时间银行"。

"时间银行"互助养老服务是指低龄老年人在身体健康、有余力时,为高龄老年人提供各类服务活动,由"时间银行"统计、核实、折算并记录服务时长,志愿者或者家人有需求时即可兑换相应时长的服务。有的地区年轻人也可以储蓄服务时间,为将来自己老了之后或为父母兑换服务。

"时间银行"在实施过程中,存在审核安全问题,以及记录和兑换标准化、区域统筹等问题。在加大推广前,需充分保障各方利益,促进模式的制度化和体系化,加强宏观监管和细节规范,让选择加入"互助"行列的人们更加放心、安心。

(二)以房养老

以房养老是指老年人为实现多样化的养老服务需求,将个人房产通过出租、出售等方式抵押给专业运营机构,由此获取专业养老服务、养老金或入住养老院,从而安享晚年。以房养老模式在20世纪

60 年代起源于美国,开始以住房反向抵押贷款模式为主,目的是减轻老年房主在收入减少后面临健康、住房和生活费用增加时的经济负担。随后欧洲和亚洲国家陆续尝试,一些国家由此形成了有效的养老服务模式。

2013 年 9 月,国务院印发《关于加快发展养老服务业的若干意见》,明确提出开展老年人住房反向抵押养老保险试点。后来在北京、上海、广州和武汉 4 个城市进行试点。反向抵押是最典型也最复杂的一种以房养老模式,此外随着各地的探索,以房养老出现了 30 多种操作模式,可分为金融行为和非金融行为。前者必须通过金融保险机构运作。以房养老在我国发展并不顺利,可能与以房养老模式在根本上与我国传统的"养儿防老"观念相冲突等原因有关。有待政府、相关机构和个人共同努力探索,形成符合中国本土文化的以房养老模式。

(三) 候鸟式养老

候鸟式养老指的是随着季节的变迁,老年人出于科学养生、休闲娱乐、旅游放松、文化交流等各种目的选择到异地养老的一种养老方式。老年人根据气候的适宜程度、社会环境的变化、个人的喜好、在自身条件与外在条件许可的范围内,挑选合适的或者自己喜欢的城市作为自己的养老居住地,如,北方的老年人选择秋冬季到海南等省市过冬,春夏季又返回北方避暑。

随着候鸟式养老越来越被大家所推崇,候鸟式养老群体集中所在城市的公共服务需求与迁入地公共服务供给之间的矛盾变得日益凸显。需要国家在宏观层面加强关注,做好应对人口老龄化的发展规划,统筹迁出地与迁入地政府间、社区间的合作,搭建信息共享平台,进行公共服务供给侧结构性改革,提升以迁入地城市硬实力的承载力和软实力的包容性。

除以上问题外,在健康的角度,有观点认为,长期生活在北方的老年人,身体生长已经适应四季分明的气候环境,如果避开北方严寒冬季跨入海南炎热的夏季气候,会改变人体长期适应的生物钟的运行,会对老年人身体健康产生不利影响。这个问题仍需要进一步研究和关注。

(四) 乡村田园养老

乡村田园养老是指老年人在乡村养老,在亲近自然环境中得到美的享受,从而实现老年人身体健康的一种积极的养老方式。随着农村劳动力向城市转移,农村闲置房屋数量逐年增加,这种乡村田园养老充分利用了农村闲置用房,既可以满足城市老年人思乡怀旧的诉求,也满足了老年人举家体验乡野生活的愿望,把养生养老与休闲度假联结起来。虽然田园养老有很好的发展前景,但其发展目前还处于起步阶段,仍存在医疗制度不完善、人文关怀不足等问题。在这方面,政府应加大政策引导力度,完善设施、市场与经营者要着重突出田园养老特色,注重田园养老的内涵建设。

(肖树芹)

思 考 题

2020 年,我国老年人比例占总人口的 18.7%,庞大的老年人群对养老造成了巨大的压力,在众多的老年人中,97% 的人会居住在社区居家中,满足他们的生活照料和居家健康需求需要完善的养老和健康服务体系。

1. 目前社区中的老年人有何健康保健和健康促进的需求?
2. 目前社区居家的养老供需有何问题?
3. 可从哪些方面完善社区居家老年人生活和健康服务的供给?
4. 针对居家老年人如何提供医养结合的整合性服务?
5. 智慧养老领域中哪些技术手段可以为居家老年人服务? 现阶段面临哪些问题? 如何解决?

NURSING

第十章

老年人安宁疗护

10章 数字内容

学 习 目 标

- **认知目标：**
  1. 正确概述国内外安宁疗护发展史。
  2. 简述老年人死亡教育的作用和内容。
  3. 简述哀伤辅导的基本原则和内容。
  4. 比较老年人对待死亡的不同心理类型，并说明它们之间的异同点。
  5. 判断老年丧亲者所处的哀伤阶段。
- **情感目标：**
  1. 具备尊老、爱老、敬老的美德。
  2. 具备服务临终老年人的职业情操。
- **技能目标：**
  1. 能初步为临终老年人提供安宁疗护。
  2. 能初步为老年丧亲者提供哀伤辅导。

第一节　老年人安宁疗护

───────────────── 导入情境与思考 ─────────────────

　　吴某,男性,69 岁,退休职工,无宗教信仰。因肺癌脑转移转入安宁病房。他刚获知脑转移时,情绪低落、辗转难眠,将患病原因及病情进展归咎于"上天的不公",遇到一点小事就大发雷霆。他害怕听到任何与"死亡"有关的信息,要求家属不能穿白色衣服,常浏览"保健"信息,并托人四处寻找治疗偏方。回忆往事时,他念叨着:"我的人生糟透了!小时候,妈妈为了给我买玩具被撞死。我是个克星。"他抑郁自评量表(SDS)评分 66 分(标准分),心理痛苦温度计评分 8 分,Herth 希望量表评分 13 分。

　　请思考:

　　1. 请判断吴先生对待死亡属于哪种心理类型?

　　2. 请针对吴先生的心理特点,为其设计心理干预方案。

　　3. 如何对吴先生进行死亡教育?

───

　　安宁疗护关乎个体生命质量,是医学价值取向和社会文明进步的重要标志,也是"健康中国"战略背景下我国社会的重要议题。随着人口老龄化日益加剧,探讨如何为老年人提供生命全周期的健康服务,关注老年人生命的最后旅程,为其提供安宁疗护,对提高老年人的生活质量,帮助其有尊严、安详、舒适地度过生命的最后时光,具有重要的现实意义。

一、概述

(一) 概念演变

　　安宁疗护伴随着临终关怀运动发展而来。临终关怀(hospice care),"hospice"是指在中世纪欧洲,用来为朝圣者或旅行者提供中途休息、补充体力的驿站,其原意指"济贫院""救济院",被视为一类早期的慈善服务机构。随后,"hospice"逐渐引申为"帮助那些处于人生旅途最后一站的人,着重为临终病人控制病痛,以及在病人去世后为家属提供情绪支持"。20 世纪 60 年代英国女医生西瑟莉·桑德斯博士在伦敦创建了世界上第一家临终关怀医院——圣克里斯多弗临终关怀医院。1975 年 Balfour Mount 博士于加拿大皇家维多利亚医院建立临终关怀病房。但在当时,由于加拿大的官方语言是英语和法语,而"hospice"一词在法语中是用来指代养老院。为避免混淆,Mount 博士首次使用"palliative care"来描述临终关怀。"palliate"来源于拉丁文"palliare",意为"遮蔽""掩饰""隐藏"。其在医学上的应用可追溯至 16 世纪,用来描述对所遭受痛苦的缓和或减轻。1982 年世界卫生组织(World Health Organization,WHO)癌症小组开始使用缓和医疗(palliative care)概念。1990 年 WHO 正式对缓和医疗进行定义,并在 2002 年将其修订完善为"缓和医疗是通过早期识别、积极评估、控制疼痛和其他痛苦症状,包括身体、心理、社会和精神困扰,来预防和缓解身心痛苦,从而改善面临威胁生命疾病的病人(成人和儿童)及其家属生活质量的一种方法。"2018 年美国国家综合癌症网络发布的《缓和医疗临床实践指南》中指出,缓和医疗应根据病人的意愿和选择,从疾病诊断开始与疾病治愈性治疗共同提供,适用于任何疾病、任何疾病阶段、任何年龄的病人。由此可知,"palliative care"是对"hospice care"的延伸与拓展。

　　1988 年随着天津医学院临终关怀研究中心成立,"hospice"被翻译成"临终关怀"开始在我国正式使用。目前,我国尚无关于临终关怀的统一定义。我国临终关怀学创始人崔以泰及第一所临终关怀研究中心创办人黄天中认为,临终关怀是一种为临终病人及其家属提供缓和性和支持性的照护方案。国内知名伦理学专家李义庭教授等指出:"临终关怀是指医生(包括心理医生)、护士、社会志愿人员等共同参与,为临终病人及家属提供旨在提高生命质量、减轻临终者痛苦,使之安详辞世的特殊服务的过程。"国内知名安宁疗护专家施永兴教授提出："临终关怀是有组织的团队服务方案,即对临终者及其家属提供的人文关怀,主要为临终病人缓解痛苦、维护尊严、提高生活质量所采取的医护关怀的综合措施。"虽然不同学者对临终关怀的定义不尽相同,但其内涵基本一致,认为临终关怀的服务对象囊括临终病人及其家属,服务内容包括生理、心理、精神等方面,目的是提高生命质量,保证病人安详离世。此外,国内学者还引入了"palliative care",将其翻译为"缓和医疗""舒缓医疗""姑息治疗"等。在很长的一段时间内"缓和医疗""舒缓医疗""姑息治疗""临终关怀"等词混淆使用。2017 年2 月国家卫生与计划生育委员会相继印发《安宁疗护实践指南(试行)》和《安宁疗护中心基本标准和管理规范(试行)》,用"安宁疗护"一词替代"临终关怀",指出:"安宁疗护是以临终病人和家属为中心,为疾病终末期病人在临终前通过控制痛苦和不适症状,提供身体、心理、精神等方面的照护和人文关怀服务,以提高生命质量,帮助病人舒适、安详、有尊严地离世。"同年,国家卫生与计划生育委员会对十二届全国人大第五次会议第 1356 号建议的回复中明确指出,将"临终关怀、舒缓医疗、姑息治疗等统称为安宁疗护"。《"十三五"健康老龄化规划》也采用"安宁疗护"代替"临终关怀"。学者认为,采用"安宁疗护"一词可避免传统文化和生死观对于"临终"和"死亡"的避讳,在现有语境下有利于推动我国安宁疗护事业的发展。

(二) 起源与发展

安宁疗护起源于 12 世纪,其最早的雏形是朝圣途中的驿站(hospice)。随后"hospice"逐渐从驿站演变成专门收治晚期病人的照顾机构。1879 年柏林修女玛丽在修道院收容晚期癌症病人,这是迄今文献记载的最早专门对晚期癌症病人进行照护的机构。1905 年伦敦的另一位修女创办了圣约瑟安宁院,也将其作为专门收容晚期癌症病人的场所。正是在这所安宁院内,培养了现代安宁疗护之母——桑德斯。她于 1918 年在英国出生,1940 年成为护士。1950 年,因有感于当时的医疗对末期癌症病人照顾不足,她倡导成立更为人性化的安宁院。历经多年努力,她终于在 1967 年于伦敦建立了世界第一座现代化兼医疗科技与心理照护的圣克里斯多弗临终关怀医院。桑德斯亲自带领医疗团队着手进行一系列的癌症镇痛研究及灵性关怀。圣克里斯多弗临终关怀医院的成立点燃世界临终关怀运动的火炬,并发展成为全世界现代安宁疗护的典范,也标志着现代安宁疗护模式的诞生。随后,这种模式逐渐为世界各发达地区所接受和推广。1975 年 Mount 博士在蒙特利尔创办了加拿大第一家临终关怀院——皇家维多利亚临终关怀院。1976 年圣克里斯多弗临终关怀医院的一组医疗人员前往美国康涅狄格州,协助建立了美国第一所安宁疗护医院。此后,圣克里斯多弗安宁疗护模式如雨后春笋般,在欧美各国纷纷建立并得以发展。1980 年美国国家医疗保险法案纳入安宁疗护,扩大了临终关怀覆盖面,使得更多的病人享受这一福利。2001 年美国成立了 NCP (the National Consensus Project for Quality Palliative Care)项目,编制了《缓和医疗临床实践指南》。2010 年美国麻省总医院学者在《新英格兰医学杂志》上发表的一项被视为安宁疗护里程碑式的研究。该研究表明,早期接受安宁疗护可提高病人及家庭照顾者生活质量并减少他们的主观负担。因此,安宁疗护日益成为贯穿肿瘤治疗全程、全方位的治疗模式。据美国国家临终关怀和姑息治疗组织(National Hospice and Palliative Organization, NHPCO)统计,2011 年美国近 45% 的死者接受了安宁疗护服务,且近 63% 非癌症病人。目前,美国绝大多数的医院均可提供安宁疗护服务,且有独立的机构——美国国家临终关怀和姑息护理认证委员会(The National Board for Certification of Hospice and Palliative Care Nurses,NBCHPN)对从事安宁疗护的护理人员进行资格认证。日本是亚洲国家中最早设立安宁疗护机构的国家。1981 年日本建立了第一所安宁疗护机构。1990 年日本山口红十字会医院成立了临终关怀研究会。日本临终关怀形式主要包括独立型、病院型、指导型和家庭型四种。2015 年,全球 136 个国家和地区建立了安宁疗护机构,部分国家和地区将安宁疗护纳入了医保体系,且已拥有一整套相对完善的安宁疗护教学体系,在师资力量、课程设置、考核标准等方面日趋成熟。

我国安宁疗护的开展最早见于台湾省和香港地区。1980 年,台湾省引入安宁疗护概念,1990 年台湾省第一个安宁病房在马偕纪念医院成立。此后,安宁疗护在台湾地区迅猛发展。1982 年香港九龙圣母医院率先成立关怀小组,旨在提供善终服务。1986年香港成立善宁会,旨在为丧亲者提供哀伤辅导。1992年香港成立首个安宁疗护机构,开展居家临终关怀服务。目前,香港特别行政区的安宁疗养医院已形成了一个网状结构的医疗康复体系,对安宁疗护基本做到了"投入多、项目全、水平高"的程度。此外,香港的死亡教育也相对成熟,许多高等院校都已将与死亡有关的课程纳入教育体系,民众的死亡质量意识也较强。

　　1988年天津医科大学成立了我国第一所临终关怀研究机构。同年10月,上海成立了我国第一所临终关怀医院,即南汇护理院。1992年5月天津医学院与美国东西方死亡教育学会在天津联合举办"首届东西方临终关怀国际研讨会"。同年,北京市招收濒危病人的松堂医院正式成立。1994年卫生部第35号令《医疗机构管理条例》和《医疗机构诊疗科目名录》首次明确临终关怀科为卫生行政部门核定医疗诊疗科目登记注册。1996年3月《临终关怀》杂志创刊,面向社会阐述临终关怀理念与内涵,介绍临终关怀事业发展现状及服务模式等,推动了我国安宁疗护发展。1998年汕头大学医学院附属第一医院建立了全国第一家宁养院。宁养院免费上门为贫困的晚期癌症病人提供镇痛治疗、护理指导、心理及哀伤支持、社会资源链接、义工服务,以及开展安宁疗护知识的宣传教育等服务。截至2020年12月31日基金会前后共资助30多家医院成立宁养院,大力推动了国内安宁疗护服务的进程。2006年中国生命关怀协会成立,作为一个全国性行业管理的社会团体,标志着我国安宁疗护事业进入崭新的发展时期。2012年上海市政府启动舒缓项目(临终关怀项目)建设,目前已初步构建了具有上海特色的安宁疗护服务网络。2015年中国生命关怀协会人文护理分会成立,与此同时,中华护理学会成立安宁疗护学组。2016年全国政协召开第49次双周协商座谈会聚焦推进安宁疗护工作,李秀华理事长做了"护士是推进安宁疗护工作的重要力量"的主题发言,积极促进了安宁疗护工作的开展。2017年国家卫生和计划生育委员会正式发布了《安宁疗护中心基本标准和管理规范(试行)》和《安宁疗护实践指南(试行)》,填补了我国安宁疗护规范的空白。2019年健康中国行动推进委员会印发《健康中国行动(2019—2030年)》,强调要推进安宁疗护试点工作。2021年3月两会代表提出将安宁疗护纳入医保体系,完善安宁疗护病房建立,加大专业人才培训,推动服务标准建立等重要提案。截至2018年,全国安宁疗护机构共2 342家,其中三级医院259家,二级医院469家,一级医院469家,其他医疗机构1 145家。由此可见,我国安宁疗护事业的发展速度明显加快,开始步入发展的"快车道"。

　　研究显示,我国81%以上的临终病人为60岁以上的老年人。因此,老年安宁疗护事业备受重视。1996年《中华人民共和国老年人权益保障法》首次规定保障老年人临终关怀服务需求。2005年中国老龄事业发展基金会启动了以关注高龄老年人养老问题、建立和完善老年人临终关怀服务机制,为党和政府分忧、促进和谐社会构建为主题的创建"爱心护理院"试点工作。2006年2月国务院批准了全国老龄工作委员会办公室和国家发展和改革委员会、教育部、民政部、劳动和社会保障部、财政部、建设部、卫生部、人口计生委、税务总局十部门《关于加快发展养老服务业的意见》,明确提出发展养老服务业的六项重点工作,其中之一就是支持发展老年护理、临终关怀服务业务,并要求根据实际情况,对开展老年护理、临终关怀服务的机构按规定给予政策扶持。2010年北京老年医院设立安宁疗护病区,正式将安宁疗护服务纳入老年医学服务模式。2011年《中国护理事业发展规划纲要(2011—2015年)》首次提到除了老年病、慢性疾病以外,还要将临终关怀纳入长期医疗护理中。在《护理院基本标准(2011版)》中要求,护理院要设临终关怀科,每床至少配备0.8名护理人员,临终关怀科应增设家属陪伴室。2012年《中华人民共和国老年人权益保障法》中鼓励为老年人提供临终关怀服务。2015年9月中国老年保健医学研究会缓和医疗分会成立,标志着我国老年安宁疗护事业进入一个崭新的发展阶段。2016年全国护理事业发展规划(2016—2020年)中的"十三五"期间护理事业发展目标中提出大力发展居家社区养老服务。要加大社区服务建设,增加临终关怀项目,利用可穿戴设备实现对居家老年病人的病情监测,实现居家-社区-医院的紧密结合。总体而言,我国老年安宁疗护事业日益受到重视,且取得了实质性的进展。

（三）我国老年安宁疗护面临挑战与对策

预计到 2050 年，我国将有 35% 的人口年龄大于 60 岁，成为世界上老龄化最严重的国家。人口快速老龄化使得安宁疗护需求日益增加，但目前我国安宁疗护服务覆盖率仅达到 1%。由此可见，虽然我国老年安宁疗护事业已取得了长足发展，但仍任重而道远，面临以下挑战。

1. 公众对安宁疗护正确认知度低 受我国传统的孝道文化影响，国人秉持"尽孝"理念，"安宁疗护"被视为"弃老不顾"，在一定程度上束缚了我国老年安宁疗护事业的推广。许多家属尽管知道老年病人已处于无法治愈的终末期，却依旧想方设法采用最先进的设备与药物延长其生命，而不愿意接受安宁疗护。国内研究显示，当亲人患有不可治愈疾病时，60% 的居民不愿意亲人放弃生命，而继续选择无望和维持生命的治疗。这种选择忽视了老年人的生命质量和死亡尊严，不仅给临终老年人造成了极大的痛苦，也造成了医疗资源的浪费。因此，我国要加强民众的生死教育，帮助他们树立正确的生死观和安宁疗护理念。政府、医院和社会服务机构可定期开展死亡教育座谈会、研习会，或借助网络媒体等渠道向公众宣传安宁疗护，推行生前预嘱，引导正向的安宁疗护理念，提高安宁疗护的社会认可度和接受度，为老年安宁疗护工作开展奠定良好基础。

2. 安宁疗护政策支持力度不足 近年来，我国政府出台文件中多次鼓励老年人安宁疗护事业的培育与发展，但鲜见有关老年人安宁疗护的法律法规。老年安宁疗护事业的稳步发展也缺乏统一规范的指导政策。此外，当前我国老年人安宁疗护仍处于医疗保险和社会保障体系边缘位置，仅有少数试点地区及机构将安宁疗护服务及药品费用纳入医疗报销之列，从而可能导致大型医院和私营护理机构不愿意开展安宁疗护服务，病人家属也不愿意接受安宁疗护服务。因此，政府应完善安宁疗护的立法。政府有必要健全和完善医疗保健体系，将安宁疗护服务项目纳入国家医疗保险政策，从政策上为老年人安宁疗护事业的发展奠定基础。

3. 安宁疗护专业人才缺乏 由于我国安宁疗护起步较晚，相关专业人才缺乏。一项针对 42 所医学院校的调查，仅 11 所医学院校设置安宁疗护课程。医学院校安宁疗护教育的缺失，直接导致医护人员相关知识的缺乏。此外，安宁疗护强调多学科团队的组建。目前，虽有少数机构组建安宁疗护的多学科团队，但团队间的合作不紧密，不足以为病人提供及时专业的照护服务。因此，国家层面应积极制定安宁疗护专业人员培养政策，加大对现有安宁疗护人员专业技能培训，提高现有安宁疗护从业人员素质，培养老年安宁疗护专科护士等。医学院校要积极编写安宁疗护系列教材，开设安宁疗护相关课程。

知识链接

安宁疗护里程碑式研究

1998 年美国临床肿瘤学会提出应该将肿瘤姑息治疗贯穿疾病治疗全过程，然而这一提议一直缺乏循证证据支持。直到 2010 年美国麻省总医院专家在《新英格兰医学杂志》上发表了《转移性非小细胞肺癌（NSCLC）病人的早期姑息治疗》。该研究被视为安宁疗护里程碑式研究，将初诊发现转移性非小细胞肺癌病人随机分配成两组：一组接受早期姑息治疗并联合标准抗癌（化疗）治疗，另一组仅单纯标准抗癌（化疗）治疗。结果显示，与单纯标准抗癌（化疗）组相比，早期姑息治疗组病人显著延长中位生存期达 2.7 个月。研究还发现，早期介入姑息治疗，不仅可使病人受益，也能提高照顾病人的家属和亲友的生活质量。由此，2012 年美国临床肿瘤学会最新发布的临床指南指出，所有转移性非小细胞肺癌病人在诊断初期，除了标准癌症治疗外，还应提供姑息治疗。

二、老年人安宁疗护技术

临终老年人大多处于疾病终末期或机体衰竭末期，经常伴随着一系列的身体、心理和精神症状。

老年安宁疗护人员应运用各种知识与技能给予临终老年人精心照护,包括生理、心理、社会等方面的护理。

(一) 临终常见身体症状与护理

1. 基础护理技术　基础护理,即对病人的饮食、排泄、睡眠、皮肤等进行全面的护理照料。临终老年人能否舒适地度过人生最后的时光,很大程度决定于基础护理。老年安宁疗护人员认真做好基础护理,是维持老年人生命尊严的基本要求。在老年安宁疗护基础护理中,要注意以下原则:

(1) 协助临终老年人保持仪表整齐:①协助老年人做必要的梳理。对平日喜欢美容、化妆的老年人或者淡妆可遮盖病容者,只要允许,可鼓励他们化妆。②老年人的衣着要清洁、舒适,不要让老年人因穿着而感到难堪。

(2) 营造舒适的居住环境:①要保持临终老年人居住环境整洁、安静、阳光充足、灯具可选用磨白炽灯,色调和谐。②室内要经常清洁打扫,随时更换床单,定时开窗,适时消毒,随时调节室内的温度和湿度,保证空气流通,否则污浊的空气会影响病人的食欲和睡眠。③室内色调以暖色调为主,还可以在室内摆放几盆鲜花或绿色植物,养一些金鱼使环境充满勃勃生机。另外,可陈列艺术品、家庭照片、玩具动物等,以营造温馨的气氛。

(3) 协助临终老年人选择临终和死亡地点:结合临终老年人的意愿,与老年人本身及家属共同协商,选择老年人临终及去世的地点。

2. 常见症状的护理　老年人临终情况各不相同,有的突然去世,有的器官逐渐衰竭以致过世。后者可能有较长时间在生和死的边缘挣扎,出现贫血、食欲减退、便秘或腹泻、呼吸困难、营养不良、睡眠紊乱、运动障碍、意识改变等临床表现。由于临终老年人常常疾病和衰老并存,症状不典型,并发症较多;反应迟钝,主诉不确切等,护理人员应该细心评估,及时给予相应处理,以减轻其痛苦。

(1) 疼痛:美国有报道,70% 以上的癌症病人最终会遭受中至重度的疼痛。疼痛不仅局限于生理范畴,而且还涉及心理及精神等领域。控制疼痛应及时、有效,正确使用"三阶梯法"。镇痛药应规律、足量,而不是必要时才用,等到疼痛发生时再控制比预防疼痛发生更困难。因此,药物镇痛要注意,对持续存在的疼痛,预防性地定时给予镇痛药;要取得老年人的合作,要为老年人和家属写出服药方法、服药时间、药物名称、使用的理由(因疼痛)和剂量(片或毫升),如现的药物或剂量不能达到解除或减轻症状,应及时告诉医护人员,及时增加剂量或换其他药物;动态评估镇痛药的效果,询问老年人有无恶心、呕吐、便秘等不良反应;对无法口服镇痛药造成不安与痛苦者,可使用如皮肤贴片、舌下含化、静脉或肌内注射等各种方式给予镇痛药。

除了药物镇痛,还可采用其他方法缓解疼痛,如松弛术、催眠术、针灸疗法、神经外科手术疗法等。此外,如果疼痛难以控制,病人没有食欲,不要勉强病人进食,以免增加他们的负担与痛苦。

(2) 呼吸困难:痰液堵塞、呼吸困难是临终老年人的常见症状。临终老年人床旁应备好吸引器,以帮助他们及时吸出痰液和口腔分泌液。当老年人呼吸表浅、急促、困难或有潮式呼吸时,立即给予吸氧,病情允许时可适当取半坐卧位或抬高头与肩。有的老年人由于快速呼吸加上焦虑而引起喘息,可根据医嘱应用抗焦虑药,必要时使用吗啡降低呼吸速率。同时,开窗或使用风扇通风,对缓解呼吸困难也有一定帮助。对张口呼吸者,用湿巾或棉签湿润口腔,或用护唇膏湿润嘴唇,老年人睡着时用薄湿纱布遮盖口部,能避免口腔黏膜干燥、痰痂形成。

此外,随着疾病进展、死亡临近,濒死期的老年人口腔肌肉变得松弛,呼吸时,积聚在喉部或肺部的分泌物会发出略略的响声。这种随着呼气和吸气摆动时产生的喉鸣音称为临终喉鸣,通常出现在生命的最后48h。没有任何治疗和护理措施可以从根本上消除这种症状。有些措施可起到缓解症状的作用:①变换体位,床头抬高 30°,头偏向一侧,可能减少这些声音,使家属感觉老年人不是很痛苦而安心。②当呼吸频率 >20 次 /min,皮下注射吗啡,通过减慢呼吸频率来减少喉鸣音。必要时用镇静药如咪达唑仑,使老年人没有痛苦。吗啡和其他镇静药可能会引起呼吸抑制,使用前需要和家属进行充分沟通,签署医患沟通同意书后方可使用。③通过负压吸出分泌物,负压吸引的压力要低,抽吸时间不要超过15s,以免出现气道黏膜出血和呼吸停止。④医护人员向家属解释,老年人不会因大量分泌物而不适,目前的针对性治疗可能没有益处甚至有潜在的危害性,使其没有顾虑。

(3)谵妄:谵妄在生命末期较为常见,特别是去世前的几天和即将去世前的几小时。感染、环境的变化、过度刺激(太热、太冷)、全身衰竭、疲劳、焦虑、抑郁、疼痛、粪便嵌塞、尿潴留、颅脑肿瘤、电解质紊乱(高钙血症、低钠血症)、药物等都是引起谵妄的危险因素。在疾病终末期,重点是要寻找引起谵妄的可逆转原因。最常见的原因是药物的不良反应(通常的阿片类和抗组胺类药物)和代谢失衡(脱水)等。

由于谵妄病因复杂,危险因素多,因此治疗强调针对病因的综合治疗措施,优先考虑非药物治疗,同时强调多学科干预,医护团队和家属共同参与,找出可治疗原因,如疼痛、脑缺氧、气喘、膀胱充盈或直肠胀满等,并给予对症处理。病人躁动不安时需要24h专人守护,密切观察,保证老年人安全。

(4)大出血:严重急性的呕血、便血、阴道出血等,一次出血量在800mL以上,会出现休克现象,是造成临终老年人死亡的直接原因,需要迅速予以控制。因此,应准备好镇静药、止血药及吗啡,以便随时遵医嘱给予老年人镇静、止血及镇痛,并配合医师进行其他止血处理。当老年人大出血时,应陪伴左右并且握着他们的手,减轻或消除临终老年人的精神紧张和情绪波动。胃肠道出血者一般应禁食24~48h,胃部冷敷;协助呕血者采取呕出的体位,防止误吸。便血频繁者,可在病人肛周垫上纸垫,病人每次排便后应拭净,保持臀部清洁。

总之,护理人员要密切观察病情变化,加强巡视,做好预后的估测及抢救准备。同时,让家属作好心理和物质准备,安排善后事宜。

(二)老年安宁疗护心理干预技术

1. 临终老年人心理特点 临终意味着即将面临死亡,给老年人带来巨大的心理和精神压力。心理学家库伯勒·罗斯在《论死亡和濒死》(On Death and Dying)一书中提到,临终老年人大多经历五个心理变化过程,包括否认、愤怒、协议、忧郁及接受。虽然老年人在临终前具有一些共性的心理体验,但库伯勒·罗斯也强调临终病人的个体差异,不同年龄、性别、信仰、职业、经历、人格及教育程度的老年人应对死亡压力的心理特点也有所不同。

(1)心理障碍加重:临终老年人容易出现暴躁、意志薄弱、依赖性增强、自我调节和控制能力差等表现。心情好时愿意和人交谈,心情不好时则沉默不语。口头上希望尽早结束痛苦,可当疾病反复,生命受到威胁时又表现出极强的求生欲望。遇到一些不顺心的小事就大发脾气,事后又后悔莫及再三道歉,甚至有的老年人固执己见,不能很好地配合治疗护理,擅自拔掉输液管和监护仪。当进入临终期时,身心日益衰竭,精神和肉体上忍受着双重折磨,感到求生不能、求死不能,这时老年人心理特点以抑郁、绝望为主要特征,甚至出现自杀的念头。

(2)恐惧:调查显示,在对生命终结的恐惧和认同安乐死方面,青年组与老年组具有显著差异,老年人对生命的终结更为恐惧,且较难认同安乐死。临终老年人可能表现出各种恐惧,包括对未知物的恐惧、对失去生理自我的恐惧、对失去社会性自我的恐惧、对失去自我控制的恐惧等。对未知物的恐惧是对陌生的、不能预计的东西所抱有的深深恐惧。死亡对临终老年人而言可以称为不可预知的未知物,因此会让他们产生恐惧。对失去生理自我的恐惧是指老年人临终前,自我形象的完整性常遭到破坏,而产生羞愧、耻辱和不健全的感情。对失去社会性自我的恐惧是指对孤独、分离的恐惧。垂死意味着逐渐分离,即逐渐失去家人和朋友,这会让病人感到孤独而恐惧。对失去自我控制的恐惧是指当老年人身患重病时,心理承受能力受到较大影响,大多不能控制自己,从而产生恐惧,唯恐在自己对自己失去控制时所表现的失态会有损自己在家庭中的尊严。

(3)思虑后事,留恋亲友:大多数老年人比较关心死后的遗体处理,葬在何处,是否被用于解剖和器官捐献移植等。此外,老年人常思虑家庭安排和财产分配;担心配偶的生活,子女、儿孙的工作、学业等问题。

2. 老年安宁疗护心理干预技术

（1）人生回顾

1）人生回顾的创立：人生回顾（life review）最早起源于老年学领域。1950 年爱利克·埃里克森（Erik Erikson）出版了《童年与社会》一书，提出了心理社会发展理论，指出老年期的发展任务是要进行自我整合，以获得完善感，避免失望或厌恶感。该理论为探索老年人在生命的最后阶段如何继续发展人格、适应环境、完善自我提供了理论指导，也为人生回顾的提出奠定了基础。1963 年精神病学家罗伯特·尼尔·巴特勒（Robert Neil Butler）基于埃里克森理论，创立了人生回顾心理干预，指出人生回顾是一种通过回顾、评价及重整一生的经历，使人生历程中一些未被解决的矛盾得以剖析、重整，从而发现新的生命意义的心理、精神干预措施。

2）人生回顾干预要点：目前，老年人人生回顾心理干预方案应用最为广泛的是 Haight 的经典人生回顾方案。该方案共包含 6 个单元（表 10-1）：第一单元回顾童年时期的故事，主要围绕家人、关爱、玩伴、食物、困境等主题；第二单元回顾青少年时期的经历，围绕良师益友、校园生活、成长感受以及困境等主题；第三单元回顾成年早期的经历，聚焦婚姻、孩子、工作以及对自我进行剖析；第四单元回顾成年后期的生活，这一单元也是第三单元的延续，除了上一单元的内容之外，进一步回顾家庭、人际关系、兴趣爱好等主题；第五单元是对人生各阶段回顾的总结与评价，主要重温人生回顾过程中提及的重要事件，并对其进行评价，重新审视人生；第六单元是对人生中正面经历及负面经历进行整合的单元，也是人生回顾心理干预的收官单元，借助访谈提纲上的评价性引导问题引导老年人将人生各个片段串成一个完整的链条，从系统而非局部的角度去看待人生、理解人生，以期最终实现接受自己独特的人生。老年人人生回顾最常见的干预频率是每周一单元，持续 6 周。干预由接受过老年人人生回顾培训的心理学家、医护人员、社工、志愿者等实施。

3）人生回顾的应用：人生回顾自创立以来，已广泛运用于抑郁、虚弱、痴呆、丧偶、适应不良以及生命终末期的老年人人群中。国内外许多学者已经通过一系列研究证实人生回顾可以提高老年人以及安宁疗护病人的心理健康水平，包括减轻焦虑、抑郁症状，改善希望、自尊和生活质量，甚至提高自我超越水平。

表 10-1　老年人人生回顾心理干预单元、主题及辅助工具

单元	人生阶段	主题	辅助工具
第一单元	童年时期	家人、关爱、玩伴、食物、困境等	访谈提纲、重大历史事件、旧照片等
第二单元	青少年时期	良师益友、校园生活、成长感受、困境等	访谈提纲、旧照片、老歌等
第三单元	成年早期	婚姻、孩子、工作、对自我进行剖析等	访谈提纲、旧照片、老歌、荣誉证书等
第四单元	成年后期	家庭、工作、关系、困境、兴趣爱好等	访谈提纲、旧照片等
第五单元	总结和评价	重温重要事件并对其进行评价	访谈提纲
第六单元	整合	整合人生各个片段，重新理解人生、接受人生	访谈提纲

（2）尊严疗法

1）尊严疗法的创立：尊严是善终的重要组成部分。研究表明，临终者尊严受损时会自觉生命价值和意义丧失，从而影响生命质量。基于尊严概念、模型、理论和后续研究，加拿大马尼托巴（Manitoba）姑息治疗研究中心主任 Harvey Max Chochinov 教授于 2005 年创立了一种以实证为基础的个体化心理治疗干预，即尊严疗法（dignity therapy）。它是一种针对临终者的个体化、简短的新型心理干预方法，旨在提高病人的人生目的、意义、价值感，降低精神和心理负担，从而增强他们的尊严

感,提高生活质量。

2) 尊严疗法干预要点:尊严疗法的核心旨在为病人提供敞开心扉和表达内心感受的机会,帮助老年人或病人于生命末期回顾自己最有意义和价值的事,从而鼓励他们重拾信心,使他们感受到来自家庭和社会的关心。尊严疗法需由经过专业尊严疗法培训的医护人员、心理治疗师或精神学家对病人开展。一般采用个体一对一的形式,以尊严疗法问题提纲,半结构访谈录音的形式为临终老年人提供一个讲述重要人生经历,分享其内心感受和情感的机会,并把访谈录音转换为叙事文本供老年人及家属保存和传承,让老年人分享给所爱之人,从而使得临终老年人的个人价值能够超越自身的死亡持续存在,达到帮助病人缓解心理和精神上的痛苦,让他们重拾生命的价值意义,使其有尊严地度过人生的最后时光。尊严疗法的问题提纲主要包括重要回忆、关于自我、人生角色、个人成就、特定事情、期望祝愿、经验之谈、教导嘱咐、其他事务等方面(表10-2)。尊严访谈按预约的访谈时间进行,访谈次数为1~2次,访谈时间不超过60min/次。

3) 尊严疗法的应用:作为一种个性化的心理疗法,尊严疗法备受医学界关注,已在加拿大、澳大利亚、美国、日本、英国、葡萄牙等多个国家实施,并被纳入美国临床肿瘤学会姑息治疗临床实践指南。众多学者的研究表明,尊严疗法对临终者的尊严感、焦虑、抑郁情绪、使命感、生存欲望、生命意义感、整体生命质量均起到积极作用。此外,研究还表明尊严疗法能够增加病人家庭亲密感,缓减家属的丧亲之痛,并能够在病人去世后持续给予家属慰藉。

表 10-2　尊严疗法访谈提纲

主题	问题
重要回忆	回想下您的过去,哪部分您记忆最深刻或者您认为最重要? 您觉得什么时候活得最充实?
关于自我	有哪些关于您自己的特别的事情想让家人了解或记住?
人生角色	人生中您承担过哪些重要角色(例如家庭、职业或社会角色)? 为什么这些角色是重要的? 在这些角色中,您都做了什么?
个人成就	您这一生中最大的成就是什么? 最令您感到自豪的是什么?
特定事情	有什么特别的事情您想要告诉您爱的人吗? 有哪些事情您想和他们再说一次?
期望祝愿	您对您爱的人有什么期望或祝愿吗?
经验之谈	您有哪些人生经验想告诉别人吗? 您有什么建议和忠告想告诉您的子女、配偶、父母或其他您关心的人?
教导嘱咐	您对家人有什么重要的话或者教导想要传达,以便于他们过好以后的生活?
其他事务	还有什么其他的话您想记录在这份文档里吗?

(3) 其他心理干预技术

1) 阅读疗法:阅读疗法是指老年人在医师指导下,有计划、有引导、有控制地阅读图书和其他文献资料,借以辅助医治疾病,特别是情绪、情感方面的紊乱病症。对于临终老年人,以书为伴有助于缓解与现实的冲突。引导者可根据不同老年人的情况,精心挑选阅读的书籍,使老年人在阅读的过程中与作品的感情内涵引起共鸣,从而产生美的享受,或改进处世的态度,从而缓解临终老年人内心的压抑、恐惧、厌世等负性情绪。

2) 芳香疗法:芳香疗法在国外发展较为成熟。芳香疗法也称精油疗法,是利用从植物中天然提取的芳香精华来平衡、协调和促进身体、心灵及精神健康的艺术和科学。芳香精油按摩对临终老年人益处较大,有助于缓解疼痛、焦虑和抑郁症状,促进身心舒适,提高生活质量。

3) 宠物陪伴辅助疗法:宠物陪伴辅助疗法是指通过宠物的陪伴,最大限度地挖掘临终老年人的

Note:

现存功能,激发其兴趣,增加社会互动,以减轻老年人焦虑、抑郁等不良情绪,从而促进其心理健康。它是一种面向目标的、有计划的、结构化的治疗干预,由健康、教育和人类服务专业人员指导或提供。动物作为家庭成员,能稳定临终老年人的精神状态。临终老年人通过接触、抚摸动物,感受温暖,从而获得心灵的治愈。

三、老年人死亡教育

死亡是完整生命历程的重要组成部分,是人类不可回避和不可抗拒的自然规律。"乐生讳死"的传统文化背景下,对死亡的恐惧是我国民众常见的一种恐惧。对死亡的恐惧很大程度上源于不了解死亡。巴雷特说:"只有认知死亡,才可以树立正确、健康的价值观。"因此,对老年人乃至全社会进行有关死亡教育,帮助其正确认知死亡,为死亡做好准备显得尤为重要。

（一）老年人死亡态度及应对心理类型

1. 老年人的死亡态度 死亡态度是指个体对死亡做出反应时所持的评价性的、较稳定的内部心理倾向。学者在对国内外有关死亡态度研究文献分析的基础上,发现老年人死亡态度涵盖三个维度,即死亡恐惧或焦虑、死亡逃避、死亡接受。

（1）死亡恐惧或焦虑:死亡恐惧或焦虑是指个体在面对死亡或濒死时所产生的一种恐惧、忧虑的情绪反应,这种反应源于个体对死亡不可控性的感知。死亡恐惧通常是较为明确的、可知觉到的,其恐惧对象较现实具体。但死亡焦虑通常是模糊的、不易觉察到的,其对象具有不确定性和不具体性。

（2）死亡逃避:老年人在面对死亡时可能采取的一系列回避行为,以最大限度地回避与死亡相关的、可引发产生死亡恐惧或焦虑的象征物。例如,有的老年人尽量不去想或讨论死亡,有的老年人避讳与死亡有关的场所如殡仪馆、医院、墓地等。学者指出,死亡逃避实质上是一种心理防御机制,即通过逃避对死亡的思考,以减轻对死亡的恐惧和焦虑。

（3）死亡接受:死亡接受分为自然接受、趋近导向的死亡接受及逃离导向的死亡接受三大类。自然接受是指认为死亡是生命中不可缺少的部分,承认生与死是相互并存的。持此类态度的老年人既不恐惧死亡,也不寻求死亡,仅把死亡看作是生命过程中的一个自然阶段。趋近导向的死亡接受对死亡持有较积极的正面态度。持此类态度的老年人认为,死亡是通往来生之门,甚至期待死亡的到来。研究表明,趋近导向的死亡接受常与宗教信仰相关,存在强烈宗教信仰的个体对死亡的接受度高于无宗教信仰者。逃离导向的死亡接受是指当个体的生活充满痛苦、磨难和不幸时,为了摆脱生的痛苦而做出的接受死亡的决定。持此类态度的老年人,对生的恐惧已经超越了其对死亡的恐惧,甚至将死亡视为解脱痛苦的唯一途径。他们对当前生活状态的描述通常是"生不如死""痛不欲生"等。

2. 老年人对待死亡的心理类型 老年人对待死亡的心理类型主要有以下几种表现。

（1）理智型:老年人当意识到死亡即将来临时,能从容地面对死亡,并在临终前安排好自己的工作、家庭事务及后事,这类老年人一般文化程度和心理成熟程度比较高,能够比较镇定地对待死亡,能意识到死亡对配偶、孩子和朋友是最大的生活事件,因而尽量避免自己的死亡给亲友带来太多的痛苦和影响。他们往往在精神还好时,就已经认真地写好了遗嘱,交代自己死后的财产分配、遗体的处理或器官捐赠等事宜。

（2）积极应对型:积极应对型老年人有强烈的生存意识,能从人的自然属性来认识死亡首先取决于生物学因素,也意识到意志对死亡的作用。因此,能用顽强的意志与病魔作斗争,忍受着病痛的折磨和诊治带来的痛苦,寻找各种治疗方法以赢得生机。这类老年人大多是低龄老年人,且有很强的斗志和毅力。

（3）接受型:这类老年人有两种表现,一是无可奈何地接受死亡的事实,如在农村,有些老年人一到 60 岁,子女就开始为其准备后事,做寿衣、做棺木、修坟墓等。对此,老年人常私下议论说:"儿女们已开始准备送我们下世了"，但也只能沉默，无可奈何地接受。二是，老年人把死亡看作正常的人生经历，有宗教信仰人会认为死亡是到天国，或是到另一个世界。因此，自己要亲自过问后事准备，甚至做棺木的寿材要亲自看着买、坟地也要亲自看着修，担心别人办不好。

（4）恐惧型：恐惧型老年人极端害怕死亡，十分留恋人生。这类老年人一般都有较好的社会地位、经济条件和良好的家庭关系，期望能在老年享受天伦之乐，看到儿女成家立业、兴旺发达。往往表现为，全神贯注于自己机体的功能上，如喜欢服用一些滋补、保健药品，甚至不惜代价地延长生命。

（5）解脱型：此类老年人大多有着极大的生理或心理问题。他们可能是家境贫苦、饥寒交迫、衣食无着，缺乏子女的关爱，或者身患绝症、病魔缠身极度痛苦，对生活已毫无兴趣，觉得活着是一种痛苦，因而希望早些了结人生。

（6）无所谓型：有的老年人不理会死亡，对死亡持无所谓的态度。这类老年人经常持有"过一天，算一天"的心态，很少思考死亡相关事宜。

（二）老年人生命晚期照护意向

英国国家卫生保健卓越研究所（National Institute for Health and Care Excellence，NICE）发布的临终关怀指南指出，应根据临终病人的价值观和偏好来维持生活质量。老年人生命晚期照护意向（end-of-life care preferences）是指老年人对生命末期照护方式、生命维持治疗等方面的偏好与意向，可涵盖以下几个方面：

1. **照护方式意向**　照护方式意向是指老年人在生命最后阶段倾向的护理方式。例如，有的老年人在治疗无望时，倾向于减少痛楚和不适，而有的老年人则希望尽一切努力用各种方法去延长自己的生命。在照护场所上，受我国"落叶归根"传统文化的影响，多数老年人希望生命末期能在家中度过，希望能在亲人的陪伴下于家中离世。

2. **生命维持治疗意向**　生命维持治疗意向是指老年人在没有机会恢复时的选择，包括心肺复苏、转送急诊室、机械通气、人工营养支持等。我国一项针对15个社区，293名老年人的生命晚期照护意向横断面调查中，约20%的老年人表示在医治无效的情况下会主动接受心肺复苏、转送急诊室、机械通气、人工营养支持等；超过50%的老年人明确拒绝在治疗无望时接受依赖各种生命维持治疗来维持生命。由此可见，随着社会文明的进步，我国老年人越来越在意当下自我感受和生命意义感，而非一味追求无法保证的生命长度。

3. **疾病信息意向**　疾病信息意向是用来表明老年人自己对疾病相关信息的立场。多数老年人希望自己能掌握自己疾病的全部信息，但也有老年人宁愿不知道自己的信息。一项研究结果显示，在疾病信息意向中，49.1%的老年人希望知道自己疾病的全部信息，13.7%的老年人不想知道任何信息。社区老年人最希望了解的信息是对病症与不适的舒缓方法。

4. **医疗决策意向**　医疗决策意向指老年人倾向于将医疗决策权交予何人，以及是否会考虑"预立照顾计划"等。一项研究结果显示，39.9%的社区老年人愿与其他人讨论并参与制订治疗方案及做出最后的决定；14.7%的老人不希望他人参与本人的医疗决策，同时有15%的老年人选择本人完全不参与。受中国传统文化的影响，许多老年人认为生命晚期保持和维系与家人的关系最为重要，且当他们自己无法参与做出医疗决策时，认为由自己的家人做出的决策更为恰当。

5. **死亡态度意向**　死亡态度意向是用来反映老年人对生命价值和死亡准备的倾向。一项研究表明，有81.2%的老年人表示能安然接受死亡。只有17.1%的老年人有提早离世的想法。大多数社区老年人在死亡态度上表现十分乐观，1/5~1/4的老年人拒绝回答或没有考虑过死亡，40%的老年人不曾考虑过晚期照护和死亡的地点。在我国忌讳死亡的文化背景下，谈论临终和死亡的话题被认为是不吉利的，而老年人的传统观念更加保守，更忌讳思考和讨论临终或死亡相关的问题。

总之，与老年人讨论生命晚期照护意向不仅确保老年人的临终偏好被照顾者知晓，而且有助于保证其对护理决策的控制。因此,医护人员可采用老年人的生命晚期照护意向评估工具,及时对老年人的生命晚期照护意向进行评估。

(三) 老年人死亡教育

人的全优生命质量系统工程,不仅需要优生、优育、优活,而且还要优逝。优逝是指临终者及家属没有痛苦和不适,终末期决策基本符合病人及家属的意愿,并与临床实践、文化和伦理的标准相一致。优逝关注人最后时刻的生命质量,使临终者不仅能在安宁疗护中维持其应有的尊严,还能平静安详地离世。随着老龄化社会的到来,死亡教育将会成为人们一种自觉的需要。

1. 死亡教育的意义 死亡教育,又称优逝教育,是指向社会大众传达适当的死亡相关知识,并因此造成人们在态度和行为上有所转变的一种持续的过程。死亡教育目的指向人的生命,其实质是帮助人们认清生命的本质,接受生命的自然规律,消除和缓解人们对死亡的恐惧。对死亡的恐惧是人类最常见、最深刻的恐惧之一。人类为什么恐惧死亡,最重要的原因是不了解死亡。而通过死亡教育使人们认识和把握了死亡的本质后,就可能超越它,甚至坦然地接受它。死亡不应该是人们恐惧的对象,它内在于我们的生命之中,是人类生命中不可缺少的一个组成部分,没有死亡,生命也就不是一个完整的生命。明白了生命和死亡的包含关系,人类也就最终会像对待生命那样来对待死亡。

尤其,对生命晚期老年人及其家属的死亡教育,不仅可以帮助老年人树立正确的生死观,缓解其心理压力和心理上的痛苦,减轻、消除其失落感或自我丧失的恐怖,同时能够减轻生命晚期老年人亲属的精神痛苦,保持身心健康。此外,还可以打破谈论死亡的禁忌,促进社会的文明进步。

2. 死亡教育的内容 死亡教育包含死亡基本知识教育、死亡心理教育、死亡权利教育等方面。死亡基本知识包括对死亡的定义、判断标准、原因与过程、机制、死亡的社会价值与意义等知识的普及。死亡心理教育包括对死亡态度的教育、临终死亡心理的分析与教育、对"死后世界"的教育等。死亡权利教育包括对死亡权利的概念、死亡权利的行使、死亡决策等内容的教育。我国著名的健康学教育专家黄敬亨教授认为,对老年人进行死亡教育的内容主要包括:

(1) 克服怯懦思想:老年人因疾病迁延无法治愈或生活质量低下导致的自杀是一个值得重视的问题。根据世界卫生组织发布的数据,中国 70 岁以上老年人自杀率达到了 51.5/10 万,在 174 个受访国家中排名 24 位。护士应该引导教育老年人,自杀本身就是怯懦的表现。山东大学的王云岭教授谈到"死亡教育的目的不是美化死亡,不是教人怎么死亡,而是教人珍惜生命。"死亡教育"名为谈死,实为论生",是以生死学为取向的生命教育。

(2) 正确地对待疾病:疾病是人类的敌人,危及人的健康和生存。和疾病作斗争,某种意义上是和死亡作斗争。老年人应客观地意识到岁月不饶人,要正确地对待身体的变化,在面对疾病时不要被疾病吓倒,但也要坦然面对疾病。医护人员对于临终老年人应以"病人为中心",而不是以"疾病为中心",以支持病人、控制症状、姑息治疗与全面照护为主,让他们知道积极的心理活动有利于提高人的免疫功能,良好的情绪、乐观的态度和充足的信心是战胜疾病的良药。

(3) 树立正确的生命观:正确的人生观与价值观是每个人心理活动的关键。唯物主义认为,提出生命有尽头,可以使人们认识到个人的局限性,从而思考怎样追求自己的理想,怎样度过自己的岁月。可见,对"死"思考,实际上是对"整个人生观"的思考。医护人员应通过安宁疗护减缓临终老年病人的孤独感、失落感,增加舒适感,帮助其树立正确的"死亡观",注重老年人的尊严与价值,提高其生命质量。

(4) 作好充分的心理准备:人们追求优生、优活,也希望善终、优逝,即使临近暮翁、濒死也不逊色。尽量使剩余的时间过得有意义,认识和尊重临终的生命价值,对于临终的老年人非常重要,也是死亡教育的真谛所在。虽然人们都明白"人生自古谁无死"的道理,但是要做到很平静地对待死亡,从心理上接受死亡、战胜死亡,并不是容易的事。老年人的临终反应与其信仰、年龄、社会经济状况、心理成熟、应付困境的本领、机体的变化过程及护士和家属的态度等有一定关系,对老年人进行死亡教育,并不是让他们去掌握生死学的深奥理论,亦不必将有关死亡的所有问题全部讲清,重点在于了解他们的文化素养和宗教背景,以及原来对死亡的看法,现在面对死亡或即将丧亲的情况下,最恐惧、担心、忧虑的内容。根据具体情况,运用生死学的知识,帮助老年人坦然面对可能的死亡,同时使老年人家属有准备地接受丧亲之痛。

3. 死亡教育的途径

(1) 死亡课程教育:在西方发达国家,死亡课程教育是开展死亡教育最主要的形式。我国老年人在校园学习阶段并未接受过系统的死亡课程教育。可考虑将死亡课程融入老年大学教育中。在老年大学开设死亡学、死亡哲学和死亡社会学等课程,让老年人系统地接受死亡教育,树立热爱、珍惜生命的生命观和死亡客观性、必然性的死亡观。

(2) 死亡机构教育:机构教育是死亡教育社会化的主要形式。机构教育又可分为两种:一种是官方性质的死亡教育组织,是由国家行政部门建立的死亡教育的管理和宣传机构,并由国家提供资金、人员、物资等开展规范性的死亡教育活动;另一种是非官方性质的死亡教育组织,一般由民间社会团体和社会成员组成,资金主要来源于个人和社会的捐赠。

(3) 死亡舆论教育:舆论教育是现代社会死亡教育的主要形式之一。死亡教育可以充分利用舆论的力量,借助于舆论在社会上广泛宣传死亡教育的重要性、必要性,形成死亡教育的舆论阵地。例如,在老年人喜爱的报刊上增设死亡教育版面,在广播或电视上播放有关死亡教育的节目。

(4) 死亡体验教育:死亡体验教育是一种令人印象深刻的死亡教育形式。相关人员应鼓励老年人不要逃避死亡,适当参与到与死亡有关的各种活动中去,例如参观殡仪馆、参与哀悼活动等,在凝重的死亡场合,让人感受死亡的庄严和肃穆,感觉到人生命的宝贵。

4. 死亡教育的实施模式　针对不同层次的教育对象,老年死亡教育的实施模式大致分为两种。①认知的/信息的(教导式):以文章、资料、书籍或多媒体的形式呈现知识,以主讲人向老年人介绍为主。例如,组织老年人参加关于临终关怀、器官捐献等专题讲座,宣传正确的生死观念。②个人的/情感的(经验式):以老年人为主,用各种经验情绪分享的方式,来探索死亡和濒死的各种情绪和感情。例如,组织老年人共同欣赏有关死亡主题的影片、音乐、文学作品等。老年人围绕着主题彼此交流对死亡的看法,以便更全面地理解死亡的内涵;同时,还可以邀请老年人讲述生命中经历过的有关死亡的事件,诉说当时内心的感触及应对方式,也可使他人对死亡有更深刻的理解,最终正确地看待死亡。在与他人分享自己看法和感受的交流过程中,老年人的某些负性情绪也得以宣泄。这种形式的死亡教育既可加深对死亡的了解,也有助于缓解对死亡的恐惧感。

第二节　老年丧亲家属的哀伤辅导

丧亲是重大的生活负性事件,丧亲家属常出现不知所措或悲痛欲绝,持续时间长时可能引发各种心理问题,加重原有的躯体疾病,甚至增加死亡的风险。有资料报道,在近期内失去配偶的老年人因心理失衡而导致死亡的人数是一般老年人死亡的 7 倍。因此,如何帮助老年丧亲家属早日缓解哀伤情绪,回归正常生活,备受关注与重视。

一、哀伤辅导概述

(一) 哀伤辅导的概念

哀伤(grief)指任何人在失去所爱或所依附对象(主要指亲人)时所面临的境况。它是一种状态,也是一种过程,包括悲伤(一个人在面对损失或丧失时出现的内在生理、心理反应)以及哀悼(一个人在面对损失或丧失时,因身心的反应而出现的外在社交、行为的表现)。一般而言,哀伤是每个丧亲者都会经历的情感体验。它是一个漫长的过程,其程度和影响会随着时间的消逝而减轻。但少部分丧亲者表现出强烈而无法平复的哀伤反应,并逐步发展成以分离痛苦为主要情感体验的延长哀伤障碍或复杂性哀伤,需要专业的帮助与支持。哀伤辅导是协助丧亲者在合理时间内引发正常的悲伤情绪,让他们正常地经历悲伤并从悲伤中恢复,从而促进他们重新开始正常的生活。2013 年美国国家质量姑息护理通识项目(the National Consensus Project for Quality Palliative Care,NCP)把对丧亲家属的哀伤辅导作为安宁疗护项目的核心部分。

(二) 哀伤辅导的发展

20 世纪初期,国外学者着手探索哀伤心理。1917 年弗洛伊德发表西方心理学领域第一篇关于哀伤研究的文章——《哀悼与忧郁》,提到丧亲者可能存在延迟或夸大的悲伤。1944 年学界提出重大灾难后幸存者的"急剧悲伤"理论,开展了创伤后应激障碍的哀伤反应研究。20 世纪六七十年代,学者关注终末期病人哀伤反应及治疗方法,哀伤辅导逐渐萌芽。20 世纪 80 年代,哀伤平复协会于美国成立。此后,哀伤辅导进入快速发展时期。哀伤平复协会不断拓展哀伤平复计划和推进哀伤服务项目,帮助丧亲者平复丧亲带来的痛苦和释怀重大人生丧亲;同时提供了哀伤平复专业认证的培训机构,并定期举办各种哀伤辅导工作坊。目前,哀伤辅导在西方国家已经较为普遍和成熟,为广大丧亲者带去了心灵的慰藉,帮助他们早日恢复常态。

我国哀伤辅导的起步相对较晚。1986 年香港注册的慈善团体——善宁会成立,旨在为丧亲者提供哀伤辅导服务,并通过不同的生死教育活动,倡议及教育公众正面讨论死亡,宣扬珍惜生命、积极生活的理念。1997 年善宁会下属机构谭雅士杜佩珍安家舍服务中心成立,成为香港首个社区哀伤辅导教育及资源中心。哀伤辅导的发展,多与临终关怀的兴起与发展密切相关。1988 年天津成立了第一所临终关怀研究机构,在提供临终关怀服务的同时也涵盖了哀伤辅导的内容。随后,哀伤辅导在社区舒缓照护机构、综合医院的舒缓照护病房、专业从事舒缓照护的独立医院以及李嘉诚先生捐助的宁养院里开展。目前哀伤辅导在我国台湾省、香港特别行政区已经较为普遍,但大多数医疗机构尚缺乏死亡教育和哀伤辅导。

(三) 哀伤辅导的目标

哀伤辅导目标一般包括:鼓励活着的人去告别已逝的人或物;在哀伤辅导人员的帮助和陪伴下,接受失落的现实感;学习处理已存在的或潜在的情感;尝试去克服失落后再适应过程中遇到的困难;最终,生者能够坦然地接受现实,并将情感投注在新的关系中。

美国学者威廉·沃尔登是死亡和临终关怀心理抚慰研究的领导者和先驱者。他的著作《悲伤抚慰和悲伤疗法》(*Grief Counseling and Grief therapy:A Handbook of the Mental Health Practitioner*)翻译成十余种语言,是悲伤心理抚慰的代表作,成为悲伤研究和丧亲抚慰的重要工具。沃尔登提出丧亲家属要完成四项任务:①能够接受丧失亲人的事实,能做到不逃避。②感受并忍耐心中的悲痛(此过程个体差异明显,长短不一)。③能够进行角色转变,逐渐适应失去亲人的生活。④转移情感,将其宣泄到其他地方。

二、哀伤反应与过程

(一) 哀伤反应

哀伤反应主要包括生理反应、认知反应、情绪反应和行为反应 4 种。

1. 生理反应 哀伤反应引起的生理反应包括身体的感觉和身体症状。身体的感觉是指个体由于哀伤出现胃排空乏力、胸口郁闷、喉咙干燥、对噪声过度反应、呼吸困难并易喘,肌肉无力等。个体由于哀伤反应常见的身体症状包括呕吐、心跳加速、胸口疼痛、梦魇、失眠、头痛、晕眩、失神等。生理反应的产生可能与哀伤者疲劳、食欲减退、生活习惯打乱、内分泌变化等有关。

2. 认知反应 哀伤反应引起的认知反应包括不相信、纷乱困惑及思念。①不相信:尤其是对突然发生的死亡。②纷乱困惑:思绪不断,思维紊乱,注意力不集中,健忘。③全神贯注于思念死者和濒死的过程,这是一种强迫性的思念,思念的内容通常是有关如何再寻回失去的亲人。有时逝者遭受折磨或濒死的念头,会突如其来地占据哀悼者的心思,挥之不去。

3. 情绪反应 哀伤反应引起的情绪反应包括情感麻木,不能接受;每次提及逝者均会哭泣、内疚、恐慌、无助,难做决定;感到寂寞孤独,对其他事物失去兴趣;忧郁、悲伤、痛苦、否认等。

4. 行为反应 哀伤反应引起的行为反应包括哭泣、饮食不规律、唉声叹气、离群索居、避开遗物、寻找亡者,接近其常去场所、与逝者的遗像倾谈或随身携带一件逝者的遗物等。

(二)哀伤过程

哀伤是一个漫长的过程,虽然随着时间的流逝,悲痛的强烈程度会逐渐降低,但哀伤仍会在生命中以不同程度或形式出现。哀伤历程大致可以分为以下三个阶段。

1. 震惊与麻木阶段 通常发生在亲人逝世数小时及数周内。部分丧亲者震惊得目瞪口呆,感觉遭到了重击,以致短时间内不能感知其他事情。丧亲者会觉得丧失是不真实的且无法接受,也会产生生理上症状,如无法正常饮食,头脑不清晰等。

2. 急性悲伤阶段 ①思念与寻找:丧亲者试图还原逝去的人。他们意识到自己生命中由于丧亲给他们留下的"空隙",也失去了包括丧亲者在内的想象中的未来。此时,丧亲者试图填补这个"空隙",想全力寻找逝者的一切。他们会苦苦思念,渴望逝者回到身边,依旧按照原来的生活来过,这种感觉"像针扎一样"。②绝望与混乱:丧亲者发现时光无法倒流,可能出现无能为力的感觉。面对丧亲后生活中的现实问题和困难,丧亲者根本无法集中精力考虑,显得无所适从。他们在痛苦的挣扎中前行,伴随着无助、绝望、愤怒和质疑。

3. 复原阶段 丧亲者进入自我调节和重新焕发阶段。他们逐渐适应丧亲后的生活,重新将精力和心思投注在其他的活动和关系上,但这并不意味着要放弃或忘记逝者,反而代表家属在心灵上已为逝者找到一个恰当的、正面的联系方式,继而能够继续生活下去,去爱或接受他人的爱,并建立新的目标及人际关系。

三、哀伤辅导过程与技术

(一)哀伤辅导基本原则

哀伤辅导基本原则是根据哀伤的不同阶段采用不同的策略。在震惊与麻木阶段,以倾听与陪伴为主,在加强社会支持的帮助下,建立支持信任的关系,提升丧亲者的安全感,满足其身心需求。在急性悲伤阶段,可借助诉说的方式,帮助丧亲者认识、接受、适应丧亲的事实;引导其在不同的负面情绪的表达中,学会去面对,进而学习应对方式,预防创伤后的多种应激障碍的发生。在复原阶段,主要是帮助丧亲者树立新的生活目标,鼓励其以新的生活方式来适应逝者不存在的环境。

(二)哀伤辅导内容

目前,哀伤辅导的内容并没有统一的标准,一般根据丧亲家属的需求进行设计。常见的哀伤辅导包括以下内容。①提供交流疏导服务:通过举办悼念活动、邮寄慰问信或进行面对面的交流疏导,让丧亲家属接受、承认亲人已离去的事实,并做好投入新生活的准备。②提供信息支持:通过为丧亲者进行心理教育、举办研讨会和专题讲座或让其关注有关丧亲网站等方式,提供有关丧亲经历的信息和教育。③提供支持服务,成立善别辅导小组,为丧亲者提供团体支持、丧亲家属工作坊,让有相同丧亲经验的组员互相支持和学习,继续为未来生活奋斗。例如,成立丧亲者互助组织,组织经过辅导员培训并有服务意愿的丧亲家属进行义工服务,包括情绪支持、过来人分享等。④开展生命教育:通过举办不同的社区活动、公众推广活动、论坛,以及丧亲者互助活动等进行生命教育,旨在帮助丧亲者正确认识生存、临终、死亡和哀伤,从而反思生命,积极面对人生。

(三)哀伤辅导步骤

哀伤辅导中,除了辅导人员与丧亲者家属面谈,与其建立关系,寻求共识等面谈步骤外,更重要的是发掘家属的丧亲经历和引导家属整理其哀伤的过程。

1. 建立信任关系 辅导人员首先要了解丧亲事件情况、性质、程度及刺激强度等。着重遵循保密原则,避免二次创伤的发生,以提高丧亲者的安全感。若丧亲者拒绝帮助,要尊重他们的决定,可提供相关信息获得方式或联系电话等。

2. 评估丧亲者的心理状况　采用半结构式访谈法,了解丧亲者与逝者的关系、逝世的情景及目前困扰的问题等。

3. 寻求共识　面谈开始时,应界定清楚彼此的期望,取得双方的共识,包括辅导目的与内容,并表示丧亲者可按其舒适的步伐分享他们的经验。

4. 发掘内容　发掘丧亲者的丧亲经历时,可依次序询问逝者死亡一刻,最后陪伴逝者的时刻,葬礼及自葬礼以后家属的生活等。①死亡的一刻:死亡的时间;因何死亡;逝者死时,家属是否在场;如不在场,家属如何知道有关消息;当时的反应等。②最后的陪伴:家属于死亡发生后,陪伴逝者的经验。③葬礼:了解家属与筹办及葬礼进行的情况、参与程度及对葬礼的反应。④丧亲后的生活:葬礼后至目前的一段时间内,家属是怎样过日子的;让丧亲者描述这段时间的心情、情绪状态及身体反应等,作为评估其的哀伤状态。

5. 引导接受丧亲事实　在亲人离世的一段时间内,丧亲者可能会否认事件的发生。此时,辅导者可采取开放式的交流方式,引导丧亲者接受现实。

6. 完善社会支持系统　社会支持是促进丧亲者尽快走出哀伤的一种方式。辅导者可根据丧亲者亲友的远近程度建立社会支持网络。此外,还可以借助社区、社会志愿者等群体给予情感支持。

7. 提供积极的应对方式　主要是帮助丧亲者建立新的生活方式,如正常的作息时间、科学的饮食与营养、规律的身体锻炼,并指导其采纳相关的身心放松活动,例如日记记录、正念冥想、心理放松术等。

8. 重建有益的思维方式　正常生活思维的重建是帮助丧亲者正视改变,适应生活的开始。辅导人员可通过树立目标、制订计划、尝试实施计划及评价成效的流程,帮助丧亲者树立重新开始新生活的希望。

(四) 哀伤辅导要点

1. 安慰与陪伴　相当一部分居丧期的家属很难自发从丧亲之痛中恢复过来,如不及时予以支持与治疗有可能诱发其他疾病。辅导者可以从协助办理丧事、陪伴与聆听、协助表达内心的悲伤情绪、协助处理具体问题和促进适应新生活等方面进行照护。如,陪伴在丧亲者身旁,轻轻握住他(她)的手或扶住他(她)的肩。由于承受了巨大的打击,丧亲者往往难以对关心和安慰做出适当的反应或表示感激,甚至拒绝他人的好意。这是因为丧亲者往往把悲哀的时间和强度等同于对死者的感情。这时,不要轻易放弃对丧亲者的安慰,应该让他们明白痛苦和悲哀不是衡量某种关系价值的指标,正常的悲哀反应会随着时间的推移逐渐淡化,悲哀的正常淡化并不意味着对死者的背叛。坚持安慰,可以使丧亲者感到并非独自面对不幸,进而增强战胜孤独的信心。

2. 诱导宣泄,耐心倾听　对丧亲家属进行哀伤辅导并不是以消除悲伤为目的,而是帮助其在承受死亡离别的痛苦同时更加坚强地生活下去,所以此时应给予丧亲者足够的情感支持,鼓励丧亲者之间相互安慰,进行电话随访,并帮助家属解决实际困难,协助他们建立新的人际关系,缓解他们的丧亲之痛。允许并鼓励丧亲者痛哭、诉说和回忆,或鼓励用写日记的形式寄托自己的哀思。有些丧亲者强忍悲伤,从不失声痛哭,只能更加压抑或消沉。此时,应该告诉丧亲者,哭泣是一种很自然的情感表现,不是软弱,而是一种很好的舒缓内心忧伤情绪的方法,诱导他们把悲哀宣泄出来。研究表明,治愈悲伤最好的方法之一就是谈论它。因此,鼓励丧亲者说出自己的想法和感受。辅导者则耐心倾听,不加入自己的判断、建议或分析。

3. 转移注意力　丧亲者易睹物思人,可让丧亲者将亲人的遗物暂时收藏起来,可以减轻精神上的痛苦。心理学家认为,利他行为可以有效减轻丧亲者的哀伤,从而缓解紧张、焦虑的情绪,使自己尽早摆脱孤独和抑郁,增进健康。建议丧亲者多参与外界交往,多与亲朋交谈,或到亲戚朋友家小住一段时间,或到外面走一走,或重新投入工作。鼓励丧亲者培养一些业余爱好,如书法、绘画、垂钓等,或做一些有利于他人的力所能及的事,以转移注意力,减轻悲伤情绪。

4. 建立新的生活方式　丧亲后,丧亲者需要在家庭生活中寻找一种新的依恋关系,补偿丧亲后的心理失落感。尤其是亲密的人,例如配偶过世后,原有的某种生活方式和规律几乎全部破坏了。此时,应该帮助丧亲者调整生活方式,使之与子女、亲友重新建立和谐的依恋关系,使丧亲者感受到虽然失去了一个亲人,但家庭成员间的温暖与关怀依旧,感到生活的连续性和安全感,从而使他们尽快走出丧亲的阴影,投入新的生活。

（五）哀伤辅导常用的技术

1. 正念减压　正念减压以一种特定的方式来觉察,即有意识地觉察、活在当下及不做判断。其目的在教导丧亲者运用自己内在的身心力量,为自己的身心健康积极地做一些他人无法替代的事。有学者认为,正念减压对经历创伤性哀伤或复杂性哀伤的丧亲者是有益的。正念训练可帮助丧亲者接纳和面对哀伤,重新与自己的日常生活建立联结,不断延展自己的注意力,并能创造一个身心放松的空间。在进行正念训练时,从自我焦点转移到他人的焦点,一是与哀伤同在,二是不与哀伤抗争,三是带着哀伤行动。

2. 认知疗法　认知疗法包括认知行为疗法和理性情绪疗法等。当丧亲者对哀伤相关的看法非理性时,我们可以帮助他们通过对认知的重建,纠正非理性的看法,建立对待哀伤与生活的理性看法。

3. 音乐疗法　音乐可以转移丧亲者的注意力,减轻压力反应,达到宣泄情绪和放松的疗效。辅导者可为丧亲者提供针对性的音乐锦盒和播放机,让曲调、情志、脏器共鸣互动,达到动荡血脉、通畅精神和心脉的作用,以消除心理障碍,恢复或增进身心健康。

4. 芳香疗法　研究发现,芳香疗法可改善丧亲者的哀伤情绪。因此,可通过纯天然植物精油的芳香气味和植物本身的作用,采取皮肤按摩、穴位指压、精油足浴等消除丧亲者的不良情绪。

5. 意义疗法　学者指出,意义疗法特别适合于因各种原因出现抑郁、空虚、迷惘、绝望者。辅导者在哀伤辅导的过程当中,可帮助丧亲者从与家人度过的点滴中,挖掘生活的意义,同时也帮助他们导向其他重要意义的来源,不仅仅聚焦在与亲人的关系上面,还有更多可以挖掘的意义,以充实整体意义的系统。

知 识 链 接

哀伤辅导的三级哀伤支持模型

英国国家卫生保健卓越研究所（NICE）依据照顾者和家属需求提出了安宁疗护三级哀伤支持模型。

公共健康干预级别	风险/需求级别	目标人群	支持类型	支持提供者
普适性（universal）	一级	所有哀伤者,包括正常哀伤	有关丧亲和相关支持信息	亲友、保健专业人员
选择性（selective）	二级	有发展为复杂性哀伤者的风险	非专业支持	培训过的志愿者、互助团队、社区支持
指导性（indicated）	三级	复杂性哀伤者	专家干预	精神健康服务、哀伤服务、心理治疗

安宁疗护是一门新兴学科,对护士而言是护理观念和护理方式上新的变革和发展。因而,从事老年安宁疗护的护理人员除了掌握本专业的知识外,还必须掌握与安宁疗护密切相关的知识,包括安宁疗护理念、安宁疗护服务技术以及哀伤辅导等。只有这样才能更好地陪伴老年人走完生命的最后一

Note:

程,让他们"生如夏花之绚烂,死如秋叶之静美",为生命画上圆满的句号。

(肖惠敏)

思 考 题

1. 李某,男性,78 岁。因晚餐后 1h 突然呕出大量暗红色血液 1 次,伴头晕、乏力,急诊入院,既往有肝硬化病史 20 年,入院检查确诊为肝癌晚期伴骨转移。得知病情李爷爷常常训斥谩骂家属,发泄对疾病的反抗情绪。请问:

(1) 李爷爷的表现是临终心理反应的哪一期?

(2) 如何适时地进行死亡教育?

2. 林某,女性,78 岁,独居,2 周前老伴儿因心肌梗死突然去世。老伴儿的离世令她精神恍惚。她经常将自己反锁屋中,怎么敲也不开门,时常看老伴儿的照片流泪自语。请问:

(1) 林奶奶处于哀伤过程的哪个阶段?

(2) 护理人员应进行哪些方面的哀伤辅导?

URSING

第十一章

老年人社会经济问题及其权益保障

11章 数字内容

───── 学 习 目 标 ─────

- **认知目标：**

  1. 描述老年人常见的社会经济问题与法律问题。

  2. 描述我国现有的为老年人提供的社会生活保障和法律保障。

  3. 复述虐待老年人的概念。

  4. 列举虐待老年人的形式。

  5. 描述虐待对老年人产生的不良影响。

  6. 列举虐待老年人的原因。

  7. 描述与虐待老年人相关的预防和干预措施。

  8. 列举我国老年人权益保障法的主要内容。

- **情感目标：**

  通过本章内容的学习，激发起学生对老年人的爱护观念和尊老敬老的精神，能运用同理心理解老年人可能面临的社会经济问题与法律问题，尽可能为老年人提供帮助资源。

- **技能目标：**

  1. 针对老年人存在的社会经济问题与法律问题，依照我国现有的社会生活保障制度和法律保障制度，为老年人提供相应的建议与帮助资源。

  2. 依照我国相关法律法规的规定，护理人员在发现老年人受虐待后能及时采取必要的干预措施。

李女士,86 岁,居住的是去世的老伴儿留下的不到 40m² 的单位福利房。目前独居,自己有一份比较微薄的退休金。儿子、儿媳是下岗工人,没有固定收入,李女士常常把自己每个月的退休金都拿出来给儿子全家一起用。但是儿子还是经常找她要钱,不给就打骂。近年来,李女士连采暖费都交不起,还常常是吃了上顿没下顿,有时候一连几天都吃不上饭。

请思考:

1. 李女士是否受到虐待?

2. 李女士受到的虐待是哪种类型的虐待?

3. 李女士应该如何面对所发生的虐待? 如何解决被虐待的问题?

随着人口老龄化进程的加快,老年人能力的降低,老年人可能会面临各种各样的经济问题和法律问题。此外,老年人作为一个弱势群体,也可能会受到周围人或照顾者在身体上和心理上的忽视和虐待,虐待老年人现象已经越来越受到社会的广泛关注。因此,护理人员应了解老年群体可能会面临的经济和法律问题,以及虐待老年人的各种形式及原因,熟悉我国现有的为老年群体所提供的生活保障制度和法律保障制度,帮助老年人维护其权益,保证老年人的生活质量。

第一节 老年人经济和法律问题

一、老年人的经济生活与社会保障

(一) 老年人的经济生活

进入老年期后,老年人的经济生活也会随之受到相应的影响。养老金、家庭成员供养和劳动收入是我国老年人经济收入的主要来源,并受到社会经济发展状况和自身情况的影响。这些经济来源在性别、年龄、婚姻、城乡和地区方面均存在差异。

1. **老年人经济生活来源的性别差异** 既往研究显示,女性老年人的经济生活来源相对集中于家庭成员的供养,而男性老年人的经济生活来源相对分散。例如,在 2010—2015 年,女性老年人对家庭的依赖相较于 2010 年之前有所降低,而劳动收入、养老金、最低生活保障金等方面的比例增加,显示老年女性的社会独立性和受到社会的保护增强。

2. **老年人经济生活来源的年龄差异** 随着年龄的增长,老年人经济生活来源中劳动收入、养老金和财产性收入的比例越来越低,家庭其他成员供养、最低生活保障金和其他方面的比例越来越高。相关研究显示,按老年人年龄分为 60~69 岁、70~79 岁、80~89 岁及 90 岁以上四个阶段,60~69 岁与 90 岁以上老年人的经济生活来源相比,劳动收入、养老金和财产性收入的比例分别从 42.6%、23.8% 和 0.4% 下降到 2.9%、14.2% 和 0.2%。

3. **老年人经济生活来源的婚姻差异** 老年人在经济生活来源上的婚姻差异非常明显,丧偶老年人的经济生活来源最为集中,主要依靠家庭其他成员供养;其次是未婚老年人,主要依靠劳动收入和最低生活保障金;有配偶的老年人和离婚老年人的经济生活来源比较分散,主要为劳动收入、养老金和家庭其他成员供养。从经济生活来源看,需要人们关注的老年群体是丧偶老年人和未婚老年人,特别是未婚老年人,这些老年人由于各种原因没有组建自己的家庭,在家庭养老为主要养老方式的当下,这群老年人的生活较为贫困,需要特别关注。

4. **老年人经济生活来源的城乡差异和地区差异** 城乡方面,城市老年人经济生活来源集中在养老金,农村老年人集中在劳动收入和家庭其他成员供养,乡镇老年人的经济生活来源则处在从农村向城市过渡的阶段。从地区差异来看,东部、中部和西部地区的老年人在经济生活来源上的差异并不是太大,只是中西部地区老年人的经济生活来源比东部地区更加传统,更多地依赖最低生活保障金和其他方面的保障。

（二）老年人的社会保障

我国的社会保障制度是指国家通过法律对社会成员在生、老、病、残、失业、丧失劳动力或因自然灾害面临生活困难时给予物质帮助,以保障每个公民基本生活需要的制度。社会保障制度对维持社会稳定和一定程度上促进社会经济发展有着不可忽视的作用。我国政府针对老年人群提供的社会保障体系主要由老年社会保险、老年社会福利和老年社会救助三大制度作为支撑。养老保险是老年社会保障体系的主体,老年医疗保险起辅助作用,老年社会福利与老年社会救助起补充作用。它们共同构成老年社会保障体系,来保障老年人的基本生活与需要。

1. 老年社会保险　主要是指基本养老保险与基本医疗保险。近年来,我国政府一直在不断完善老年社会保险制度,如我国已经形成了"广覆盖、保基本、多层次、可持续"的基本养老保险制度,根据国情,建立了社会统筹和个人账户相结合的基本养老保险模式,由国家、企业、个人三方共同承担;在养老保险层面大力探索长期照护保险制度;从医疗服务角度为老年人提供异地医保使用、免费接受健康体检、降低城镇老年人的医疗花费、为农村人群提供新农合合作医疗保险等服务。

（1）老年长期护理保险制度:长期护理保险是为失能（失智）人群的长期护理提供财务保障的一种健康保险产品。旨在通过发挥保险的风险共担、资金互济的功能,为那些因年老、疾病或者伤残需要长期护理的被保险人,提供因接受长期护理服务而产生的费用进行分担补偿。长期护理险这一保障主要是支付老年人的日常照顾费用,或者由于疾病或伤残引起的日常照顾费用。一般分为家庭照料和机构照料。与医疗险的区别在于,医疗险主要保障医疗治疗所需要的费用,而长期护理险主要用于保障一般生活照料所支付的费用,一般不包含医疗介入。

长期护理保险在德国、日本、韩国等老龄化程度较高的发达国家发展得较为成熟。我国的长期护理保险制度是在"十三五"规划中明确提出的要"探索建立长期护理保险制度,开展长期护理保险试点"。2016 年 6 月人力资源和社会保障部印发《人力资源社会保障部办公厅关于开展长期护理保险制度试点的指导意见》,提出开展长期护理保险制度试点工作的原则性要求,明确河北省承德市、吉林省长春市、黑龙江省齐齐哈尔市等 15 个城市作为试点城市,这也标志着我国政府从国家层面推进全民护理保险制度建设与发展的开始。截至 2019 年 6 月底,青岛等 15 个首批试点城市和吉林、山东两个重点联系省的参保人数达 8 854 万人,42.6 万人享受待遇。2020 年 5 月,国家医疗保障局发布的《关于扩大长期护理保险制度试点的指导意见》（征求意见稿）提出扩大试点范围,拟在原来 15 个试点城市的基础上,按照每省 1 个试点城市的原则,将试点范围扩充为 29 个城市,试点期限两年。2020 年 9 月经国务院同意,国家医保局会同财政部印发《关于扩大长期护理保险制度试点的指导意见》,将长期护理保险试点城市增至 49 个。长期护理保险也为我国建立可持续的养老服务经费保障机制提供了一定的方式方法。

（2）老年医疗福利制度:基层医疗卫生机构每年要为本地区 65 周岁及以上老年人免费提供包括体检在内的健康管理服务,建立健康档案。推进基层医疗卫生机构与有意愿的老年人家庭建立医疗签约服务关系,为行动不便的老年人提供上门服务,方便老年人就医。有关部门将符合规定的医疗费用纳入医保支付范围。对低保对象、特困人员参加城乡居民基本医疗保险的个人缴费部分,由政府给予全额资助。对城乡低保边缘户家庭中的老年人参加城乡居民基本医疗保险所需个人缴费部分,按照相关规定由政府给予适当补贴。如凡是 70 周岁以上的城镇老年人,个人只需要缴纳医疗保险费 120 元,其余的 440 元由政府补助。目前,我国医疗保险基本实现了全覆盖,切实保障了老年人就医看病的问题。

2. 老年社会福利　是指国家或社会为了满足老年人对基本物质和经济的需要而提供的经济补贴及物质设施和服务,通过兴办社会福利院、老年活动中心、敬老院、老年康复中心、日间照料中心等福利设施为老年人提供免费或低收费的福利服务。我国已经形成了法律保护合法权益的制度体系,健全了保护特困老年人基本生活的社会保障网络,逐步形成了以国家、集体为主导,社会力量兴办老年社会福利机构作为新的增长点,明确了以家庭养老保障为基础,以社区老年人福利服务为依托的老年社会福利服务体系。但目前我国老年社会福利机构的功能有待进一步完善,很多机构只能提供简单的食、住、行等基本服务,远远不能满足老年人的复杂养老需求;社区老年人服务设施和家政服务人员也十分短缺,虽然目前全国已有部分城市建立了为老年人提供上门居家照护服务的项目,但是总体而言我国的老年社会福利服务尚处于供给不足的阶段。

3. 老年社会救助 是指国家或政府对由于灾害、疾病等原因造成收入降低或收入中断并陷入贫困的老年人进行补偿的一种社会保障制度。我国的老年社会救助制度产生于居家养老服务补贴制度的实行,目前已经扩展到养老机构的老年人也可以享受到社会救助的补贴,城镇和农村老年人均覆盖。自 2010 年开始,民政部开始在全国推动建立 80 周岁以上高龄老年人补贴制度,按月向符合条件的老年人计发高龄补贴;此外,对于低收入的高龄、独居、失能等困难老年人,经过评估后,采取政府补贴的形式,为他们入住养老机构或者接受社区、居家养老服务提供支持。通过对高龄老年人及特殊老年人群提供政府补贴,以进一步健全和完善老年生活保障体系。此外,我国也积极构建老年救助的医疗补贴、法律援助和心理救助,并设立专门的机构来负责我国老年社会救助的运作,优化社会救助环境。

二、老年人常见法律问题和法律保障

(一) 老年人常见法律问题

1. 赡养问题 赡养纠纷是老年人经常会遇到的法律问题,产生这类纠纷的原因可能有:①因老年人分配财产不均导致子女有意见而不赡养。②兄弟姊妹之间达成谁赡养谁继承的协议后,赡养人不赡养或无能力赡养。③因子女不孝而导致的不赡养。

2. 财产继承问题 随着国家的富强和经济的发展,人民的物质生活也得到了较大的提升,老年人的财产继承问题所占的老年人常见法律问题的比例也越来越高。产生财产继承纠纷的原因主要有:①老年人分配不动产相关利益不均。②子女私分老年人不动产、房屋买卖等。③未设立明确的遗嘱导致产生纠纷。这反映中国的老年人对立遗嘱相对陌生或不认可,也常常在健在的时候就倾向于把个人的房产钱财等转移到子女的名下,这样不仅容易让子女之间产生纠纷,同时也容易让老年人陷入困境,在财产分配完毕后,有的子女却不赡养老人。未来应加强遗嘱相关法律法规的普法宣传,更多地规劝老年人健在时不要处置任何财产,如果有倾向性的财产分配意见,可以以遗嘱的形式来实现。

3. 婚姻纠纷 婚姻关系作为家庭关系的基础,不仅仅关切老年人自身的幸福,也关涉到财产的分配和家庭的和谐。常包括再婚和再婚后离婚的问题。可能的原因主要有:①子女反对老年人再婚。②再婚后子女不承担赡养义务。③再婚后由于双方子女对财产分割和财产继承有矛盾而导致老年人再婚后离婚。未来要加强法律宣传,明确再婚是老年人的合法权利,老年人的婚姻自由受法律保护。子女或者其他亲属不得干涉老年人离婚、再婚及婚后的生活。赡养义务不因老年人的婚姻关系变化而消除。

4. 被诈骗问题 近年来,老年人被诈骗问题时有发生,严重危害着老年人的生活和社会稳定。产生被诈骗问题的原因主要有:①随着人们生活水平日益提高,老年人对于保健养生、卫生健康等方面的需求不断增长。而一些不法分子,就利用老年人这种渴望健康、害怕疾病的心理,诈骗财物,侵害老年人财产权益,影响社会正常经济秩序。②随着信息时代的发展,犯罪分子常常利用非法信息、诱导性信息,针对处于信息不对称弱势地位的老年人实施诈骗,如通过电话、电视、网络等方式推销产品进行诈骗。未来应加强对老年人的防诈骗知识的教育,提升老年人自身的信息识别能力,司法机关也应依法打击诈骗犯罪,维护老年人的合法权益。

(二) 老年人的法律保障

为维护老年人的合法权益,促进社会和谐稳定,化解社会矛盾,需要有方法、有途径地为老年人提供相应的法律保障。目前,为老年人提供的法律保障手段可以大致分为下述 3 类,分别为:

1. **法律调节** 当老年人遇到法律问题,内部协商达不成协议时,老年人可以依法请求家庭成员所在工作单位组织或者村委会、居委会、乡政府、区政府等进行非诉讼调解处理。目前全国已建立诉调对接方式,通过调解以化解涉老案件的矛盾,同时也可以节省司法资源。我国部分城市还尝试建立了老年人维权工作站,通过工作站以及法官的相互配合,对涉老案件进行调解,它们在维护老年人权益、为老年人提供法律保障方面发挥着重要的作用。

2. **法律援助** 《中华人民共和国老年人权益保障法》第五十六条规定:"老年人因其合法权益受侵害提起诉讼,……需要获得律师帮助,但无力支付律师费用的,可以获得法律援助。"该法规定的老年人是指 60 周岁以上的公民。为落实该法的规定,司法部与民政部联合下发了《关于保障老年人合法权益、做好老年人法律援助工作的通知》,要求法律服务机构承担起为老年人提供法律援助的义务,使符合条件的老年人就地、就近、及时得到优质的法律援助。根据 2017 年《司法部关于进一步做好老年人照顾服务工作的通知》的要求,婚姻家庭、人身伤害赔偿等方面涉老侵权纠纷纳入法律援助补充事项范围。对 70 岁以上老年人、"三无"老年人(无劳动能力、无生活来源、无赡养人和抚养人)、失能半失能老年人、空巢老年人和享受低保待遇、特困供养待遇的老年人、有特殊困难的老年人以及老年人因家庭暴力、虐待、遗弃主张权利申请法律援助,免予经济困难审查,直接给予法律援助。申请法律援助应当采用书面形式,填写申请表,以书面形式提出申请确有困难的,可以口头申请,由法律援助机构工作人员或者代为转交申请的有关机构工作人员作书面记录。

3. **向人民法院起诉,用法律手段解决问题** 我国最高人民法院明确指出,对老年人原则上不引导自助立案,直接提供窗口立案服务。加强诉讼辅导,由法院工作人员或者志愿者,帮助指导老年人操作自助诉讼服务设备。同时通过线上服务与线下渠道相结合、传统服务与智能服务相结合的混合诉讼服务模式,让那些不善于或者不会使用智能手机的老年特殊群体,既能享受互联网带来的便利,也能够摆脱"数字鸿沟"带来的隔阂,更加方便参与诉讼。

第二节 老年人被虐待问题

由于生理的自然衰老及社会变迁过程中利益关系和分配关系的重新调整等原因,不但使老年人满足自身需求的能力受到限制,而且他们的利益和需求也比较容易被忽视,可能受到来自周围人或照顾者在身体上和心理上的虐待。虐待行为也将导致老年人长期严重的心理危害。作为护士,在工作中可能会遇到虐待老年人问题,因此,明确虐待老年人的各种形式,了解虐待老年人的原因,才能依靠相应的法律法规帮助老年人维护其权益,预防虐待发生或阻止虐待的再次发生。

一、虐待老年人的概念及形式

1. **虐待老年人的概念** 联合国将虐待老年人(elder abuse,elder mistreatment)定义为:"在本应充满安全和信任的任何关系中,发生的一次或多次致使老年人受到身体或心理伤害的行为,或不采取适当行动致使老年人受到身体或心理的伤害导致处境困难的行为。"美国医学会在发表的《老年人受虐和忽视的诊断和治疗指南》中定义:"虐待老年人是一种对老年人的忽视或威胁到老年人健康或福利的行为。"美国国家研究委员会在其报告中指出"虐待老年人"包括两个含义:一个是指衰弱老年人的照护人员或其他老年人信赖的人对老年人造成了伤害,或置老年人于发生伤害的高度危险之中(无论伤害是否是有意的);另一个含义是指照护人员不能满足老年人的基本需求,或者不能保护老年人免受伤害。总之,老年人受虐是一个具有多种表现形式的综合征,它可以表现为身体和情感上的受虐,也可以是对老年人有意或无意的忽视、对老年人的财产剥削或遗弃,也可以是这些情况的综合表现。

据估计,美国 65 岁及以上的老年人中有 2%~10% 的老年人,即 100 万~200 万的老年人遭受某种形式的虐待;加拿大虐待老年人的发生率为 4.5%。中国社会对老年人虐待问题的研究尚缺乏,有

Note:

关虐待老年人的数据较少。据一些研究报道,我国家庭内老年人虐待发生率为 13.3%,农村(16.2%)显著高于城市(9.3%)。社会经济条件越好的地区,虐待发生率越低。西部地区(21.8%)老年人虐待发生率远远高于其他地区,京津沪地区最低(5.4%)。

2. 虐待老年人的形式 虐待老年人通常表现为以下 5 种形式:

(1) 身体虐待(physical abuse):因重复性或长期的外力行为,致使老年人身体受伤、遭受某种程度的疼痛或损伤。①暴力行为:饿冻老年人、强迫喂食、殴打、禁闭、推、捏等,致使老年人产生肉体上的痛苦。②有病不给治:接受太多无用医疗、太少的治疗、不适当医疗等。③任何形式的体罚:长期施加暴力造成痛苦或有害于身体的不适当的限制或禁闭。身体虐待又可为短期行为或长期行为。短期行为是指一次性或重复性的有害于老年人躯体的行为,如踢、推、打等行为;长期行为包括施加造成痛苦或有害于老年人身体的不适当的限制或禁闭。身体虐待是最显性、最易被发现和曝光的虐待行为。

(2) 心理或精神虐待(emotional or psychological abuse):是指故意或非故意地采用言语、行动或其他方式引起老年人情绪紧张或痛苦。具体而言,经常叫骂和语言恐吓,致使老年人心理承受极其痛苦的压力、折磨;在行动和感情上为难老年人,从言语上进行攻击,从精神和行为上进行孤立;阻碍日常活动,限制老年人行动自由,强迫做违反意愿的事情;给予老年人沉默对待,迫使老年人与社会隔离,如禁止老年人接触儿孙、家人或朋友等。

(3) 经济剥夺或物质虐待(financial or material exploitation):是指使用不当方式或非法手段剥夺老年人处理自由财产的权利,或是对老年人的财产或资金做非法或不当的处置。具体表现:①非法使用,不适当地使用或侵吞老年人的财产和 / 或资金。②强迫老年人更改遗嘱及其他法律文件。③剥夺老年人使用其个人资金的权利。④经济骗局以及诈骗性计划,侵害和掠夺老年人财产。

(4) 性虐待(sexual abuse):在老年人不同意或不情愿的情况下强迫进行某种形式的性接触,包括向其展示自己的性器官、非礼及强迫进行性行为。如果受害老年人无法正常交流,由于体弱或因其所处环境而无法保护自己,性虐待就更加恶劣。性虐待会使老年人感到失去尊严和受到羞辱,也会使他们产生焦虑、尴尬、害羞以致拒绝进行相关检查。

(5) 疏于照料(neglect):指特定的照顾者拒绝或未能履行赡养义务,不能满足一个依赖他 / 她的老年人在生理、心理、社会和环境等方面的需求。具体表现:①不给老年人提供适当的食物、水,干净的衣服和安全,舒适的住所,无良好的保健和个人卫生条件。②不准老年人与外人交往,与外界信息交流中断。③不提供必要的辅助用品,如老花镜、助听器、义齿、助行器或拐杖。④未能防止老年人受到身体上的伤害,未能进行必要的监护。照护者可能由于缺乏信息、意识、技能、兴趣或资源,无意中造成老年人基本用品的缺乏,也有可能是因为某种原因有意怠慢或疏忽老年人。

知 识 链 接

自 我 疏 忽

自我疏忽(self-neglect)目前被部分学者认为也是虐待老年人的一种形式。它是指老年人以自我为对象,故意采取某些行动损害自己的健康或使自己处于不安全境地。自我疏忽特指老年人拒绝生活基本必需品、个人基本卫生或基本医疗服务,是绝望、压力、失望、焦虑的反映。精神忧郁、生活遭遇也可能是自我疏忽的标志。自我疏忽可分为刻意和非刻意,刻意自我疏忽表明一种绝望的心理,而非刻意自我疏忽多是对于承受生活压力的表现,相对而言,自我疏忽程度较严重的便是自我虐待。如由于身心残障,自我疏忽使自我照料及参加健身活动的能力受到限制的一系列行为。从心理学的角度看,自我疏忽与处于不利的外界环境压力有关。当外界压力太大时,老年人可能会感到自己难于处理这类事物、难以自我照料,甚至由于精神压力过大而产生痴呆症状,这类老年人更有可能引发自杀倾向。

通常情况下,老年人遭受的各种形式的虐待并不是单独发生的,而是相互诱发、互相联系的,具有多重性的特点。

二、虐待老年人的原因、影响与理论研究

(一) 虐待老年人的原因

虐待老年人如同其他形式的家庭暴力一样,由许多不同的原因和危险因素导致。在既往研究基础上,可归纳为个体因素和外部因素。虐待老年人的行为发生,常常是由于个体因素和外部因素相互影响、相互作用导致的。

1. 个体因素　在虐待行为发生的过程中,施虐者和受虐老年人的个体因素都对虐待行为的发生有影响。

(1) 施虐者因素:①照顾压力。照顾老年人常常给处于中年期或者已进入老年期的照顾者的生理、心理、家庭关系、经济以及社会活动等方面带来较大的照顾负担,影响照顾者的生活质量。长久的照顾负担下,如果照顾者不能有效应对,且可获取的社会支持资源不足,则会导致照顾者身体健康受损,心理上发生焦虑、抑郁、无助等。此时照顾者极有可能将照顾压力反向施加释放到老年人的身上,就可能出现忽视和照顾不周的问题,甚至出现肉体虐待老年人。②外在压力。照顾者面临失业、经济困难、自身疾病或离婚等外界压力时,如果应对不佳,也会导致照顾者和老年人之间的关系不和睦,进而影响对老年人的照顾态度和照顾质量。③施虐者的个性特征及其精神状况。既往研究表明,施虐者情绪不稳、伴有焦虑、抑郁、冲动等人格特征是老年人受虐的危险因素。此外,施虐者既往经历过家庭暴力,也会导致照顾者虐待老年人,常以身体虐待多见。

(2) 受虐老年人的个体因素:由于老年人特有的生理心理因素以及社会经济地位因素,常常导致虐待老年人行为的发生。①生理因素:老年人的健康状况,特别是老年人的生活自理能力与虐待老年人的行为发生有比较密切的联系。健康自评越差,自理能力受损越严重,受到家庭内虐待的概率就越高。这可能是由于随着老年人健康状况的衰减、自理能力的下降,照顾者的照顾压力增加,如果再缺乏必要的照顾知识,在某种情况下这种压力就会被照顾者转化为虐待老年人的行为,也就是人们常说的"久病床前无孝子"。②心理因素:一些男性老年人还保留着家长的权威,对子女横加干涉和指责;一些女性老年人喜欢唠叨,容易导致家庭矛盾,为被虐待埋下隐患;还有一些老年人由于身体虚弱、自理能力下降、对死亡恐惧等,对照顾者提出无理的要求或者有意刁难照顾者。老年人的这些不良心理因素常常会导致虐待老年人行为的发生。此外,受虐老年人对施虐者还存在有复杂心理。多数虐待老年人事件发生于父母与子女之间。基于"血浓于水"的血缘关系,受虐老年人出于保护子女的情感,往往将虐待归于自己管教不严或教育不当,把责任归于自身。并且受"家丑不可外扬"的传统思想的影响,有些老年人往往担心这类事件的传播会损害家庭的声誉,而不愿主动向相关部门寻求帮助。另外,"养儿防老、老来从子"的依赖心理,也使不少老年人在生活上和心理上严重依赖施虐者。很多老年人依赖于子女的生活照料,一旦其子女受到法律制裁,他们将无法继续获得照料,因而在寻求帮助前会感到担忧,多数选择忍气吞声,接受被虐待的现实。③社会经济地位因素:教育水平越高的老年人,他们遭受虐待的可能性就越低。教育水平较低的老年人,自我保护的意识和能力也较弱,他们遭受家庭内虐待的风险也就更大。最主要生活来源是靠自己劳动所得、政府补助或社团补助的老年人,他们受到虐待的发生风险比自己有固定养老金的老年人要高。如与城市老年人相比,农村老年人不仅受教育水平及收入保障水平整体较低,而且健康状况也更差,这是农村虐待老年人问题相对较严重的一个重要原因。

2. 外部因素

(1) 社会福利保障制度和法律制度:我国改革开放近几十年来社会经济状况得到了迅猛发展,但同时也面临着越来越严峻的老龄化社会和养老压力的挑战。虽然国家已经在大力进行社会福利保障制度和法律制度的制定和完善,但是仍相对落后于现今社会改革以及经济转型在家庭和个人方面的

Note:

冲突状况。有关虐待问题事前预防和事后处置的社会控制措施及法规相对不足。道德与法律作为规范人类行为和调节社会关系的两种手段,具备有效防止和遏制虐待老年人的重大功能。但我国现有法律对有关虐待老年人的规定,主要见于《中华人民共和国宪法》《中华人民共和国老年人权益保障法》等条文中,对虐待老年人的概念阐释和类型界定尚不清晰,导致难以在法律上对这类行为量刑定罪。一些司法部门对涉老案件执行也不及时,未能使判决得到有效落实。

(2)社会文化因素:一些社会文化因素也可能会增加虐待老年人的风险。这些因素包括社会将老年人描绘成脆弱、衰弱和具有依赖性的群体;人口流动和城镇化导致家庭结构形式的变化,传统的"父母本位"的"三代家庭"被当今的"夫妻本位"的核心家庭形式取代,家庭各代之间关系淡化;财产和土地权继承的相关规定,也会影响到家庭内部的权力和物质分配;在由子女照顾老年人的传统社会中,年轻夫妇移居他处,留下老年人独处;缺少支付护理费用的资金、照护人员工资与工作量不匹配、工资过低等。

(3)社区因素:在某些社区,照护者与老年人常受到社会隔离,这往往由于老年人身体或精神有疾病或由于失去朋友或家庭成员所致的,如社区中患有阿尔茨海默病的老年人及其照护者。社会隔离后所致的社会支持的缺乏,进而使得照顾者照护压力过大,从而导致照护者虐待老年人事件的发生。社区因素是考虑虐待老年人的原因中的一个重要因素。

(二)虐待对老年人的影响

虐待行为给老年人的身心健康造成了长期负面的影响,被虐待的老年人常发生骨折、抑郁、痴呆、营养不良和死亡等不良后果:①由于对身体的伤害而造成的终身伤残。②免疫系统反应能力降低。③慢性进食紊乱和营养不良。④药物及酒精依赖。⑤自伤或自我疏忽。⑥抑郁症。⑦恐惧和焦虑。⑧自杀倾向。⑨死亡。如一项在美国开展了13年的大型纵向研究结果显示,在调查结束时,受虐待老年人的生存率仅为9%,没有受虐待的对照组老年人生存率为40%,虐待发生后3年内虐待受害人的死亡率比相同期限对照组死亡率高3倍。

虐待老年人造成后果的轻重程度,取决于所受虐待的意图、类型、严重程度、频率和持续时间。此外,能否及时得到照顾及相应的社会帮助也将影响到受虐待后的最终结果。表11-1中列出了不同虐待类型对老年人可能造成的不良后果。

表 11-1　不同虐待类型对老年人造成的不良后果

虐待类型	受虐待老年人的不良后果
身体虐待	生理上有受虐后的身体有形标志,如瘢痕、瘀斑、骨折、扭伤等 心理上表现如抑郁等负性情绪,以及由此导致的外出活动减少、困惑以及行为方式上的改变
心理或精神虐待	严重的心理反应,如恐惧、失眠、情绪失控、暴力行为、挑衅行为、做决定的能力差、冷漠、不与人交往和抑郁等
经济剥夺或物质虐待	常表现为食物、药物、衣服和住所的缺乏,可能导致营养不当、甚至引发躯体疾病而导致死亡率的增加 心理疾病,如自尊心下降、抑郁、害怕和孤独
性虐待	生理上会导致性征部位或口部有创伤(如流血或感染),坐立有困难,害怕与别人的身体接触 心理上表现为害怕、紧张、羞耻感
疏于照料	生理上表现为身体状况欠佳,如体重减轻、个人卫生差、衣着邋遢、皮肤与口部溃疡等 心理上表现为忧郁或无助,精神萎靡

(三)与虐待原因相关的理论研究

国内外相关学者在总结所发现的虐待原因的基础上,对不同原因的深层次的理论基础也进行了探究,试图从不同角度来解释老年人虐待发生的真正原因。目前比较得到共识的理论有四个,即压力

Note:

论、社会交换论、个人行为论和暴力循环论。

1. 压力论　照顾老年人是一项困难和充满压力的活动,在老年人伴有精神或身体疾病的情况下,如果照顾者对所承担的责任和义务缺乏必要的知识和心理准备,就会感到压力或劳累。照顾者由于要花很多的时间满足老年人的需要而忽视了自身需要,甚至几乎没有休息的时间,所以他们也经常变得很孤立,而且他们的照护工作往往不被注意和认可。当老年人需要更复杂的身体和心理的照护,或者伴发老年疾病(如痴呆)那些令人烦恼的行为时,都会进一步增加照顾者的照护压力。这些照顾者在面对巨大的照顾压力和生活工作压力的背景下,于某些特殊时刻很可能会将这些压力发泄到老年人身上,将压力转化为虐待行为予以释放。因此该理论认为,照顾者随着其所承担的照顾老年人压力的加大,极有可能导致在家庭里或社会中的老年人受到身体虐待或疏于照顾。

2. 社会交换论　此理论强调人们之间的互动行为是在衡量可能的报酬与成本后进行的。每个人都有异于他人的自我需求和资源,社会互动就是通过资源互换来满足自我需求的复杂交换网络。因此社会互动中人们就会理性地计算互动行为所需的时间、金钱、权利、声望等成本及可能获得的相应金钱、权利、声望等报酬,并且总是希望以最小的成本换取最大的收益且避免无收益的风险。按照这个理论来解释,虐待之所以发生,就是由于老年人将财产等赠予子女后,缺乏可以用来交换的资源和价值存在,失去了社会互动可能带给对方的收益,导致老年人被家庭及社会孤立,最终导致老年人受虐待及被忽视行为的发生。

3. 个人行为论　此理论认为,较之没有施虐行为的成年人而言,施虐者多数有酗酒、吸毒、精神疾病或心理不健康等个人行为问题。这些有不良行为倾向的成年子女平时对其父母有一定的依赖性,特别是在经济或情感上对老年人有依赖,一旦年老的父母不能再向他们提供支持或不能满足他们的要求时,以老年父母为施暴对象的虐待行为就会频繁地发生。

4. 暴力循环论　此理论认为,暴力是一种可习得行为,很容易代代相传,所以在有暴力倾向的家庭中,一旦由于照顾老年人的家庭成员因为照顾而引起的人际关系紧张或冲突,而又没有很好地学习到相应的有效处理的方法时,他们往往会习惯性地做出虐待老年人的行为。因此父母间的暴力行为及成年子女对老年父母的虐待,会给家庭内其他未成年人带来影响,导致他们成年后常常也以暴力的态度对待父母、配偶、子女,甚至发生虐待行为。

三、对老年人被虐待问题的预防及干预

虐待老年人威胁到老年人的生命质量,导致老年人的身体、心理和精神受到伤害。因此提出有效的预防和干预策略非常重要。从全球情况来看,对虐待老年人问题以及如何加以预防依旧知之甚少,在发展中国家更是如此,而能够对老年人虐待问题行之有效的干预措施的证据也依旧有限。在某些国家,卫生部门在提高人们对虐待老年人问题的关注方面起到主导作用,而在部分国家,社会福利部门则占据主要地位。但是无论哪个部门起到主导作用,对虐待老年人问题的预防和干预都需要多学科团队的合作才能更好地开展,如由医护人员、社会工作者、法律人士、社区志愿者、社会民政部门以及一些社会民办机构等组成的多学科团队。护士在此团队中发挥着重要的作用,因为他们与患病的老年人往往接触时间最长、更了解老年人的具体情况,所建立的信任关系也更加牢固。

(一) 对老年人被虐待问题的预防

虐待老年人问题是涉及老年人、照护者和环境的复杂的照护问题与社会问题。对虐待老年人问题的预防,关键是要赋予老年人更多的权利和自主性,以及保障老年人得到适宜的照护。可以从国家层面、社会层面、家庭和个体层面等方面进行努力。

1. 国家层面　应该加快完善我国在社会保障方面的立法,进一步保障老年人的老年生活能"老有所依",特别是加大对农村老年人照顾的经费投入,让其不再是单纯地依靠家庭和子女的养老,完善农村的医药卫生条件,保障老年人"病有所医";其次是加速提升我国的经济实力,以便有能力面对老龄化浪潮的到来;第三是加大对宣传教育经费的投入,特别是对农村偏远地区的教育支持,普及法律

知识。教育不仅包括传授新的照护知识,还包括改变人们的观念和行为,因此是预防虐待老年人的基本措施。社会上有很多机构都提供相应的有关老年人受虐的信息和预防干预知识,应让老年人和家人理解什么是虐待老年人的行为,一旦发生时应该如何采取行动。

2. 社会层面　慈善机构和相关社会组织应该充分发挥其作用,为需要帮助的老年人和其家庭提供帮助。例如,创造机会鼓励老年人尽可能最大限度地参与社会活动;相关机构需要关注老年人照护者的照护负担,过于沉重的照护负担往往是导致虐待行为发生的一个不容忽视的危险因素。因此,在照护机构中一定要保证照护人员和老年人之间的合理的人力配比,在社区居家照护中提供可以在社区中使用的日间照料服务或喘息服务,对照护人员进行工作能力的培训和相关知识的教育,必要时给予照护人员一定的心理疏导服务都可以减轻照护负担,进而预防虐待行为的发生。

3. 家庭和个人层面　鼓励家人和老年人一起讨论老年人的照护需求,共同做出照护决策,如在老年人需要越来越多的帮助时将由谁、如何进行帮助等。要鼓励老年人持续记录他们所拥有的钱财和贵重物品,在记录过程中如需要帮助就及时提出请求。如果老年人接受的照护不适宜,有虐待发生的危险,应该鼓励老年人主动寻求帮助、离开可能受虐待的环境,如与朋友或者其他家人生活在一起,进而避免被虐待事件的发生。同时,也要教给老年人在受到虐待时应该如何寻求政府和法律的帮助,例如向所在社区居委会,街道或自己既往单位的相关组织部门或工会如实反映情况,必要时要借助法律武器维护自己的尊严和权利。

（二）对老年人被虐待问题的干预

在老年人虐待问题的干预过程中,重要的是详细评估、仔细的记录,以及遵从相应的虐待报告程序,获取到相关机构的帮助。

1. 详细评估　在进行详细评估时应注意:①老年人虐待的评估与其他健康和医疗评估不同,本质上它是一个隐秘的问题,只有怀疑老年人被虐待时才能执行;家庭访谈常是最基本的程序,而是否可以进入老年人家中进行评估是评估人员面临的首要难题。虐待问题的隐蔽性,特别是评估结果与老年人意愿不一致时容易导致老年人和照护者对评估产生抵触情绪。②评估的内容应针对虐待给老年人造成的多方面的影响来进行,主要评估内容包括身体健康评估、日常生活状况评估、社会心理功能评估、环境评估、生命威胁评估、文化因素评估等。其中的生命威胁评估是指评估与法律措施直接相关的并作为基本法律依据的内容,如伤口已经感染、没有给予正确胰岛素剂量致足部坏疽或溃疡恶化等。

2. 仔细记录　护士要善于发现与老年人的病史和家庭照护史不匹配的症状或体征,并进行仔细记录。有关文件记录一定要详细描述老年人的主诉、病史,损伤的详细情形,以及一些异常实验室检查数值等。在某些情况下,拍摄照片也是一种记录受虐情况的有效手段。

知 识 链 接

美国医学学会对拍照记录虐待体征的几点建议

1. 使用彩色照片进行拍照。
2. 从不同的角度进行拍摄。
3. 使用一把尺子去衡量伤害的大小并拍摄下来。
4. 至少在一张相片中要呈现受虐者的脸孔。
5. 每个受伤害部位至少拍摄两张照片。
6. 在照片上标注受虐者的姓名、拍照时间、地点以及拍照人。要安全保存,不要丢失。

---

3. 遵从相应的虐待报告程序进行上报和干预　护士一旦发现老年人遭受虐待,就要和老年人一起寻找安全可行的解决办法。护士可以询问老年人以往是否有虐待发生,如何采取措施、解决效果如

何。护士帮助老年人寻找当地相应的机构,上报虐待事件,共同进行解决,如上报虐待事件至社区居委会、街道、施虐人所在单位的相应部门等,甚至是当地派出所。护士在某些时候需要出庭作证,证明有虐待情形的发生,这是护士的职责之一,也是保护老年人免受更长时间的虐待、恢复其生命尊严的重要途径。我国法律对老年人虐待问题有着明确描述,《中华人民共和国老年人权益保障法》第三条规定:"禁止歧视、侮辱、虐待或者遗弃老年人。"依照《中华人民共和国刑法》第二百六十条规定:"虐待家庭成员情节恶劣的处二年以下有期徒刑、拘役或者管制。"犯虐待罪没有引起被害人重伤、死亡的,只有被害人向法院起诉,法院才处理;引起重伤、死亡的,则由人民检察院向法院提起公诉。

对老年人虐待事件的解决常需要一个多学科团队(如包括医生、护士、社会工作者、律师、警察、精神科医生和其他人员)共同来完成,因为导致虐待老年人事件发生的原因是多样化的。多学科团队的形式可以保证虐待问题的解决质量最佳。在美国,老年人受虐时常常由成人保护服务机构(Adult Protective Service,APS)进行协调、解决,使用地区相应的服务,如成人保护服务、送餐服务、阿尔茨海默病支持小组以及受虐者支持小组等。成人保护服务机构可以充分发挥多学科团队中各个成员的作用,更加有效地解决老年人受虐待的问题。总体而言,对老年人虐待事件最理想的解决办法应该是最大限度地保持老年人的自主权,最低限度地限制其活动自由,让老年人继续生活在自己想生活的环境中,如继续在自己的家中接受照护。图 11-1 中列出了美国在对待虐待事件时的干预流程图,比较清晰地展示了一旦出现虐待事件时,应该采取什么样的措施来进行上报和干预。我国目前尚缺少具体的有关虐待发生的干预流程,需要国家相关部门进行制定,以为我国的老年人虐待事件的干预提供更具体和更有针对性的指导。

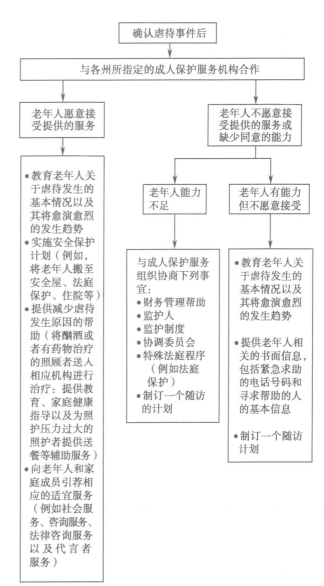

图 11-1 **美国虐待老年人事件干预流程**

第三节 老年人的权益保障

根据我国法律规定,老年人是指 60 周岁以上的公民,他们享有法律赋予的一系列的权利,包括被赡养权、医疗保障权、社会活动参与权等。在各种具体的法律条文中,如我国宪法、劳动法、劳动合同法等,都散在地对老年人的权益保障进行了描述。而我国的《中华人民共和国老年人权益保障法》则是一个专门为老年人的权益提供保障的法律条文。

Note:

一、我国老年人权益保障法

(一)《中华人民共和国老年人权益保障法》的主要内容

《中华人民共和国老年人权益保障法》是为保障老年人合法权益,发展老龄事业,弘扬中华民族敬老、养老、助老的美德而制定的法律。它是我国历史上第一部专门保护老年人权益的法律,于1996年8月29日第八届全国人大常委会第二十一次会议通过并于当年10月1日开始实施的。2018年12月29日第十三届全国人民代表大会常务委员会第七次会议又通过了关于修改《中华人民共和国劳动法》《中华人民共和国老年人权益保障法》等七部法律的决定,《中华人民共和国老年人权益保障法》经过了第三次修正,成为当下使用的现行新版本。该法主要从以下方面对老年人的权益保障进行了说明和规定。

1. 老年人在家庭中的权益和保障　我国老年人绝大多数生活在家庭中,经济来源和生活照料主要靠赡养人和扶养人提供。在今后较长时期内,大多数老年人主要仍需家庭来赡养和扶养。从这一实际情况出发,也参考了国外"福利国家"的经验教训,本法专设家庭赡养与扶养一章,对有关问题进行了具体规定,体现了中国特色。因赡养人承担着最重要的责任,该法规定了赡养人的义务:"赡养人应当履行对老年人经济上供养、生活上照料和精神上慰藉的义务。"对老年人在家庭生活中的受赡养扶助权、人身权、婚姻自由权、房产和居住权、财产权和继承权等,本法都作了明确规定。考虑到赡养人的配偶对赡养人履行义务所持的态度至关重要,该法规定:"赡养人的配偶应当协助赡养人履行赡养义务",赡养人的配偶主要是指老年人的儿媳和女婿。

2. 老年人在社会生活中的权益和保障　《中华人民共和国老年人权益保障法》对老年人在社会生活中应享有的特殊权益做了规定,涉及老年人生活、医疗、居住、婚姻、社区服务、教育、文化生活、环境与福利等诸多方面的权益。发展和完善老年社会保障制度,并形成良性运行机制,已是势在必行。如老年人权益保障法中规定:"国家通过基本养老保险制度,保障老年人的基本生活""国家对经济困难的老年人给予基本生活、医疗、居住或者其他救助。老年人无劳动能力、无生活来源、无赡养人和扶养人,或者其赡养人和扶养人确无赡养能力或者扶养能力的,由地方各级人民政府依照有关规定给予供养或者救助。对流浪乞讨、遭受遗弃等生活无着的老年人,由地方各级人民政府依照有关规定给予救助""国家建立和完善老年人福利制度,根据经济社会发展水平和老年人的实际需要,增加老年人的社会福利。国家鼓励地方建立八十周岁以上低收入老年人高龄津贴制度""国家鼓励慈善组织以及其他组织和个人为老年人提供物质帮助"……

3. 关于法律责任和处理程序　老年人由于年老体弱,有的行动不便,有的视力、听力、口头表达能力变差,有许多老年人没有文化以及其他原因,在其合法权益受到侵害后,自己不能直接到有关部门要求处理或直接到法院提起诉讼。为了维护自己合法权益,老年人可以委托代理人代为向有关部门提出处理要求或代为提起诉讼。所谓代理,是指代理人在代理权限内,以被代理人的名义办理直接对被代理人产生权利义务后果的法律行为或其他有法律意义的行为。

老年人的合法权益受到侵害后,为维护自己的合法权益,有两条途径可供选择,一是可以要求有关部门解决,如老年人与家庭成员因赡养、扶养或者住房、财产等发生纠纷,可以申请人民调解委员会或者其他有关组织进行调解。二是可以直接向人民法院提起诉讼。人民法院和有关部门对老年人的诉讼和要求,应当依法及时受理、不得推诿、拖延。《中华人民共和国老年人权益保障法》第五十六条规定了老年人因其合法权益受侵害提起诉讼,交纳诉讼费确有困难的,可缓交、减交或者免交。诉讼费用缓、减、免制度,体现了国家对有实际困难的老年人的照顾,使老年人不得因交纳诉讼费用确有困难而影响对其合法权益的保护。

在现实生活中,有些部门把家庭成员侵犯老年人合法权益视为家庭纠纷,在处理时从轻或不处理。据此法规定,赡养人和其他家庭成员有虐待、遗弃老年人,暴力干涉老年人婚姻自由,或有抢夺、盗窃老年人财物等违法行为的,视其情节轻重分别追究行政或刑事责任。这就把维护老年人的合法权益从社会关系中引入到家庭关系中,符合社会发展的现实状况,有利于更全面地保障老年人的合法权益。根据此法规定,人民法院和有关部门对侵犯老年人合法权益的申诉、控告和检举,应当依法及时受理,不得推诿、拖延。

(二)《中华人民共和国老年人权益保障法》的主要特点

《中华人民共和国老年人权益保障法》的制定和颁布实施,初步形成了我国对特定人群权益保障的法律体系,标志着我国老年人权益保障工作从此走上法制化的轨道。该法在当时适应了中国人口老龄化发展和老年人权益保障的客观要求,更重要的是法律规定的内容符合中国的实际,体现了中国的国情,保持了中国的传统,反映了老年人的心愿,是一部有中国特色的保护老年人合法权益的法律。经过几次修订之后,《中华人民共和国老年人权益保障法》突出体现了以下 8 个特点:

1. 积极应对人口老龄化上升为国家战略任务 老年人权益保障法规定积极应对人口老龄化是国家的一项长期战略任务。这一规定从法律上明确了应对人口老龄化的战略定位,对于从国家战略层面谋划和推进老龄工作具有重要意义。

2. 对家庭养老进行了重新定位 明确了老年人养老"以居家为基础",与传统的"家庭养老"不同。老年人虽然居住在家庭,家庭仍然需要充分发挥其养老功能,但也要发挥社区的养老依托功能。这就使社会和国家做好社区建设的责任更加明晰。为确保居家养老的顺利实施,老年人权益保障法还为国家建立健全家庭养老支持政策提供了法律依据。如出台相关政策,在购买住房的贷款利息、贷款首付或契税上给予优惠,以鼓励子女与父母就近居住或同住;对家有高龄老年人、生病老年人的在职职工,给予带薪假期制度,以便其在家照料老年人等。

3. 规定国家逐步开展长期护理保障工作 老年人权益保障法第三十条规定"国家逐步开展长期护理保障工作,保障老年人的护理需求。""对生活长期不能自理、经济困难的老年人,地方各级人民政府应当根据其失能程度等情况给予护理补贴。"虽然受各方面条件的制约,我国目前还未在全国范围内建立长期护理保险制度,但毕竟对长期护理保障工作的重要性有了充分的认识,并提出了原则性规定,为我们开展长期护理保障制度乃至长期护理保险制度的探索,提供了法律上的依据。对护理补贴制度的提出,便于督促地方政府在长期护理方面有所作为。这一规定的贯彻实施,也能在一定程度上减轻经济困难老年人的护理费用负担。

4. 构建老龄服务体系建设基本框架 老年人权益保障法规定"国家建立和完善以居家为基础、社区为依托、机构为支撑的社会养老服务体系。"为确保这一体系的建立和完善,新修订的老年人权益保障法还分别做出了明确的表述,如对家庭赡养义务的规定,将养老服务设施纳入城乡社区配套设施建设规划的规定,对养老机构所需具备的条件以及扶持、监管的规定等。这些规定是对中国长期以来养老服务业发展经验的积累和总结,是对相关政策措施的肯定和呼应,并将其上升到法律的层面,必将有力地推进中国老龄服务体系的建设进程。

5. 突出了对老年人的精神慰藉 老年人权益保障法强调了赡养人对老年人有提供精神慰藉的义务。要求家庭成员应当关心老年人的精神需求,不得忽视、冷落老年人;与老年人分开居住的,应当经常回去看望或者问候老年人。该法同时规定,用人单位应当按照国家有关规定保障赡养人探亲休假的权利。

6. 明确了社会优待内容 老年人权益保障法将社会优待辟为专章,增加了老年人社会优待的内容,扩大了优待对象的范围。优待内容涉及为老年人办事提供便利、提供法律援助、交通优待、参观游览优待等,并免除了农村老年人承担兴办公益事业的筹劳义务。更重要的一点是,法律要求对常住在本行政区域内的外埠老年人,给予同等优待。这对打破一些城市对老年人的地域歧视,具有重要意义。

7. 确定了老年人监护制度 老年人权益保障法明确规定:"具备完全民事行为能力的老年人,可以在近亲属或者其他与自己关系密切、愿意承担监护责任的个人、组织中协商确定自己的监护人。监护人在老年人丧失或者部分丧失民事行为能力时,依法承担监护责任。老年人未事先确定监护人的,其丧失或者部分丧失民事行为能力时,依照有关法律的规定确定监护人。"这一规定是与时俱进的,对老年人及其赡养人和继承人的合法权益,都是一项重要的保护性制度。

8. 增加了宜居环境建设的内容　老年人权益保障法要求,制定城乡规划时,要统筹考虑建设适老性的公共设施、服务设施、医疗卫生和文化体育设施,实施无障碍建设。由于大多数老年人居住在社区、生活在社区,建设适宜老年人居住的社区就成为老年宜居环境建设的重要内容。新修订的老年人权益保障法规定,国家要推动老年宜居社区建设,引导、支持老年宜居住宅的开发,推动和扶持老年人家庭无障碍设施的改造。

二、世界其他国家老年人权益保障的状况及对策

人口老龄化已经成为全世界所面临的严峻的社会问题。世界各国都制定了相应的法律法规,以保护老年人的合法权益。由于各国的文化传统、风俗习惯等方面的差别,不同国家对老年人的权益保护各有特色。

1. 美国　美国是有关老年人的法律和法规最多的国家之一。1961 年美国"白宫老年会议"发表了《老年公民宪章》,列举了老年人应享有的权利和应尽的义务,其指导思想是社会照顾老年人,老年人亦应对社会有所贡献。1965 年《美国老年人法》制定并颁布,该法为老年福利而制定。1937 年《美国住宅法》颁布,决定对老年住宅予以特别协助,建筑设计要便于老年人活动;1946 年《全国心理卫生法》主张对老年病人尽量减少送去精神病院进行隔离治疗,改善疗养方式,或设立老年之家,在社区中治疗,以利康复;1960 年《老年医疗协助法》规定,65 岁以上老年人若需要,可获得一切免费医疗及其他预防性的服务。

2. 英国　英国的社会福利事业兴起于 20 世纪初,各项法规也随之陆续制定颁布。1946 年议会通过《全国保险法案》,内容十分丰富,包括失业、老年、疾病保险和其他救助补偿。1948 年 7 月正式实施的《国家医疗服务法案》规定,无论是穷人还是富人、工人还是农民,无论是公务员还是普通民众,不管有无工作,只要是在英国居住的人,包括到英国公务、旅游、工作和学习的外国人均可获得免费医疗服务,其中也包括老年人。这一医疗制度给予公民以最高的医疗福利待遇,因而闻名于世。1948 年制定的《国民救助法案》的主要内容是规定国家和地方建立养老院、收容所、收养老年人、残疾人和精神病病人。

3. 德国　德国是欧盟的核心发达国家,很早便进入了老龄化社会。德国在推动老年人权利保障和救济制度发展的过程中,形成了自身富有特色的法律和保障制度体系。首先,德国形成了较为完备的老年人权利保障和救济法律体系,构建起从国际公约到国内立法、从老年人权利保障和救济基本法到部门法的各层次法律保障体系。德国宪法认可国际法是联邦法律组成部分,并以此确立了公民基本权利;而德国国内针对老年人权益保障和救济的各种立法中涵盖了医疗保险法、事故保险法、养老保险法、职工保险法、农村老年人援助法等,从法律层面形成了较为完备的社会保障体系,对推动老年人权益保障和生活救济十分有效。其次,在社会保障制度方面,德国养老保险制度的建立致力于保障公民在面临老龄化、收入减少等状况时获得没有经济顾虑的晚年生活,并切实做到了保障有力,城乡统一。其中所涉及的制度建设、机构设置和社会救济途径及资金来源等都有充分的保障。在此基础上,德国形成了门类丰富的社会保险机构,涉及医疗、护理、养老、事故、失业等诸多方面。并把特殊老年群体诸如农村老年人、女性老年人以及高龄老年人作为特殊的社会保险对象专门对待,确保该类群体能够充分享有可靠的养老保障和权利救济。最后,在微观制度上,德国建立了弹性退休制度,确保老年人劳动权利有充分释放的途径。弹性退休制度将退休作为一项权利由劳动者自行选择退休与否,这对保障老年人社会经济地位,切实保障老年人权利和救济显然具有积极的意义。

4. 日本　日本是老龄化程度最高的国家,同时也是平均寿命最高的国家。在老年人社会权利和福利保障方面,日本政府于 20 世纪 70 年代开始颁布并形成了以《国民年金法》《老年人保健法》《老年人福利法》和《介护保险法》为主要架构的老年人社会保障和福利法律制度基础,在此基础上形成

了立法全面、地方分权、注重保障的老年人权益保障机制。《老年人福利法》及《老年人保健法》建立了包含医疗、失业救济、福利等保障制度。而通过《介护保险法》，日本建立了独具特色的长期护理保险制度，该保险制度一般通过提供护理服务为主要方式，辅以现金支付。现实中，日本政府的养老政策是"家庭养老为前提，社会福利服务做补充"，政府也通过税收减免、提供养老贷款、完善家庭护理业务等方式来支持家庭养老方式。

此外，日本政府针对日益严重的虐老现实，通过了《老年人虐待防止法》。该法首先明确了虐待老年人的五种类型，即身体上的虐待、放弃护理和照顾、心理上的虐待、性虐待、经济上的虐待；其次，赋予国家权力介入虐待老年人事件，以及暂时保护受虐老年人和给予其护理的权力；最后，规定了邻居的举报义务。日本地方和社会力量也参与到虐待老年人的防治工作中来，如根据东京都福祉保健局制定的《东京都老年人虐待对应手册》建立的评估支援机制以及"二次对应机制"，该机制通过社会专业人员评估和识别虐待老年人行为，并向老年人提供法律、护理等服务，而且帮助联系包括救助中心、医院、警察等机构，起到很好的桥梁作用。

5. 韩国 韩国强调以孝为核心的儒家思想，注重在孝文化的传承和维护方面立法及制定政策，如韩国政府制定了世界上第一部奖励孝行的法律《孝行奖励资助法》。该法褒奖宣扬孝行，惩治不孝行为，从法制的角度保护老年人权利，促进尊敬老年人文化氛围的形成。韩国的养老政策坚持"优先家庭照顾，社会保障替补"，通过优惠税收政策来保证家庭养老，如对和父母住在一起的子女进行税务减免等。为了更好地面对老龄化社会带来的挑战，适应和满足老龄化社会的需求，韩国政府制定了一系列法律法规予以应对。韩国政府于1981年6月颁布了《老年福利法》并于1982年2月开始实施，在该法实施半年后，根据现实需求公布了《老年福利法施行规则》。在此后的20年时间里，为了适应社会的发展和老龄化的严峻形势，韩国政府对《老年福利法》先后多次进行修改。该法主要包含老年人医疗、休闲等福利措施，机构中对痴呆、独身等特殊老年人的保护制度等规范，对虐待老年人事件的反应措施（如紧急电话）、保护机构和处罚办法等。韩国政府通过该法，来保障老年人参与社会活动、老年人的福利救济、护理等服务的落实，进而保证老年人的权益和身心健康。为了促使老年人更好地进行就业，更好地适应社会发展和促进社会发展，韩国政府还出台了《高龄者就业促进法》，在这部法律中明确规定工作场所禁止对65周岁以上的老年人进行年龄歧视，要支持老年人就业，让他们在社会上继续发光发热。同样在这部法律实施一段时间后，根据客观情况的要求，出台了实施细则，老年人的就业权益得到了更好的保护。为了提高国内老年人的生活水平和生活质量，韩国还出台了《交通弱者移动便利增进法》《老年亲和产业振兴法》《保障残疾人、老年人及孕妇等出行方便的法律》。可见韩国的老年福利法律体系已经逐步建立和完善。

6. 新加坡 新加坡也是一个深受儒家文化影响的国家，国家通过立法和政策等强化了家庭养老责任；制定了各种优惠条件，来支持家庭养老模式，如对愿意和父母住在一起的子女给予优先购房权以及继承财产的部分免税权；对由于残疾等疾病导致的贫困家庭补助金，通过财政拨款进行了4次专门的"敬老保健金计划"等。国家还颁布了《赡养父母法》，于1996年6月1日开始生效。该法是世界上第一个为赡养父母而专门创立的，该法对于子女赡养父母做出了全面的规定。该法规定了不仅仅是婚生子女有赡养父母的义务，非婚生子女、继子女、养子女均对父母有赡养的义务。老年人必须是年满60周岁生活不能自理的新加坡居民，在申请子女赡养之前必须先证明自己的收入和其他财产不能满足他们的基本生活，在此种情况下才能申请子女赡养。政府创立了调解家庭纠纷裁决处来专门进行赡养案件的处理；规定了对拒绝履行赡养义务的子女，法院可以签发"赡养令"；规定了子女不履行赡养义务，可以被处以罚款或一年的有期徒刑；并且随后就创立了赡养父母仲裁法庭来保障法律的实施。总之，新加坡的《赡养父母法》将赡养主体、被赡养的条件甚至是提起法律诉讼的相关情况都进行了规定，是一部比较齐全的法律，对子女的权利义务规定得比较明确，对于不尽赡养义务的子女来说能够依据此法得到相应的处罚，是一部值得借鉴的法律。

虐待老年人是一个非常复杂的问题，涉及社会、经济、文化、心理等各方面因素，同时也是一个具有隐蔽性的社会问题,需要引起全社会的重视。我国悠久的传统文化要求我们要对老年人关怀、照顾,使他们老有所依、老有所养。护士作为与老年人密切接触的健康专业人士,应有意识地去了解容易导致虐待老年人发生的原因,积极预防虐待老年人问题的发生,并在有可疑的被虐待情况发生的时候对老年人进行细致的评估,判断是否确有虐待的发生,积极提供相应的干预策略,必要时使用法律武器保护受虐待的老年人,真正帮助老年人维护其权利和尊严,使其免受伤害。

(刘 宇)

思 考 题

1. 李某,女性,94 岁。脑卒中后伴右侧肢体活动障碍,自理能力受限。老伴儿和女儿、女婿都过世了,目前和孙子生活在一起。社区护士小王家访偶然进入到李女士的家中,发现她被直接放置在一张木板床上,冬天身上只盖着薄被,床边有一碗发霉的米粥,木板床上散发出强烈的尿骚味道。

(1) 护士小王观察到的情景提示了什么问题?

(2) 小王下一步应该怎么办?

2. 护士小张和李医生一起在社区医院接诊了一位被保姆身体虐待的老年人,男性,90 岁,只有一个儿子,常年在国外。儿子为老年人雇佣了一个保姆,但是这个保姆却虐待老年人。儿子回国后发现了这个问题,他立即将父亲送入社区卫生服务中心进行检查和治疗。

(1) 被身体虐待后的老年人常会发生哪些特殊的表现?

(2) 针对此病例的特殊情况,护士小张和李医生随后需要采取哪些措施以对虐待问题进行干预?

老年人照顾者支持

12章 数字内容

学 习 目 标

● **认知目标：**

1. 陈述老年人照顾者负担和积极感受的基本概念。

2. 概述老年人照顾者需求的主要类型。

3. 阐明老年人照顾者支持的主要内容。

4. 使用老年人照顾者负担、积极感受和需求的评估方法。

● **情感目标：**

认可老年人照顾者的照顾感受，树立慎独的专业情感。

● **技能目标：**

1. 能根据老年人照顾者的基本情况，指出可能存在的照顾负担、积极感受和照顾需求。

2. 能根据老年人照顾者的评估情况，制订老年人照顾者的支持措施。

李某,男性,70 岁,大学文化。半年前突发脑出血,左侧肢体瘫痪,言语能力退化,无法自主进食,有公费医疗保险。李某有 2 子 1 女,均在职,家庭关系较好。由其配偶作为主要照顾者居家照料,夫妻感情深厚。配偶王某,女,65 岁,高血压史 10 余年,身体状况较好,性格较外向,居家护理期间,社交活动减少。3d 前,李某出现脑血栓,大小便失禁,同时伴有记忆减退,出现消极、焦虑情绪等,收治入院。住院期间,配偶王某出现身体不适,包括头痛、胸闷等,情绪低落,暗自哭泣。

　　请思考:

　　1. 病人的照顾者目前可能存在哪些照顾负担?

　　2. 根据对病人和其家庭的评估,可以发现哪些促进积极感受的因素?

　　3. 针对病人照顾者的情况,护士应采取哪些支持措施?

　　随着医疗水平的提高,老龄、失能以及慢性疾病老年人的存活时间延长,对应的依赖性照护需求也在增加,而护理型养老院的紧缺,将会加大对长期居家照料服务的需求。与专业护理人员相对,家庭照顾者也被称为非正式照顾者(informal caregiver),他们在承担居家照护责任,弥补卫生保健系统的同时,还节约了不少的医疗费用。在照顾老年人的过程中,家庭照顾者也存在着生理、心理、社会等多方面的健康需求。因此,护理人员在照顾老年人的同时,应包括其家庭主要照顾者,了解照顾者的压力、感受和需求,并适时提供针对性的支持,也是专业护理人员的主要任务。

第一节　老年人照顾者的负担

一、照顾者负担的概述

(一) 照顾者的概念

　　照顾者(caregiver)包括正式照顾者和非正式照顾者两类。正式照顾者是指家庭保健医护人员和其他受过专业训练的付费护理人员。非正式照顾者是指在被照顾者的个人需求、经济、心理、情感上提供无偿照护的家庭成员、亲朋、好友等。目前对家庭照顾者(family caregiver)概念的界定有一定差异,2000 年美国家庭照顾者支持法案为家庭照顾者下的定义,是指在居家环境下负责为需要照顾的家庭成员提供生活、情感和经济照顾的人,该法案定义的家庭照顾者主要指与被照顾者有亲缘关系的家庭成员。国内对家庭照顾者有几个基本认同:①家庭照顾者是在居家环境下为家人提供照顾服务。②照顾内容可以是生活照顾、情感支持或经济帮助等。③照顾者属于非专业护理人员,可以是老年人的配偶、子女、亲戚、朋友等。④照顾行为是无偿的。⑤被照顾者有照顾需要。⑥照顾时间有不同程度的限定。每周至少提供 5~40h 的照顾,且持续时间要求至少 5d 至 3 个月。

(二) 照顾者负担的概念

　　对老年人的照顾是一项需要高度投入的工作,照顾者在时间、体力、精力及情绪上均会受到较大的影响与限制。此种照顾工作长久累积下来,所有内在或外在的压力源会减弱照顾者的应对能力,导致他们在生理上、心理上易受伤害,更由于角色的改变影响原来的人际互动关系,造成社会层面的问题,从而形成照顾者负担。照顾者负担(caregiver burden)最早由学者 Grad 和 Sainsbury 于 1966 年提出,用于描述家庭成员照顾患病的成员所付出的代价。学者 George 等将照顾者负担定义为家庭成员在照顾病人时经历的生理、心理、情感、社会和经济问题。学者 Rymer 等认为,照顾者负担更像是客观、外部压力和主观感知之间互动的产物,照顾者的自我效能、应对能力以及社会支持等可作为客观压力和感知到的负荷之间的调节因素。学者 Johanson 等将照顾者负担定义为照顾者对照顾相关压力的反应。学者 Zarit 等将其定义为照顾者因照顾病人而感受到失落、失望、孤独等情感变化,并付出身体、精神、情感、社会和经济等方面的代价,强调的是照顾过程中产生的负面结果。总之,照顾者负担是一个多维度、复杂的概念,有以下特征:①照顾者对照顾对象有照顾的责任,且彼此间存在亲属或聘雇的关系。②照顾者的需求与得到的资源或支持之间无法平衡,或其落差超过所能承受的范围。③可以分为客观的照顾事件本身及主观的感受两部分。④包含了身体、心理、社会等各个方面。⑤是有个体差异性的。

(三)照顾者负担带来的影响

老年人照顾者承受的巨大负担,严重影响照顾者的身心健康和生活质量。同时,由于照顾者背负着沉重的负担,其照顾能力减弱,势必会影响到照顾质量和被照顾者的生活质量。照顾者焦虑及抑郁问题将会给被照顾者造成严重的后果,如造成护理措施的失误、被照顾者的习惯性依赖、虐待照顾对象等。从长远来看,照顾者负担会对社会造成一系列的健康、经济问题。首先,照顾者由于身体和心理的健康问题,也会成为卫生资源的消费者,增加医疗卫生系统的负担,给社会保障系统带来负担。其次,照顾者负担对社会经济也有重要的影响,由于承担照顾工作,照顾者通常无法全职参加工作,从而导致社会劳动力丢失。因此,如何提高对老年人家庭照顾者的支持,以减少照顾者负担,提升照顾者生活质量已成为值得社会和医学界进一步关注和探究的问题。

知 识 链 接

二元疾病管理理论

二元疾病管理理论(the theory of dyadic illness management)由美国学者 Lyons 等提出,侧重于将病人和照顾者作为一个二元整体,强调疾病管理是一种二元现象。主要包括三个要素:二元评价、二元管理行为和二元健康。二元评价是指病人和照顾者对症状、照护目标和意愿等的评价。二元管理行为是指基于病人和照顾者需求,病人和照顾者对疾病管理所进行的合作行为,包括决策制定、情感沟通支持、管理身体功能变化及一般性的健康行为。二元评价与二元管理行为相互影响,最终作用于双方的健康结局,其中促进病人及照顾者的二元健康是理论的核心目标,包括病人健康和照顾者健康。护士可通过对双方的评估,制订护理目标,促进双方合作,进而促进二元健康。

二、照顾者负担的分类

(一)生理负担

在照顾老年人的过程中,照顾者生理方面的负担最为普遍。一方面,照顾者的自身健康状况下降,包括体重改变、疲乏、失眠、头痛、免疫力下降等;另一方面,照顾者可能出现物质滥用增加,包括吸烟量增加、饮酒过量、处方药使用过度等。若主要照顾者年龄较大,患有慢性疾病,则可能使其健康退化或病情恶化。

(二)心理负担

照顾者负担将引起情绪困扰或心理症状,例如忧郁、沮丧、焦虑、生气、害怕、孤单、无奈、哀伤、无助感、无望感、罪恶感等。由于照顾者对工作的投入,被照顾者的日常衣食住行等事务对照顾者依赖甚深,使得照顾者陷入相对封闭的生活环境里,对未来生活无所规划与掌握,此种不确定性可能会让照顾者心中充满疑惧。

(三)社会负担

照顾老年人导致的社会负担包括经济负担、家庭生活形态改变、社交和休闲活动受限,家庭关系恶化,人际关系疏离等。若老年人病情严重甚至需住院治疗,则主要照顾者更需要面对来自医院环境的压力(例如办理医院手续以及与医护人员之间的关系)、病情发展和治疗压力(对病情发展的治疗、预后及副作用等缺乏了解）、对照顾老年人的方法和知识不足等所产生的压力，可以归纳为经济问题、家庭关系问题、社会关系问题和照护问题。

1. 经济问题 照顾者由于照顾工作不得不减少工作时间，有的甚至不得不放弃工作和学习的机会，转而扮演照顾者角色。照顾者要面对的不仅是照顾对象收入的损失，还要支付照顾对象的医疗费用和其他开支，此外还要面对因为自身减少工作时间或者放弃工作而引起的收入减少，也因此失去了雇主提供的医疗福利等。因此，长期照顾会为照顾者带来了较为严重的经济问题。

2. 家庭关系问题 如果照顾者和其他家人对照顾形式产生认知差异，被照顾者身体状况的严重性及对照顾需求的认知也会因不同照顾者所投射的关注及重视程度而有所不同。

3. 社会关系问题 为满足照顾工作的需要，照顾者可能辞去工作，在一个相对封闭的生活环境中，可能随着参与社会性活动的时间逐渐减少，而形成自我闭锁状态。

4. 照护问题 在照顾过程中，常因被照顾者病情、病因、行为、特质等因素而影响到照顾者与被照顾者双方的生活质量。对于照顾的医疗技巧和知识信息的缺乏，也会降低照顾者持续照顾的意愿，进而可能导致老年人病情加重，进一步加重照顾者负担，形成恶性循环。

三、照顾者负担的评估

筛查、评估和监测照顾者负担的程度是十分必要的。目前，国外学者在长期的实践中，积累了较为丰富的经验，开发了众多量表，如照顾者负担问卷（caregiver burden inventory，CBI）、Zarit 护理负担量表（Zarit caregiver burden interview，ZBI）、照顾者压力指数（caregiver strain index，CSI）和照顾者负担评估量表 -16（assessment burden of caregiver-16，ABC-16）等，不同量表其测量的侧重点有所不同。国内学者大多采用经汉化过的 CBI 和 ZBI 两个量表，本节作为重点介绍。今后还需进一步推广验证，并可以结合我国国情，开发出符合本土社会、心理和文化特点的成熟量表工具。

（一）照顾者负担问卷

该问卷是学者 Novak 和 Guest 于 1989 年编制的，从时间、发展、社交、生理、心理方面比较全面地评价照顾者负担，在国际上应用广泛。CBI 最初是为阿尔茨海默病病人照顾者研制的，目前逐渐推广应用于其他慢性疾病。共有 24 个条目，包括 5 个方面的负担，分别是时间依赖性负担（1~5 条目）、发展受限性负担（6~10 条目）、身体性负担（11~14 条目）、社交性负担（15~18 条目）和情感性负担（19~24 条目）。每个条目按负担的轻重赋值 0~4 分，问卷总分为 0~96 分，得分越高，说明照顾者负担越重。2006 年岳鹏等汉化成中文版（表 12-1），经验证，其 Cronbach's α 系数为 0.92，重测信度为 0.93，中文版 CBI 能够更好地反映原始量表，并且 CBI 各条目的等效性以及 CBI 的整体内容均可以适用于中国文化背景，但是，由于我国的传统文化使发展、社交及情感负担等维度缺乏独立性。

表 12-1 照顾者负担问卷

为了照顾病人，您有这样的感觉	非常同意	有些同意	中立态度	有些不同意	非常不同意
1. 我觉得我没有足够的睡眠	4	3	2	1	0
2. 我觉得身体相当疲惫	4	3	2	1	0
3. 我觉得照顾病人让我生病	4	3	2	1	0
4. 我觉得我的健康受到影响	4	3	2	1	0
5. 我和我的家人相处得没有以前融洽	4	3	2	1	0
6. 我以病人为耻	4	3	2	1	0
7. 我觉得我的婚姻出了问题（已婚者答案）	4	3	2	1	0
我觉得我的终身大事受到影响（未婚者答案）	4	3	2	1	0

续表

为了照顾病人,您有这样的感觉	非常同意	有些同意	中立态度	有些不同意	非常不同意
8. 我对病人的行为感到不好意思	4	3	2	1	0
9. 我觉得我家务活做得没像以前那么好	4	3	2	1	0
10. 我为照顾病人所做的努力并没有得到其他家人的欣赏与肯定	4	3	2	1	0
11. 我觉得那些能帮忙但又不肯帮忙的亲人让我生气	4	3	2	1	0
12. 我对自己与病人的互动感到生气	4	3	2	1	0
13. 当朋友来访见到病人,我觉得不自在	4	3	2	1	0
14. 我讨厌病人	4	3	2	1	0
15. 病人需要我协助他处理许多日常生活事务	4	3	2	1	0
16. 病人依赖我	4	3	2	1	0
17. 我必须一直注意病人,以防他出现危险情况	4	3	2	1	0
18. 我必须协助他做许多最基本的照顾事项	4	3	2	1	0
19. 我忙于照顾病人而没有时间休息	4	3	2	1	0
20. 因照顾病人,我觉得人生有许多事情我没有经历过	4	3	2	1	0
21. 我希望我能逃离这情境	4	3	2	1	0
22. 照顾病人的工作影响了我的社交生活	4	3	2	1	0
23. 我觉得照顾病人让我心力交瘁	4	3	2	1	0
24. 我期盼在此时事情会变得不一样	4	3	2	1	0

(二) Zarit 护理者负担量表

该问卷是由学者 Zarit 等于 20 世纪 80 年代在护理负担测量理论基础上设计而成,最初是用于对阿尔茨海默病病人照顾者负担的评估,现在应用较为广泛,也用于脑卒中、乳腺癌等病人照顾者的负担评估。ZBI 共有 22 个条目,分值均为 0~4 分,整个量表的总分范围为 0~88 分,21~40 分表示无负担或轻度负担,41~60 分表示有中到重度负担。量表包括个人负担(personal strain)和责任负担(role strain)两个维度。个人负担由条目 1、4、5、8、9、14、16、17、18、19、20、21 构成;责任负担由条目 2、3、6、11、12、13 组成,条目 22 是照顾者所感受到的总负担。2006 年王烈等汉化成中文版(表 12-2),中文版量表总的 Cronbach's α 系数为 0.87,量表的个人负担维度 Cronbach's α 系数为 0.7,责任负担维度 Cronbach's α 系数为 0.83。

表 12-2　Zarit 护理者负担量表

以下各问题中请您在认为最合适答案的数字上画勾(√)	没有	偶尔	有时	经常	总是
1. 您是否认为,您所照料的病人会向您提出过多的照顾要求?	0	1	2	3	4
2. 您是否认为,由于护理病人会使自己的时间不够?	0	1	2	3	4
3. 您是否认为,在照料病人和努力做好家务及工作之间,你会感到有压力?	0	1	2	3	4
4. 您是否认为,因病人的行为而感到为难?	0	1	2	3	4
5. 您是否认为,有病人在您身边而感到烦恼?	0	1	2	3	4
6. 您是否认为,您的病人已经影响到了您和您的家人与朋友间的关系?	0	1	2	3	4

Note:

续表

以下各问题中请您在认为最合适答案的数字上画勾(√)	没有	偶尔	有时	经常	总是
7. 您对病人的将来感到担心吗?	0	1	2	3	4
8. 您是否认为,病人依赖于您?	0	1	2	3	4
9. 当病人在您身边时,您感到紧张吗?	0	1	2	3	4
10. 您是否认为,由于护理病人,您的健康受到影响?	0	1	2	3	4
11. 您是否认为,由于护理病人,您没有时间办自己的私事?	0	1	2	3	4
12. 您是否认为,由于护理病人,您的社交受到影响?	0	1	2	3	4
13. 您有没有由于病人在家,放弃请朋友来家的想法?	0	1	2	3	4
14. 您是否认为病人只期盼着您的照料,您好像是他/她唯一可依赖的人?	0	1	2	3	4
15. 您是否认为,除外您的花费,您没有余钱用于护理病人?	0	1	2	3	4
16. 您是否认为,您有可能花更多的时间护理病人?	0	1	2	3	4
17. 您是否认为开始护理以来,按照自己的意愿生活已经不可能了?	0	1	2	3	4
18. 您是否希望,能把病人留给别人来照料?	0	1	2	3	4
19. 您对病人有不知如何是好的情形吗?	0	1	2	3	4
20. 您认为应该为病人做更多的事情是吗?	0	1	2	3	4
21. 您认为在护理病人上您能做得更好吗?	0	1	2	3	4
22. 综合看来您怎样评价自己在护理上的负担?	0	1	2	3	4

四、照顾者负担的影响因素

负担源是个体在应激源作用下产生的各种生理、心理、社会、行为方面的变化,是人与环境相互作用的结果,照顾负担的形成受到人格特征、社会环境和文化等多种因素的影响,主要可以归纳为 2 个方面,照顾者因素和老年人因素。

(一) 照顾者因素

1. 年龄与身体功能 照顾者年龄越大或身体功能越差,身心精力不足,照顾压力越重。

2. 性别 女性往往承受较多照顾家人的责任,是照顾的主体,更易出现抑郁、焦虑等心理问题。

3. 文化程度 研究提示,照顾者的文化水平与照顾能力呈正相关,高文化程度的照顾者更善于主动寻求疾病相关知识和照顾技巧,自我效能和应对能力增强,从而减轻其照顾负担。

4. 照顾时间 总照顾时间和每日照顾时间多者所承受的压力负担越大。

5. 社会支持 社会支持具有缓冲应激作用,是目前研究得较为成熟的因素。研究显示,住院期间照顾者获得的社会支持水平越低者,越倾向于表现出抑郁症状。

6. 认知功能 照顾者的认知功能与抑郁症状呈显著负相关,认知损害越严重,抑郁水平越高。

7. 文化背景 有研究指出我国老年人照顾者负担高于澳大利亚照顾者。其中主要原因之一是中国自古就强调"孝"文化,注重"伦理道德"与"情感",并形成了深厚的家庭观念,注重家庭的作用。敬老养老已成为社会道德与应尽的义务,因而子女在照顾老年人时更尽心尽责。

8. 其他 包括家庭收入、与照顾者关系、是否与照顾者同住等。在农村,由于医疗保障体系和照顾资源的相对欠缺,照顾者经济压力更显著。照顾者与老年人关系越亲近,和老年人同住,责任感越强,照顾时间、精力投入越多,身心负担越重。

综上所述,不同因素相互作用,共同影响着老年人照顾者,使得其承担着多维、复杂的照顾负担。

（二）老年人因素

1. 自理能力　患病老年人多存在不同程度自理缺陷，是导致老年人存在照顾需求的最重要原因。老年人失能时间越长，日常生活的依赖程度越高，照顾难度越大。

2. 情绪状态　老年人如存在不良情绪，可能会导致破坏性行为，增加照顾者负担。

3. 其他　如年龄，高龄老年人照顾者的负担更重，可能与高龄者自理能力更差和其具有丰富的人生阅历，有自己独到的认识和见解，其情绪和行为的自我控制性、支配性较强，对照顾者在精神和体力等方面的要求更高有关；另外，在医疗保险方面，公费医疗的老年人在一定程度上减少了家庭的经济负担。

第二节　老年人照顾者的积极感受

一、照顾者积极感受的概述

（一）照顾者积极感受的概念

目前对照顾者积极感受的概念尚未达成共识，通常用自尊、满意度、获得感来表示。自尊是照顾者感受到的信心或满意度。1989 年学者 Lawton 等首次将照顾者满意度定义为"照顾者通过自己的努力获得益处"，而且提示满意度是预测照顾者消极感受与积极感受的影响因子，1992 年该研究小组又将其定义修改为"照顾中获得主观感知收益或积极的情感回报"，随后又定义为"照顾经历给生活带来积极体会的结果"。1997 年学者 Kramer 将获得感描述为"照顾角色改善照顾者生活质量的程度"，是指体验到的积极情感或实际回报，能够起到缓冲照顾负担的作用，是照顾者胜任角色的一个重要预测因子。

（二）照顾者积极感受的意义

长期的照顾工作会给照顾者带来沉重的负担，同时照顾者在照顾过程中也会产生积极感受，包括创伤后成长、与病人的关系改善、自尊提高、看到病人愉悦和舒适带来的满足感、体会到自豪感及收获感、感受到自己应对挑战的能力、个人成长带来的自我肯定、自我价值的实现等。照顾感受的积极与消极方面一般同时存在，它们是两个相对独立的维度，两者之间并不是单维的此消彼长的关系。照顾者积极感受不仅真实地存在于照顾过程中，而且相应数量的积极感受可起到调节负担的作用，使照顾者从整体上产生积极感受的体验。同时，积极感受的缺乏会给照顾者的身心健康带来消极影响，从而影响其生活质量。

二、照顾者积极感受的评估

目前，照顾者积极感受的评估还在发展过程中，国外研发了一些评估照顾者积极感受的工具，如照顾者满意度量表（caregiving satisfaction scale, CSS）、积极感受量表（positive aspects of caregiver, PAC）、照顾者反应评估量表（caregiver reaction assessment, CRA）、照顾者收获量表（Picot caregiver rewards scale, PCRS）、阿尔茨海默病照顾收获量表（gain in Alzheimer care instrument, GAIN）等。国内关于对照顾者积极感受评估工具的研究尚处于对国外工具的修订和验证阶段，目前 PAC 和 CRA 已有中文汉化版本，另外 CSS 常作为其他积极性感受评估的基础量表，因此本节将重点介绍这三种量表。今后尚需全面认识照顾者积极感受的发展历程，明确积极感受的概念，发展中国化的积极感受评估工具，准确评估照顾者积极感受。

（一）照顾者满意度量表

由学者 Lawton 等于 1989 年编制而成，由 5 个条目组成，其中包括与病人的关系更加亲密、给病人带来的帮助、与病人相处的乐趣、给照顾者生活增添意义和自尊提升。采用 Likert 评分方式，从非常不同意（1 分）到非常同意（5 分）分为 5 个等级，分值为 5~25 分，得分越高满意程度越高。该量表的内部一致性 Cronbach's α 系数为 0.67~0.76,重测信度为 0.76,是照顾者积极感受的基础量表,其他量表在此基础上进行了优化改进,目前没有中文汉化版本。

（二）积极感受量表

由学者 Tarlow 等基于 CSS 的基础上编制而成,该量表共 9 个条目,包括自我肯定和生活展望 2 个维度,采用 Likert 评分方式,从非常不同意(1 分)到非常同意(5 分)分为 5 个等级,得分越高表示照顾者体验到的积极感受越高。自我肯定和生活展望维度的 Cronbach's α 系数分别为 0.86 和 0.80,量表总的 Cronbach's α 系数为 0.89。该量表自我肯定维度下的 6 个条目包含了 CSS 全部测量内容,而生活展望维度是对照顾者满意度测量的扩展,测量照顾经历对照顾者与他人关系的改善和照顾者应对压力能力的提升两方面。PAC 是一个简易有效的照顾者积极感受的工具,已在欧洲、北美等多个国家广泛应用。2007 年国内学者张睿等引进汉化成中文版的 PAC(表 12-3),中文版 PAC 量表总的 Cronbach's α 系数为 0.90,其中自我肯定维度的 Cronbach's α 系数为 0.89,生活展望维度的 Cronbach's α 系数为 0.83。

表 12-3　积极感受量表

照顾病人使您有这样的感觉	非常不同意	有些不同意	中立态度	有些同意	非常同意
1. 使我感到自己更加有用	1	2	3	4	5
2. 使我对自己感觉良好	1	2	3	4	5
3. 使我觉得自己被人需要	1	2	3	4	5
4. 使我觉得自己被人感激	1	2	3	4	5
5. 使我觉得自己很重要	1	2	3	4	5
6. 使我觉得自己很坚强自信	1	2	3	4	5
7. 使我更加感激生活	1	2	3	4	5
8. 使我对生活的态度更加积极	1	2	3	4	5
9. 使我与他人的关系更加牢固	1	2	3	4	5

（三）照顾者反应评估量表

由美国学者 Given 等于 1992 年编制而成的,用于评估癌症及阿尔茨海默病病人家庭照顾者的压力反应评估量表,包括 5 个维度,其中 4 个维度为消极感受,1 个维度为积极感受。各维度 Cronbach's α 系数为 0.68~0.90。该量表的特点在于可以同时测量照顾者的照顾负担和积极感受。目前美国、德国、新加坡、日本等结合自身的文化背景进行了适当的修订,并推广到癌症、脑卒中等慢性疾病病人的照顾感受评估。2008 年郑亚萍等汉化成中文版的 CRA,总表及分量表 Cronbach's α 系数为 0.760~0.881(表 12-4)。

表 12-4　照顾者反应评估量表

条目	非常不同意	不同意	中立态度	同意	非常同意
1. 有责任照顾	1	2	3	4	5
2. 家人把照顾责任推给我	1	2	3	4	5
3. 我足以支付各种费用	1	2	3	4	5
4. 日常活动围绕照顾病人	1	2	3	4	5
5. 总感觉很累	1	2	3	4	5
6. 很难从家里得到帮助	1	2	3	4	5
7. 非常厌烦照顾病人	1	2	3	4	5

续表

条目	非常不同意	不同意	中立态度	同意	非常同意
8. 放下工作照顾病人	1	2	3	4	5
9. 真心想照顾	1	2	3	4	5
10. 健康变差	1	2	3	4	5
11. 探亲访友减少了	1	2	3	4	5
12. 我的付出不足以回报	1	2	3	4	5
13. 家人和我一起照顾	1	2	3	4	5
14. 自身安排减少了	1	2	3	4	5
15. 足够的体力来照顾病人	1	2	3	4	5
16. 觉得被家人抛弃	1	2	3	4	5
17. 照顾感觉良好	1	2	3	4	5
18. 很难放松	1	2	3	4	5
19. 足够健康来照顾病人	1	2	3	4	5
20. 照顾很重要	1	2	3	4	5
21. 有经济实力照顾病人	1	2	3	4	5
22. 独自照顾	1	2	3	4	5
23. 喜欢照顾	1	2	3	4	5
24. 我很难支付各种费用	1	2	3	4	5

三、照顾者积极感受的影响因素

（一）照顾者个体因素

许多研究者对个体因素对照顾者积极感受的影响作了探讨，但由于研究对象、样本量的差异及所选测量工具的不同，研究结果尚存争议。有研究提示年龄、性别、宗教信仰、与病人的关系与积极感受评分有关，年龄越大，其积极感受越高，女性照顾者高于男性，且有宗教信仰者积极感受高，配偶照顾者较其他关系者积极感受高。然而其他一些研究表明照顾者积极感受高与青年、教育程度低有关。因此，照顾者个人因素对照顾者积极感受的影响有待进一步深入研究。

（二）直接照顾时间

有研究发现担任照顾工作的时间未满6个月者比2年以上者有较高的照顾负荷，照顾者刚担任照顾角色时，缺乏照顾经验与技巧，照顾负担较多。随着照顾时间的推移，照顾者 护理经验的积累和照顾技能的提高会给照顾者带来满足感。但有研究指出，照顾时间与照顾积极感受呈负相关，这可能与老年人不同的疾病类型和病情进展有关，照顾时间和照顾积极感受之间并非线性关系。

（三）家庭功能

家庭支持可以显著改善照顾者的生活质量，家庭成员彼此相互扶持帮助，其照顾感受越积极；相反的，若家人彼此间缺乏合作与支持，则照顾感受越消极。照顾动机与照顾者积极感受相关，持"家人间需要相互关爱"态度的照顾者体验到较高的积极感受，自愿承担照顾责任的照顾者体验到的积极感受更高。

（四）社会支持

研究提示，照顾者的积极感受与社会支持程度呈正相关。照顾者获得社会支持得越多，就越倾向于获得更多的积极感受。

Note：

（五）应对方式与自我效能

研究表明，照顾者积极应对及照顾能力的提高，使其感受到来自亲人的感激及对事件的控制感，从而获得积极感受。采取积极的应对方式能够缓解照顾者的压力。照顾者的照顾自我效能感越好，更能增强照顾者的积极感受。

第三节　老年人照顾者的支持服务

一、老年人照顾者需求的分类

需求是指人体内部一种不平衡的状态，对维持发展生命所必需的客观条件的反应。Ossen 等认为"照顾者需求是指照顾者渴望获得专业人员的帮助"，他们将照顾者需求定义为"与健康状况和照顾相关的问题，引起的获得更多专业帮助的要求"。照顾者的工作内容烦琐复杂，特别是失能失智老年人的照顾者，从执行一般的日常生活照顾到执行专业的技能，因此照顾者的支持需求复杂且多样。不同照顾者有不同的支持服务需求，同一照顾者往往有多重需求，且会发生不断变化。在不同的照顾阶段，照顾者有不同的需求重点。如在照顾初期，照顾者着重于寻求健康照顾信息，如被照顾者身体状况与病情的监测、评估以及个人照顾与紧急处理等各方面信息的需求。在照顾中期，照顾者则偏重于熟练照顾技巧，协助被照顾者建立良好行为，处理被照顾者情绪问题与安排后续照顾服务等。在照顾后期，则以心理、社会支持需求为主。

（一）照顾技能与知识需求

照顾者在实施照顾的过程中，往往没有专门机构提供所需要的知识与技能，但这些知识和技能对帮助照顾者实施照顾措施至关重要。相关研究表明，住院老年人主要照顾者的护理知识水平需求很高，尤其是学历低、年老和照顾时间短的照顾者，医护人员应重视该群体，为其提供知识技能培训，提高其照护水平。照顾者需要得到如协助沐浴、如厕、管理药物、测量血糖、移动老年人或协助其锻炼、饮食护理、清理伤口、静脉注射、急救知识、疼痛管理、口腔与皮肤护理等知识的指导，期望能够参加照护培训项目，增加照护知识。同时，由于照顾者对老年知识的缺乏，与医护人员共享和利用老年人健康信息方面造成障碍。研究提示，与不了解疾病的照顾者相比，了解疾病的照顾者能更好地实施照顾，更好地处理与疾病相关的状况，因此还存在着老年相关知识信息方面的需求。

（二）心理需求

在照顾老年人时，照顾者的时间花费在自身、被照顾者与家庭 3 方面，使其参与社交、娱乐活动的机会减少，社交范围缩小，自我价值实现受限，造成照顾者的心理情感需求增加。多数老年人照顾者希望有一个倾诉渠道来缓解内心的压力，将这些不良的情绪与能量释放出来。如果此类情况不能得到及时干预，很可能出现焦虑抑郁，甚至更严重的疾病。因此要识别照顾者的心理需求并给予支持，是减少其心理负担的重要方式。

（三）社会需求

一是经济支持需求，一些家庭长期照顾者面临较大的经济压力，希望能得到相关支持，同时，在他们卸下照顾责任时，对于重新适应社会工作岗位的需求也较大。二是社会参与需求，长期独自承担照料任务不仅容易与社会脱节，也不利于个人与家庭的发展，因此，他们对社会交流的需求如开展照顾者联谊会、座谈会等相关服务非常迫切。

二、老年人照顾者需求的评估

有效评估照顾者的即时需求和针对老年人的具体情况给照顾者个性化的评估建议是必要的。目前，国外老年人照顾者需求量表种类繁多，如照顾者的简要评价量表（brief assessment scale for caregivers，BASC）、家庭偏好指数（the family preferences index，FPRI）、照顾者的自我评估问卷（caregiver

Note:

self-assessment questionnaire，CSAQ)、家庭需求量表(family inventory of needs，FIN)等。国内照顾者需求的评估大多是研究者根据研究目的，采用自行研制的量表。有些主要针对某种疾病的评估工具，如脑卒中病人照顾者、阿尔茨海默病病人照顾者以及癌症病人照顾者的需求评估。本节选取已有中文版本的 BASC 以及国内研制的针对老年人照顾者需求的普适性评估工具作为重点介绍。

（一）照顾者的简要评价量表(表 12-5)

由学者 Glajchen 等编制而成，包括 14 个条目的照顾者简要评估表和 8 个条目的老年人照顾者负面影响因子量表(negative personal impact，NPI)，评估内容包括照顾者的焦虑、负担和生活质量，主要测量老年人照顾者的心理需求和支持需求，采用 Likert 4 级评分法，该工具是专门为医院的老年人照顾者设计的。BASC 的 Cronbach's α 系数为 0.70，NPI 的 Cronbach's α 系数为 0.80。已有研究者在美国的中国家庭照顾者中对 BASC 进行了汉化，形成了中文版本(BASC-Chinese，BASC-C)，在 14 个条目的照顾者简要评估表的基础上，新增了 10 个条目，其 Cronbach's α 系数为 0.79。但在国内人群中使用还有待于进一步验证。

表 12-5　照顾者的简要评价量表

请在空格内选出您在过去 1 个月内对于照顾____所经历的感受("__"代表照顾的对象)

由于____患病的缘故，您有没有曾经：	完全没有	少许	有时候	经常	
1. 即使不在____身边的时候，也为他 / 她感到担忧	1	2	3	4	
2. 因____的病情感到抑郁	1	2	3	4	
3. 因为要照顾____而缺乏足够私人时间而感到不愉快	1	2	3	4	
4. 对于照顾____的责任感到莫大的无形压力	1	2	3	4	
5. 觉得____缺乏感激您为他 / 她所给予的一切照顾	1	2	3	4	
6. 感到自己对____愤怒	1	2	3	4	
请评估您在过去 1 个月内所经历的苦恼	没有苦恼	少许苦恼	有些苦恼	很多苦恼	不适用
7. 因目睹____承受的痛苦或不适而使您感到苦恼和不安	1	2	3	4	5
8. 因缺乏足够时间完成您的工作和其他事务感到苦恼	1	2	3	4	5
9. 对于____是否住院的决定而感到苦恼	1	2	3	4	5
10. 与____讨论假如他 / 她心跳或呼吸停止的时候该进行什么医疗程序而感到苦恼	1	2	3	4	5
11. 因____的疾病改变了你们的关系而感到苦恼	1	2	3	4	5
12. 因照顾____以致与家人关系变得紧张而使您感到苦恼	1	2	3	4	5
13. 对于谁负责为____做出决定而感到苦恼	1	2	3	4	5
14. 当您要为____的照顾和治疗做出决定的时候而感到苦恼	1	2	3	4	5
15. 当您面对医生和____的意见分歧时而又要在其中做出决定而感到苦恼	1	2	3	4	5

Note：

续表

根据你在过去 1 个月内对____的照顾，请评价您对以下句子是否同意	非常同意	少许同意	少许不同意	非常不同意	不适用
16. 照顾____使我们两个人的关系变得更亲近	1	2	3	4	5
17. 照顾____为我的生命带来意义	1	2	3	4	5
18. 照顾____使家庭成员彼此之间的关系变得更加亲近	1	2	3	4	5
19. 照顾____使我感到自己有价值	1	2	3	4	5
请回答并评估您以下的经历	完全没有	少许	有时候	经常	不适用
20. 无法与医院的工作人员沟通，我会感到很大的压力	1	2	3	4	5
21. 当我向____翻译和解释医疗词汇的时候会感到焦虑	1	2	3	4	5
22. 当____和家人害怕谈及有关死亡 / 垂死的事情的时候会使人感到很大压力	1	2	3	4	5
23. 当我与不会讲中文的医疗人员谈话的时候我会感到害怕	1	2	3	4	5
24. 一个华人照顾者处于西方的医疗制度里会感到特别无助	1	2	3	4	5

（二）家庭照顾者社区护理需要评估问卷

刘腊梅教授等以学者 Gorden 的 11 项功能性健康形态为理论构架，结合老年人照顾者角色特点制定而成，包括照顾老年人所需知识和技能（条目 1~17）和社会支持需求（条目 18~28）2 个维度，共 28 个条目，全面评估老年人照顾者的健康需求。每个条目根据 Likert5 级评分法，不需要、不太需要、无所谓、需要和非常需要赋 1~5 分，分值越高说明照顾者对该条目的需求越高（表 12-6）。

表 12-6　家庭照顾者社区护理需要评估问卷

内容	不需要	不太需要	无所谓	需要	非常需要
1. 老年人所患疾病的相关知识（如病因、症状、预后等）	4	3	2	1	0
2. 老年人身体不适（如疼痛、发热等）的照护指导	4	3	2	1	0
3. 老年人安全用药的指导	4	3	2	1	0
4. 老年人应用某些医疗器械（如注射器、体温计）的指导	4	3	2	1	0
5. 老年人心理问题（如悲伤、消极、抑郁等）的指导	4	3	2	1	0
6. 老年人行为问题（如喊叫、行为幼稚）的指导	4	3	2	1	0
7. 与老年人交流技巧的指导	4	3	2	1	0
8. 老年人居家环境的安全指导（如预防老年跌倒）	4	3	2	1	0
9. 老年人的康复指导（如康复训练）	4	3	2	1	0
10. 老年人的饮食营养指导	4	3	2	1	0
11. 预防和处理老年人压疮的指导	4	3	2	1	0
12. 处理老年人大小便失禁问题的指导	4	3	2	1	0
13. 处理老年人便秘问题的指导	4	3	2	1	0
14. 老年人参加社交活动的指导	4	3	2	1	0
15. 老年人如何锻炼（如锻炼时间、形式、强度等）的指导	4	3	2	1	0
16. 老年人睡眠与休息的指导	4	3	2	1	0

Note:

续表

内容	不需要	不太需要	无所谓	需要	非常需要
17. 处理老年人记忆力下降发生的问题(如迷路、走失等)	4	3	2	1	0
18. 为老年人提供定期上门评估	4	3	2	1	0
19. 为老年人提供日间护理服务	4	3	2	1	0
20. 为照顾者提供心理问题指导	4	3	2	1	0
21. 为照顾者提供如何适应照顾角色的指导	4	3	2	1	0
22. 为照顾者提供经济协助	4	3	2	1	0
23. 为照顾者提供处理人际冲突指导	4	3	2	1	0
24. 为照顾者提供缓解照顾压力的指导	4	3	2	1	0
25. 为照顾者提供定期讲座	4	3	2	1	0
26. 为照顾者发放科普手册	4	3	2	1	0
27. 为照顾者提供电话科普手册	4	3	2	1	0
28. 为照顾者提供转诊和协助转诊信息	4	3	2	1	0
您在照顾老年人方面还有哪些需要?					

三、老年人照顾者支持的内容

许多国家或地区将家庭照顾者作为长期照料体系的骨干力量,而善用家庭照顾资源是降低政府公共支出的有效手段。家庭照顾者既是重要的养老服务提供者,也是不容忽视的支持服务的需求者,为家庭照顾者提供支持服务是可持续利用家庭照顾资源的重要保障手段。家庭照顾者支持服务的介入不会减少家庭照顾者的参与和贡献,但可减轻家庭照顾者的负担,有效改善其各种困境状况,提升家庭照顾能力,促进家庭照顾者更加持续地照顾。目前国内外已发展出不同的服务形式来支持家庭照顾者。

(一) 政策支持

1. 国际经验　基于老龄化的普遍事实,对家庭照顾者进行政策支持已成为一个不可避免的趋势,不同国家在政策内容和形式上趋向接近或类似,基本可以分为以下几种:

(1) 出台相关法律:英国、芬兰与澳大利亚等国家都已分别针对家庭照顾者进行了独立立法,明确保障家庭照顾者权益。其中,英国于 1995 年制定的《照顾者(认可和服务)法案》(*Carers < Recognition and Services >Act*) 首次承认了照顾者的地位和角色,并表示应重视照顾者的需求评估与服务支持。英国的家庭照顾者总会因此设立了全国性家庭照顾者服务专线,提供全天性全年无休的专线服务。此后,许多国家或地区相继制定了照顾者支持政策。2002 年美国制定了家庭照顾者支持方案(national family caregiver support program, NFCSP),为家庭照顾者提供社区服务的相关资讯,协助照顾者取得支持性服务,提供个人规划辅导及训练方案。自上而下的政策规划不仅为照顾者提供根本上的保障,还从法律政策上提高了家庭照顾者的社会地位,增大了其获得社会支持的可行性与力度。

(2) 就业支持:在许多国家充分就业被认为是家庭经济自我重组的最佳途径,因此就业成为给予这些家庭照顾者最好的支持。许多国家出台家庭和工作平衡政策以减轻就业市场中劳动力因为工作和照顾角色的冲突。带薪休假和弹性工作制度尤其是前者被充分的使用。需要照顾的老年人康复或死亡后,家庭照顾者重新回到劳动力市场时,需要必要的技能储备。因此,许多国家为这种就业关系的变化提供支持。例如在瑞典,政府为照顾者准备转入另一类型就业时提供一定的劳动力市场的训练,英国也通过新政 50+ 帮助那些退出劳动力市场的人在照顾期结束后重

Note:

新回来。

（3）经济支持：许多国家直接补贴需要照顾的老年人，有一些国家对于老年人的家庭照顾者提供直接的财政支持，也有国家兼而有之（如挪威、新西兰、瑞典和英国等）。相对而言，在家庭照顾者经济支持中，税收免除和折扣是最为普遍的一种，扣除的形式各国不同，例如英国通常采取降低财产税，而在美国、澳大利亚等国家采取减少收入税的形式。2000年美国建立了全国家庭照顾者支持项目，向各州提供资金用以支持照顾老年人（60岁及以上）的家庭和照顾孙子孙女的祖父母，并通过照顾的税收抵免（the dependent care tax credit）政策为低收入的工作者且有家庭照顾需要的提供支持。对于暂托服务，某些国家（如加拿大）往往也通过扣税的形式来实现支持，但在北欧国家通常由公共基金资助，由政府雇佣家庭照顾者并为其提供报酬的形式来实现。例如瑞典1989年确立的照顾休假政策规定，当照顾是常规性的兼职和全职工作时，照顾者每周提供不少于20h的照顾，可以获得由当地政府支付的报酬，这些费用等同于地方政府雇佣人员提供居家照顾的薪水。另外，有些国家（如英国、德国）还通过在养老金缴费年限上给予优惠来对家庭照顾者给予支持。

（4）其他服务支持性政策：许多国家还通过其他支持性服务政策来为家庭照顾者提供支持。"暂托服务"，目标主要是增加和恢复照顾者的照顾能力，普遍的形式包括三种：日间照料中心服务、居家暂托服务、机构暂托服务。其中日间照料服务的使用频率相对较高，一般由当地政府和非政府组织（Non-Governmental Organizations，NGO）提供。另外，照顾的实用培训（practical training in caring）也在西方国家十分普遍，培训家庭照顾者如何保护自己的体力、精神健康和如何放松等，同时还有一些照顾技能的培训项目，以帮助他们提高照顾的能力，并减轻焦虑和心理压力。居家的医疗服务对于老年慢性疾病病人、老年康复和保守治疗者也非常重要，例如在英国最受欢迎的是足疗和上门护理，法国则是提供如居家医疗服务、辅助服务和药品送递等服务，这些居家的医疗服务极大地节约了照顾者的时间成本。家庭助理服务一般包括购物、打扫和做饭等以及一些个人服务（洗澡、修指甲和如厕等）。在瑞典，家庭助理员（home helper）通常由地方政府雇佣为老年人提供相关帮助，包括家庭护理、足部保养、上门送餐服务、住房修缮、辅助技术和交通服务等。

2. 国内实践 我国老年人照顾者支持政策仍处于探索阶段，在部分城市地区开展了一些试点服务。上海市普陀区长风街道试点推出自助式居家养老，针对经过评估的失能老人，可由其失业且生活困难的子女来照顾，双方签订《居家养老协议书》，子女照顾自己的父母可以获得每月100~250元的助老服务费。2014年开始，上海市在部分区陆续试点喘息服务（包括机构喘息和居家喘息等），针对家庭长期照顾者提供心理辅导和机构培训等系列服务，包括照顾老年人经验交流、照顾老年人和康复技巧训练、疾病预防和抢救技巧讲座、疏解老年人心理烦恼和厌世情绪讲座以及自我解压等试点服务。2015年杭州市西湖区在中央财政支持下启动"大爱港湾"——家庭长期照顾者社会支持系统项目，对长期（连续180d以上）在家庭中承担病患（包括失能、失智、癌症、精神病、肢体及智力残疾等病人）日常护理和照料的照顾者（配偶、子女及护工等）提供人文关怀和社会支持，帮助这个群体喘息、减压、释负、充电。2017年国务院办公厅《关于制定和实施老年人照顾服务项目的意见》中提出，鼓励相关职业院校和培训机构每年面向老年人及其亲属开设一定学时的老年人护理、保健课程或开展专项技能培训。

基于我国的传统价值和老年人照顾的现实，家庭照顾者的支持政策有着特殊的意义，有必要通过公共政策的支持，将家庭照顾者支持团体纳入养老服务体系建设规划，通过多元主体的协同管理和服务整合，形成从经济、就业和服务等多方面的支持体系，降低家庭照顾者的照顾成本，从而有利于代际关系和社会整合，同时减轻照顾者的压力和提升老年人的照顾质量。

（二）工具性支持

对照顾者而言，经常迫切需要的支持包括暂时或临时替代照顾者做某项具体照顾事宜，主要包括医疗护理类和生活护理类的照顾替代性支持。一是医疗护理类支持。由于被照顾老年人常存在多种疾病,生活部分或全部不能自理,对医疗护理需求较大。因此,由专业人员为老年人提供这些服务,无疑是为照顾者提供了支持。专业支持服务包括家庭病床、家庭随访以及机构护理等。二是生活护理类支持。为照顾者提供临时或者定期替代性生活照顾服务,即喘息服务,以便让照顾者暂时放下照顾工作,获得短暂休息的机会,包括辅助老年人日常生活活动(沐浴、穿衣、如厕等,或照顾者替代性活动,包括购物、送餐等)。

（三）信息支持

照顾者信息性支持主要分为两种:照顾老年人所需要的知识技能指导和支持类服务的信息获取。其中照顾知识技能指导包括:预防压疮的指导、饮食指导、排痰指导、辅助通便指导、照顾器具指导、感染预防指导、用药指导、口腔护理指导、会阴护理指导、血压监测指导、血糖监测指导、胰岛素注射等指导、居家安全评估指导、运动指导、留置针护理指导等。此外,部分照顾者对现有的支持性服务不了解,由此出现了如何获取相关支持服务信息的服务,如相关服务的信息、利用服务的途径指导等。

（四）心理支持

针对长期照顾工作带来的心理负荷,为照顾者提供心理咨询、个案辅导、关怀陪伴等服务,帮助家庭照顾者辨识心理需求,让他们说出照顾压力并与他人讨论、交换意见,减轻主观的照顾负担,减少单独面对负面情绪的困境,释放照顾压力。如照顾者心理教育系列项目,这些项目主要通过各种措施提高照顾者的应对能力、压力管理能力、压力释放的能力等,主要的措施有教育、培训、心理训练和辅导、压力放松训练(深呼吸、冥想、渐进式肌肉疗法、暗示疗法、美术疗法、香薰疗法、音乐疗法等)。此外还有一些丧亲悲伤指导、死亡教育支持、人际关系指导等。这些服务以老年人、家庭照顾者或者两者同时为服务对象,有助于提升照顾者的心理调适和情绪控制技巧,改善照顾者和被照顾者的沟通关系,进而增进照顾能力。

（五）社会支持

照顾者的社会支持划分为客观的社会支持和主观体验到的社会支持。其中,客观支持包括物质上的直接援助和社会网络、团体关系的存在和参与。诸如,为照顾者提供生活补助或津贴,为照顾者提供照顾服务的其他人诸如亲戚、朋友等支付费用,为没有医疗保险的照顾者购买医疗保险。制定法律和政策为照顾者服务和项目开展提供政策保障等,还包括为照顾者提供一系列的法律支持,包括日常事务、利用服务的法律事宜咨询等。主观支持是指个体在社会中受尊重、被支持、被理解因而产生的情感体验和满意程度,与个体的主观感受密切相关,主要包括:文化娱乐活动、照顾者交流会、亲戚邻居访视和关心,建立支持性/舒压型小组或团体;针对已经完成照顾工作的家庭照顾者,专门建立特殊团体,为他们提供再就业等服务,帮助他们实现再次转型。

知 识 链 接

家 庭 合 作

家庭合作(family collaboration):2008 年由丹麦学者 Lindhardt 等研究老年人家属与急诊护士合作关系时提出。2019 年荷兰学者 Hagedoorn 等进一步阐述"家庭合作"是指负责住院老年人日常护理的护士与家庭照顾者进行接触,后者作为护理合作伙伴积极参与信息交换和共同决策过程。研究显示,老年人照顾者希望与护士合作,并且合作可以促进照顾者参与病人医学决策、参与住院病人照顾、提升其出院照顾病人的准备、提高病人及照顾者的住院满意度。通过医护-病人-照顾者一体化合作意识的普及、合作程度加深,将有利于提高老年人获得居家照顾的质量,促进医患关系和谐、保障医养结合的发展、建设长期照护的网络系统。

Note:

四、老年人照顾者支持的形式

(一) 个案管理模式

个案管理(case management)是针对长期照顾系统分隔和无组织状况而发展起来的,在老年人及其家庭和正式服务机构之间扮演一个协调的角色。个案管理者帮助老年人及其家人确认他们的需求、协调服务和监控正在提供的服务。个案管理者在进行评估之后,会对非正式照顾系统、医疗状况、功能限制、财政资源等做一个总体性报告,并提出一个个性化的照顾计划,以便为老年人提供切实可行的服务。个案管理服务是英国 1990 年有关社区照顾立法的一个组成部分,通过"照顾管理人"或"个案管理人"评估个人的社区照顾需求,并通过与客户的沟通来设计社区照顾服务包,将各种提供者——社会服务部门、卫生服务部门、志愿部门和商业机构整合在一起。个案经理不仅能够帮助确认照顾者的需要,还能同时在不同的医疗和社会服务之间扮演重要的协调者角色,从而能够极大地简化照顾者的程序,减轻照顾者的压力,还有助于降低财政支出和提高服务利用率。在美国,个案管理服务也广泛应用在公共和私人的服务中,对于从机构返回家中和处于住院危机之中的老年人和照顾者来讲,个案管理服务是满足其需求的一个有价值的和普遍使用的方法。

(二) 团体干预模式

照顾者支持小组(caregiver support groups)是舒缓照顾者情感压力的一种支持性服务,小组可以由照顾者自发地组成,也可以在专业人员的引导下形成。照顾者支持小组可以为照顾者提供一个抒发情感及同其他照顾者分享应对策略和实践信息的场景。通过支持小组,小组成员可以探讨那些难以同家人或朋友讨论的情感问题,参考其他成员解决情感问题的有效方法,拓宽获取社区资源的途径,并发展起长期的友谊。小组见面的时间可以是日间或晚上,可以在每个周末或隔 2 周甚至 1 个月。见面的地点可以在医院、机构办公室、老年人中心、成人日间照顾设施等。小组的组织者往往是专业人员或一些经验丰富的照顾者,可以使参加者有机会表述出他们的关注和向社区专家学习实践技巧及了解资源。

(三) 网络干预模式

以计算机为中介的沟通(computer-mediated communication,CMC)是远程支持的代表,是目前新兴的一种支持形式。这是以计算机和网络为中介的沟通,主要分为两种。①社会情感交流(social-emotional),包括人际关系的改变、社会对话和个人感觉。②基于任务的交流(task-oriented),包括和人际关系无关的、分享解决特定问题的信息。和有着相似经历的人进行交流是一个重要的支持,能够有效地减轻照顾者的压力和缓解情绪问题。以互联网为基础的交流,因其具有匿名性、不同时性和潜伏性受到了照顾者的欢迎,因此越来越多的人参与了在线网络支持,以加强同伴互助和同伴支持。具体形式多样,包括网络自助式支持等非同步网络交流、网络视频会议支持、信息平台交流、虚拟的三维空间交流、网络培训等。在线网络支持对照顾者有很多好处如:①减轻去参加面对面支持团体的心理障碍。②因为照顾者是个性化的,所以照顾者可以选择适合她们的任何时间、任何地点、任何节奏进行交流。③匿名性有利于照顾者问一些敏感和私人的问题,而不会识破他们的身份。CMC 能够满足照顾者个性化的需求。④以远程为基础的干预能够增加照顾者服务的可选性。但是也有很多照顾者反映这种情感支持缺乏实体、缺乏社会背景、渴望更多的社会联系和亲密感、无法接受实际支持、缺乏足够的反应、技术问题、缺乏保密性等。

(周玲君)

思 考 题

1. 护理人员如何评估老年人照顾者的照顾感受?
2. 护理人员可以为老年人照顾者提供哪些支持?

Note:

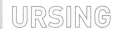

附录一　美国的老年护理执业标准

1. **老年护理服务的组织**　所有的老年护理服务必须是有计划、有组织且是由护理人员执行管理。执行者必须具有学士以上学历且有老年护理及老年长期照料或急性救护机构的工作经验。

2. **理论**　护理人员参与理论的发展和研究,护理人员以理论的研究及测试作为临床的基础,用理论指导有效的老年护理活动。

3. **收集资料**　老人的健康状态必须定期完整、详尽、正确且有系统的评估。在健康评估中所获得的资料可以和健康照护小组的成员分享,包括老人和其家属。

4. **护理诊断**　护理人员使用健康评估资料以决定其护理诊断。

5. **护理计划及持续护理**　护理人员与老人和适当人选共同制定护理计划。计划包括共同的目标、优先顺序、护理方式以及评价方法,以满足老人治疗性、预防性、恢复性和康复性需求护理计划可协助老人达到及维持最高程度的健康、安宁、生活质量和平静的死亡,并帮助老人得到持续的照顾,即使老人转到不同境地也能获得继续照顾,且在必要时修改。

6. **护理措施**　护理人员依据护理计划的指引提供护理措施,以恢复老人的功能性能力并且预防合并症和残疾的发生。护理措施源自护理诊断且以老人护理理论为基础。

7. **评价**　护理人员持续地评价老人和家属对护理措施的反应,以决定目标完成的进度,并根据评价结果修正护理诊断和护理计划。

8. **医疗团队合作**　护理人员与健康保健小组成员合作,在各种不同的情况下给予老人照顾服务。小组成员定期开会以评价对老人及家属护理计划的有效性,并依需要的改变调整护理计划。

9. **研究**　护理人员参与研究设计以发展有组织的老人护理知识宣传,并在临床运用。

10. **伦理**　护理人员依据"护理人员守则"作为伦理抉择的指标。

11. **专业成长**　护理人员不仅对护理专业的发展负有责任,而且应该对健康保健人员的专业成长作出贡献。

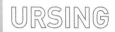
附表1 Katz 日常生活功能指数评价量表

生活能力	项目	分值
进食	进食自理无需帮助	2
	需帮助备餐，能自己进食	1
	进食或经静脉给营养时需要帮助	0
更衣（取衣、穿衣、扣纽扣、系带）	完全独立完成	2
	仅需要帮助系鞋带	1
	取衣、穿衣需要协助	0
沐浴（擦浴、盆浴或淋浴）	独立完成	2
	仅需要部分帮助（如背部）	1
	需要帮助（不能自行沐浴）	0
移动（起床、卧床，从椅子上站立或坐下）	自如（可以使用手杖等辅助器具）	2
	需要帮助	1
	不能起床	0
如厕（如厕大小便自如，便后能自洁及整理衣裤）	无需帮助，或能借助辅助器具进出厕所	2
	需帮助进出厕所、便后清洁或整理衣裤	1
	不能自行进出厕所完成排泄过程	0
控制大小便	能完全控制	2
	偶尔大小便失禁	1
	排尿、排便需别人帮助，需用导尿管或失禁	0

附表 2　Barthel 指数评定量表

	评分	标准	分数
大便	0	失禁或昏迷	
	5	偶有失禁（每周 <1 次）	
	10	控制	
小便	0	失禁或昏迷或需由他人导尿	
	5	偶有失禁（每 24h<1 次）	
	10	控制	
修饰	0	需要帮助	
	5	自理（洗脸、梳头、刷牙、剃须）	
用厕	0	依赖他人	
	5	需部分帮助	
	10	自理（去和离开厕所、使用厕纸、穿脱裤子）	
进食	0	较大或完全依赖	
	5	需部分帮助（切面包、抹黄油、夹菜、盛饭）	
	10	全面自理（能进各种食物，但不包括取饭、做饭）	
转移	0	完全依赖他人，无坐位平衡	
	5	需大量帮助（1~2 人，身体帮助），能坐	
	10	需少量帮助（言语或身体帮助）	
	15	自理	
活动	0	不能步行	
	5	在轮椅上能独立行动	
	10	需 1 人帮助步行（言语或身体帮助）	
	15	独立步行（可用辅助器，在家及附近）	
穿衣	0	依赖他人	
	5	一半需帮助	
	10	自理（自己系解纽扣，关、开拉锁和穿鞋）	
上下楼梯	0	不能	
	5	需帮助（言语、身体、手杖帮助）	
	10	独立上下楼梯	
洗澡	0	依赖	
	5	自理（无指导能进出浴池并自理洗澡）	

附表 3　Lawton 功能性日常生活能力量表

生活能力	项目	分值
	无需帮助	2
你能自己做饭吗？	需要一些帮助	1
	完全不能自己做饭	0
	无需帮助	2
你能自己做家务或勤杂工作吗？	需要一些帮助	1
	完全不能自己做家务	0

生活能力	项目	分值
你能自己服药吗？	无需帮助（能准时服药，剂量准确）	2
	需要一些帮助（别人帮助备药和／或提醒服药）	1
	没有帮助完全不能自己服药	0
你能去超过步行距离的地方吗？	无需帮助	2
	需要一些帮助	1
	除非作特别安排，否则完全不能旅行	0
你能去购物吗？	无需帮助	2
	需要一些帮助	1
	完全不能自己出去购物	0
你能自己理财吗？	无需帮助	2
	需要一些帮助	1
	完全不能自己理财	0
你能打电话吗？	无需帮助	2
	需要一些帮助	1
	完全不能自己打电话	0

附表4 中文版简易智力状态检查

项目	正确	错误
1. 今年是哪一年？	1	5
2. 现在是什么季节？	1	5
3. 今天是几号？	1	5
4. 今天是星期几？	1	5
5. 现在是几月份？	1	5
6. 你能告诉我现在我们在哪里？	1	5
7. 你住在什么区（县）？	1	5
8. 你住在什么街道？	1	5
9. 我们现在在几楼？	1	5
10. 这里是什么地方？	1	5

11. 现在我要说3种物品的名称，在我讲完之后，请你复述一遍（请仔细说清楚，每一种物品1s）："皮球""国旗""树木"。请你把这3种物品说一遍（以第一次答案计分）

	正确	错误	拒绝回答
皮球	1	5	9
国旗	1	5	9
树木	1	5	9

12. 现在请你从 100 减去 7,然后将所得的数目再减去 7,如此一直计算,把每个答案告诉我,直到我说"停"为止(若错了,但下一个答案都是对的,只记一次错误)

	正确	错误	说不会做	拒绝回答
93	1	5	7	9
86	1	5	7	9
79	1	5	7	9
72	1	5	7	9
65	1	5	7	9
停止				

13. 现在请你告诉我,刚才我让你记住的 3 种物品是什么?

	正确	错误	说不会做	拒绝回答
皮球	1	5	7	9
国旗	1	5	7	9
树木	1	5	7	9

14. 请问这是什么?(评估者手指手表)

	正确	错误	拒绝回答
手表	1	5	9

请问这是什么?(评估者手指铅笔)

	正确	错误	拒绝回答
铅笔	1	5	9

15. 现在我说句话,请你清楚地复述一遍,"四十四只石狮子"(只说一遍,咬字清楚计 1 分)

	正确	错误	说不会做	拒绝回答
四十四只石狮子	1	5	7	9

16. 请按照卡片上的要求做(评估者把写有"闭上您的眼睛"的卡片交给被评估者)

	有	没有	说不会做	拒绝	文盲
闭眼睛	1	5	7	9	8

17. 请右手拿纸,再用双手把纸对折,然后把纸放在大腿上

	正确	错误	说不会做	拒绝
用右手拿纸	1	5	7	9
把纸对折	1	5	7	9
放在大腿上	1	5	7	9

18. 请你说一句完整的有意义的句子(句子必须有主语、动词)

记录所述句子的全文	
句子合乎标准	1
句子不合乎标准	5
不会做	7
拒绝	9

19. 按照这张图把它画出来(对:两个五边形的图案,交叉处形成一个小四边形)

正确	1
错误	5
说不会做	7
拒绝	9

附表 5　状态 - 特质焦虑问卷

指导语:下面列出的是一些人们常用来描述自己的陈述,请阅读每一个陈述,然后在右边适当的圈上画勾,来表示你现在最恰当的感觉,也就是你此时此刻最恰当的感觉。没有对或错的回答,不要对任何一个陈述花太多的时间去考虑,但所给的回答应该是你现在最恰当的感觉。

项目	完全没有	有些	中等程度	非常明显
*1. 我感到心情平静	①	②	③	④
*2. 我感到安全	①	②	③	④
3. 我是紧张的	①	②	③	④
4. 我感到紧张束缚	①	②	③	④
*5. 我感到安逸	①	②	③	④
6. 我感到烦乱	①	②	③	④
7. 我现在正烦恼,感到这种烦恼超过了可能的不幸	①	②	③	④
*8. 我感到满意	①	②	③	④
9. 我感到害怕	①	②	③	④
*10. 我感到舒适	①	②	③	④
*11. 我有自信心	①	②	③	④
12. 我觉得神经过敏	①	②	③	④
13. 我极度紧张不安	①	②	③	④
14. 我优柔寡断	①	②	③	④
*15. 我是轻松的	①	②	③	④
*16. 我感到心满意足	①	②	③	④
17. 我是烦恼的	①	②	③	④
18. 我感到慌乱	①	②	③	④
*19. 我感觉镇定	①	②	③	④
*20. 我感到愉快	①	②	③	④

"*"表示该项为反序计分。

指导语:下面列出的是一些人们常用来描述自己的陈述,请阅读每一个陈述,然后在右边适当的圈上画勾,来表示你经常的感觉,也就是你此时此刻最恰当的感觉。没有对或错的回答,不要对任何一个陈述花太多的时间去考虑,但所给的回答应该是你平常所感觉到的。

项目	完全没有	有些	经常	几乎总是如此
*21. 我感到愉快	①	②	③	④
22. 我感到神经过敏和不安	①	②	③	④
*23. 我感到自我满足	①	②	③	④
*24. 我希望能像别人那样高兴	①	②	③	④
25. 我感到像衰竭一样	①	②	③	④
*26. 我感到很宁静	①	②	③	④
*27. 我是平静的、冷静的和泰然自若的	①	②	③	④
28. 我感到困难——堆积起来,因此无法克服	①	②	③	④
29. 我过分忧虑一些事,实际这些事无关紧要	①	②	③	④
*30. 我是高兴的	①	②	③	④
31 我的思想处于混乱状态	①	②	③	④
32. 我缺乏自信心	①	②	③	④
*33. 我感到安全	①	②	③	④
*34. 我容易做出决断	①	②	③	④
35. 我感到不合适	①	②	③	④
*36. 我是满足的	①	②	③	④
37. 一些不重要的思想总缠绕着我,并打扰我	①	②	③	④
38. 我产生的沮丧是如此强烈,以致我不能从思想中排除它们	①	②	③	④
*39. 我是一个镇定的人	①	②	③	④
40. 当我考虑我目前的事情和利益时,我就陷入紧张状态	①	②	③	④

附表6　汉密尔顿抑郁量表

圈出最符合病人情况的分数											
1. 抑郁情绪	0	1	2	3	4	2. 有罪恶感	0	1	2	3	4
3. 自杀	0	1	2	3	4	4. 入睡困难	0	1	2		
5. 睡眠不深	0	1	2			6. 早睡	0	1	2		
7. 工作和兴趣	0	1	2	3	4	8. 迟缓	0	1	2	3	4
9. 激越	0	1	2	3	4	10. 精神性焦虑	0	1	2	3	4
11. 躯体性焦虑	0	1	2	3	4	12. 胃肠道症状	0	1	2		
13. 全身症状	0	1	2			14. 性症状	0	1	2		
15. 疑病	0	1	2	3	4	16. 体重减轻	0	1	2		
17. 自制力	0	1	2			18. 日夜变化　A.早B.晚	0	1	2		
19. 人格或现实解体	0	1	2	3	4	20. 偏执症状	0	1	2	3	4
21. 强迫症状	0	1	2			22. 能力减退感	0	1	2	3	4
23. 绝望感	0	1	2	3	4	24. 自卑感	0	1	2	3	4

附表 7 **老年抑郁量表**

指导语:请选择最切合您最近一周来的感受的答案。

项目	回答	
1. 你对生活基本满意吗?	是	否
2. 你是否已放弃了许多活动与兴趣?	是	否
3. 你是否觉得生活空虚?	是	否
4. 你是否常感到厌倦?	是	否
5. 你觉得未来有希望吗?	是	否
6. 你是否因为脑子里一些想法摆脱不掉而烦恼?	是	否
7. 你是否大部分时间精力充沛?	是	否
8. 你是否害怕会有不幸的事落到你头上?	是	否
9. 你是否大部分时间感到幸福?	是	否
10. 你是否常感到孤立无援?	是	否
11. 你是否经常坐立不安、心烦意乱?	是	否
12. 你是否希望待在家里而不愿去做些新鲜事?	是	否
13. 你是否常常担心将来?	是	否
14. 你是否觉得记忆力比以前差?	是	否
15. 你觉得现在活得很惬意吗?	是	否
16. 你是否常感到心情沉重、郁闷?	是	否
17. 你是否觉得像现在这样活着毫无意义?	是	否
18. 你是否总为过去的事忧愁?	是	否
19. 你觉得生活很令人兴奋吗?	是	否
20. 你开始一件新的工作很困难吗?	是	否
21. 你觉得生活充满活力吗?	是	否
22. 你是否觉得你的处境已毫无希望?	是	否
23. 你是否觉得大多数人比你强得多?	是	否
24. 你是否常为些小事伤心?	是	否
25. 你是否常觉得想哭?	是	否
26. 你集中精力有困难吗?	是	否
27. 你早晨起来很快活吗?	是	否
28. 你希望避开聚会吗?	是	否
29. 你做决定很容易吗?	是	否
30. 你的头脑像往常一样清晰吗?	是	否

附表 8　Morse 跌倒风险评估量表

项目	评分标准
跌倒史	无 =0；有 =25
超过一个医学诊断	无 =0；有 =15
使用行走辅助工具	否、卧床 =0
	拐杖、助步器、手杖 =15
	扶靠家具行走 =30
静脉输液或使用肝素	否 =0；是 =20
步态	正常、卧床不能移动 =0
	双下肢软弱乏力 =10；残疾或功能障碍 =20
认知状态	量力而行 =0；高估自己或忘记自己受限制 =15

注：低风险，0~24 分；中风险，25~45 分；高风险，>45 分。

附表 9　老年人跌倒风险评估表

运动	权重	得分	睡眠状况	权重	得分
步态异常 / 义肢	3		多睡	1	
行走需辅助设施	3		失眠	1	
行走需他人帮助	3		夜游症	1	
跌倒史			用药史		
有跌倒史	2		新药	1	
因跌倒住院	3		心血管药物	1	
精神不稳定状态			降压药	1	
谵妄	3		镇静、催眠药	1	
痴呆	3		戒断治疗	1	
兴奋 / 行为异常	2		糖尿病用药	1	
精神恍惚	3		抗癫痫药	1	
自控能力			麻醉药	1	
大便 / 小便失禁	1		其他	1	
频率增加	1		相关病史		
保留导尿	1		神经科疾病	1	
感觉障碍			骨质疏松症	1	
视觉受损	1		骨折史	1	
听觉受损	1		低血压	1	
感觉性失语	1		药物 / 乙醇截断	1	
其他情况	1		缺氧症	1	
			年龄 80 岁及以上	3	

最终得分：低危，1~2 分；中危，3~9 分；高危，10 分及以上。

附表 10 Braden 压疮风险因素评估量表

项目	评分			
	1 分	2 分	3 分	4 分
感觉	完全受限	非常受限	轻微受限	未受损害
潮湿	持续潮湿	经常潮湿	偶尔潮湿	很少潮湿
活动	限制卧床	坐位	偶尔行走	经常行走
移动	完全不自主	非常受限	轻微受限	不受限
营养	非常缺乏	可能缺乏	营养充足	营养丰富
摩擦力和剪切力	有问题	潜在的问题	无明显问题	

注：总分 6~23 分，得分越低，发生压力性损伤的危险性越高；12~16 分危险，<12 分高度危险。

附表 11 Norton 压疮风险因素评估量表

项目	评分			
	4 分	3 分	2 分	1 分
一般身体状况	好	一般	差	非常差
精神状况	清楚	淡漠	谵妄	昏迷
行走能力	可走动	需协助	轮椅活动	卧床
活动能力	行动自如	轻微受限	非常受限	不能自主活动
失禁情况	无	偶尔失禁	经常性失禁	大小便失禁

得分范围为 5~20 分，得分越低，压力性损伤发生风险越高。12~14 分为中度危险，12 分以下为高度危险。

附表 12 Waterlow 压疮风险因素评估量表

条目		定义	分值
体型	正常	体重：标准体重 ×（1±10%）以内	0
	超过正常	体重：标准体重 ×［1+(10%~20%)］以内	1
	肥胖	体重高于：标准体重 ×（1+20%）	2
	低于正常	体重低于：标准体重 ×（1-10%）	3
控便能力	完全控制或导尿	指大小便完全能控制或留置导尿	0
	偶尔失禁	指大小便基本能控制，偶尔有大小便失禁	1
	尿/大便失禁	指尿或大便失禁，或有腹泻	2
	大小便失禁	指大小便均失禁	3
皮肤类型	健康	皮肤颜色、弹性、湿度等正常	0
	纸样、干燥、水肿、潮湿、温度升高，出现任何其一		1
	变色		2
	破损或有斑点		3
年龄	14~49 岁		1
	50~64 岁		2
	65~74 岁		3
	75~80 岁		4
	≥81 岁		5

续表

条目		定义	分值
性别	男		1
	女		2
移动度	自如	指意识清楚,活动自如	0
	烦躁	指意识模糊,烦躁不安、不自主活动多	1
	淡漠	指意识淡漠,活动少	2
	受限	指病人不能主动变换体位	3
	乏力或牵引	指活动障碍或治疗措施限制活动,如牵引治疗	4
	坐轮椅	指自主活动能力受限,需长期使用轮椅等工具	5
饮食	良好	指进餐种类、次数、量等正常	0
	差	指食欲差,进餐量和种类少	1
	置胃管或纯流质饮食	指只能进食流质饮食或通过胃管注入饮食	2
	禁食或厌食	指不能或不愿进食	3
组织营养	吸烟		1
	贫血		2
	心力衰竭或外周静脉疾病		5
	组织营养不良,如恶病质		8
神经缺陷	糖尿病、多发性硬化、脑血管意外、运动感觉缺陷、瘫痪		4~6
手术	腰以下的骨科手术或脊柱手术、手术时间 >2h		5
	手术时间 >6h		8
特殊用药	长期应用细胞毒或使用大剂量甾体激素、抗炎药		4

<10 分者为无危险,≥10 分者为危险,其中 10~14 分为轻度危险,15~19 分为高度危险,≥20 分有极度危险。

附表 13　Fried 评估表

检测项目	判定标准
体重下降	过去 1 年体重下降 >4.5kg 行走速度下降
疲劳感	握力低于平均水平 20% 以上
无力	抑郁症流行病学研究中心自我报告的乏力
行走速度下降	4.6m 的行走时间低于平均水平 20% 以上
躯体活动降低	每周的体力活动消耗低于平均水平 20% 以上

满足其中的 1 条或 2 条定义为衰弱前期;满足以上 5 条中的 3 条及以上可诊断为衰弱。

附表 14　FRAIL 量表

条目	询问方式
疲乏	过去 4 周内大部分时间或者所有时间感到疲乏
阻力增加 / 耐力减退	在不用任何辅助工具以及不用他人帮助的情况下,中途不休息爬 1 层楼梯有困难
自由活动下降	在不用任何辅助工具以及不用他人帮助的情况下,走完 1 个街区(100m)较困难
疾病情况	医生曾经告诉你存在 5 种以上如下疾病:高血压、糖尿病、急性心脏疾病发作、卒中、恶性肿瘤(微小皮肤癌除外)、充血性心力衰竭、哮喘、关节炎、慢性肺病、肾脏疾病、心绞痛等
体重下降	1 年或更短时间内出现体重下降≥5%

满足 1~2 项为衰弱前期,满足 3 项或以上即为衰弱。

附表15 阿森斯失眠量表

指导语:用于记录您对遇到过的睡眠障碍的自我评估,对于以下列出的问题,如果在1个月内每周至少发生3次在您身上,就请您在相应的自我评估结果项目上画√。

序号	项目		选项	评分	得分
1	入睡时间(关灯后到睡着的时间)	a	没问题	0	
		b	轻微延迟	1	
		c	显著延迟	2	
		d	延迟严重或没有睡觉	3	
2	夜间苏醒	a	没问题	0	
		b	轻微影响	1	
		c	显著影响	2	
		d	严重影响或没有睡觉	3	
3	比期望的时间早醒	a	没问题	0	
		b	轻微提早	1	
		c	显著提早	2	
		d	严重提早或没有睡觉	3	
4	总睡眠时间	a	足够	0	
		b	轻微不足	1	
		c	显著不足	2	
		d	严重不足或没有睡觉	3	
5	总睡眠质量(无论睡多长)	a	满意	0	
		b	轻微不满	1	
		c	显著不满	2	
		d	严重不满或没有睡觉	3	
6	白天情绪	a	正常	0	
		b	轻微低落	1	
		c	显著低落	2	
		d	严重低落	3	
7	白天身体功能(体力或精神:如记忆力、认知力和注意力等)	a	足够	0	
		b	轻微影响	1	
		c	显著影响	2	
		d	严重影响	3	
8	白天思睡	a	无思睡	0	
		b	轻微思睡	1	
		c	显著思睡	2	
		d	严重思睡	3	

评价:总分范围0~24分,得分越高,表示睡眠质量越差。总分<4分,无睡眠障碍;4~6分:可疑失眠;6分以上属失眠。

附表 16　匹兹堡睡眠质量指数量表(PSQI)

指导语:下面一些问题是关于您最近 1 个月的睡眠情况,请选择填写最符合您最近 1 个月实际情况的答案。请回答下列问题:

1. 近 1 个月,晚上上床睡觉通常＿＿点钟
2. 近 1 个月,从上床到入睡通常需要＿＿分钟
3. 近 1 个月,通常早上＿＿点起床
4. 近 1 个月,每夜通常实际睡眠＿＿小时(不等于卧床时间)

对下列问题请选择 1 个最适合您的答案

5. 近 1 个月,因下列情况影响睡眠而烦恼

a. 入睡困难(30min 内不能入睡)	(1) 无	(2) <1 次 / 周	(3) 1~2 次 / 周	(4) ≥3 次 / 周
b. 夜间易醒或早醒	(1) 无	(2) <1 次 / 周	(3) 1~2 次 / 周	(4) ≥3 次 / 周
c. 夜间去厕所	(1) 无	(2) <1 次 / 周	(3) 1~2 次 / 周	(4) ≥3 次 / 周
d. 呼吸不畅	(1) 无	(2) <1 次 / 周	(3) 1~2 次 / 周	(4) ≥3 次 / 周
e. 咳嗽或鼾声高	(1) 无	(2) <1 次 / 周	(3) 1~2 次 / 周	(4) ≥3 次 / 周
f. 感觉冷	(1) 无	(2) <1 次 / 周	(3) 1~2 次 / 周	(4) ≥3 次 / 周
g. 感觉热	(1) 无	(2) <1 次 / 周	(3) 1~2 次 / 周	(4) ≥3 次 / 周
h. 做噩梦	(1) 无	(2) <1 次 / 周	(3) 1~2 次 / 周	(4) ≥3 次 / 周
i. 疼痛不适	(1) 无	(2) <1 次 / 周	(3) 1~2 次 / 周	(4) ≥3 次 / 周
j. 其他影响睡眠的事情	(1) 无	(2) <1 次 / 周	(3) 1~2 次 / 周	(4) ≥3 次 / 周

如有下列问题,请说明:

6. 近 1 个月,总的来说,您认为自己的睡眠质量	(1) 很好	(2) 较好	(3) 较差	(4) 很差
7. 近 1 个月,您用药物催眠的情况	(1) 无	(2) <1 次 / 周	(3) 1~2 次 / 周	(4) ≥3 次 / 周
8. 近 1 个月,您常感到困倦吗	(1) 无	(2) <1 次 / 周	(3) 1~2 次 / 周	(4) ≥3 次 / 周
9. 近 1 个月,您做事情的精力不足吗	(1) 没有	(2) 偶尔有	(3) 有时有	(4) 经常有

10. 您是与人同睡一床(睡觉同伴,包括配偶)或有室友吗?

a. 没有与人同睡一床或有室友

b. 同伴或室友在另外房间

c. 同伴在同一房间但不睡同床

d. 同伴在同一床上

如果您是与人同睡一床或有室友,请询问他 / 她过去 1 个月是否出现以下情况:

a. 高声打鼾	(1)无	(2) <1 次 / 周	(3) 1~2 次 / 周	(4) ≥3 次 / 周
b. 睡眠中较长时间的睡眠呼吸暂停	(1)无	(2) <1 次 / 周	(3) 1~2 次 / 周	(4) ≥3 次 / 周
c. 睡眠中腿部抽动或痉挛	(1)无	(2) <1 次 / 周	(3) 1~2 次 / 周	(4) ≥3 次 / 周
d. 睡眠中出现不能辨认方向或意识模糊的情况	(1)无	(2) <1 次 / 周	(3) 1~2 次 / 周	(4) ≥3 次 / 周
e. 睡眠中出现其他影响睡眠的情况,请描述＿＿	(1)无	(2) <1 次 / 周	(3) 1~2 次 / 周	(4) ≥3 次 / 周

使用和统计方法:PSQI 用于评定被试最近 1 个月的睡眠质量。由 19 个自评和 5 个他评条目构成,其中 18 个条目组成 7 个成分,每个成分按 0~3 等级计分,累积各成分得分为 PSQI 总分,总分范围为 0~21,得分越高,表示睡眠质量越差,被试者完成需要 5~10min。

附表17 家庭关怀度指数量表（APGAR）

项目	经常这样（2分）	有时这样（1分）	几乎很少（0分）
1. 当我遇到问题时，可以从家人得到满意的帮助	☐	☐	☐
2. 我很满意家人与我讨论各种事情以及分担问题的方式	☐	☐	☐
3. 当我希望从事新的活动或发展时，家人都能接受且给予支持	☐	☐	☐
4. 我很满意家人对我的情绪（喜、怒、哀、乐）表示关心和爱护的方式	☐	☐	☐
5. 我很满意家人与我共度时光的方式	☐	☐	☐

附表18 家庭支持量表（PSS-Fa）

编号	项目	是	否
1	我的家庭给予我所需要的精神上支持		
2	我在情感上依赖家庭的支持		
3	我的家庭成员善于帮助我解决问题		
4	当我依赖我的家庭成员时，这使我感到不舒服		
5	我能从我的家庭里得到有关如何去做好一些事情的好主意		
6	我的家庭愿意听我在想什么		
7	我和我的家庭中的其他成员能坦诚交谈我们对事情的看法		
8	我的家庭成员分享我很多感兴趣的事		
9	如果我情绪不好，有一个家庭成员可以帮助我，而事后并不觉得可笑		
10	我与家庭成员之间的关系并不如别人与他们家庭成员的关系那样密切		
11	当我依赖于我最为密切的家庭成员时，我感到这使他们不舒服		
12	我的家庭对我的个人需求敏感		
13	我与其中一个家庭成员趣味相投		
14	我希望我的家庭与现在有很大的区别		
15	其他大部分人与他们家庭的关系要比我密切		

附表19 居家环境安全评估量表

一、整体	分数				备注
	0	1	2	3	0:没有 1:不好 2:普通 3:良好
1. 照光够明亮，方便老年人可以看清屋内物品及家具、通道等位置					1:白天需要开灯光才够明亮，但通常则不开灯 2:白天需要开灯光才够明亮，但通常会开灯 3:白天不需要开灯，照光就够明亮
2. 屋内的电灯开关都有明显的特殊设计（例如，有开关外环显示澄或荧黄贴条）					1:无明显特殊设计 3:有明显特殊设计
3. 光线强度不会让老年人感到眩晕或看不清物品位置					1:光线较弱，看不清物品 2:光线较强，使人看到眩晕 3:光线强度适中，使人眼睛舒适且能看清楚物品

一、整体	分数				备注
	0	1	2	3	0:没有　1:不好　2:普通　3:良好
4. 若有小地毯,小地毯内有牢固的防滑底垫					1:无牢固的防滑底垫 3:有牢固的防滑底垫
5. 若有小地毯,固定地毯边缘					1:无固定地毯边缘 2:有固定地毯边缘
6. 地板铺设不反光且防滑的材质					1:铺设反光且不防滑的材质 2:铺设不反光或防滑的材质 3:铺设不反光且防滑的材质
7. 走道装设有护手或安全绳可协助老年人行动					1:未设有护手或安全绳 3:设有护手或安全绳
8. 交通重线保持80~90cm(大约为胸口至手指指尖之距离)注:此交通重线为房屋大门进出					1:80cm 以下 2:等于 80cm 3:81~90cm
9. 家具(椅子、茶几等)足够坚固,可在倚靠它协助行动时可以提供支持					1:不够坚固且不能提供支持 3:足够坚固且能提供支持
10. 家具(椅子、茶几等)边缘或转角处光滑无直角突出(圆弧形),不易绊倒人					1:尖锐直角,易绊倒人 3:圆弧形,不易绊倒人
11. 家中老年人常使用的椅子高度(质地较硬)可使其容易起身及坐下,并配有护手以协助移动					1:椅子高度不适合老年人起身坐下且无护手 3:椅子高度适合老年人起身坐下并配有护手
12. 老年人所需使用之设备(如轮椅、拐杖、半拐杖、助行器等)都放在固定位置方便使用					1:未放在固定位置 3:放在固定位置
13. 以上这些设备(如轮椅、拐杖、半拐杖、助行器等)都能被老年人在所有场所安全使用					1:不能被安全使用 3:能被安全使用
14. 运用对比的素色(非花色、波浪或斜纹)区分屋内高度的变化(黄色和白色不易分辨,应避免)					1:未做对比区分 3:有对比区分
15. 无高度与地面落差太大的门槛					1:落差超过 10cm 以上 2:落差在 10cm 以内 3:无落差(0cm,平的)
16. 固定延长线与电线					1:无固定且易绊倒人 3:固定且不易绊倒人
17. 门距够宽,可让老年人容易进出					1:宽度在 90cm 以下 2:宽度在 90~100cm 3:宽度在 100cm 以上
18. 门把采用 T 形把手					1:不采用 T 形把手 3:采用 T 形把手
19. 走道宽度维持在 150cm 以上,并维持畅通(方便轮椅在走道上有回转空间)					1:宽度在 150cm 以下 2:宽度为 150cm 3:宽度在 150cm 以上

续表

二、浴室	分数				备注
	0	1	2	3	0:没有　1:不好　2:普通　3:良好

*浴室与厕所分开
*厕所设置在外面
*到浴室的通道能无障碍行动

项目	备注
1. 门槛与地面落差不大,不会让人绊倒	1:门槛超过 20cm 以上 2:门槛在 15~20cm 3:门槛在 10~15cm
2. 地板经常保持干燥	1:经常潮湿 2:偶尔潮湿 3:地板干燥
3. 浴室地板铺设防滑排水垫	1:未铺设防滑排水垫 3:有铺设防滑排水垫
4. 浴缸或淋浴间有防滑条或防滑垫	1:无防滑条或防滑垫 3:有防滑条或防滑垫
5. 浴缸高度低于膝盖	1:高度 > 膝盖 2:高度 = 膝盖 3:高度 < 膝盖
6. 浴缸旁有防滑椅以坐着休息	1:无防滑椅 2:有其他东西可以坐着休息 3:有防滑椅
7. 浴缸旁设有抓握的固定扶手可用,且扶手高度 80~85cm,与墙壁间隔 5~6cm	1:未设有护手 2:设有护手,但高度不适当 3:护手高度在 80~85cm,与墙壁间隔 5~6cm
8. 马桶旁设有抓握的固定扶手可用,且扶手高度 42~45cm	1:未设有扶手且高度不适当 2:设有扶手或高度不适当 3:高度 42~45cm
9. 洗手台旁设有抓握的固定扶手可使用	1:未设有扶手 3:设有扶手可使用
10. 使用坐式马桶且高度适当,可方便老年人起身及坐下	1:非坐式马桶 2:坐式马桶但高度不适当 3:高度适当约 80cm
11. 采用上下开关式水龙头	1:未采用上下开关式水龙头 3:采用上下开关式水龙头
12. 燃气热水器应设置于室外通风的地方	1:设置室内 2:设置室外但不通风的地方 3:设置室外且通风的地方 注:此室外为浴室外
13. 加装夜间照明装置,例如感应式或触控式小灯	1:未装有夜间小灯 3:装有夜间小灯

续表

三、卧室	分数				备注
	0	1	2	3	0:没有　1:不好　2:普通　3:良好
1. 夜灯或床侧灯光足够提供夜晚行动					1:没有留夜灯 2:留有夜灯但光度不足够 3:光度足够
2. 从床到浴室的通道能无障碍行动(尤其是晚上)					1:通道有障碍且影响行走 2:通道有障碍不影响行走 3:通道无障碍
3. 床的高度合适(膝盖高度,45~50cm)上下床能安全移动					1:膝盖高度低于45cm以下或50cm以上 2:膝盖高度45~50cm
4. 床垫边缘能防止下跌,床垫的质地较硬(以提供良好的坐式支持)					1:两者均未符合 2:能防止下跌或床垫较硬 3:能防止下跌且床垫较硬
5. 地板不滑且平整无突出,不会被绊倒					1:两者均未符合 2:地板不滑或平整无突出 3:地板不滑且平整无突出
6. 老年人能从橱框架上拿取物品,而不需踮足尖或椅子					1:需要椅子 2:需要踮足尖 3:不需踮足尖或椅子
7. 家具及墙壁有特殊防护设计(如铺设软布、转角处有装上保护装置)					1:无特殊防护设计 3:有特殊防护设计
8. 床边放置手电筒与电话(手机)					1:尚未放置两者东西 2:放置手电筒或电话 3:放置手电筒与电话

四、厨房	分数				备注
	0	1	2	3	0:没有　1:不好　2:普通　3:良好
1. 老年人能够拿到储藏室的东西,不需踮足尖或椅子					1:需要椅子 2:需要踮足尖 3:不需踮足尖或椅子
2. 地板是保持干燥不油腻					1:潮湿且油腻 2:潮湿或油腻 3:干燥不油腻
3. 有布制的防滑垫在地上,以吸收溅出的水分及油类					1:无布制的防滑垫 2:其他材质防滑垫 3:布制的防滑垫
4. 厨房设计符合人体工学,料理台的高度不超过79cm					1:高度超过79cm 3:高度不超过79cm
5. 如果要拿较高的东西,踏脚凳的高度适当					1:高度超过25cm以上 2:高度20~25cm 3:高度15~20cm
6. 踏脚凳的踏板无损坏且能防滑					1:踏板已损坏 2:踏板无防滑 3:踏板无损坏且能防滑

四、厨房	分数				备注	
	0	1	2	3	0:没有　1:不好　2:普通　3:良好	
7. 踏脚凳的脚架够坚固而无磨损					1:脚架已损坏 2:脚架不够坚固 3:脚架够坚固且无磨损	
8. 照明充足,尤其是在夜间留有一盏小灯					1:照明不足且未留小灯 2:照明不足或未留小灯 3:照明充足且留有小灯	

附表 20　情绪和社会功能障碍量表

量表条目	条目重要性评定 5= 非常重要　　4= 重要 3= 一般重要 2= 不太重要　　1= 不重要
维度一:愤怒	
1. 您很容易生气吗?	□5　□4　□3　□2　□1
2. 您会无缘无地大发脾气吗?	□5　□4　□3　□2　□1
3. 您对您身边的人有攻击性行为吗?	□5　□4　□3　□2　□1
您的意见(修改、删除或补充):	
维度二:情绪失控	
4. 您有时会毫无缘由地哭或笑吗?	□5　□4　□3　□2　□1
5. 您会轻易哭泣吗?	□5　□4　□3　□2　□1
6. 您曾经是否无法控制情绪,从而导致痛苦和难堪?	□5　□4　□3　□2　□1
7. 您会轻易地动情吗? 如对略带伤感的事情变得过度悲伤或者对幼稚的笑话大笑。	□5　□4　□3　□2　□1
8. 您觉得无法控制您的情绪吗?	□5　□4　□3　□2　□1
您的意见(修改、删除或补充)	
维度三:无助	
9. 您会突然无缘无故地感到沮丧吗?	□5　□4　□3　□2　□1
10. 您会觉得毫无希望吗?	□5　□4　□3　□2　□1
11. 您有时会感到无助吗?	□5　□4　□3　□2　□1
您的意见(修改、删除或补充):	
维度四:惰性和疲劳	
12. 您对于开始做一件事或将去完成一件事有困难吗?	□5　□4　□3　□2　□1
13. 您做事一定要别人来提醒您吗?	□5　□4　□3　□2　□1
14. 您缺乏兴趣和爱好吗?	□5　□4　□3　□2　□1
15. 您白天需要更多的睡眠吗?	□5　□4　□3　□2　□1
16. 您会感到头晕吗?	□5　□4　□3　□2　□1
17. 您会感到疲惫和无精打采吗?	□5　□4　□3　□2　□1
您的意见(修改、删除或补充):	

续表

量表条目	条目重要性评定 5= 非常重要　4= 重要 3= 一般重要 2= 不太重要　1= 不重要
维度五:淡漠	
18. 您对周围发生的事情缺乏兴趣吗?	□5　□4　□3　□2　□1
19. 您对曾经引起您关注的事情漠不关心吗?	□5　□4　□3　□2　□1
20. 您对周围的人或事物不敏感吗(如对外界反应慢)?	□5　□4　□3　□2　□1
21. 您对自己的健康不在乎吗?	□5　□4　□3　□2　□1
22. 您对涉及家庭或朋友的事件不感兴趣吗?	□5　□4　□3　□2　□1
您的意见(修改、删除或补充):	
维度六:精神兴奋	
23. 您会担心自己太兴奋(激动)以致无法控制吗?	□5　□4　□3　□2　□1
24. 您会变得多话(喋喋不休)吗?	□5　□4　□3　□2　□1
25. 您和别人说话时会做出不恰当的评论吗?	□5　□4　□3　□2　□1
26. 别人会说您在人际关系方面有困难,然而您并不觉得吗?	□5　□4　□3　□2　□1
27. 别人会说您在某些功能表现有困难,然而您并不觉得吗?	□5　□4　□3　□2　□1
您的意见(修改、删除或补充):	

附表 21　社会支持评定量表

以下问题是为了了解您在社会中获得的支持情况,请根据您的实际情况和感受回答下列问题,并在相应□的内画"√"。

1. 您有多少关系密切、可以得到支持和帮助的朋友? (只选一项)
□ 1 个也没有　　□ 1~2 个　　□ 3~5 个　　□ 6 个或 6 个以上

2. 近一年来您:(只选一项)
□远离家人,且独居一室　　　　　　　□住处经常变动,多数时间和陌生人住在一起
□和同学、同事或朋友住在一起　　　　□和家人住在一起

3. 您与邻居:(只选一项)
□相互之间从不关心,只是点头之交　　□遇到困难可能稍微关心
□有些邻居很关心您　　　　　　　　　□大多数邻居都很关心您

4. 您与同事:(只选一项)
□相互之间从不关心,只是点头之交　　□遇到困难可能稍微关心
□有些同事很关心您　　　　　　　　　□大多数同事都很关心您

5. 从家庭成员得到的支持和照顾:(在适合的栏内画"√")

	无	极少	一般	全力支持
A 夫妻(恋人)				
B 父母				
C 儿女				
D 兄弟姐妹				
E 其他成员(如嫂子)				

6. 过去,在您遇到急难情况时,曾经得到的经济支持或解决问题的帮助来源有:
(1)无任何来源
(2)下列来源(可选多项)

□配偶　□其他家人　□朋友　□亲戚　□同事　□工作单位　□党团工会等官方或半官方组织　□宗教、社会团体等非官方组织　□其他(请列出)

7. 过去,在您遇到急难情况时,曾经得到的安慰和关心的来源有:

(1)无任何来源

(2)下列来源(可选多项)

□配偶　□其他家人　□朋友　□亲戚　□同事　□工作单位　□党团工会等官方或半官方组织　□宗教、社会团体等非官方组织　□其他(请列出)

8. 当您遇到烦恼时的倾诉方式:(只选一项)

□从不向任何人倾诉　□只向关系极为密切的1~2人倾诉

□如果朋友主动询问,您会说出来　□主动诉说自己的烦恼,以获得支持和理解

9. 当您遇到烦恼时的求助方式:(只选一项)

□只靠自己,不接受别人的帮助　□很少请求别人帮助　□有时请求别人帮助　□有困难时经常向家庭、亲友和组织求援

10. 对于团体(如党团组织、宗教组织、工会、学生会等)组织活动,您:(只选一项)

□从不参加　□偶尔参加　□经常参加　□主动参加并积极活动

［1］ 胡秀英. 老年护理手册［M］.2 版. 北京:科学出版社,2015.

［2］ 化前珍,胡秀英. 老年护理学［M］.4 版. 北京:人民卫生出版社,2017.

［3］ 丁炎明. 失禁护理学［M］. 北京:人民卫生出版社,2017.

［4］ 邸淑珍. 临终关怀护理学［M］. 北京:中国中医药出版社,2017.

［5］ 孙玉梅,张立力. 健康评估［M］.4 版. 北京:人民卫生出版社,2017.

［6］ 李小寒,尚少梅. 内科护理学［M］.6 版. 北京:人民卫生出版社,2017.

［7］ 张志愿. 口腔科学［M］.9 版. 北京:人民卫生出版社,2017.

［8］ 燕铁斌,尹安春. 康复护理学［M］.4 版. 北京:人民卫生出版社,2017.

［9］ 曾慧,张静. 老年护理学［M］. 武汉:华中科技大学出版社,2017.

［10］ 贾建平,陈生第. 神经病学［M］.8 版. 北京:人民卫生出版社,2018.

［11］ 成蓓,曾尔亢. 老年病学［M］.3 版. 北京:科学出版社,2018.

［12］ 孙红,尚少梅. 老年长期照护规范与指导［M］. 北京:人民卫生出版社,2018.

［13］ 姜小鹰. 老年人家庭护理［M］. 北京:人民卫生出版社,2018.

［14］ 王友广,中国居家养老住宅适老化改造［M］. 北京:化学工业出版社,2018.

［15］ 周红云. 协调视角下居家养老服务体系建设研究［M］. 北京:中国社会科学出版社,2018.

［16］ 白波,张作记,唐峥华,等. 行为医学［M］.3 版. 北京:人民卫生出版社,2018.

［17］ 黄晓琳,燕铁斌. 康复医学［M］.6 版. 北京:人民卫生出版社,2018.

［18］ 葛均波,徐永健,王辰. 内科学［M］.9 版. 北京:人民卫生出版社,2019.

［19］ 杨术兰,田秀丽. 老年护理与保健［M］. 北京:中国医药科技出版社,2019.

［20］ 宋岳涛.CGA 老年综合评估［M］.2 版. 北京:中国协和医科大学出版社,2019.

［21］ 刘晓红,陈彪. 老年医学［M］.3 版. 北京:人民卫生出版社,2020.

［22］ 王陇德,常继乐,张宗久. 中国脑卒中防治报告［M］. 北京:人民卫生出版社,2020.

［23］ 陈功,黄国桂. 时间银行的本土化发展、实践与创新——兼论积极应对中国人口老龄化之新思路［J］. 北京大学学报(哲学社会科学版),2017,54(6):111-120.

［24］ 陈红艳. 家庭环境与老年人主观幸福感的关系［J］. 中国老年学杂志,2017,37(11):2803-2805.

［25］ 弓少华,郭红,刘幼华,等. 老年痴呆患者家庭照顾者虐待行为及影响因素的系统评价［J］. 中国老年学杂志,2021,41(7):1434-1440.

［26］ 中国吞咽障碍康复评估与治疗专家共识组. 中国吞咽障碍评估与治疗专家共识(2017 年版)第一部分 评估篇［J］. 中华物理医学与康复杂志,2017,39(12):881-892.

［27］ 胡晓芳,丁亚萍. 口干燥症评估工具的研究进展［J］. 中华口腔医学杂志,2017,52(11):709-712.

［28］ 中华医学会妇产科学分会妇科盆底学组. 女性压力性尿失禁诊断和治疗指南(2017)［J］. 中华妇产科杂志,2017,52(5):289-293.

［29］陈旭娇,严静,王建业,等.中国老年综合评估技术应用专家共识［J］.中华老年病研究电子杂志,2017,4(2):1-6.

［30］崔芳芳,李秋芳,赵毛妮.国内外哀伤辅导的研究进展［J］.中华护理教育,2017,14(11):872-876.

［31］杨飒,刘东玲,李红芳,等.国内外老年人家庭照顾者健康需求评估工具的研究现状及启示［J］.中国护理管理,2017,17(9):1213-1216.

［32］谢朝云,李耀福,熊芸,等.老年坠积性肺炎多重耐药菌感染相关因素分析［J］.中华老年多器官疾病杂志,2018,17(12):895-900.

［33］中华医学会糖尿病学分会.中国2型糖尿病防治指南(2017年版)［J］.中华糖尿病杂志,2018,10(1):4-67.

［34］全舒萍,黄辉娥,顾晓雯,等.预防老年虐待的最佳证据总结［J］.护理研究,2021,35(05):846-850.

［35］王粲霏,贾会英,吴珂,等.多学科协作模式在安宁疗护中的应用研究进展［J］.中华护理杂志,2018,53(7):866-872.

［36］中华医学会呼吸病学分会感染学组.中国成人医院获得性肺炎与呼吸机相关性肺炎诊断和治疗指南(2018年版)［J］.中华结核和呼吸杂志,2018,41(4):255-280.

［37］黄晨熹,汪静,王语薇.长者亲属照顾者支持政策的国际经验与国内实践［J］.华东师范大学学报(哲学社会科学版),2019,51(3):152-159,177.

［38］安慧颖,陈长英,王盼盼,等.癌症患者及其配偶二元应对的研究进展［J］.中国护理管理,2019,19(7):1064-1069.

［39］姜姗,李忠,路桂军,等.安宁疗护与缓和医疗:相关概念辨析、关键要素及实践应用［J］.医学与哲学,2019,40(2):37-42.

［40］谌永毅,吴欣娟,李旭英,等.健康中国建设背景下安宁疗护事业的发展［J］.中国护理管理,2019,19(6):801-806.

［41］吴斌,袁玲,武丽桂,等.宠物陪伴在安宁疗护中应用效果的范围综述［J］.护理研究,2019,33(13):2262-2266.

［42］方婷,马红梅,王念,等.芳香疗法应用研究进展［J］.护理研究,2019,33(23):93-95.

［43］中国吞咽障碍膳食营养管理专家共识组.吞咽障碍膳食营养管理中国专家共识(2019版)［J］.中华物理医学与康复杂志,2019,41(12):881-888.

［44］龚立超,刘芳.护理用具在老年卒中尿失禁患者中的应用进展［J］.中华现代护理杂志,2019,25(13):1605-1608.

［45］张燕,王利仙,吕晓华,等.微型营养评估简表在老年慢性病住院患者营养筛查中的应用［J］.中华老年多器官疾病杂志,2019,18(2):107-111.

［46］吴明明,田燕歌,马锦地,等.慢性阻塞性肺疾病病人肺康复的临床研究进展［J］.中国老年学杂志,2019,39(3):733-736.

［47］王郅强,赵昊骏."候鸟式"养老群体的公共服务供需矛盾分析——以三亚市为例［J］.行政论坛,2019,26(2):103-109.

［48］龚宇,湛斌,易红,等.老年男性血清睾酮水平及性生活频率与健康状况的相关性研究［J］.第三军医大学学报,2019,41(12):1181-1186.

［49］孙凌雪,胡三莲,钱会娟,等.老年患者照顾者与护士合作的研究进展［J］.护理学杂志,2020,35(20):102-106.

［50］王金营,李天然.中国老年失能年龄模式及未来失能人口预测［J］.人口学刊,2020,42(5):57-72.

［51］刘丹娜,邓平基,詹艳,等.中文版灵性与灵性照护测评量表的信效度检验［J］.中华现代护理杂志,2020,26(24):3274-3278.

［52］罗椅民,刘晓静.智能适老辅具的应用与发展思路［J］.中国康复医学杂志,2020,35(8):912-915.

［53］中华医学会肠外肠内营养学分会老年营养支持学组.中国老年患者肠外肠内营养应用指南(2020)［J］.中华老年医学杂志,2020,39(2):119-132.

［54］张爽,陈影,孙娜雅,等.综合运动训练对老年糖尿病患者衰弱和躯体功能的影响［J］.中华护理杂志,2020,55(10):1445-1451.

［55］卢春燕，陈德才.绝经后骨质疏松症的药物治疗［J］.实用妇产科杂志，2020,36(7):489-492.

［56］杨媛君，蔡广研.老年急性肾损伤的特点与诊治进展［J］.中国临床保健杂志，2020,23(1):15-19.

［57］朱蓝玉，李春映，周秀玲.中国老年安宁疗护研究进展［J］.中国老年学杂志，2020,40(12):2684-2687.

［58］吴玉苗，奉典旭，徐东浩，等.中国安宁疗护服务政策演变与发展［J］.医学与哲学，2020,41(14):23-27.

［59］李玉，王彩霞，郭斌.老龄化视角下老年人卫生服务需求的影响因素研究［J］.中国医学伦理学，2020,33
(11):1391-1394.

［60］裴晨阳，胡琳琳，刘远立.我国老年健康服务政策的发展演变与未来建议［J］.中国卫生政策研究，2020,13
(11):77-82.

［61］蒲丛珊，程洋，董建俐，等.居家失能老年人健康管理需求评估指标体系的构建［J］.中华护理杂志，2020,55
(2):232-237.

［62］原新，金牛.中国人口红利的动态转变——基于人力资源和人力资本视角的解读［J］.南开学报(哲学社会
科学版),2021,(2):31-40.

［63］徐妍妍，沈小芳，张伟.基于计划行为理论的健康管理模式在短暂性脑缺血发作病人中的应用［J］.护理研
究,2021,35(5):924-927.

［64］孙婧.列斐伏尔日常生活批判理论及其当代价值［J］.哈尔滨工业大学学报(社会科学版),2021,23(2):80-
85.

［65］中华预防医学会.中国高龄老年人血压水平适宜范围指南［J］.中华疾病控制杂志，2021,25(3):249-256,
372.

［66］国家老年医学中心，中华医学会老年医学分会，中国老年保健协会糖尿病专业委员会.中国老年糖尿病诊
疗指南(2021年版)［J］.中华糖尿病杂志，2021,13(1):14-46.

［67］白杨.我国养老机构康复辅助器具发展现状及影响因素研究［D］.北京：北京协和医学院,2018.

［68］肖兴米.基于尊严疗法的安宁疗护在晚期癌症患者中的应用研究［D］.昆明：云南中医药大学,2020.

［69］DENT E, LIEN C, LIM W S, et al. The Asia-Pacific Clinical Practice Guidelines for the Management of Frailty［J］.
J Am Med Dir Assoc, 2017,18(7):564-575.

［70］LAN X Y, XIAO H M, CHEN Y.Effects of life review interventions on psychosocial outcomes among older adults: A
systematic review and meta-analysis［J］.Geriatr Gerontol Int,2017,17(10):1344-1357.

［71］LYONS K S,LEE C S.The theory of dyadic illness management［J］.J Fam Nurs,2018,24(1):8-28.

［72］XIAO J, CHOW K M, LIU Y, et al. Effects of dignity therapy on dignity, psychological well-being, and quality of
life among palliative care cancer patients: A systematic review and meta-analysis［J］.Psychooncology, 2019,28(9):
1791-1802.

［73］HUANG Y, WANG Y, WANG H, et al. Prevalence of mental disorders in China: a cross-sectional epidemiological
study［J］.Lancet Psychiatry, 2019,6(3):211-224.

［74］DEREK L R,JAN B G, BRAITHWAITE S S, et al. Treatment of diabetes in older adults: An Endocrine Society*
Clinical Practice Guideline［J］.J Clin Endocrinol Metab, 2019,104(5):1520-1574.

［75］RUIZ J G, DENT E, MORLEY J E, et al. Screening for and managing the person with frailty in primary care:
ICFSR Consensus Guidelines［J］.J Nutr Health Aging, 2020,24(9):920-927.

［76］OLIVEIRA J S, PINHEIRO M B, FAIRHALL N, et al. Evidence on physical activity and the prevention of frailty
and sarcopenia among older people: A systematic review to inform the World Health Organization Physical Activity
Guidelines［J］.J Phys Act Health, 2020,17(12):1247-1258.

［77］GHORBANI M, MOHAMMADI E, AGHABOZORGI R, et al. Spiritual care interventions in nursing: an
integrative literature review［J］.Support Care Cancer, 2021,29(3):1165-1181.

［78］SCHIELE F, AKTAA S, ROSSELLO X, et al. 2020 Update of the quality indicators for acute myocardial infarction:
A position paper of the Association for Acute Cardiovascular Care: the study group for quality indicators from the
ACVC and the NSTE-ACS guideline group［J］.Eur Heart J Acute Cardiovasc Care, 2021,10(2):224-233.

A

| 阿尔茨海默病 | alzheimer's disease，AD | 216 |
| 哀伤 | grief | 273 |

B

背景因素	background factors	41
便秘	constipation	129
表达过程	expressive processes	43
不确定性	uncertainty	39
不稳定阶段	unstable phase	40

C

成长	growth	40
持续理论	continuity theory	37
创造性角色	productive roles	37

D

单纯收缩期高血压	isolated systolic hypertension，ISH	161
蛋白质 - 能量营养不良	protein energy malnutrition，PEM	121
跌倒	fall	65，104，228
端粒 - 端粒酶假说	telomere-telomerase hypothesis	32

E

| 二元疾病管理理论 | the theory of dyadic illness management | 297 |

F

非随机老化理论	non-stochastic theories of aging	31
非正式照顾者	informal caregiver	296
分子交联理论	the cross-link theory	31

G

感知	perception	43
孤独	loneliness	206
骨质疏松症	osteoporosis，OP	181
冠状动脉粥样硬化性心脏病	coronary atherosclerotic heart disease	164
过去与现在的融合	reconciliation of past with present	42

H

合理用药	rational administration	234
护骨因子	osteoprotegerin，OPG	182
护理措施分类系统	nursing intervention classification，NIC	33
缓和医疗	palliative care	262
活跃理论	activity theory	37

J

基因程控理论	theory of programmed cell death	32
急性阶段	acute phase	40
急性肾衰竭	acute renal failure，ARF	197
急性肾损伤	acute kidney injury，AKI	197
急性肾小管坏死	acute tubular necrosis，ATN	198
急性心肌梗死	acute myocardial infarction，AMI	164
疾病不确定性理论	theory of uncertainty in illness	39
疾病过程或轨迹	illness course or trajectory	40
计划行为理论	theory of planned behavior	35
家庭照顾者	family caregiver	296
家庭照护动力学模式	family caregiving dynamics model	42
健康保健	health care	239
健康促进	health promotion	239
健康预期寿命	active life expectancy	2
降钙素原	procalcitonin，PCT	158
焦虑	anxiety	62
焦虑自评量表	self-rating anxiety scale，SAS	130
经济剥夺或物质虐待	financial or material exploitation	284
经尿道前列腺切开术	transurethral incision of the prostate，TUIP	193

K

空巢综合征	empty nest syndrome	208
口服葡萄糖耐量试验	oral glucose tolerance test，OGTT	178
口腔干燥	xerostomia	118

L

老化	aging	31
老年次文化理论	subculture of aging theory	38
老年肺炎	elderly pneumonia	157
老年高血压	elderly hypertension	161
老年急性心肌梗死	elderly acute myocardial infarction	167

老年疾病	elderly disease	152
老年健康保健	health care in elderly	239
老年健康促进	health promotion in elderly	239
老年康复辅助器具	assistive products of elderly	89
老年期抑郁症	geriatric depression	213
老年人的个人身份	personal identity of elder	42
老年人角色职责	role responsibilities of elder	43
老年心绞痛	elderly angina pectoris	165
老年性聋	presbycusis	141
老年性阴道炎	senile vaginitis	195
老年自我保健	self-health care in elderly	245
老年综合评估	comprehensive geriatric assessment, CGA	49
老年综合征	geriatric syndrome, GS	102
离退休综合征	retirement syndrome	207
理性行为理论	theory of reasoned action	35
良性前列腺增生	benign prostatic hyperplasia, BPH	192
临近因素	proximal factors	41
临终关怀	hospice care	262
临终阶段	dying phase	40

M

慢性病轨迹模式	the trajectory model of chronic illness	40
慢性肾衰竭	chronic renal failure, CRF	199
慢性阻塞性肺疾病	chronic obstructive pulmonary disease, COPD	153
免疫理论	immunological theory	32

N

脑出血	intracerebral hemorrhage, ICH	174
脑梗死	cerebral infarction, CI	170
脑卒中	stroke	170
逆转阶段	comeback phase	40
尿失禁	urinary incontinence, UI	125
虐待老年人	elder abuse, elder mistreatment	283

P

平均预期寿命	average life expectancy	2
评估过程	evaluation processes	43

Q

前轨迹阶段	pre-trajectory	40
全球定位系统	global positioning system, GPS	257

R

人口老龄化	aging of population	3
人生回顾	life review	34, 268
认知过程	cognitive processes	43

S

社区获得性肺炎	community acquired pneumonia，CAP	157
社区居家养老模式	community-based home care model	249
射频识别	radio frequency identification，RFID	256
身体虐待	physical abuse	284
神经内分泌理论	neuroendocrine theory	32
肾衰竭	renal failure	197
生命晚期照护意向	end-of-life care preferences	271
生物老化理论	biological aging theories	31
失禁性皮炎	incontinence associated dermatitis，IAD	129
始发阶段	trajectory onset	40
视觉模拟评分法	visual analogue scale，VAS	119
视觉障碍	visual impairment	138
疏于照料	neglect	284
衰弱	frailty	67，109
睡眠障碍	sleep disorder	69
随机老化理论	stochastic theories of aging	31

T

糖尿病	diabetes mellitus，DM	177
疼痛	pain	133
提高自我效能	self-efficacy enhancement	34
体适能	physical fitness	164
体细胞突变理论	the somatic mutation theory	31
体重指数	body mass index，BMI	121
听觉障碍	hearing impairment	141
退行性骨关节病	degenerative osteoarthritis	185
吞咽障碍	dysphagia	112，125

W

危机阶段	crisis phase	40
微型营养评定简表	short form mini nutritional assessment，MNA-SF	123
胃食管反流病	gastroesophageal reflux disease，GERD	188
稳定阶段	stable phase	40
物联网	internet of things，IoT	255
误吸	aspiration	231

X

吸入性肺炎	aspiration pneumonia，AP	158
下降阶段	downward phase	40
下尿路症状	lower urinary tract symptoms，LUTS	192
心绞痛	angina pectoris	164
心理或精神虐待	emotional or psychological abuse	284
心理健康	mental health	210
心理社会理论	psychosocial theory	33
性虐待	sexual abuse	284
需求驱动的痴呆相关行为	need-driven dementia-compromised behavior，NDB	41

需求驱动的痴呆相关行为后果　　consequences of need-driven dementia-compromised behavior, C-NDB　41

Y

延续性健康管理　　transitional health management　　241
药物不良反应　　adverse drug reaction, ADR　　233
药物不良事件　　adverse drug event, ADE　　235
药物治疗错误　　medication errors, ME　　236
医养结合养老模式　　old-age care combined with medical care　　252
医院获得性肺炎　　hospital acquired pneumonia, HAP　　158
医院内肺炎　　nosocomial pneumonia　　158
抑郁　　depression　　64
抑郁自评量表　　self-rating depression scale, SDS　　130
驿站　　hospice　　263
隐退理论　　disengagement theory　　37
营养不良　　malnutrition　　121

Z

谵妄　　delirium　　66, 145, 221
照顾者　　caregiver　　296
照顾者负担　　caregiver burden　　296
照护印象　　image of caregiving　　42
照护者的管理策略　　caregiver's management strategies　　43
照护者的行为策略　　caregiver's behavioral strategies　　43
照护者的角色信念　　caregiver's role beliefs　　43
照护者对老年人反应的感知　　caregiver's perception of elder's response　　43
照护者个人标准与其对照护现状感知冲突的调和　　reconciliation of proscriptions with the perceived reality of caregiving　　42
照护者角色职责　　role responsibilities of caregiver　　43
智慧养老模式　　smart elderly care model　　255
中性粒细胞／淋巴细胞比率　　neutrophil-to-lymphocyte ratio, NLR　　158
自杀　　idioctonia; suicide　　233
自我保健　　self-health care　　245
自我效能　　self-efficacy　　34
自我组织　　self-organization　　40
自由基理论　　the free radical theory　　31
走失　　wander away　　233
最高寿命　　maximum life-span of human　　2
尊严疗法　　dignity therapy　　268